国家卫生健康委员会"十四五"规划教材
全国高等学校药学类专业第九轮规划教材
供药学类专业用

药学服务概论

第 2 版

主　编　丁选胜　张伶俐

副主编　许杜娟　马　国　林翠鸿

编　者（以姓氏笔画为序）

丁选胜（中国药科大学）　　　　　　张伶俐（四川大学华西第二医院）

马　国（复旦大学药学院）　　　　　林翠鸿（福建医科大学附属第一医院）

王义俊（南京医科大学第二附属医院）　宫　建（沈阳药科大学）

王婧雯（中国人民解放军空军军医大学　徐　明（中国药科大学）
　　　　西京医院）　　　　　　　　　徐　峰（上海交通大学附属第六人民医院南院）

许杜娟（安徽医科大学第一附属医院）　韩　军（皖南医学院）

孙树森（中南大学湘雅医院）　　　　焦　正（上海交通大学附属胸科医院）

U0208107

人民卫生出版社
·北　京·

图书在版编目（CIP）数据

药学服务概论 / 丁选胜，张伶俐主编 . —2 版 . —
北京：人民卫生出版社，2022.9（2023.11 重印）
ISBN 978-7-117-33338-2

Ⅰ. ①药… Ⅱ. ①丁… ②张… Ⅲ. ①药物学–医学
院校–教材 Ⅳ. ①R9

中国版本图书馆 CIP 数据核字（2022）第 119402 号

人卫智网	**www.ipmph.com**	医学教育、学术、考试、健康， 购书智慧智能综合服务平台
人卫官网	**www.pmph.com**	人卫官方资讯发布平台

药学服务概论
Yaoxue Fuwu Gailun
第 2 版

主　　编：丁选胜　张伶俐
出版发行：人民卫生出版社（中继线 010-59780011）
地　　址：北京市朝阳区潘家园南里 19 号
邮　　编：100021
E - mail：pmph @ pmph.com
购书热线：010-59787592　010-59787584　010-65264830
印　　刷：中农印务有限公司
经　　销：新华书店
开　　本：850 × 1168　1/16　　印张：24
字　　数：694 千字
版　　次：2016 年 3 月第 1 版　　2022 年 9 月第 2 版
印　　次：2023 年 11 月第 2 次印刷
标准书号：ISBN 978-7-117-33338-2
定　　价：89.00 元

打击盗版举报电话：010-59787491　E-mail：WQ @ pmph.com
质量问题联系电话：010-59787234　E-mail：zhiliang @ pmph.com
数字融合服务电话：4001118166　E-mail：zengzhi @ pmph.com

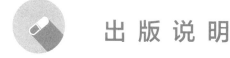

出 版 说 明

全国高等学校药学类专业规划教材是我国历史最悠久、影响力最广、发行量最大的药学类专业高等教育教材。本套教材于1979年出版第1版,至今已有43年的历史,历经八轮修订,通过几代药学专家的辛勤劳动和智慧创新,得以不断传承和发展,为我国药学类专业的人才培养作出了重要贡献。

目前,高等药学教育正面临着新的要求和任务。一方面,随着我国高等教育改革的不断深入,课程思政建设工作的不断推进,药学类专业的办学形式、专业种类、教学方式呈多样化发展,我国高等药学教育进入了一个新的时期。另一方面,在全面实施健康中国战略的背景下,药学领域正由仿制药为主向原创新药为主转变,药学服务模式正由"以药品为中心"向"以患者为中心"转变。这对新形势下的高等药学教育提出了新的挑战。

为助力高等药学教育高质量发展,推动"新医科"背景下"新药科"建设,适应新形势下高等学校药学类专业教育教学、学科建设和人才培养的需要,进一步做好药学类专业本科教材的组织规划和质量保障工作,人民卫生出版社经广泛、深入的调研和论证,全面启动了全国高等学校药学类专业第九轮规划教材的修订编写工作。

本次修订出版的全国高等学校药学类专业第九轮规划教材共35种,其中在第八轮规划教材的基础上修订33种,为满足生物制药专业的教学需求新编教材2种,分别为《生物药物分析》和《生物技术药物学》。全套教材均为国家卫生健康委员会"十四五"规划教材。

本轮教材具有如下特点:

1. 坚持传承创新,体现时代特色 本轮教材继承和巩固了前八轮教材建设的工作成果,根据近几年新出台的国家政策法规、《中华人民共和国药典》(2020年版)等进行更新,同时删减老旧内容,以保证教材内容的先进性。继续坚持"三基""五性""三特定"的原则,做到前后知识衔接有序,避免不同课程之间内容的交叉重复。

2. 深化思政教育,坚定理想信念 本轮教材以习近平新时代中国特色社会主义思想为指导,将"立德树人"放在突出地位,使教材体现的教育思想和理念、人才培养的目标和内容,服务于中国特色社会主义事业。各门教材根据自身特点,融入思想政治教育,激发学生的爱国主义情怀以及敢于创新、勇攀高峰的科学精神。

3. 完善教材体系,优化编写模式 根据高等药学教育改革与发展趋势,本轮教材以主干教材为主体,辅以配套教材与数字化资源。同时,强化"案例教学"的编写方式,并多配图表,让知识更加形象直观,便于教师讲授与学生理解。

4. 注重技能培养,对接岗位需求 本轮教材紧密联系药物研发、生产、质控、应用及药学服务等方面的工作实际,在做到理论知识深入浅出、难度适宜的基础上,注重理论与实践的结合。部分实操性强的课程配有实验指导类配套教材,强化实践技能的培养,提升学生的实践能力。

5. 顺应"互联网+教育",推进纸数融合 本次修订在完善纸质教材内容的同时,同步建设了以纸质教材内容为核心的多样化的数字化教学资源,通过在纸质教材中添加二维码的方式,"无缝隙"地链接视频、动画、图片、PPT、音频、文档等富媒体资源,将"线上""线下"教学有机融合,以满足学生个性化、自主性的学习要求。

众多学术水平一流和教学经验丰富的专家教授以高度负责、严谨认真的态度参与了本套教材的编写工作,付出了诸多心血,各参编院校对编写工作的顺利开展给予了大力支持,在此对相关单位和各位专家表示诚挚的感谢! 教材出版后,各位教师、学生在使用过程中,如发现问题请反馈给我们(renweiyaoxue@163.com),以便及时更正和修订完善。

人民卫生出版社

2022年3月

主编简介

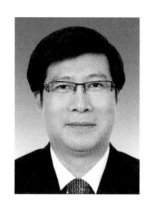

丁选胜

中国药科大学基础医学与临床药学学院教授,博士生导师,执业药师。1996年获医学硕士学位,2002年获医学博士学位,2004年获药学博士后证书。主要研究领域为糖尿病并发症发病机制与创新药物研究、肿瘤耐药机制与临床策略研究。主持国家自然科学基金面上项目3项、"十三五"国家"重大新药创制"科技重大专项1项、企业合作项目五十余项。以第一作者或通讯作者在国内外期刊发表论文221篇(SCI收录55篇),主编并出版专著8部。目前担任教育部高等学校药学类专业教学指导委员会临床药学专业教学指导分委员会委员、江苏省药师协会第三届理事会常务理事。

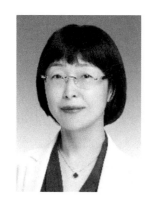

张伶俐

四川大学华西第二医院主任药师、教授,博士生导师。毕业于四川大学华西临床医学院,获循证医学博士学位。主要研究领域为循证药物决策与管理、循证临床药学研究与实践。主持国家自然科学基金等科研项目五十余项,以第一作者或通讯作者发表论文265篇,主编、副主编、参编(译)专著三十余部。获中华医学科技奖卫生管理奖、教育部科技进步奖二等奖、吴阶平-保罗·杨森医学药学奖等。担任《中国药房》等杂志副主编,*Journal of Evidence-based Medicine*、《中国循证医学杂志》等杂志编委。

副主编简介

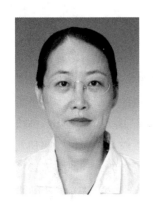

许杜娟

安徽医科大学第一附属医院主任药师、教授。1985 年毕业于蚌埠医学院,获医学学士学位;1991 年毕业于安徽医科大学,获医学硕士学位,2003 年毕业于安徽医科大学,获医学博士学位。主要研究领域为肿瘤药理学、临床药学。在国内专业杂志发表论文一百六十余篇,发表 SCI 论文二十余篇。获安徽省教学成果特等奖 1 项、二等奖 1 项。

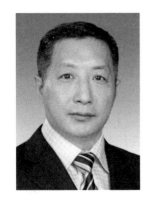

马　国

复旦大学药学院副教授,硕士生导师。毕业于四川大学华西药学院,获药剂学博士学位,美国休斯敦大学访问学者。主要研究领域为临床药学与药动学。主持国家和省部级科研项目十余项,其中国家自然科学基金面上项目 3 项;主持省部级教改项目十余项,其中重点项目 5 项;发表高质量学术论文六十余篇,其中 SCI 论文三十余篇;主编教材及专著 6 部;获中华医学会立项课题一等奖、上海市教学成果奖、"一健康基金"优秀教师奖等各类奖励三十余项。目前担任中国药学会循证药学专业委员会、医药生物分析专业委员会等十余个学会的委员或常务理事。

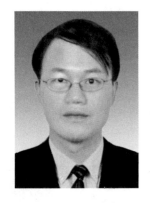

林翠鸿

福建医科大学附属第一医院药学部副主任,主任药师,硕士研究生导师。1999 年毕业于上海医科大学(现复旦大学上海医学院),获药理学学士、硕士学位;2007 年毕业于福建医科大学,获药理学博士学位;2010.3—2012.3 美国南方研究所博士后。现为中华医学会临床药学分会青年委员,福建省药师协会副会长,福建省医学会临床药学分会副主任委员,福建省医院协会药事管理分会副主任委员,福建省临床药学专业学位研究生导师团队负责人。获 2014 年中国药学会"施维雅青年医院药学奖"。主持"十二五"国家科技支撑计划子课题,教育部、福建省自然科学基金等课题 8 项,Ⅰ期临床研究项目 3 项,发表 SCI 论文二十余篇。

前　言

　　《药学服务概论》(第 1 版)于 2016 年 2 月正式出版,出版后使用期间,受到使用本教材的广大师生及其他读者的众多好评。随着社会的不断进步和学科建设的不断发展,知识更新的速度越来越快,为深入贯彻落实教育部高等教育教学改革精神,更好地满足培养药学服务型高层次人才的需要,我们进行了《药学服务概论》(第 2 版)的修订编写工作。

　　本版教材的编写,以"坚持传承创新,体现时代特色;深化思政教育,坚定理想信念;完善教材体系,优化编写模式;注重技能培养,对接岗位需求;顺应'互联网 + 教育',推进纸数融合"为总体原则。在此基础上,结合药学类相关专业的人才培养目标,按照药学服务型人才应具备的知识和能力要求,科学、合理安排编写内容。与第 1 版相比,第 2 版在编写内容上适当增加了近年来一些新的药学服务工作内容,包括药学门诊、处方点评、居家药学服务、药品风险管理等内容。此外,教材中还适当安排"知识拓展"等模块,以拓宽知识面,引导和启发学生更好地掌握学习内容;同时,每章后均统一安排了"实训项目",以强化学生实践动手能力的培养。因此,本教材除适用于药学、临床药学、中药学专业学生的教学之用外,也可供从事药学服务各岗位人员提高专业理论知识以及临床药师、执业药师培训之用。

　　本教材的编写人员均为来自综合性大学、高等医药院校及其附属医院多年来一直从事一线教学、一线药学服务工作的专家。教材编写得到了各相关院校的大力支持和帮助,主编、副主编及编者友好合作、齐心协力;同时,中国药科大学贾志荣博士、安徽医科大学第一附属医院杜妍及陈浩药师、上海交通大学附属胸科医院殷怡维博士在编写过程中做了大量工作,在此一并致谢。

　　尽管我们整个编写团队成员已竭尽全力,但限于学术水平等原因,书中仍难免存在不妥或错误之处,恳请广大师生及其他读者批评指正,以便今后进一步修订完善。

主编

2022 年 8 月

目　录

第一章　绪论……………………………… 1

第一节　概述……………………………… 1
　　一、药学服务的概念…………………… 1
　　二、药学服务产生的背景……………… 2
　　三、药学服务的对象…………………… 3
　　四、药学服务的内容…………………… 3
　　五、药学服务的方式…………………… 5
　　六、药学服务的特点…………………… 6
　　七、药学服务的效果…………………… 6
　　八、影响药学服务的因素……………… 7
　　九、药学服务人员的基本素质要求…… 8
第二节　药学服务需求现状……………… 10
　　一、公立医院药学服务需求…………… 10
　　二、社区药学服务需求………………… 13
第三节　药学服务发展现状……………… 14
　　一、国外发展现状……………………… 14
　　二、国内发展现状……………………… 16
实训项目一　药学服务工作现状调查
　　　　　　　实训……………………… 19

第二章　药学服务道德与药学服务礼仪…… 21

第一节　药学服务道德…………………… 21
　　一、职业道德与药学服务道德………… 21
　　二、药学服务道德的基本原则………… 22
　　三、药学服务道德规范………………… 23
　　四、药学服务道德范畴………………… 27
第二节　药学服务礼仪…………………… 28
　　一、服务礼仪的概念、特征、原则和
　　　　作用……………………………… 28
　　二、药学服务人员礼仪要求…………… 30
实训项目二　药学服务的基本礼仪模拟
　　　　　　　实训……………………… 32

第三章　药学服务沟通技巧……………… 34

第一节　药学服务沟通的对象…………… 34
　　一、面向医师的药学服务沟通………… 34
　　二、面向护士的药学服务沟通………… 35
　　三、面向患者及其家属的药学服务
　　　　沟通……………………………… 36
　　四、面向公众的药学服务沟通………… 37
第二节　药学服务沟通的基本技能……… 37
　　一、药学服务沟通的原则……………… 38
　　二、药学服务沟通的技巧……………… 39
　　三、药学服务沟通技能提高的方式…… 42
第三节　药学服务沟通技巧实例………… 46
实训项目三　药学服务沟通技巧实训…… 47

第四章　临床药学与临床药师…………… 49

第一节　临床药学………………………… 49
　　一、概述………………………………… 49
　　二、临床药学的产生与发展…………… 49
　　三、临床药学的地位和作用…………… 53
　　四、临床药学的主要任务和工作内容…… 53
　　五、临床药学研究……………………… 55
第二节　临床药师………………………… 57
　　一、概述………………………………… 57
　　二、国内外临床药师概况……………… 59
　　三、临床药师的职业特征……………… 63
　　四、临床药师的职业素质……………… 63
　　五、临床药师的工作模式……………… 65
　　六、临床药师的工作职责与工作内容…… 66
　　七、临床药师查房与会诊……………… 66
　　八、用药教育与用药指导……………… 72
　　九、药学门诊…………………………… 82
实训项目四（一）　药学查房模拟实训…… 85

实训项目四(二)　药学会诊模拟实训…………87
实训项目四(三)　用药教育模拟实训…………89
实训项目四(四)　用药指导模拟实训…………90

第五章　药学监护………………………93

第一节　概述………………………93
　　一、药学监护的起源与发展现状…………93
　　二、药学监护的概念与内涵…………95
　　三、药学监护的执业理念…………96
　　四、开展药学监护的原因…………96
　　五、药学监护的目的与意义…………97
　　六、药学监护的核心…………97
　　七、药学监护的主要内容…………98
　　八、药学监护的工作流程…………98
　　九、药学监护记录………………… 100
　　十、药学监护的评估………………… 100
第二节　药学监护的实施………………… 101
　　一、药学监护实施的指导原则………… 101
　　二、药学监护实施的基本要求………… 101
　　三、药学监护实施的步骤………… 102
第三节　药学监护的干预………………… 112
　　一、药学监护的干预措施………… 112
　　二、药学监护干预结果的记录………… 113
　　三、提高药学监护水平的措施………… 114
　　四、提高患者用药依从性………… 114
实训项目五　药学监护模拟实训………… 115

第六章　药学信息与咨询服务………… 119

第一节　药学信息………………… 119
　　一、药学信息的概念、特点………… 119
　　二、药学信息获取的途径………… 119
　　三、药学信息的评价………… 124
　　四、药学信息的管理………… 126
第二节　药学信息服务………………… 126
　　一、药学信息服务的目的和意义………… 126
　　二、药学信息服务的特点………… 127
　　三、药学信息服务的内容………… 128

　　四、药学信息服务的方式………………… 129
　　五、药学信息服务的实施步骤………… 130
　　六、药学信息服务的质量管理………… 131
第三节　药学咨询服务………………… 132
　　一、概述………………… 132
　　二、患者药学咨询服务………… 133
　　三、医师药学咨询服务………… 135
　　四、护士药学咨询服务………… 137
　　五、公众药学咨询服务………… 137
实训项目六　患者药学咨询实训………… 138

第七章　处方调剂………………… 140

第一节　概述………………… 140
　　一、处方的定义………… 140
　　二、处方的分类………… 140
　　三、处方的意义………… 140
　　四、处方的结构………… 141
　　五、处方的管理制度………… 141
　　六、处方调剂的基本程序………… 145
　　七、智能化调剂………… 145
第二节　处方审核………………… 146
　　一、处方的形式审核………… 146
　　二、用药适宜性审核………… 148
第三节　处方调配、核对和发药………… 150
　　一、调配………… 150
　　二、核对、发药与标签的书写………… 150
第四节　处方点评………………… 151
　　一、概述………… 151
　　二、不合理处方的判定………… 151
　　三、处方点评的方式………… 152
　　四、药师在处方点评中的作用………… 153
第五节　处方调剂差错的防范与处理…… 154
　　一、处方调剂差错的防范………… 154
　　二、处方调剂差错的处理………… 155
第六节　特殊药品管理与调配………… 156
　　一、麻醉药品、精神药品管理与调配………… 156
　　二、医疗用毒性药品管理与调配………… 159
　　三、放射性药品管理与调配………… 160

四、高警示药品管理与调配……………… 161
五、抗菌药物管理与调配……………… 162
六、抗肿瘤药管理与调配……………… 164
实训项目七 处方审核与调配模拟实训……… 166

第八章 静脉用药集中调配…………… 170
第一节 概述……………… 170
一、静脉用药集中调配的概念………… 170
二、静脉用药集中调配的工作流程……… 171
三、静脉用药集中调配的人员和管理…… 175
四、静脉用药集中调配的仪器设备及
　　场所要求……………… 177
五、药学服务人员在静脉用药集中
　　调配中的职责与作用……………… 178
第二节 静脉用药的无菌调配技术………… 179
一、静脉用药调配中心(室)无菌调配
　　技术要求……………… 179
二、静脉用药集中调配的无菌技术
　　操作规程……………… 181
三、肠外营养液的调配……………… 182
四、危害药品的调配……………… 187
实训项目八 无菌调配技术实训…………… 189

第九章 临床常见疾病的药学服务………… 191
第一节 疾病治疗的药学服务原则………… 191
一、疾病的药物治疗……………… 191
二、药学服务的基本原则……………… 191
三、药学服务路径……………… 192
第二节 慢性阻塞性肺疾病的药学服务……… 192
一、概述……………… 192
二、治疗原则……………… 194
三、常用治疗药物……………… 195
四、药学服务要点……………… 196
五、案例分析……………… 198
第三节 高血压的药学服务………… 198
一、概述……………… 198
二、治疗原则……………… 199

三、常用治疗药物……………… 200
四、药学服务要点……………… 201
五、案例分析……………… 203
第四节 慢性肾脏病的药学服务………… 204
一、概述……………… 204
二、治疗原则……………… 205
三、常用治疗药物……………… 208
四、药学服务要点……………… 209
五、案例分析……………… 210
第五节 糖尿病的药学服务………… 210
一、概述……………… 210
二、治疗原则……………… 211
三、常用治疗药物……………… 213
四、药学服务要点……………… 215
五、案例分析……………… 217
第六节 癫痫的药学服务………… 217
一、概述……………… 217
二、治疗原则……………… 219
三、常用治疗药物……………… 220
四、药学服务要点……………… 222
五、案例分析……………… 225
第七节 乙型病毒性肝炎的药学服务……… 225
一、概述……………… 225
二、治疗原则……………… 226
三、常用治疗药物……………… 227
四、药学服务要点……………… 229
五、案例分析……………… 231
实训项目九(一) 慢性阻塞性肺疾病药学
　　　　　　　　服务实训……………… 231
实训项目九(二) 糖尿病药学服务实训……… 232
实训项目九(三) 癫痫药学服务实训………… 233

第十章 特殊人群的药学服务………… 236
第一节 儿童的药学服务………… 236
一、儿童的生理特点及对药动学、
　　药效学的影响……………… 236
二、儿童用药的基本原则……………… 238
三、儿童常见慎用的药物……………… 239

四、儿童用药剂量的计算方法……………… 239
五、药学服务的基本要点…………… 241
第二节　老年人的药学服务……………… 241
一、老年人的生理特点及对药动学、
药效学的影响……………… 241
二、老年人用药的基本原则……………… 244
三、老年人慎用的药物……………… 245
四、老年人常用药物的合理使用……………… 251
五、药学服务的基本要点…………… 251
第三节　妊娠期和哺乳期的药学服务……………… 251
一、妊娠期药动学的特点……………… 251
二、哺乳期药动学的特点……………… 254
三、妊娠期及哺乳期用药的基本原则…… 254
四、妊娠期及哺乳期合理用药……………… 255
五、药学服务的基本要点…………… 256
第四节　肝肾功能不全患者的药学服务……… 256
一、肝肾功能不全对药动学、药效学的
影响……………… 256
二、肝肾功能不全患者用药的基本
原则……………… 259
三、肝肾功能不全患者慎用的药物……… 259
四、药学服务的基本要点…………… 259
第五节　特殊职业人员的药学服务……………… 260
一、运动员、驾驶员等特殊职业人员
应慎用的药物……………… 260
二、运动员、驾驶员等特殊职业人员
用药指导……………… 263
实训项目十　儿童、老年人、孕妇（选择
其一）用药指导与用药教育
模拟实训……………… 264

第十一章　药品不良反应……………… 267
第一节　概述……………… 267
一、药品不良反应的概念……………… 267
二、药品不良反应的分类……………… 268
三、药品不良反应的发生原因……………… 269
第二节　药品不良反应监测、报告与评估…… 271
一、药品不良反应监测……………… 271

二、药品不良反应报告……………… 272
三、药品不良反应评估……………… 274
第三节　药品不良反应的防治……………… 275
一、药品不良反应的预防……………… 275
二、上市后药品不良反应再评价……… 276
三、药品不良反应的处置……………… 278
四、药源性疾病的防治……………… 278
第四节　药品不良反应风险管理与沟通……… 280
一、药品不良反应风险管理……………… 280
二、药品不良反应风险沟通……………… 282
实训项目十一（一）　药品不良反应 / 事件分析
与药品不良反应报告撰写
实训……………… 283
实训项目十一（二）　药品不良反应宣教模拟
实训……………… 284

第十二章　治疗药物监测与个体化给药……… 286
第一节　治疗药物监测……………… 286
一、概念及意义……………… 286
二、原理及应用范围……………… 287
三、实施方法……………… 291
第二节　个体化给药……………… 298
一、概述……………… 298
二、药物基因组学……………… 299
三、制订个体化给药方案的方法……… 301
实训项目十二　治疗药物监测与个体化
给药实训……………… 305

第十三章　临床用药评价……………… 308
第一节　概述……………… 308
一、药物安全性评价……………… 308
二、药物有效性评价……………… 308
三、药物经济性评价……………… 308
四、用药依从性评价……………… 309
五、药物可及性评价……………… 309
第二节　临床用药评价常用的研究方法……… 310
一、原始研究……………… 310

二、二次研究……………………… 320

第三节　临床用药评价的研究实例…………… 321

一、药物安全性评价实例…………… 321

二、药物有效性评价实例…………… 322

三、药物经济性评价实例…………… 322

四、用药依从性评价实例…………… 323

五、药物可及性评价实例…………… 323

实训项目十三　抗生素、抗肿瘤药、抗高血压药、

降血糖药（选择其一）用药情况

调查与评价实训……………… 324

第十四章　社区药学服务与居家药学服务…… 327

第一节　概述………………………………… 327

一、社区药学服务的定义…………… 327

二、社区药学服务的背景…………… 327

三、社区药学服务的目的…………… 328

四、社区（药房、药店）药师的职责 ……… 328

第二节　社区药学服务发展现状……………… 329

一、国外社区药学服务现状………… 329

二、我国社区药学服务现状………… 331

第三节　社区药学服务工作…………………… 332

一、社区药学服务工作模式………… 332

二、社区药学服务工作内容………… 335

第四节　居家药学服务………………………… 341

一、居家药学服务概念……………… 341

二、国内外居家药学服务现状……… 341

三、居家药学服务规范……………… 342

实训项目十四　糖尿病用药知识科普

实训………………………… 344

第十五章　中药药学服务…………………… 346

第一节　概述………………………………… 346

一、临床中药学概述………………… 346

二、中药临床药学概述……………… 346

三、中药药学服务概述……………… 346

第二节　中药药学服务的特点………………… 347

第三节　中药药学服务的主要内容…………… 347

一、中药调剂服务…………………… 347

二、中药药学咨询…………………… 351

三、中药用药指导…………………… 352

四、中药用药教育…………………… 355

五、中药药学查房…………………… 356

六、中药药学会诊…………………… 357

七、中药药学监护…………………… 358

八、中药处方点评…………………… 359

九、中药不良反应监测……………… 361

十、中药治疗药物监测……………… 362

十一、中药煎服方法与临方炮制…… 363

十二、中药药学信息服务…………… 365

第四节　中药药学服务的实施方法…………… 366

一、中药药学服务的实施需要具备的

基本知识和理论…………… 366

二、中药药学服务的实施需要具备的

基本技能…………………… 367

三、中药药学服务的实施需要注意的

问题………………………… 367

实训项目十五　中药药学服务现状调查实训… 368

主要参考文献………………………………… 370

第一章

绪　论

第一节　概　述

第一章
教学课件

随着科技进步与医药卫生事业的发展,一方面,新药研发速度越来越快,临床可供选择的药物越来越多;另一方面,社会公众(包括医护人员、患者及其家属、其他关心用药的群体等)的健康意识逐渐增强,用药需求不断增长。同时,随着社会发展和环境变化,人类疾病谱也不断发生变化,人类对疾病以及药物与机体之间相互作用的规律乃至作用机制的认识也在不断提高。面对新的发展与变化,现代药学工作者如何转变思想观念、转变职能、拓宽服务内容以适应新形势的要求,是对传统药学发展的一个挑战。强调"以人为本"的药学服务理念,以患者为中心,为患者提供全程化、立体化的药学服务,将成为现代药学发展的必然趋势。

一、药学服务的概念

药学服务(pharmaceutical service,PS)是指在整个医疗过程中,在任何场所,在预防疾病、药物治疗之前和过程中以及治愈后恢复等任何时期,药学工作者应用药学专业知识、专业技能和相关工具,向社会公众(包括医护人员、患者及其家属、其他关心用药的群体等)提供直接的、负责任的、与药品使用相关的各类服务。药学服务的目标是以患者为中心,提高药物治疗的安全性、有效性、经济性,改善和提高人类生命质量(又称"生活质量""生存质量")。药学服务最基本的要素是"与药物使用"相关的服务,包括药物的选择、剂型、给药途径和给药方法,以及治疗药物监测、药物相关信息的提供和个别患者的咨询。所谓服务,即不仅以实物形式,还要以提供信息和知识的形式满足患者在药物治疗上的特殊需要。药学服务具有社会属性,表现在这种服务应涉及全社会所有用药的患者,包括住院、门诊、社区和家庭患者;还表现在不仅服务于治疗性用药,还要关注预防用药和保健用药。药学服务是全程化服务,是一个群体(即药师)对另一个群体(即公众)的关怀和责任,体现的是团队合作,包括医学、护理和药学的服务;药学服务必须要落实在治疗结果上,通过药学服务,达到预定的治疗目标。

1975 年,Mikeal 等最早提出药学服务的概念,将其内容界定为满足患者获得安全与合理用药需求的服务。1980 年,Brodie 等强调为了保证患者获得最优的安全性与有效性治疗,药学服务还应包括用药决策和提供患者所需药品与治疗前、治疗中、治疗后 3 个阶段必要的针对个体的药学服务内容。1987 年,美国学者 Dr. Hepler 在美国药学院联合会(American Association of Colleges of Pharmacy,AACP)年会上提出了药学服务的初步概念:"药师以负责的态度提供药物治疗,以达到特定的治疗结果,并因而改进患者的生命质量。" 1990 年,Hepler 教授和 Strand 教授又进一步明确了药学服务的定义,他们认为药学服务是提供负责的药物治疗,目的在于改善患者生命质量的既定结果,这些结果包括治愈疾病、消除或减轻症状、阻止或延缓疾病进程及防止疾病或症状的发生。药师应对药物治疗结果负责,发现潜在的或实际存在的用药问题,解决实际发生的用药问题和防止潜在的用药问题发生。

美国卫生系统药师协会对药学服务的定义:药学服务是以患者为中心的全方位服务,它是以推进社会用药的合理性,提高人们的健康水平,降低卫生资源的消耗为目的的。

世界卫生组织(WHO)对药学服务的定义:以患者的利益为药师活动中心的行为哲学。

　　20世纪90年代初,药学服务概念被我国药学界接受。由于中英文表达差异,药学服务的早期译法很多,包括药学关爱、药学关怀、药师照顾、药学保健、药物治疗保健、药学监护、药学服务等,但其内涵和实质都是一致的。随着医疗卫生事业的发展和改革的不断深入,国内药师的传统观念和工作模式也发生了明显的转变,正由"以药品为中心"的供应保障型向"以患者为中心,服务于临床,服务于患者"的药学服务型转变。因此,目前国内较认同的是"药学服务"这一说法。

　　药学服务不仅仅是药师的职业理念,更是药学工作的具体实践,在完成传统的处方调剂、药品检验、药品供应外,它涵盖了患者用药相关的全部需求,包括选药、用药、疗效跟踪、给药方案与剂量调整、不良反应规避、疾病防治和公众健康教育。

　　药学服务是在临床药学基础上发展起来的医院药学工作的新模式,是从生物医学模式向生物-心理-社会医学模式的转变。这标志着医院药学从以前的提供药品的观念转向"以患者为中心"提供全方位、全程化服务的全新理念。医院药学的发展必然促使药师走出药房,走进临床科室,走近患者、医生与护士,由以往关注药物的间接服务转向关注患者的直接服务。总之,药学服务的践行对于保障社会公众用药的安全性、有效性、经济性、依从性具有极其重要的意义。

二、药学服务产生的背景

　　纵观世界医院药学发展历史,其主要经历了从传统药学、临床药学再到药学服务3个阶段的升级和转变。伴随着医药科技的发展,现代社会对药师提出了更高的要求和希望。享受药学服务成为所有药物使用者的权利,实施全程化药学服务是社会发展的必然。

　　(一)人类疾病谱的变化以及医药科技的进步

　　疾病从发生、发展到结束的自然进程是一个连续过程,该过程有多种表现形式,包括亚临床表现、临床表现和结局所呈现的所有表现形式,这些表现形式被称为"疾病谱"。一方面,随着社会发展和环境变化,人类的疾病谱发生着变化,人类对疾病的发生、发展及结局进程都有了新的认识。同时,医药科技的迅速发展,新药研发速度越来越快,临床可供选择的治疗药物越来越多,用药复杂性增加;此外,虚假药品广告和假药劣药,都导致因药品使用不当而引发社会问题。另一方面,医药科技的进步使得人类对药物与机体之间相互作用的规律乃至作用机制的认识也在不断提高,使药物治疗方案不断完善,加上治疗药物监测技术的应用,推动了个体化治疗方案的实施。因此,人类疾病谱的变化以及医药科技的进步是实施药学服务的前提。

　　(二)社会公众对提高生命质量的期望

　　随着社会进步和发展,人们的物质生活、精神生活都得到丰富和提高,使得人们对提高生命质量的期望不断提高,自我保健、自我药疗的意识逐步增强。同时,新药层出不穷,药物治疗信息日新月异,在治疗过程中因使用药物不当而引起的药物不良事件越来越多,使得社会公众对于以患者为中心、以提高生命质量为目标的药学服务的需求越来越紧迫。因此,社会公众对药学服务的迫切需求是实施药学服务的社会基础。

　　(三)药学及药学相关学科的发展

　　药学理论与技术的发展,使得药物研发越来越快,药物治疗方面的知识越来越复杂,促进了药学工作者从管理药、提供药的角色向提供全方位、立体化药学服务的角色转变。同时,药物信息学的发展为合理用药提供了理论解释和决策支持;药物经济学的发展为药物治疗方案成本效果的比较和选择提供了方法和手段;循证医学的发展为研究药物疗效、不良反应的发生提供了重要依据。因此,药学及药学相关学科的发展为药学服务奠定了重要的理论基础。

　　(四)药品分类管理制度的建立

　　药品分类管理是国际通行的管理办法。根据药品的安全性、有效性原则,依其品种、规格、适应证、剂量及给药途径等的不同,将药品分为处方药和非处方药并做出相应的管理规定。实施药品分类管理的目的是加强处方药的监管,规范非处方药的监管,改变现有的药品自由销售状况,保障人民用药安全有效。1984 年,我国颁布了《中华人民共和国药品管理法》,作为统一药品分类的根本依据。1999 年,国家药品监督管理局颁布了《处方药与非处方药分类管理办法(试行)》,自 2000 年 1 月 1 日起实施,这标志着我国药品分类管理制度的建立,此制度的建立为实施药学服务奠定了重要的制度保障。

（五）药学工作者素质的提高与队伍的壮大

药学服务人员必须具有药学或中药学专业的教育背景,具备扎实的药学或中药学专业知识、临床医学基础知识以及开展药学服务工作的实践经验和能力,并具备药学服务相关的药事管理与法规知识以及高尚的职业道德。同时,还应具备较强的交流沟通能力、药历书写能力和技巧,以及一定的投诉解释能力和技巧。为了满足药学服务岗位对药学技术人才培养的要求,许多医药院校和高职院校相继开设了药学、中药学、药品经营与管理、临床药学等专业。随着医药卫生体制改革的推进,2019 年,《执业药师职业资格制度规定》指出,从事药品、生产、经营、使用和其他需要提供药学服务的单位应当按照规定配备相应的执业药师。为了适应这一变化,执业药师的考试标准也随之不断完善与提高,在考试中逐渐加强了对药学实践、技能和综合应用知识能力的要求,为开展药学服务创造了条件。药师素质的提高与队伍的壮大为实施药学服务提供了重要的人才保障。

三、药学服务的对象

药学服务的对象是社会公众,包括患者及其家属、医护人员、药品消费者和其他关心用药的群体。以下几类人群为药学服务的重点对象。

1. 用药周期长或终身用药的慢性疾病(简称"慢性病"患者)　如糖尿病患者需长期用药将血糖控制在正常范围内,以降低糖尿病患者并发症的发生率和死亡率。

2. 用药效果不佳,需重新选择药物或调整给药方案、剂量者　如高血压患者为了将血压控制在合理范围内,需根据降血压效果调整给药方案,以达到最佳治疗效益。

3. 用药种类多或患有多种疾病者　如老年患者常合并多种疾病,用药较多,应特别关注。

4. 使用易出现不良反应的药物者　如服用降血糖药患者易出现低血糖反应。

5. 特殊人群　主要包括特殊体质、肝肾功能不全、血液透析人群,以及儿童、老年人、妊娠期及哺乳期妇女等。如肾功能不全患者,使用经肾脏排泄(如氨基糖苷类抗生素)的药物时应特别关注。

6. 服用特殊剂型、特殊给药途径药物者　如阿托品、毒扁豆碱、毛果芸香碱等滴眼剂有毒性,滴眼后应压迫泪囊区 2~3 分钟,以免流入鼻腔吸收中毒。

7. 使用治疗指数低、安全范围窄的药物须做监测者　如使用强心苷类药物(如地高辛等)的患者。

四、药学服务的内容

药学服务全面体现"以人为本"的中心思想,其核心是向患者和公众提供服务和治疗监护,其终极目标是提高生命质量,其关注的内容不再局限于治疗药物本身,而是包含社会公众用药相关的全部需求。药学服务的服务内容随其服务对象和服务场所的不同而有所区别和侧重,但主要包括以下几个方面。

（一）处方审核

处方审核是指药学专业技术人员运用专业知识与实践技能,根据相关法律法规、规章制度与技术规范等,对医师在诊疗活动中为患者开具的处方,进行合法性、规范性和适宜性审核,并作出是否同意调配发药决定的药学技术服务。

（二）处方调剂

处方调剂是药学工作者面向患者,提供正确的处方审核、调配、复核和发药并提供用药指导,这是药物治疗的基本保证,也是药学工作者所有工作中最基础的内容。但随着医疗改革的推进和医药科技的发展,医院药学已从以处方调剂为主向以临床服务为主转移,从单纯的保证药品供应向提供全方位的药学服务转移。

(三) 静脉药物配置

静脉药物配置是目前比较新的药物配置方式,静脉药物配置中心(pharmacy intravenous admixture service,PIVAS)是指根据国家标准建立,为临床提供优质产品和药学服务的机构。该机构依据药物特性设计工作环境,在药师对医师处方或用药医嘱进行适宜性审核后,再由受过专业培训的专职技术人员严格按照操作规范对全静脉营养液、细胞毒性药物、抗生素及其他静脉用药物进行集中调配,为临床配送可直接使用的成品输液。这种情况使原来分散在各病区的治疗室开放环境下配置的静脉用的液体,改为集中由专业的技师在万级洁净条件下的密闭环境操作台上进行配置,这标志着静脉用药实现从"医 - 护"结合到"医 - 药 - 护"结合、从病区分散配置管理到 PIVAS 集中配置管理运行模式的转变。静脉药物配置作为一种药学服务新模式,实现了药物集中配置,既能发挥药师专业技术特长,提高输液质量,保证用药安全;也为护士节省了配置药物的时间,提高临床护理质量;此外,通过多个环节的严格控制,从患者安全、环境污染和医务人员职业暴露多角度降低风险,为静脉用药的安全性与合理性提供更高质量的保障。同时,静脉药物配置模式防止危害药物污染环境,并有利于药品集中管理,防止药物过期浪费,降低耗材成本,有利于实现人力和物力的双重优化。

(四) 参与临床药物治疗

药学服务的目标是提高生命质量,要求药师在药物治疗的全过程中,为患者争取最好的药物治疗效果。这也要求药师深入临床第一线,参与查房、会诊、病案讨论等,积极参与药物治疗的全过程,运用自己的专业特长,参与用药决策,指导合理用药,提供咨询服务。如对患者进行用药指导,建立药历,对药物治疗的全过程进行监护和处理;解答医护人员提出的有关药物治疗、相互作用、配伍禁忌以及药品不良反应等方面的问题。

(五) 治疗药物监测

治疗药物监测(therapeutic drug monitoring,TDM)是以药动学和药效学理论为指导,应用灵敏快速的检测技术,分析测定药物在血液或其他体液与组织中的浓度,为制订或调整给药方案提供依据,从而保证临床合理用药。TDM 是药物治疗发展的必然趋势,同时也是药师参与临床药物治疗、提供药学服务的重要途径。

(六) 处方点评

处方点评是近年来在中国医院管理系统中发展起来的用药监管模式,是医院将医生处方用药过程中的临床处方进行综合统计分析,从不同层面和不同角度反映医疗机构处方工作的整体和细分情况,为医疗机构管理层进行决策提供科学的数据支持,以达到合理用药,用药监测、管理的目的的用药监管模式。在处方点评的结果中,不合理处方包括不规范处方、用药不适宜处方及超常处方。通过六项点评指标达到多层次管理:单张处方的药品的数量、药品使用是否符合适应证、国家基本药物的使用比例、抗菌药物的使用比例、注射剂型的使用比例、不合理用药比例。此系统中院内分三个层次的点评管理:医生出具处方时的自我复查、药房药剂师复查评价、院长统计监督,最后医疗卫生管理部门对相关资料监察管理,根据《医院处方点评管理规范(试行)》多层次管理督促医生用药模式合理。

(七) 药品不良反应监测和报告

医疗机构是药学工作者开展药品不良反应监测的重要场所。药品不良反应监测主要是监测上市后药品的不良反应情况,是药品再评价工作的一部分。监测工作的主要内容:①收集药品不良反应信息,对药品不良反应的危害情况进行进一步的调查,及时向药品监督管理部门报告,提出对有关药品如何加强管理的意见、建议;②及时向药品生产、经营企业,医疗预防保健机构和社会大众反馈药品不良反应信息,防止药品不良反应的重复发生,保护人民的用药安全。通过药品不良反应监测报告,把分散的不良反应病例资料汇集,进行因果关系的分析和评价,并及时上报。建立和完善药品不良反应监测和报告制度是药品质量管理规范的一项重要内容,也为药学工作者进行相关药学服务提供准则。

(八) 药物利用研究与评价

药物利用研究是药学服务的一个新的研究领域,其从经济学角度出发,综合考虑医疗过程中的各种药物和非药物因素,针对某一类药物,或具有某些特性的药物,或某一疾病的药物治疗方案进行对照和评价,探讨其使用的合理性。包括从医疗方面评价药物的疗效以及从社会、经济等方面评价其合理性,以期获得最大的药物治疗效益。药物利用研究和评价的方法有两种:定量研究和定性研究。开展定量药物利用研究和评价意义重大,一方面可推断人群内部不同地区、年龄、性别、疾病等群体的药物利用情况;另一方面可考察药物信息服务和药事法规的医疗和社会效果,揭示某一地区药品消耗量和消费结构等。而定性药物利用研究和评价则是通过开展处方分析和用药医嘱分析,来评价和保障药物的合理利用。

(九) 药学信息服务

提供药学信息是医疗机构开展药学服务的基本工作。在医疗机构药学信息传递过程中,药学部门处于核心地位。及时掌握大量和最新的药物信息、建立药学信息系统,是提供药学服务、保证药物合理利用的基础。因此,药师在提供药学服务时应走在药学发展前沿,密切跟踪整理国内外药物治疗方面的研究进展和经验总结等药学信息,包括药物的疗效、作用机制、不良反应、禁忌证、合理用药知识、药物相互作用、药品价格、药物研究和评价信息等,以便应对药物治疗中的问题,提供药学信息服务。

(十) 开展药学健康教育

药学健康教育(pharmaceutical health education)是以传播、教育、干预为手段,以帮助个体和群体合理用药为目标,以保障人民健康为目的所进行的系列活动及其过程。健康教育的核心是教育社会公众树立健康意识、促使公众养成良好的生活行为方式,以减少或消除影响健康的危险因素。对社会公众进行健康教育也是药学服务工作的重要内容。药师为患者提供用药指导时,还应向社会公众提供药学相关的健康教育。

五、药学服务的方式

随着医院药学的发展,药学工作者开展药学服务的方式将越来越多样化,其最终目标都是保障药物使用的安全性、有效性、经济性和适当性,提高社会公众的生命质量。当前,医疗机构开展药学服务的方式主要有以下几种。

(一) 临床药学服务

药师深入临床,运用药学专业知识指导临床合理用药,以提高药物治疗效果。在临床药物治疗过程中,为医师用药提供参考意见,如给药途径、用法用量、联合用药等,协助医师制订个体化给药方案。同时,在给药过程中,对患者进行用药指导,提高患者的用药依从性。

(二) 药师、患者面对面

患者在药房取药时,药师对患者进行面对面的用药指导。该方式是药师进行药学服务最普遍的方式。药师在处方调剂的同时,对患者进行用药指导和非药物治疗教育。药师与患者直接沟通,有利于提高药物治疗的有效性。

(三) 药物知识讲座

该模式主要通过报告会、讲座以及培训会的形式,宣传药物知识,开展药学健康教育,指导社会公众合理用药。

(四) 网络咨询

这也是开展药学服务的方式之一,药房建立药学服务网站,或通过开设微信公众号、患者客户端等,方便患者查询处方信息、药品的用法用量、用药的注意事项等,有助于扩大药学服务的对象,方便药师与社会公众进行互动交流,宣传和普及医药卫生知识,提高社会公众健康意识。

（五）药学门诊

药学门诊是由专业临床药师在门诊对慢性病患者以及使用多种药物的患者进行药物的咨询、讲解和优化服务的门诊。药师可根据患者使用药物的具体情况,合并和优化药物治疗方案,避免药物相互作用和因其导致的不良反应发生,保障患者用药安全有效。

六、药学服务的特点

药学服务是药学工作者为提高社会公众生命质量进行的专业服务,有以下几个基本特征。

（一）与药物治疗有关

药学服务要求药师不仅提供合格的药品,更重要的是关注药物的合理使用,要为临床疾病治疗过程提供决策,包括治疗药物的选择、剂量的确定、给药方案的优化、治疗效果的评估等,同时还应从心理、社会等方面关心和帮助患者,以实现药物治疗的安全性、有效性和经济性,提高患者的生命质量。

（二）服务具有主动性

药学服务强调对患者健康的关注和责任,尽管不需要对患者提供实际照顾,但药师应对服务对象提供发自内心的、负责任的服务,这种服务方式不同于既往被动的处方调剂的服务方式。

（三）服务目标明确

药学服务的预期目标明确,包括预防疾病、治愈疾病、减轻或消除症状、延缓或阻止病程、提高社会公众生命质量,而不只是提供合格的药品,这些目标正是医护人员和公众所期望的,也是医疗卫生保健的最终目标。

（四）关注生命质量

把药物治疗与改善患者生命质量联系起来,体现了对药物治疗本质认识的深化,药物不再仅强调防治疾病,更应以改善患者生命质量为目标。

（五）承担相应责任

药学服务的要素之一就是药师为患者的药物治疗结果负责。社会公众将药物治疗托付给药师,药师接受委托并承担责任,协助医生或者患者制订个体化给药方案,并监督计划的落实,以保障获得预期结果,病情改变时及时修改方案、记录治疗结果。这一过程中,药师需要倾注身心,直接对药物治疗结果负责,同时药师需要得到社会更多的关注和更广泛的认可,以及更切实际的政策支持和权益保护。

（六）药学服务与临床药学相互依存

药学服务不是临床药学的代名词,是在成功开展临床药学活动的基础上进一步发展起来的一个全新的服务模式。临床药学是药学服务发展的基础,是实施药学服务的必经之路,没有临床药学,便不能准确评价药物治疗的必要性、有效性及安全性;药学服务则为临床药学提供独特、专业的实践及"以人为本"的理念和服务模式。

七、药学服务的效果

药学服务的效果体现在提高药物治疗的安全性、有效性和经济性。主要包括治疗学效果、安全性效果、经济学效果。

（一）治疗学效果

药学服务的治疗学效果主要体现在以下几个方面:①改善病情或症状,如疼痛、哮喘、高血压及高血糖等;②减少疾病的并发症,降低疾病的发病率、复发率、死亡率等;③提高药物治疗的依从性,帮助患者按照药品说明书或医嘱按时、按量、按疗程使用药物;④指导医护工作者正确使用药品,包括用法用量、溶媒选择、联用配伍等需求的指导;⑤帮助公众提高健康意识。

(二)安全性效果

药学服务的安全性效果主要是预防药品不良反应发生,减少药源性疾病发生。

(三)经济学效果

药学服务的经济学效果主要有两点:①缩短住院时间,减少急诊次数和住院次数,减少医药资源的浪费;②提高药物治疗效益 - 费用的比值,节约治疗费用。

八、影响药学服务的因素

(一)药师因素

1. 专业素养　药师是药学服务工作的主力军。药师的专业素养会影响药学服务工作的效果,药师如不能很好地掌握专业知识,在指导患者用药的过程中,轻者延误病情,重者会加重疾病的进展和导致严重不良反应。因此,药师要不断地学习专业理论知识,时刻关注药学发展动态,勇于接受新的、前沿的药学知识,新的工作模式。同时,还要学习与药学相关学科的知识,例如医学、检验学等。药师要养成工作之余查阅药学相关参考资料的好习惯,熟练掌握利用丰富的网络资源查阅药学知识的技能。定期参加业务培训,重视每一次业务考核。

2. 人文素养　药学服务是"以患者为中心"开展工作的。因此,药师在药学服务的过程中要把对患者的关爱放在首位,待患者如亲人,耐心解答,在言语上注重用语恰当,以防激化医患矛盾,做好患者的心理工作,缓解患者因患病引起的焦躁不安情绪,充分展现药师既有专业又有温度,既有技能又有态度的人文精神。

3. 对药学服务的认识　药师是实施药学服务的主体,药师群体对药学服务理念的认识和接受程度对药学服务的实施影响最大。药学服务的开展,新的工作内容不断开拓,迫切需要药师的大力投入。部分药师认为药学服务是临床药师的任务,只有参与临床药物治疗才是药学服务,限于专业知识背景,产生畏难情绪。面对新机遇,全体药师应战胜自我,跳出传统思维和工作模式,边探索边实践,丰富自己的知识与能力,在实践中不断提升自身能力和水平,赢得医师、护士、患者的信赖和配合,有效地实施药学服务,提高医疗服务整体水平。

(二)患者因素

1. 患者对药师在药学服务中的作用认知度不够　患者遇到用药问题一般第一时间去找医师或护士解决,仅有较少的患者遇到用药问题会选择直接询问药师,甚至很多患者和家属认为,药师只要把药品调配、发放正确就行。药师应通过参与医师查房工作、参与医师会诊工作、监测药品的不良反应、提供专业的药学咨询服务等,多方面参与到患者疾病治疗的过程中,借助自己的专业知识,协助医师制订治疗方案,选择安全、有效的药物,并基于药动学、药效学,合理选择药物剂型、剂量,提供专业的药学咨询服务,协助医师优化给药方案,从而让患者了解药师,获取患者的信任,提高患者对药师的认知度。

2. 患者用药依从性不够　患者遭受疾病折磨,感觉非常痛苦,对药物治疗的期望值非常高,要求药物治疗效果快速,希望在短时间内治愈疾病。为此,某些患者擅自增加药物剂量、增加服用次数,或者增加治疗药物的品种,结果造成药物不良反应的增加甚至造成药害事件。同时,受到社会上一些错误观点的影响,某些患者(特别是经济条件较好的患者)认为只有新药、贵药才是好药,盲目追求新药、贵药,擅自停用治疗方案中的药物。有的患者在自行阅读药品说明书中不良反应的信息后,由于医学知识面不够系统,对有些问题只是一知半解,认为自己服药后就一定会产生这些不良反应,从而拒绝服药;有的患者则擅自降低剂量,认为可以减少不良反应。患者依从性不够,进而影响药学服务的效果。

(三) 医院因素

门诊已经成为现在医院医疗体系当中一个关键的组成结构,门诊部的工作人员在对患者的药学服务方面承担较重的工作任务。尽管随着临床药师队伍的发展与医改政策的深入,目前药学服务工作受到越来越多的重视,但是,部分医院门诊部的药学服务岗位上无法安排更多的工作人员,同时,对门诊部工作安排的管理制度尚不够完善,使得药剂科室未能更加有效地进行药学服务相关的工作。药学部传统的编制限制了药师开拓新服务领域,而传统的工作方式、工作内容也耗费了药师大量的时间和精力,大量机械重复性工作则降低了药师的工作积极性,也间接地影响了药学服务的有效性。因此,医院在制度建设、硬件设施配备及人员配置等方面需进一步改善。医院应重新认识临床药师制建设,首先保证药师及临床药师的数量,重视药师队伍建设,此为基础;并严格规定临床药师的工作内容,确保临床药师适量的工作任务;另外,药品调剂、制剂和供应科室可以引入自动化、信息化技术手段,以减少人力需求,并且需要管理部门、医疗机构等相关部门的支持,为药师创造良好的工作条件,制定合适的药师比例,使他们有充分的时间和精力开展药学服务工作,让药师充分参与临床药物治疗,回归医疗团队。让药学服务进一步与医疗保健、护理服务一起组成卫生保健服务的整体,各自发挥专业特长,共同参与保障公众健康的全过程。

(四) 法律法规因素

在我国,药师相关法律不够健全,在实践工作中,药学的发展缺乏强有力的法律法规支持,致使医院在实施药学服务中,受限制程度较大,且许多城市在药学服务的推进上仅限于宣传和浅层次的摸索阶段,药师的职责和义务不明确,导致药学服务开展不够顺利。2017 年 5 月,在多方努力下,《中华人民共和国药师法(草案征求意见稿)》(简称《药师法》)发布。2022 年 5 月,《全国人大常委会 2022 年度立法工作计划》由第十三届全国人民代表大会常务委员会第 106 次委员长会议原则通过,其中有一个利好消息——《药师法》已被列入预备审议阶段,出台在即。尽快出台我国的第一部关于药师的法律,可以将药学人员比例、临床药师专业门槛、工作内容和药事服务费等大框架内容明确下来,各省级卫生行政部门再结合实际情况分别制定各地区涉及的具体细则问题。药师相关法律法规的健全将极大地推进药学服务工作的开展。

知识拓展

循证药学 (evidence-based pharmacy, EBP)

循证药学是循证医学在药学领域的延伸,循证药学的应用过程就是临床药师搜集、评价科研证据(文献),评估其在确定临床治疗方案中的作用,并以此作出临床药物治疗决策的临床实践过程。循证药学的实施通常包括以下几个步骤:①根据对患者的诊断、治疗等了解临床情况,确定一个需要回答对该患者个体选择最适宜药物的问题;②寻找关于问题的最高循证文献级别证据;③证据的评价;④将已评价的循证药学证据应用于临床。

九、药学服务人员的基本素质要求

尽管不同的药学服务人员其工作范围、工作能力、工作岗位存在差别,但都应该具备相关的基本素质,例如,以专业的态度与其他医务人员协作;以专业的标准协助医师共同决策,为患者提供良好的药学服务;以专业的知识和技能降低临床用药风险;通过终身学习和科学研究提高专业素质,为临床药学的专业发展做出贡献等。药学服务人员需要具备的基本素质如下。

(一) 药学服务人员应当以保障患者安全用药为中心

1. 药学服务人员应当将保障患者的健康作为首要任务。

2. 药学服务人员为患者提供药学服务时应当富有同情心,并从药师的专业角度对待患者。

3. 药学服务人员向患者介绍药品或者推荐药品时,尽可能先从循证医学的角度判断药物的有效性和安全性,继而根据患者个人的选择、个体差异和健康状况作出相应的推荐,高度重视患者的个人意愿。

4. 药学服务人员应该利用临床药学的专业知识对药品的安全性作出判断,预测是否可能导致不可逆转的健康危害,以保证患者的用药安全。

5. 药学服务人员应该确保患者了解所用药品的风险和益处,必要时要告知患者用药后不良反应的临床表现和药师的联络方式。

6. 患者用药可能涉及不同的医疗机构和科室,因此,药学服务人员应该通过用药医嘱、处方重整为患者提供药物安全性评价的信息,使患者用药连贯、安全。

7. 药学服务人员必须做到以下方面。

(1) 以专业的知识和专业的方式,富有同情心地为患者提供药学服务。

(2) 向具有特殊需求的患者提供个体化的药学服务。

(3) 避免损害患者利益的任何行为。

(二) 药学服务人员应当保护患者的隐私权和知情权

1. 药学服务人员对于患者的权利应当给予应有的尊重,积极鼓励患者参与药物治疗方案的制订。

2. 药学服务人员应当充分尊重患者的尊严和隐私,尊重患者的个性,尊重患者拒绝咨询或治疗的权利,并对患者的隐私和个人信息保密。

3. 药学服务过程中的知情同意书是在向患者提供足够信息的基础上,让患者做出药物使用的知情决定。

4. 药学服务过程中提供的信息应该适应患者的个体需求,采用非评判性的语言。

5. 药学服务人员在与其他医务人员的沟通过程中,也要注意患者隐私的保护。

6. 当药学服务人员不能为患者提供药学服务时,应当告知患者理由,并要告知患者从何处可以获得适当的药学服务。

7. 药学服务人员必须做到以下方面。

(1) 尊重患者的尊严。

(2) 认可并尊重患者的多样性,如文化、信仰、价值观和特性等,任何方面都不能成为歧视患者的理由。

(3) 通过知情同意,鼓励患者参与共同决策,并且以适当的语言和信息为患者提供与治疗相关的意见和建议。

(4) 尊重患者的选择,包括患者拒绝的权利。

(5) 确保维护患者的隐私权。

(6) 确保对患者的信息保密。

(三) 药学服务人员应当获取公众信任

1. 药学服务人员应当努力获得社会公众对其专业角色和责任的广泛认同。

2. 药学服务人员应当坚守个人信誉。

3. 药学服务人员应当确保自己不受不适当营销的影响,为公众提供最适当的药品和药学服务。

4. 药学服务人员向患者提供的药学服务信息应该有科学依据,通俗易懂,满足患者的个体需求。

5. 药学服务人员必须做到以下方面。

(1) 时刻遵守职业和个人行为准则。

(2) 尊重其岗位所代表的个人和职业的社会价值。

（3）为患者提供适当、客观、准确、可信、有关联性的药学服务信息。

（四）药学服务人员应当促进临床药学专业的发展

药学服务人员应当致力于推进临床药学专业的发展，包括以下几个方面。

1. 开展临床药师培训等教学工作，包括带教学生、实习生、下级药师或技术员等。

2. 药学服务人员应当不断更新专业知识，提高临床合理用药管理的实践能力。

3. 药学服务人员应当具有终身学习的精神和自我发展的能力，实施临床药学专业的影响力。

4. 药学服务人员应当尊重自身和同事的执业行为，与其他医务人员密切合作。

5. 药学服务人员应当运用临床药学专业技能，管理和化解药学服务中的冲突和潜在的矛盾。

6. 药学服务人员应当积极参与学术活动，包括：参加职业发展和岗位培训；参加学术会议，向患者宣传临床药学专业的角色，向其他医务人员和政府部门展示临床药学专业的责任。

（五）药学服务人员应当加强与其他医务人员的协作关系

1. 药学服务人员应当与医师、护士、营养师、心理咨询师等医务人员共同协作，优化患者的药物治疗结果。

2. 药学服务人员应当开展针对医师、护士、营养师、心理咨询师等治疗团队的咨询服务，确保患者用药安全、有效。

3. 药学服务人员不应对患者、同事或其他医务人员做任何不恰当、不真实、不专业的评论。

4. 药学服务人员必须做到以下方面。

（1）向其他医务人员提供药学服务时，保持临床药学的专业性。

（2）尊重和理解其他医务人员的专业知识。

（3）与其他医务人员协同工作，为其他医务人员提供药学服务，以达到最好的治疗效果。

（4）与其他医务人员建立良好的工作关系，积极与其他医务人员进行良好的沟通。

（六）药学服务人员应当竭力保证药品质量和用药安全

1. 药学服务人员应当确保在药品生产、采购、供应、养护等管理环节上，遵守责任制和问责制。

2. 药学服务人员对于不合格的药品，应当单独安全存放，小心恰当处理。

3. 药学服务人员应当及时报告疑似药物不良事件，这也是职业责任和公众要求。

4. 药学服务人员有责任推动实现国家药物政策，推进和维护医药行业的健康发展。

（七）药学服务人员应当树立终身学习的思想

1. 药学服务人员应当认识终身学习和自我发展对其专业能力提升的重要性，并在临床药学实践中始终贯彻这一理念。

2. 药学服务人员应当认识职业表现的自我评估、他人评估或评价的重要性，并予以适当的回应或调整。

第二节　药学服务需求现状

一、公立医院药学服务需求

（一）医护人员药学服务需求

随着我国医疗卫生事业的不断发展，临床药学已成为医院医疗工作的重要组成部分和医院药学的主要发展方向。医护人员普遍认为开展临床药学工作具有重要意义，医疗工作需要临床药师的参与。临床药师是临床药学服务的执行者，但在实践过程中需要与医生、护士进行密切沟通和配合，只有这样，才能使临床药学服务得到质的提升。

1. 存在问题

（1）医护人员认为所在医院的部分临床药师还不能完全胜任当前临床药学工作。一些临床药师的综合业务能力在某种程度上有提升的空间，如对相关医学知识缺乏了解，不能充分发挥临床药师在药物治疗过程中的作用。

（2）临床医师轮转或者进修频率较高，且临床医师用药知识掌握情况参差不齐。

（3）医师与临床药师合作有时不能非常密切。国内医疗体系仍是以医师为主导，临床药师提出的意见有时可能会被临床医师忽略，这也在一定程度上使得临床药师的工作积极性和参与度受到限制，临床药师与医师的团队协作水平有提升的空间。

（4）护士有时缺乏对一些特殊药物或者特殊装置的了解。出现的不恰当使用药物的情况，有可能引发一些不良反应。

2. 应对措施

（1）临床药师要不断提高自身专业素质，定期参与临床药师培训。不仅要能够掌握药学方面的专业基础知识，还需要提高医学知识、心理学知识以及社会学相关知识，全方位提升专业能力和素质。临床药师要在持续补充临床药学相关理论知识，努力提高专业技能和临床实践能力的同时，加强与医护人员的交流和合作，提升临床药学服务水平。

（2）加强医师和临床药师的配合，可以在很大程度上降低用药差错的发生。医护人员应当积极邀请临床药师参与疾病诊断和药物治疗讨论，参与到患者临床用药的管理之中，同时，临床药师应积极提供给医师所选药物的药剂学、药动学以及药效学方面的专业知识的解释，提供所选药物的药物经济学方面的建议。

（3）医护人员在关注自身职业发展的同时，也应积极了解临床药学专业的相关知识。了解临床药学国内外的发展及临床药师制相关法规条例，与临床药师团结合作，共同提高临床治疗水平。

（4）结合科室的实际情况适当增加临床药学知识的培训次数。借助宣传栏、广播、手册等多种形式加大培训的力度。

（5）临床药师需要对一些特殊装置，比如干粉吸入装置、胰岛素泵等的使用方法对护士进行演示，全面细致地讲解特殊药品的服用方法、注意事项及可能出现的不良反应等。

（二）医疗机构药学服务需求

在我国很多医院中，医院药学人才的专业作用不能得到充分发挥，而另一方面公众对药学服务和用药安全的需求不断提高，药学人员专业价值凸显。新形势下，药学人才队伍建设要体现药学人才的专业价值，促进临床用药的安全性、有效性、经济性和适当性，培养适应医院和社会发展需求的药学人才。

1. 存在问题

（1）部分医疗机构对药学服务的重视不够。体现服务性的药学服务难于直接显现经济效益。

（2）医院在人员安排上存在很多不足之处。公立医院患者多，药品调配和分发窗口多，药学咨询窗口少。患者在药学咨询窗口进行咨询时，可能出现无人可问的现象，或者药师没有足够的时间为其进行详细解答。总而言之，导致门诊部的部分药学服务只是流于形式，未能真正地对所有的患者进行服务。

（3）医院内临床药学人才短缺。医院内安排较多的药房药师，但是真正处于临床指导患者合理用药、制订个体化方案相关服务的临床药师相对稀缺。

（4）临床药师面临从以传统的药品供应为主向提供药学服务的转型挑战问题。信息化、智能化在医院的推进，药品的供应和调配服务引入智能化的自动发药机，使药品调配工作效率大幅提高，临床药师在药品调配工作中的作用弱化，使得药学服务从供给调配向临床专业药学服务转型。

2. 应对措施

(1) 医院管理人员应及时更新观念,调整医院药学发展方向,更加重视临床药学工作。医护人员在关注自身职业发展的同时,也应积极了解临床药学专业的相关知识,与临床药师团结合作,共同提高治疗水平。临床药师应持续补充临床药学相关理论知识,努力提高专业技能和临床实践能力,加强与医护人员的交流和合作,提升临床药学服务水平。

(2) 建议健全和完善门诊部、急诊部和住院部的药师咨询服务台或咨询服务热线,也可以借助现代化的网络信息技术开展多渠道的临床药学服务,满足患者的多渠道咨询需求。

(3) 新形势下,加强临床药师队伍建设,培养能够参与临床用药指导的临床药师队伍的工作亟待加强,而对于医院来说,药学队伍的建设重点是专业化的临床药师培养,其次是药物临床研究和制剂人员培养。

(4) 引导药师队伍转变服务理念,主动提供药学咨询服务。可以通过集中讲座,或者药学讲座进病房等形式,主动向临床医护人员提供最新医药信息以及合理用药指导。通过开展药学咨询窗口、免费药学咨询、药学服务进社区等形式的活动,主动为患者提供合理用药服务。

(5) 为药学服务建立科学舒适的环境,比如建立专家门诊的预约,对于前来取药的患者进行分流处理,既能够满足患者的要求,同时也完善了患者进行就诊的整体环境。

(三) 医院患者药学服务需求

随着医药生物技术的发展和医疗制度改革的深入,药学服务模式正由单纯提供药物的传统模式,逐步向以服务于患者为宗旨的临床药学工作和药学保健模式转变,患者对健康的需求也越来越迫切。在用药方面,对用药的安全性、有效性、经济性和适当性等都有了更高的要求。医院的患者分为两类:一类是门诊患者,一类是住院患者。门诊患者需要更加人性化的、高质量的窗口服务;住院患者需要药师更合理、更有效的用药指导。这就要求药师在对患者的药学服务上更加精细化,避免粗略的药学服务。

1. 存在问题

(1) 患者对药师工作认识较为局限。传统观念认为,药师的职责就是按方发药,工作对象是药品而非患者。这种观念导致部分药师的职业认同感得不到应有的重视,限制了药师的发展和培养。尽管有些医院意识到临床药学的重要性,但在人力、物力和财力上的支持仍然有限。

(2) 患者药学咨询需求不能得到很好满足。由于临床药师工作量较大、人员较为紧缺,很多患者反映药物相关知识方面的咨询时间明显不足。

(3) 临床药师在与患者沟通时,有时会使用专业术语,患者难以理解。

(4) 临床药师有时并未全面掌握患者的实际情况。如有些患者会担心药物治疗费用过高,临床药师可能未考虑到患者家庭经济情况。

2. 应对措施

(1) 临床药师在工作中应不断完善知识结构。临床药师要具备病理、生理、心理及临床理论知识,积极收集药物情报。在积极提高自身素质和提高自身专业水平的同时,在工作中能有意识地主动给予患者更多的用药指导,这将会大大提高患者的依从性。对于患者不正当的用药情况,应强化解释,指导患者正确地按医嘱停药,避免出现副作用。另外,患者的临床药学服务需求相当宽泛,延伸到了预防性用药,这就要求临床药师有很广泛的知识储备以便正确应答。

(2) 临床药师需要合理安排工作内容。在满足工作需求的前提下,临床药师尽可能为患者提供更有效果的咨询服务,提供高质量的窗口服务。

(3) 临床药师需要不断提升工作能力和技巧。临床药师在面对患者咨询或者沟通时,应尽可能使用通俗易懂的语言,尽可能减少专业术语的使用频率,对药物的服用方法、配伍禁忌、注意事项、服药时间等内容逐一进行讲解。年龄较长、学历较低的患者提出的问题相对表浅而宽泛,年轻、高学历患者的问题偏向于精细而深入,这就要求临床药师要掌握聆听艺术,运用语言艺术,采取微笑服务等,针对不同的对象,考虑其理解和接受能力,掌握好尺度。

(4) 临床药师应学会全面考虑问题。临床药师在保证药物安全性和有效性的前提下,也要考虑到患者家庭的实际经济情况,为患者提供用药的经济性评价。

二、社区药学服务需求

(一) 社区慢性病患者药学服务需求

慢性病患者需要长期的药物治疗,存在药物不良反应的风险,容易造成用药不合理和用药不安全。社区大部分慢性病患者都需要全面的安全用药指导,然而,社区慢性病患者对药品说明书理解能力有限,对药师及药学服务的认知程度并不高。因此,社区慢性病患者存在较为迫切的药学服务需求。

1. 存在问题

(1) 社区药师配备不足,没有足够的人员参与药学服务工作。

(2) 社区药师对承担慢性病的药学服务工作能力信心不足。

(3) 患者在用药指导上仍然习惯依赖医生,对社区药师的服务水平仍有疑虑。

(4) 患者想了解用药知识,希望通过当面询问或电话咨询形式获得。

2. 应对措施

(1) 社区药师需不断提高自身素质,加强自身学习和培训,与上级相关医院的临床药师联动,改变知识结构,提升服务能力和水平。

(2) 强化社区药师临床相关知识,努力掌握社区常见病、慢性病及多发病的合理用药知识;加强对药师和药学服务的宣传,提高公众认知,通过提供优质的服务取得患者信任。药师对患者的宣教,与医师的侧重点不同,更注重药物的药理毒理、适应证、药物相互作用、不良反应等方面知识,补充了医师在药物知识方面的欠缺。

(3) 由于我国社区药师药学服务起步较晚,尚无统一的标准,可以从患者用药教育开始,进行合理的用药指导和用药咨询,开展处方点评促进临床医师合理用药,有能力的社区可以进行随访,建立药学服务档案,定期提供指导服务,这种方式更有利于慢性病患者。

(二) 药店药学服务需求

随着我国医疗制度的改革和大健康产业的发展,药店的规模和数量正快速发展,同时药店之间的竞争也日益加剧。一家药店如果要在竞争中求得生存和发展,更重要的是从业人员能够提供高质量、全方位的药学服务。

1. 存在问题

(1) 药店药学服务从业人员学历专业不合理:药店从业人员的学历和专业素质偏低,药店的药学服务从业人员专业知识的不足,必将会导致不合理用药发生率的增加,甚至于加剧药品不良反应对生命的威胁。药店从业人员的结构使得药学服务水平参差不齐,满足顾客药学服务需求的能力严重不足,药学服务质量难以保证。

(2) 药店从业人员药学服务意识不够强烈:药店从业人员大多数知道药学服务概念,认同开展药学服务,也会主动为顾客提供一些药学服务。但是,一些人员的药学服务理念不强,主动服务意识缺乏,药学服务范围狭窄,药学服务深度不够。

(3) 药店药学服务的开展情况不乐观:药学服务从业人员的主要工作仍然是销售药品,在一定程度上忽视了药品销售以外的药学服务。从业人员基本能够提供简单的药学咨询和药品推荐这两项药品销售服务。虽然很多药店都开展了一些为患者提供免费测试项目的服务,但对追溯患者用药情况、开展健康教育和发放健康教育手册等项目的关注度不高,重视度不够,开展的频率也不高。

(4) 药学专业教育与行业需求不对接:药店药学服务岗位能力的重要性依次为药品经营管理能力、药品销售能力、用药指导和用药交代能力、顾客接待与服务能力、药品调剂能力、药品盘点与核算能力、收银能力、药品陈列能力、药品广告宣传(POP 制作)能力、药品售后服务能力、计算机操作能力。药店药学服务岗位职业能力是全方位的,涉及药品管理、药事管理、药品销售、药物使用、药理学、药品调剂、药店经营与管理、计算机操作等。然而,药店的药学服务从业人员的知识储备欠佳,专业知识与药学服务的要求不对等,药学专业教育与药品零售行业需求不对接,药学毕业生不能满足药品零售行业的需求。

2. 应对措施

(1) 按零售药店药学服务所需的职业素养和职业技能,对药学服务从业人员在校学习的课程,进行系统化设计。

(2) 强化以药学服务职业能力培养为目标的课程内容建设,提升"药品零售服务技术"等课程的教学水平。

(3) 合理地设置药事管理、药品销售、药品调剂等课程安排,包括学时设置、整体衔接等问题。

(4) 在课程建设过程中,应注重药学专业学生的药学服务理念教育,培养学生的职业精神,提升合理用药指导、沟通交流、药品不良反应监测、药事管理等全方位的复合能力。

第三节　药学服务发展现状

一、国外发展现状

20 世纪中期以后,化学制药工业迅猛发展,新药品种不断增加,新剂型、新制剂层出不穷。而医生往往没有足够的精力全面掌握大量药物知识,导致在药物治疗过程中,不合理用药和药品不良反应时有发生,并呈不断增加的趋势。随着医院药学的发展和临床治疗的需求,一些医院药师的工作内容从单纯的配方发药开始转向为临床医护人员和患者提供药学服务。目前,在国外一些大型医疗机构中,均设有药学服务中心,下面主要介绍美国、日本等国家以及欧洲等药学服务开展情况。

(一) 美国

美国于 1965 年开始逐步建立了临床药师服务体系,提出药师与医生共同在医院为患者提供医疗服务。药师的职能是为医生提供合理用药建议,与护士合作对患者进行关爱,最大限度地减少用药错误。因此,全美各医院逐渐采用这种体系服务患者。随着美国老龄人口的增加,处方药需求加大,药物使用率增高,这些势必会导致药物不良反应增加、药物引发的药源性疾病增加等。因此,药师的需求量增大。

美国的临床药师分布于社区药房、医院健康机构、家庭护理关爱机构、长期关爱保健机构、管理关爱机构、制药企业、政府管理机构。从事药学工作的人员可分为临床药师和药师技工。临床药师必须持执照上岗,在医院工作的临床药师,其工作职责分别是临床药学的服务、一般药物的调剂、制订药物使用指导标准、开展教学工作和科研工作。其中,临床药学的服务是非常繁重的,要对患者一对一地进行服务,对患者已使用的药物进行评估,做出用药计划,并针对患者疾病情况的变化提出用药建议。

美国卫生系统药师协会定期报道医院药学服务项目及其开展情况,其药学服务项目较全面,具有代表性。主要项目如下。

1. 审查处方用药,协商选药、用药。

2. 参与医疗实践,与医生一起进行医疗查房,协商和研究合理用药。

3. 与临床试验室合作,制订药物治疗方案的监测计划,利用检测的参数,指导个体化给药。

4. 为医护人员和患者提供药学咨询。

5. 参加危重患者抢救,由临床药师现场提供急救药品选择建议和用药指导。

6. 进行药物信息检索和应用。

7. 协助临床医师申报有关药物的临床研究课题。

8. 承担临床药学的实习教学工作。

此外,美国十分明确医师专业和医院药师专业的范围和业务分工,即医师有诊断处方权但无调配处方权;医院药师无诊断处方权但有调配处方权,也就是说美国实行的是国际上通用的医药分业概念,即医学和药学专业的分业,而不是医院药房归商业系统的"医药分业"。而且,美国十分重视临床药师的作用,在美国拥有处方权的临床药师有权对医生开的处方进行修改,如停药、改剂量、换药等。但作为拥有处方权的药师,即使有权修改处方,也会先和处方医师探讨其修改处方的目的,在与处方医师达成一致意见后再对处方进行修改,而不是擅自修改处方。

美国临床药师实行两年一注册制度。在医院综合评价中,临床药师的评估是一项重要内容,其中包括抗生素使用情况、对患者疼痛症状的控制情况、是否在发药前对患者进行了药物疗效和毒副作用解释等。

美国社会药店药师除向患者或公众提供药品外,还提供的服务包括用药指导、疫苗接种与免疫、紧急避孕、毒品滥用者及性传播疾病者相关疾病的防治、戒烟和健康教育等。

（二）日本

自1962年引入美国药物信息服务的理念后,日本的临床药学才开始发展。1965年,日本药学界召开了药物信息服务研讨会,使药物信息服务的理念得到了进一步普及。在日本,临床药学也称为"医疗药学",药师包括社区药师、医院药师和临床药师。医院药师服务为收费服务,国家健康保险还给临床药学某些服务项目进行承保。日本医院药剂部每年都要进行人员的大流动,药师在任何岗位上都要承担或协助一部分临床药学工作,遇到相关问题会尽力解决,不推脱责任。水平较高、经验丰富的药师则负责各病区的药学监护,其工作程序是:随病区主任或教授查房,记录监护对象的用药变化,并提出干预措施及理由;治疗干预发生时,药师填写给药建议单,医生或护士填写采纳或执行单,以采纳次数或执行次数计算药学服务的工作量。

日本对临床药学人才的培养很重视,主要表现在:①通过现有药师的进修,充实各级医院的临床药师队伍;②药剂部直接招收硕士或博士生进行定向培养,所招收的药学专业的硕士或博士生,在学习期间,一边参与课题研究,一边参与具体的药剂部业务工作,毕业后成为各医院临床药学工作的骨干力量。此外,日本的药学专业学生临床实习的时间都在一年以上,这也为今后参与临床药学工作打下基础。

日本社会药店除零售非处方药(OTC)外,还开展处方调配等服务,但由于历史原因,日本社会药店主要限于药品销售。

（三）欧洲

英国从20世纪70年代开始推行药学服务,开始了药师对患者用药的监护工作。通过几十年的发展,药学服务在英国取得了显著的成效。目前,在英国的社区医院中就有临床药师直接面向患者服务。英国药店除进行药品销售和提供用药指导外,还开展健康教育活动和相关研究,药师需提供个体化健康方案和长期跟踪指导,以提高人们保持自身健康的能力。

1945 年,法国成立了药师协会,组织药师参加各类药学活动和对外交流,并对经资格认证合格的药师进行注册管理。根据法国的法律,药品的生产、流通、使用的每个环节都需要药师参与,从而有效地保证了从医生开处方到患者使用药品这一过程的安全性。在法国,无论是公立医院还是私立医院都必须依法配备经资格认证合格的药师,药房提供的服务项目视药房的规模及设施而定。医院药房除了为住院患者提供服务,也为某些特定门诊患者提供服务。在法国,按照政府规定,每 500 张床位配备一名药师。在医院药房,药师的主要职责是:审核医生处方、向患者提供有关其药物治疗和依从性重要性的咨询、收集患者信息、设计药物治疗方案、维护患者的治疗用药记录;在新药临床试验中负责研究药物的储存和保管、临床有关试验文件的保管、试验药品供应、药物临床疗效和毒性观察及记录等。

总之,国外药师开展药学服务主要是按照 WHO 发布的《药师在自我保健和自我药疗中的作用》的规范进行,药师作为交流者、培训者和监督者、合作者以及健康促进者,向患者和其他医药专业人员提供质量合格的药品和优良的药学服务。

二、国内发展现状

(一) 我国药学服务现状

1987 年,华西医科大学(现四川大学华西医学中心)招收第一届临床药学专业学生,标志着我国开始涉足这一领域。我国临床药学的工作的重点多偏向于药学研究、治疗药物监测、药品不良反应监测及合理用药的咨询等。近年来,我国也开始积极发展临床药学事业,推行临床药师制度,开展以患者为中心的药学服务。我国现阶段药学服务开展的工作包括以下几个方面。

1. 开展药品不良反应监测　目前,国内许多大中型医院都相继成立了药品不良反应监测组织,及时发现和收集药品不良反应病例,重视对药品不良反应因果关系的分析评估,加强对药品不良反应的预防,促进了临床的合理用药,保障了用药安全和医疗质量。

2. 开展药学咨询服务　药学咨询服务是药学服务的重要内容,也是降低不良反应的有效途径。通过开展药学咨询工作,直接面对面地向患者解释与药物有关的问题,药学工作也由传统的保障供应型向药学服务型转变,提高了药师的地位,体现了药师的自身价值,改善了药师在患者与医护人员心目中的形象。目前,国内大部分医院已开展了这一富有意义的工作。

3. 开展治疗药物监测,设计个体化给药方案　治疗药物监测为临床治疗提供科学设定药物剂量的依据,可以促进临床合理用药与医疗质量的提高,以达到用药安全有效的目的。因为同一种药物在不同患者体内的药动学过程和参数各不相同,所以不同患者使用同一药物时不能采取相同的给药方案,这需要药师运用药动学、药效学知识,并结合患者的年龄、性别、肝肾功能、疾病因素、环境因素进行综合判断,协助医生制订个体化给药方案。

4. 药师深入临床,直接参与患者用药　药师深入临床,与医生一起查房,参加危重患者急救,参加会诊,利用自身药学专业知识的优势,协助医师制订给药方案,使药物治疗更安全、可靠,同时做好在院和出院患者教育,监护临床联合用药中易出现的相互作用和配伍禁忌。对重点监护患者的用药则与医生一起制订药物治疗方案,预测和分析血药浓度数据等。

5. 建立患者药历,建立患者用药档案　药历是药师为参与药物治疗和实施药学服务而为患者建立的用药档案,其源于病历,但又有别于病历。药历由药师填写,作为动态、连续、客观、全程掌握用药情况的记录,内容包括监护患者在用药过程中的给药方案、用药经过、用药指导、药学监护计划、药效表现、不良反应、治疗药物监测、各种实验室检查数据、对药物治疗的建设性意见和对患者的健康教育忠告。通过药历可以系统分析评价用药的合理性,便于临床药师为患者提供合理用药指导及制订个体化给药方案。

6. 开展医嘱和处方点评制度 通过成立医嘱和处方点评小组,制订医嘱和处方点评管理规定,并安装合理用药监测系统软件,有效推动了医院合理用药信息化管理。通过合理用药监测系统对不合理用药进行预警,促进了医师自行合理用药。同时,临床药师对不合理医嘱和处方给予干预,主要包括药物适应证、用法用量、注意事项、药物相互作用、禁忌证等,防止用药差错的发生,促进临床安全、有效用药。

7. 抗菌药物使用评价 统计医院内各类手术预防性应用抗菌药物情况,以及住院患者抗菌药物使用强度和使用率,抗菌药物治疗住院患者微生物样本送检率,全院患者抗菌药物使用金额,全院患者抗菌药物使用数量,医生使用抗菌药物金额,科室、病区抗菌药物使用金额。根据《抗菌药物临床应用指导原则》(2015年版)结合医院实际情况制定"抗菌药物临床应用和管理实施细则"和"抗菌药物分级管理制度",以促进合理应用抗菌药物。

经过30多年的不断探索,我国的药学服务取得了很大的成果:①从20世纪80年代初期开始,我国已陆续开展了多种形式的临床药师培训,着重理论与实践相结合,且重视临床药师的继续教育;②合理用药的观念得到了医药界的普遍认可,药师指导患者用药,参与临床查房、会诊等,从思想上重视合理用药;③国家制定各种规定,在政策法规上明确了临床药学和临床药师工作的职责、内容和目标;④国家在临床药学的研究上给予大力支持,使得临床药学在制剂、药物体内作用、药动学、药理学等研究方面都取得了长足的进步。

(二)我国药学服务目前存在的主要问题

随着中国医疗体制改革的不断深化和"以患者为中心"服务理念的深入,药学服务的开展对医院适应当代医疗体制改革、增强医院的竞争能力都有积极的意义,并将成为今后医院药学发展的主要方向。如何保护患者的用药利益,减少用药副作用,促进合理用药,使得以患者为中心的药学服务成为发展的必然。"如何建立以患者为中心的药学服务"已成为近年来药学界讨论的焦点。建立以患者为中心的药学服务,需要药师提供药学技术服务,参与临床疾病的治疗,从而提高医疗质量。要实现这一目标,需要一系列的软硬件的支持。自2006年1月开展临床药师培训试点工作以来,我国一直在探索适合我国国情的药师培养模式,目前仍处于发展阶段。目前,我国的药学服务尚需进一步完善,应解决以下几个关键问题。

1. 高水平临床药学专业人才缺乏 在我国,高等院校的药学专业一般为四年制,课程主要以化学为主。直到近十年来,随着对临床药学重视程度的不断提高,越来越多的高等院校开设了与临床相关的五年制临床药学专业。但是,还没有形成规模,无法满足实际工作的需要。现阶段,尽管有些医学院校已将药学专业与临床药学专业进行了划分,但对临床药学服务人才、社会药学服务人才、创新型人才的培养模式依然有待细化。进入工作岗位后,有些药师对于医学知识不精通的情况仍然存在,以至于在走向临床时产生心虚胆怯心理,难以得到医患的信任。

此外,从事医院药房工作的大部分药学人员无论是药学专业毕业的,还是以其他形式培养的,均在一定程度上存在知识结构不全面的问题,也有缺乏临床思维和交流沟通能力的情况,对于患者的病史无法准确把握,临床相关知识不够系统化,没有健全的诊疗思考模式,无法将临床实践与药物融合起来,不能完全胜任目前提倡的药学服务工作。而且,目前医院对药师毕业后的继续教育不成体系,与国外相比差距较大,同时医院的药师丰富自己专业知识的机会有限,所以无法适应当前医药事业的发展。

2. 对药学服务的重视程度不够 原则上,三甲医院都会配备一定数量的临床药师,但在不同地区执行效果各不相同。长期以来,人们在心目中总是将药师与药房、药店、药库联系在一起。药学本科教育出现后,这种情况才逐步有所改观,但其焦点仍然是围绕药品自身问题,如制剂稳定性和配伍稳定性、处方筛选、制剂工艺、药品检验方法、药品的体内外质量评价等,而对药物与机体间的相互作用,病理、生理状态对药物体内处置的影响等研究则相对匮乏。有些医院虽然早在十几年前就成立了临床药学研究室,但其工作仅限于对临床治疗药物浓度进行监测,绝大多数药师都要承担或者偏重于制剂及相关的研究工作,临床药学工作未能完全满足临床药学服务需求。

3. 医院资金投入不足　某些医院对临床药学服务重视程度不足,因此临床药学服务缺乏足够的资金投入。临床药学服务涉及多门学科,如生物学、药学、伦理学与经济学等,需要临床药师适时补充专业知识,但部分药师在一定程度上缺乏对医学前沿动态的了解。此外,在信息化时代,医院必须要加强对自身信息系统的构建。虽然很多医院从最早的单机用户使用电脑办公转变到各科室及全员管理信息系统的使用,还逐步实行了信息系统,将财务与药品管理作为核心,并逐渐转向以患者信息为中心的临床电子病历、临床业务技术支持、医学检查图像、各种生化数据等传递,开始沿着无胶片化与无纸化方向努力发展,但是少数医院由于担心网络遭受黑客攻击或病毒干扰,只允许医院各网络平台在局域网内运行,不允许连接到外网。外网设置仅局限于行政办公楼、各科室主任办公室等,因此无法有效供药师查阅医学资料与医学案例。

4. 医疗卫生法规制度不够完善　我国缺乏相应确定临床药师的职权范围的规范制度,药师在临床工作中缺乏具体的要求与保护。我国医疗卫生法规制度建设成绩斐然,出台了《中华人民共和国药品管理法》《医疗事故处理条例》《处方管理办法》与《首诊负责制度》等医疗卫生法规制度,但药师在开展临床药学服务工作中会遇到很多难以处理的实际问题。如部分医生所开处方规范性不够且存在问题,但药师又没有改变处方的权力,且部分医院对临床药学服务工作的开展进行了一定的限制。

（三）我国药学服务工作的发展方向

1. 借鉴先进经验、推动我国临床药学发展　由于我国的医药行业正处于发展阶段,医疗体制改革正在推进,我国的临床药学发展可借鉴先进的经验,尽量少走弯路,避免造成不必要的损失。如英国国家卫生管理部门建议所有的医院开展药学服务,临床药师的工作岗位地点是病房,审查药品使用情况,保证药品的安全和疗效,向患者提供人文关怀和科学的用药知识。目前,英国一名临床药师管理 40 个病床或 60 个老年人,每日 80% 的工作时间是和患者在一起,所有用药的问题都要经过药师的审查。有了药师的参与,使患者缩短了住院时间和减少了用药支出,降低了住院费用。

2. 结合中国国情开展临床药学工作　随着中国医疗体制改革和"以患者为中心"服务理念的深入人心,临床药学的发展也应与之相结合而发展。

（1）明确职责:从医生角度来说,临床药师进入病房、门诊,首先要明确是去做什么。从专业角度讲,医生存在跨专业用药情况,且新药品种繁多,难免会有药物相互作用问题,以及时间的把握、剂量的多少、会不会有不良反应等问题,而这些问题正应该通过临床药师的药学服务得到解决,这是临床药师的主要职责。

（2）相互学习:临床药师一定要对医生的诊断有深入的了解,对医生开具的处方中的药物的相关用药规范和指南要清楚,通过与医生的沟通和交流,取长补短,共同进步。

（3）主次分明:医生毕竟是临床治疗的主导人,在这种情况下,临床药师要做好服务和配合,不能各行其是,反而延误了患者的治疗。从这个角度讲,在规定制度时,一定要从我国的国情出发,实事求是。

3. 制度保证　国家医药卫生管理部门应在法律和制度上对药学服务给予高度的重视,从而促进其快速发展。①政府部门应第一时间制定并推行相应的规范政策,使药学服务能够在一个良好的环境下发展与推行,使相关从业工作者的工作积极性得到提升。②建立健全与药学服务工作相关的法律体系,使药学服务工作受到法律的保护与监督,一方面可以对相关从业工作者的工作行为进行严格的监管,另一方面为相关从业工作者的自身权益提供保障。③制定相关的实施条例,完善医疗机构临床药师配备原则等相关内容,协调部分相关药学服务技术工作者的比率。④相关部门应该积极宣传药学知识,从而使患者能够得到更加高效规范的药学服务。

同时,医院领导也应重视这一学科的发展,积极督促临床药师参与临床查房和指导临床合理用药。大力遏制医药不正之风,规范药品销售市场,推动医药改革,这些措施都可使临床药学发展得更快更好。当前的医疗体制改革,为我国临床药学的快速发展提供了极为有利的契机。因此,我们要积极呼吁,取得社会各界支持,动员全社会力量广泛参与。

实训项目一 药学服务工作现状调查实训

【实训目的】

1. 熟悉医疗机构和社会药店药学服务的工作内容。

2. 了解医疗机构和社会药店药学服务开展状况。

【实训条件】 分管教学工作的院系领导或带教老师与相关医疗机构或社区药店联系,获得对方支持,实地进行药学服务工作现状调查。

【实训要求】

1. 带教老师提前与将前往调查的医疗机构或社区药店联系,就实训内容、安排与对方详细沟通,并制订详细实训计划。

2. 实训学生必须掌握药学服务概念、内容,了解医疗机构或社会药店结构、功能。

【实训准备】

1. 实训学生根据实训要求,查阅相关资料,补充相关知识储备。

2. 制订合理的调查方案和具体实施计划。

【实训内容】

1. 实地调查医疗机构在处方调配和临床药物治疗过程中药学服务的开展情况。

2. 实地调查医疗机构或社会药店药学咨询开展情况。掌握对患有慢性疾病的长期用药者建立药历的方法。在接受咨询时,要正确介绍所使用药品的作用、用法用量、不良反应、配伍禁忌、注意事项、同类药品的不同特点以及对疾病的预防知识。正确指导用药者合理使用药品,在调剂处方药时,要严格进行审方、配药、核对、指导,确保处方药调剂的合规合法,确保用药安全。

【实训过程】

1. 在教师带领下,学生分组到调查单位,按照调查方案和计划要求,进行药学服务情况的调查。

2. 实训完成后,以小组为单位,完成医疗机构或社会药店药学服务情况调查报告。

实训路径示意图见实训图 1-1。

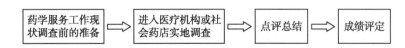

实训图 1-1 药学服务工作现状调查实训路径示意图

【实训考核】

1. 带教老师在实训结束后,根据学生实训过程中的表现情况给予评价。

2. 根据实训调查报告完成情况进行考核评估。

【思考题】

1. 从事药学服务的工作人员应具备哪些素质？

2. 为医护人员提供药学咨询服务时需注意哪些问题？

3. 根据调查情况,谈谈你对开展药学服务工作有哪些建议。

第一章
目标测试

（丁选胜）

第二章

药学服务道德与药学服务礼仪

随着社会进步与经济发展,药学服务的内容和模式发生了巨大的变化。人民健康观念的转变及对药学服务需求的不断增长,使得公众对药师的职业要求日益增高。"以患者为中心"的药学服务模式对药师的专业素养及人文精神提出了更高要求。药学服务道德是指导药学服务的行为指南,也是药学服务的评价准绳。药学服务礼仪是除道德和法律外,另一种指导和协调药学服务工作的行为规范。药学服务道德与药学服务礼仪直接影响着药学服务工作的质量,与社会公众的生命和健康息息相关。《中国执业药师职业道德准则》指出,药学技术人员应以"专业知识、技能和良知,尽心、尽职、尽责为患者及公众提供药品和药学服务",进而"保证公众用药安全、有效、经济、适当"。在药学服务中,讲究药学服务礼仪,主动、周到地为患者提供服务是药学技术人员的基本职业素养和道德要求。

第二章
教学课件

第一节　药学服务道德

一、职业道德与药学服务道德

（一）药学职业

药学职业是指经过系统学习药学科学的基础和专业理论知识,掌握药学技术,具有药学工作能力,并经国家考核合格;运用所掌握的药学理论知识、技术和能力,遵循药学伦理原则,为人类健康事业服务的工作。广义上讲,从事此种工作性质的群体所构成的社会体系,统称为"药学职业"。药学职业经历了原始社会、古代社会和医学的紧密结合,又从医学职业中分离出来,成为了卫生事业中的独立分支和现代社会中的独立职业。

（二）职业道德

道德与法律都是调整人们行为和社会关系的规范,二者相互联系又相互区别,在内容上互相包含,以道德为支撑,以法律为准则,共同约束人们的行为。在药师职业化的过程中,立法与建立道德秩序二者缺一不可。世界许多国家在制定和颁布关于药师、药品管理的相关法律法规的同时,也积极探索和制定药师行业的各种指南、标准以及职业道德规范,以加强药师的职业道德意识和道德行为。

职业道德是人们在从事职业活动、履行职责和处理各种职业关系过程中,其思想和行为所遵循的特定行为准则和道德规范的总和,由职业理想、职业态度、职业技能、职业纪律、职业责任、职业良心、职业荣誉、职业作风八个要素构成。职业道德不仅是从业人员在职业活动中的行为标准和要求,更是对社会所承担的道德责任和义务,是社会道德在职业生活中的具体化表现。

职业道德作为从业人员道德生活的特定领域,具有如下特征。①职业性:职业道德的内容与职业实践活动紧密相连,反映着特定职业活动对从业人员行为的道德要求,每一种职业道德都只能规范本行业从业人员的职业行为,在特定的职业范围内发挥作用;②实践性:职业行为过程,就是职业实践过程,只有在实践过程中,才能体现出职业道德的水准,职业道德的作用是调整职业关系,对从业人员职业活动的具体行为进行规范,解决现实生活中的具体道德冲突;③继承性:在长期实践过程中形成的,职业道德会被作为经验和传统继承下来,即使在不同的社会经济发展阶段,一种职业因服务对象、服

21

务手段、职业利益、职业责任和义务相对稳定,职业行为道德要求的核心内容将被继承和发扬,从而形成了被不同社会发展阶段普遍认同的职业道德规范;④多样性:不同的行业和不同的职业,有不同的职业道德标准。

(三) 药学服务道德

药学服务道德是指药师在依法开展药学服务活动时必须遵循的道德标准。药学服务道德是一般社会道德在药学服务领域中的表现,是从事药学服务工作者的职业道德。它是现代精神文明建设的一个重要组成部分,直接关系到患者用药安全和生命安危,关系到现代药学事业的发展和医院医疗质量的提高。

药学服务道德是指导药学技术人员与服务对象、其他医务人员、社会之间,以及药学人员彼此之间发生职业关系过程中应当遵循的行为准则、规范的总和。它具有很强的职业性、广泛的适用性和鲜明的时代性。高尚的药学服务道德要求药师既要掌握扎实的药学知识与技能,又要具备良好的人文精神,以及对社会、对公众、对患者健康的高度责任感。在药学服务工作中认真、仔细;关心患者,热忱服务,一视同仁,平等对待;语言亲切,态度和蔼,尊重人格,保护隐私。

药学服务道德包括对药学职业认识的提高,职业情感的养成,职业意志的锻炼,职业理想的树立以及良好的职业行为和习惯的形成等多方面的丰富内容。它可以在思想上、感情上、作风上和行为上促进协调医药行业内外各种关系,避免利害冲突和意见分歧,完成和树立医药行业新风貌。药学服务道德帮助药学技术人员完善自我教育,总结和发扬医药行业的优良传统,不断纠正本行业的缺点;要求药学技术人员在履行自己的职业任务时,应当顾大局、讲原则、守信用、公平竞争、诚实待人、廉洁奉公,做到道德觉悟和专业才能的辩证统一。

二、药学服务道德的基本原则

药学服务道德的原则是药学技术人员在药学服务领域活动实践中应遵循的根本指导原则。它是社会主义卫生事业性质和现代药学服务目的的集中体现,是社会主义药学道德关系及其要求的高度概括,是药学领域中复杂利益关系所决定的药学行为的多种道德价值导向。

药学服务道德的基本原则是调整药学服务领域各种人际关系、统率药学服务道德的一切规范和范畴,贯穿于药学服务道德发展过程的始终,是评价与衡量药学服务领域内所有人员的个人行为和思想品质的最高道德标准。药学服务道德的基本原则可概括描述为保证药品质量,保障人体用药安全,维护人们用药的合法权益,实行社会主义人道主义,全心全意为人民身心健康服务。其中"保证药品质量,保障人体用药安全"是药学服务道德实践的手段和前提条件,构成药学服务道德的基本原则的基础层次;"维护人们用药的合法权益,实行社会主义人道主义"是药学服务道德实践的思想保证;"全心全意为人民身心健康服务"是药学服务道德实践的根本目标。三者相辅相成,互为基础,相互促进,构成了贯穿药学服务道德的主线。

1. 保证药品质量,保障人体用药安全　保证药品质量是维护人民健康的前提,是药学服务道德的首要内容。人民用药安全有效是药学事业的根本任务,也是实现药学道德目标的途径和手段。这两句话构成药学服务道德的基本原则的核心内容,具有无条件性和相对稳定性。优质安全的药品直接关系到社会公众的健康,甚至影响整个社会的稳定和经济的发展。药学服务道德要求药学技术人员坚持以人为本,从治愈疾病和提高患者生命质量出发,必须处理好质量和数量、质量和经济利益、质量和品种等关系。在保证药品安全有效的前提下,尽可能提供经济、适宜的药品,真心实意地为患者提供药学服务,以满足社会公众防病治病的需求。

2. 维护人民用药的合法权益,实行社会主义人道主义　维护人民用药的合法权益,体现了药学服务道德的公正原则,包括人际交往公正和资源分配公正。在合理协调日益复杂的医患药患关系、合理解决日趋尖锐的健康权益分配问题时,应坚持公正原则,人人均有享受健康和生命的权利,人人享有医药保健及预防的服务和照顾。人道主义在医药道德领域内贯穿于药学服务道德发展的始终。人道主义的核心是尊重人的生命。一视同仁地维护健康、关心患者是传统医药学道德的精华所在。在我国提倡的人道主义，不仅是对个人的尊重、肯定个人的价值、关心个人的幸福，而且扩展到对社会群体健康的关怀，并贯穿于整个医药卫生事业之中，从各方面提供和保证优质的药学服务。

3. 全心全意为人民身心健康服务　全心全意为人民身心健康服务是为人民服务思想和药学人文关怀宗旨在药学服务领域中的具体化。为人民服务是社会主义道德建设的实质和核心，药学人员追求的药学服务道德理想和目标必须紧密结合社会道德建设目标，并与其保持一致。药学技术人员在具体工作过程中，要真正做到全心全意为人民身心健康服务，必须处理好以下三个方面的关系。

（1）正确处理药学技术人员自身与服务对象的关系：药学技术人员的直接服务对象是患者，通常情况下，药学技术人员处于主动地位，患者处于被动地位。药品质量是否合格、使用是否安全合理，往往是服务对象无法直接监督的。这就需要药学技术人员时刻以服务对象的利益为重，以高度负责的精神确保药品质量和用药安全，维护和促进社会公众健康。

（2）正确处理个人利益与集体利益的关系：药学服务工作往往需要依靠团队和集体的力量来完成。一般情况下，集体利益与个人利益是相一致的。在个人利益与集体利益发生矛盾时，个人利益应该服从集体利益，抛开集体利益也无从谈及个人利益，反对把个人利益凌驾于他人、集体利益之上。应以广大社会公众的生命健康利益为重，不可因个人或小集体利益损害社会公众的权益。

（3）正确处理"德"与"术"的关系：药学技术人员要做到全心全意为社会公众的防病治病、健康服务，既要有良好的道德品质，又要有过硬的技术本领，二者缺一不可。仅有维护人民健康的愿望，没有过硬的技术知识，达不到为人民服务的目的。同样，具有精湛的技术，但缺乏为人民服务、关心爱护人民的品质，缺乏爱岗敬业的道德品质，也无法更好地为人民服务。

药学服务道德的基本原则是药学服务道德规范体系的总纲，在药学服务道德规范体系中起着根本指导作用。具体表现：只有深刻理解基本原则，才能对药学服务道德规范和范畴有深刻的理解和把握。药学服务道德的基本原则具有调整药学技术人员与社会、与服务对象及同仁关系的作用，坚持基本原则有利于和谐人际关系的建立。药学服务道德的基本原则解决了药学为谁服务的大方向问题，有利于提高药学技术人员的道德水准，促进药学事业发展进步。药学服务道德的基本原则规定了药学服务中哪些是道德的，哪些是不道德的标准和界限，可以帮助药学技术人员明确道德修养的正确方向和崇高目标。

三、药学服务道德规范

（一）药学服务道德规范的概念

药学服务道德规范是指药学技术人员在依法开展药学服务活动时必须遵守的行为准则和道德规范，用以指导人们的言行，协调药学服务领域中的各种人际关系，是社会对药学技术人员行为基本要求的概括，是药学服务道德的基本原则的具体表现、展开和补充。药学服务道德规范也是道德行为和道德关系普遍规律的反映，是衡量和评价药学技术人员道德水平与行为的具体道德标准，它体现了社会对药学技术人员道德行为的基本要求。

（二）药学服务道德规范的特点

1. 现实性与理想性的统一　药学服务道德规范是针对药学技术人员提出的具体的职业道德要求，来源于技术人员的医药实践活动，既是从医药实践中做出的高度理论概括，又必须回答对应现实的药学道德问题。在符合药学道德实际的同时，药学服务道德规范还包括必须经过坚持不懈的药学道德教育和道德修养才能形成的高层次内容，具有一定的超前性、理想性。因此，药学服务道德规范是现实性与理想性的统一。

2. 一般性与针对性的统一　药学服务道德规范是在药学服务道德的原则指导下，适应从事药学实践的各个不同类别的道德关系而对药学技术人员的行为提出的有一定差异的具体要求。既要符合社会道德一般要求,又要针对药学服务领域中的特殊问题、热点问题提出特定职业道德要求。如此使得药学服务道德规范的内容丰富多样而不空泛,是一般性与针对性的特殊统一。

3. 理论性与实践性的统一　药学服务道德规范是不同历史条件下药学伦理学基本理论和观点与当前药学具体实践和需要相结合的产物。其道德规范是否可行,体现在实践与理论的统一。药学服务道德规范的内容体现其实践性,形式体现其理论性。对药学技术人员而言,不仅要"知",更需"行",知行合一,实践性与理论性缺一不可。

4. 普遍性和先进性的统一　药学服务道德规范对所有药学技术人员都具备明确要求和约束力,但并不是"一刀切"。根据整体水平分布情况,分别提出最低伦理要求和高标准的道德导向要求,体现道德规范的层次性。

（三）药学服务道德规范的作用

1. 评价标准　药学服务道德规范不仅是调整药学技术人员行为的准则,也是评价和判断药学服务道德行为是非、善恶、荣辱的标准,对符合道德规范的行为予以赞赏、支持、表扬,对违背道德规范的行为予以批判和谴责。它是社会主义社会人民群众意志和利益的体现,代表全社会的利益,反映了人民对药学技术人员的要求。因此,这种评价标准具有广泛的群众性和科学性。

2. 激励作用　药学服务道德规范可激励药学技术人员以道德规范为指导,严格要求自己,从他律到自律,向着更高的道德规范要求前进。同时通过加深药学技术人员对药学职业的认知,自觉培养职业情感,锻炼职业意志,树立职业理想,形成良好职业行为和习惯,不断提高自身专业能力与素养,以适应药学服务模式的转变和药学服务领域的不断发展。

3. 协调作用　药学服务道德规范的重要作用在于协调药学实践中的各种关系,药学领域涉及工业、农业、行政、商业等多方面关系,以及医药行业内部多种关系,难免发生利害冲突和意见分歧。药学服务道德规范在思想上、情感上、作风上及行为上可发挥能动调节作用,正确协调处理各种关系,促使药学实践与整个社会协调一致,从而使药学服务有序、稳定发展。

4. 约束作用　药学服务道德规范的内容源于当前道德规范的现实,又高于现实,相较于药事法规,其要求更高更广泛。进行药学服务时,药学技术人员在药学服务道德规范的约束下,严格要求自己,讲原则、守信用,提高自身药学道德品质。

（四）药学服务道德规范的基本内容

1. 药学技术人员对服务对象的道德规范

（1）仁爱救人,文明服务:无论在药品的科学研究、临床应用还是生产实践中,药学技术人员必须把服务对象的健康和安全放在首位,对待服务对象要有仁爱之心,同情、体贴患者疾苦。在药学服务工作过程中,要维护患者的合法权益,尊重服务对象的人格,同时还应公平对待、一视同仁,"凡诸疾病者,一视如同仁""贫富虽殊,施药无二"。一视同仁的对待有利于在平等的基础上建立和谐关系,保证合理的药物治疗。

（2）严谨治学,理明术精:药学技术人员要提供优质的药学服务,良好的职业道德和过硬的技术本领缺一不可。技术是基础,道德是保证。药学服务工作具有很强的技术性,药学技术人员应努力完善和扩大自己的专业知识,以科学求真的态度对待药学服务实践活动,保证药品质量,提供合格药品,开展药学服务,全力维护公众用药安全有效。

（3）济世为怀,清廉正派:药学服务工作是一项解除患者疾苦,促进人体健康的高尚职业。药学技术人员在工作中,应当廉洁奉公,作风正派,尤其在药品质量监督等工作中,更应牢记从人民的利益出发,不徇私情。应为服务对象保守保密,确保其享有接受安全、有效治疗的权利,自觉抵制各种诱惑,不利用自身在专业上的优势欺诈患者,谋取私利。

2. 药学技术人员对社会的道德规范

（1）坚持公益原则,维护人类健康:药学技术人员在实践中运用自己掌握的知识和技能为服务对象工作的同时,还肩负着对社会公共利益的维护责任。如个人利益、部门利益与社会公共利益发生冲突时,应坚持做到对服务对象负责与对社会负责的高度统一,坚持个人利益服从社会公共利益。坚持公益原则,维护人类健康,要求药学技术人员对社会上重大灾害如火灾、水灾、地震及传染病、疫情、重大意外事故、自然灾害等,应积极担负应尽的救援救灾义务,维护公众健康、社会稳定。

(2) 宣传医药知识,承担保健职责:医药科学的进步对人们追求健康的美好愿望起到推动作用。为确保人民安全合理有效使用药物,避免药物对人民健康构成威胁,药学技术人员应利用专业知识,向社会宣传医药卫生知识,积极开展健康教育,纠正公众错误观念,促进药物的正确使用,为提高人口质量和维护生命健康作出贡献。

(3) 勇于探索创新,献身医药事业:解除人类疾病痛苦,不断满足社会公众日益增长的对健康的需求,不断在科学发展的道路上探索新理论、新技术、新产品,是药学技术人员的神圣使命和职责。药学技术人员应树立献身于药学事业的精神,追求至善至美的境界,结合实践经验,严格遵循科学规律,开展严谨可靠的科学研究,不断促进药学服务事业的健康发展。

3. 药学技术人员间的道德规范

(1) 谦虚谨慎,团结协作:谦虚谨慎是药学服务道德规范的一条重要行为准则,也是社会对药学技术人员的基本要求。谦虚的态度是一切求知行为的保障。药学技术人员要孜孜不倦地钻研业务知识,以谦虚谨慎的态度向他人学习,尊重他人的价值和能力,以谦虚的品格尊重科学规律,尊重事实,勇于改正自己的缺点。随着科学技术的发展,科技生产活动方式逐渐由个体劳动发展为社会化的集体劳动。科学技术的发展造就团结协作的精神,团结协作精神成为技术发展的必要条件。药学技术人员应自觉尊重不同学科和部门,尊重不同意见。在其他同事寻求指点或帮助时,应主动热情地给予帮助,与同事保持良好关系,与有关人员和机构通力合作,以促进药学服务质量的提高。

(2) 增强自信,实现价值:药学技术人员应刻苦钻研专业知识,不断提高自身经验和工作能力,以增强自信,在同行中为大家所信赖。应及时主动对医生、护士等提供药品信息,解答用药疑问,协助医护人员合理用药,共同为患者服务。不应以错误方式与患者或他人讨论处方,以免患者信任度受损。发现用药差错或疑问时私下沟通,不应在第三方面前公开讨论。

(五) 我国的药师道德规范

1.《中国执业药师职业道德准则》:中国执业药师协会 2006 年在中国执业药师论坛第六届年会上发布了《中国执业药师职业道德准则》。2009 年中国执业药师协会对《中国执业药师职业道德准则》进行了修订。

(1) 救死扶伤,不辱使命:执业药师应当将患者及公众的身体健康和生命安全放在首位,以药师的专业知识、技能和良知,尽心尽职尽责为患者及公众提供药品和药学服务。

(2) 尊重患者,一视同仁:执业药师应当尊重患者或者消费者的价值观、知情权、自主权、隐私权,对待患者或者消费者应不分年龄、性别、民族、信仰、职业、地位、贫富,一律平等相待。

(3) 依法执业,质量第一:执业药师应当遵守药品管理法律、法规,恪守职业道德,依法独立执业,确保药品质量和药学服务质量,科学指导用药,保证公众用药安全、有效、经济、适当。

(4) 进德修业,珍视声誉:执业药师应当不断学习新知识、新技术,加强道德修养,提高专业水平和执业能力;知荣明耻,正直清廉,自觉抵制不道德行为和违法行为,努力维护职业声誉。

(5) 尊重同仁,密切协作:执业药师应当与同仁和医护人员相互理解,相互信任,以诚相待,密切配合,建立和谐的工作关系,共同为药学事业的发展和人类的健康奉献力量。

2. 药师的宗旨、承诺、誓言、职业道德:2005 年中国药师周大会确立了药师的宗旨、承诺、誓言、职业道德。

(1) 药师的宗旨:关爱人民健康,药师在您身边。

(2) 药师的誓言:实事求是,忠实于科学;全心全意,服务于社会;忠于职守,献身于药学;尽职尽责,承诺于人民。

(3) 药师的职业道德:以人为本,一视同仁;尊重患者,保护权益;廉洁自律,诚实守信;崇尚科学,开拓创新。

3.《中国药学会职业道德公约》:2004 年中国药学会制定了会员职业道德公约,2008 年对其进行了修订。

(1) 保证药品质量,开展药学服务,全力维护公众用药安全有效。

(2) 自觉遵纪守法,履行岗位职责,维护合法权益。

(3) 坚持理论联系实际的优良学风,发扬民主,繁荣学术。

(4) 拓展知识范围,业务精益求精,提高专业素质。

(5) 坚持真理,崇尚科学,反对伪科学。

(6) 遵守学术道德,反对弄虚作假,反对剽窃他人成果。

(7) 尊重劳动,尊重知识,尊重科学,尊重人才。

(8) 倡导求实、创新、奉献、协作精神,做合格的药学科技工作者。

4.《医疗机构从业人员行为规范》:2012 年 6 月 26 日,卫生部、国家食品药品监督管理局和国家中医药管理局组织制定了《医疗机构从业人员行为规范》。

(1) 医疗机构从业人员基本行为规范

1) 以人为本,践行宗旨。坚持救死扶伤、防病治病的宗旨,发扬大医精诚理念和人道主义精神,以患者为中心,全心全意为人民健康服务。

2) 遵纪守法,依法执业。自觉遵守国家法律法规,遵守医疗卫生行业规章和纪律,严格执行所在医疗机构各项制度规定。

3) 尊重患者,关爱生命。遵守医学伦理道德,尊重患者的知情同意权和隐私权,为患者保守医疗秘密和健康隐私,维护患者合法权益;尊重患者被救治的权利,不因种族、宗教、地域、贫富、地位、残疾、疾病等歧视患者。

4) 优质服务,医患和谐。言语文明,举止端庄,认真践行医疗服务承诺,加强与患者的交流与沟通,积极带头控烟,自觉维护行业形象。

5) 廉洁自律,恪守医德。弘扬高尚医德,严格自律,不索取和非法收受患者财物,不利用执业之便谋取不正当利益;不收受医疗器械、药品、试剂等生产、经营企业或人员以各种名义、形式给予的回扣、提成,不参加其安排、组织或支付费用的营业性娱乐活动;不骗取、套取基本医疗保障资金或为他人骗取、套取提供便利;不违规参与医疗广告宣传和药品医疗器械促销,不倒卖号源。

6) 严谨求实,精益求精。热爱学习,钻研业务,努力提高专业素养,诚实守信,抵制学术不端行为。

7) 爱岗敬业,团结协作。忠诚职业,尽职尽责,正确处理同行同事间关系,互相尊重,互相配合,和谐共事。

8) 乐于奉献,热心公益。积极参加上级安排的指令性医疗任务和社会公益性的扶贫、义诊、助残、支农、援外等活动,主动开展公众健康教育。

(2) 药学技术人员行为规范

1) 严格执行药品管理法律法规,科学指导合理用药,保障用药安全、有效。

2) 认真履行处方调剂职责,坚持查对制度,按照操作规程调剂处方药品,不对处方所列药品擅自更改或代用。

3) 严格履行处方合法性和用药适宜性审核职责。对用药不适宜的处方,及时告知处方医师确认或者重新开具;对严重不合理用药或者用药错误的,拒绝调剂。

4) 协同医师做好药物使用遴选和患者用药适应证、使用禁忌、不良反应、注意事项和使用方法的解释说明,详尽解答用药疑问。

5）严格执行药品采购、验收、保管、供应等各项制度规定，不私自销售、使用非正常途径采购的药品，不违规为商业目的统方。

6）加强药品不良反应监测，自觉执行药品不良反应报告制度。

四、药学服务道德范畴

（一）药学服务道德范畴的概念

道德范畴是反映和概括人类道德的各种现象及其特性、关系等方面的本质的基本概念，包括道德的社会性、发展规律和社会作用的所有基本概念；反映和概括道德的意识现象、规范现象和活动现象的所有基本概念以及反映个体道德行为和道德品质的所有基本概念。

药学服务道德范畴既是对药学服务道德实践普遍本质的概括和反映，又是反映药学技术人员在药学服务实践中道德现象的最基本的概念。它是一般道德范畴和药学服务实践相结合的产物，告诉人们某种行为和何种范围内是道德的或不道德的，促使药学技术人员在药学服务中自觉履行道德责任。

（二）药学服务道德范畴的作用

药学服务道德范畴是药学服务道德的基本原则和规范的具体体现。

1. 药学服务道德范畴是药学服务道德规范体系之"网"上的纽结　在药学服务道德规范体系这张"网"中，药学服务道德的基本原则是这张"网"的纲，药学服务道德规范是经纬线，而药学服务道德范畴是"网"上的纽结。没有药学服务道德范畴，药学服务道德的基本原则和规范就不能交叉、联系，就难以构成完整的有机体系。

2. 药学服务道德范畴是药学技术人员道德行为的内在动力　药学服务道德范畴把客观的、外在的药学服务道德要求转化为药学技术人员主观的、内心的药学服务道德意识，形成道德信念，并促使药学技术人员按照一定的药学服务道德要求，正确地选择、调整、评价自身道德行为，在实践中践行药学服务道德的基本原则和规范。

3. 药学服务道德范畴是评价药学技术人员道德和修养的依据　药学服务道德范畴是对药学服务道德关系和道德行为的概括和总结，反过来它又成为药学技术人员道德评价和道德修养的依据。药学服务道德范畴的良心、责任、荣誉、信誉、职业理想体现了药学技术人员对服务对象、对同仁、对社会等道德关系认识的深化。同时，这些范畴也是药学技术人员认识自身道德行为，形成高尚道德品质，树立正确道德理想的反映。

（三）药学服务道德范畴的内容

1. 良心　良心是一定的道德观念、道德情感、道德意志和道德信念在个人意识中的统一，是人们在履行对他人、对社会的义务过程中形成的道德责任感和自我评价能力。

药学服务道德范畴中的良心是指药学技术人员在处理与服务对象及社会的关系时，对自己的职业行为具有的道德责任感和自我评价能力。药学技术人员凭借这种药学道德良心在没有任何外来压力、监督和社会舆论的情况下，自觉地履行自己的义务，并对自己的道德行为作出自我道德评价。因此，药学技术人员在从业过程中应时刻以职业良心来约束自己，真正把患者的利益放在首位，对患者充满同情、爱护，以积极的态度热心为患者和社会公众服务。

2. 责任　责任是一定的社会或阶级在一定的社会条件下表达或规定个人应尽的义务。道德责任是人们自觉自愿履行的一种特殊责任，不以享受某种权利和获取某种报偿为前提。药学服务道德范畴中的责任关系着患者的生命安危，因此要以极其负责的态度对待工作，认真调配每张处方、解答患者的每个问题，确保社会公众的用药安全。

3. 荣誉　荣誉是指人们履行了社会义务后应得到的道德上的褒奖和赞许。完整定义为：一定的社会整体或行为的当事人以某种赞赏性的社会形式或心理形式，对一定义务或相应行为具有的道德价值所表示的肯定性评判和态度。药学道德中的荣誉是指药学技术人员履行了应尽的义务后得到的社会和患者的赞扬和肯定,包括药学技术人员的自我意识。它对药学技术人员的道德行为起评价作用,给人很强的激励作用,是一种强有力的精神力量。

4. 信誉　信誉是人们通过一个个具体的行为所赢得的社会信任和赞誉,是一种行为人或团体高尚的道德追求,反映了行为人的意志品质和心理特征。信誉的获得主要通过多种形式的舆论表达,尤其是群众舆论,它表现为一种广泛性和深刻性的评价能力。信誉一经获得,会对行为人的全部其他行为产生深远的影响。所以,药学技术人员应以信誉为动力,踏实工作,全心全意地为社会公众的健康服务。

5. 职业理想　职业理想是人们在职业上依据社会要求和个人条件,借想象而确立的奋斗目标,即个人渴望达到的职业境界。职业理想是人类特有的一种精神现象,是与人生奋斗目标相联系的有实现可能性的想象,是鼓舞人奋斗前进的巨大精神力量。在药学服务道德范畴中,包括两部分内容:一是药学技术人员对所从事的职业所要取得的成就目标的追求,二是对自己应达到的道德境界和道德理想人格的目标追求。药学技术人员应树立崇高的职业理想,立志为药学服务事业的健康发展贡献力量。

第二节　药学服务礼仪

一、服务礼仪的概念、特征、原则和作用

(一) 服务礼仪的概念

服务礼仪是指服务人员在工作中,通过言谈、举止、行为等对客户表示尊重和友好的行为规范。服务礼仪是体现服务的过程和手段,使无形的服务有形化、规范化、系统化。做好服务工作,不仅需要职业技能,更需要懂得服务礼仪规范,良好的服务礼仪能让服务人员在与服务对象的交往中赢得理解、好感和信任。服务人员应具备热情周到的态度,敏锐的观察能力,良好的口语表达能力,以及灵活、规范的事件处理能力。

知识拓展

服务礼仪的基本理论

白金法则:1987 年,美国学者亚历山大·德拉博士和奥康纳博士论文提出了"在人际交往中要取得成功,就一定要知道交往对象需要什么,我们就要在合法的条件下满足对方什么"的白金法则。白金法则有三个要点:一是行为合法;二是交往应以对方为中心;三是对方的需要是基本的标准。

三 A 法则:即 accept,接受对方;appreciate,重视对方;admire,赞美对方。

首轮效应与末轮效应:首轮效应是人与人第一次交往中给对方留下的印象,在对方的头脑中形成并占据着主导地位的效应。末轮效应是相对于首轮效应而言的,强调服务结尾的完美和完善。

零度干扰:是使顾客不受到语言、表情、举止等任何干扰。

(二) 服务礼仪的特征

1. 规范性　服务礼仪主要以服务人员的仪容规范、仪态规范、服饰规范、语言规范等岗位规范为其基本内容。在其中的各个具体问题上,服务礼仪对于服务人员到底应该怎么做和不应该怎么做,都有详细的规定和特殊的要求。

2. 可操作性　服务礼仪的可操作性,表现得非常具体,绝不抽象,它不是"患者至上""以人为本"的口号,而是一条条、一款款可操作的细则。比如有药店规定:向顾客介绍、引导、指明方向时,手指自然并拢,手掌向上斜,以肘关节为轴,指向目标,上身稍向前倾。

3. 单向性　服务礼仪拥有其他礼仪没有的单向性,这是由服务关系的特殊性所决定的。服务从内容上讲是服务人员满足服务对象需求的行为,消费者向服务人员提出需求,服务人员则依据消费者的需求提供服务。在服务关系中,服务人员有义务最大限度地满足服务对象的各种需求,却不能同时要求服务对象来满足自己的某些需求。如面对患者的大声斥责和不满,药学技术人员即便有理也不能以同样的方式对待患者。

（三）服务礼仪的原则

1. 宽容的原则　宽容就是要求我们在服务过程中既要严于律己,更要宽以待人。要多体谅他人,多理解他人,学会与服务对象进行心理换位,而不要求全责备,咄咄逼人,这实际上也是尊重对方的一个主要表现。

2. 敬人的原则　人们在社会交往中,要常存敬人之心,处处不可失敬于人,不可伤害他人的个人尊严,更不能侮辱对方的人格。敬人就是尊敬他人,包括尊敬自己,维护个人乃至组织的形象。不可损人利己,这也是人的品格问题。

3. 自律的原则　这是礼仪的基础和出发点。学习、应用礼仪,最重要的就是要自我要求,自我约束,自我对照,自我反省,自我检查。自律就是自我约束,按照礼仪规范严格要求自己,知道自己该做什么,不该做什么。

4. 遵守的原则　在交际应酬中,每一位参与者都必须自觉、自愿地遵守礼仪,用礼仪去规范自己在交往活动中的言行举止。遵守的原则就是对行为主体提出的基本要求,更是人格素质的基本体现。遵守礼仪规范,才能赢得他人的尊重,确保交际活动达到预期的目标。

5. 适度的原则　适度就是要求应用礼仪时,为了保证取得成效,必须注意技巧,合乎规范,特别要注意做到把握分寸,认真得体。凡事过犹不及,假如做过了头,或者做不到位,都不能正确地表达自己的自律和敬人之意。

6. 真诚的原则　真诚就是要表达对服务对象的尊敬和友好,倘若仅把礼仪当作一种道具和伪装,在具体操作礼仪规范时口是心非、言行不一,则有悖礼仪的基本宗旨。

7. 从俗的原则　由于国情、民族、文化背景的不同,存在着"十里不同风,百里不同俗"的现象。从俗就是要求我们在服务过程中坚持入乡随俗,确保自己的言行与绝大多数人的习惯做法保持一致,切勿目中无人、自以为是、唯我独尊,随意批评和否定他人的习惯性做法。尊重习俗,可使礼仪规范的应用得心应手、生动自如。

8. 平等的原则　平等是礼仪的核心,即尊重交往对象,以礼相待,对任何交往对象都必须一视同仁,给予同等程度的礼遇。礼仪是在平等的基础上形成的,是一种平等的、彼此之间相互对待关系的体现,其核心问题是尊重以及满足相互之间获得尊重的需求。在交际活动中既要遵守平等的原则,同时也要善于理解具体条件下对方的一些行为,不应过多地挑剔对方的行为。

（四）服务礼仪的作用

礼仪的作用概括地说,是表示人们不同地位的相互关系和调整、处理人们相互关系的手段。礼仪的作用表现在以下几个方面。

1. 尊重的作用　尊重的作用即向对方表示尊敬、表示敬意,同时对方也还之以礼。礼尚往来,有礼仪的交往行为,蕴含着对彼此的尊敬。

2. 约束的作用　礼仪作为行为规范,对人们的社会行为具有很强的约束作用。礼仪一经制定和推行,久而久之,便成为社会的习俗和社会行为规范。任何一个生活在某种礼仪习俗和规范环境中的人,都自觉或不自觉地受到该礼仪的约束,自觉接受礼仪约束的人是"成熟"的标志,不接受礼仪约束的人,社会就会以道德和舆论的手段来对他加以约束,甚至以法律的手段来强迫之。

3. 教化的作用　礼仪具有教化作用,主要表现在两个方面:一方面是礼仪的尊重和约束作用。礼仪作为一种道德习俗,它对全社会的每个人,都有教化作用,都在施行教化。另一方面,礼仪的形成、完备和凝固,会成为一定社会传统文化的重要组成部分,它以"传统"的力量不断地由老一辈传给新一代,世代相继、世代相传。在社会进步中,礼仪的教化作用具有极为重大的意义。

4. 调节的作用　礼仪具有调节人际关系的作用。一方面,礼仪作为一种规范、程序,作为一种文化传统,对人们之间相互关系模式起着规范、约束和及时调整的作用;另一方面,某些礼仪形式、礼仪活动可以化解矛盾、建立新关系模式。相逢一笑解千愁,化干戈为玉帛。可见礼仪在处理人际关系中,在发展健康良好人际关系中,是有其重要作用的。

5. 提升的作用　①竞争力:可以加速地提升团队的竞争力;②素质和质量:更好地提高服务人员的个人素质及服务质量;③效益:更多地为单位创造经济效益和社会效益。

二、药学服务人员礼仪要求

药学服务礼仪是礼仪在药学服务行业的具体运用,是药学服务人员在自己的工作岗位上向服务对象提供的标准的、正确的药学服务行为,它包括药学服务人员的仪容仪表、服饰、仪态、语言和岗位规范等基本内容。药物服务礼仪具有鲜明的医药职业特征,直接关系着药学服务质量和人民生命健康,拥有良好的药学服务礼仪是药学服务人员必备的职业素质之一。

（一）仪容仪表

1. 头发整洁,发型美观大方,适合工作场所要求。男性人员不宜留长发、大鬓角和胡子;女性人员应化淡妆,给人清新、淡雅和自然的形象,不宜使用刺激味重的香水。

2. 指甲长短适宜,保持清洁,不得涂指甲油等。制剂人员不得佩戴戒指。

3. 口腔保持清洁,工作时间不得咀嚼口香糖,不得饮酒或食用异味强烈的食品。

（二）服饰

工作人员应按规定着工作服上岗,保持服装干净,并佩戴好工作牌。工作服、衬衣等应熨烫平整,男士短袖工作服内应着背心或短袖衬衫。若佩戴领带,以素色为宜,领带不得污损或歪斜松弛。工作时间不穿拖鞋。

（三）形体仪态

1. 站姿　两脚跟并拢着地,脚尖分开微向外,膝盖并拢,挺胸直背,两臂自然下垂,置重心于两脚中间,不得两手交叉抱于胸前,应保持姿态优美、文明、富于规范化。

2. 坐姿　坐姿应端正,不得瘫坐于座椅上,双腿平行放好,不得跷二郎腿,不得抖腿。

3. 手势　向服务对象介绍、引导、指明方向时,手指自然并拢,手掌向上斜,以肘关节为轴,指向目标,上身稍向前倾。手势应礼貌、文明、规范,不得用手指指向对方。

4. 表情　目视前方,表情开朗得体,面带微笑,情绪饱满热情,精力集中、持久,兴奋适度、谨慎。与服务对象面对面注视时,眼神应注视对方眼睛或眼睛到下巴之间的三角区域。与服务对象距离较远时,可以对方全身为注视点。

（四）接打电话

1. 听到电话铃响,应尽快接听,通话时应先问候"您好",仔细听取并记录对方讲话要点,结束时礼貌道别,待对方切断电话后方可放下话筒。

2. 通话内容应简明扼要,不应在电话中聊天。

3. 对自己不能处理的电话内容,应做出恰当解释或向上级反映。

（五）文明用语

1. 招呼用语　招呼用语要求与服务对象打招呼应落落大方,微笑相迎,使其有宾至如归的感觉,如"阿姨,您好! 请问有什么需要?"等。

2. 介绍用语 介绍用语要求热情、诚恳、实事求是,突出药品特点,抓住顾客心理,当好顾客的参谋,如"这是品牌药品,疗效好,价格合理,一向很受欢迎!"等。

3. 包装用语 包装用语要求在包装过程中关照顾客注意事项,双手递交给顾客药品,如"药品我已帮您装好,请不要倒置!"等。

4. 道别用语 道别用语要求谦逊有礼,和蔼亲切,使顾客感觉愉快和满意,如"请慢走,祝您早日康复!"等。

(六) 不同岗位的药学服务礼仪规范

1. 调剂药师服务礼仪

(1) 一视同仁,对待患者不得以貌取人。

(2) 尊重患者,言语举止应礼貌、客气,称谓需准确、恰当,发药时可自然亲切地直呼姓名。禁止使用让人感觉不尊重的命令式或无称谓语句。

(3) 发放药品时,应动作轻柔,将药品摆放整齐,正面向上且文字正向对方;不可将药品粗暴随意丢给患者。应使用"您""请""对不起""谢谢"等文明用语。与患者对话时,应直视对方,不可傲慢无礼。

(4) 充分理解、体谅患者。发药或进行用药交代时,如遇不易理解或不方便之处,如药品短缺、处方错误、无法完全理解普通话等,应充分理解体谅患者的困难,营造良好的沟通氛围,耐心和患者交流,不得急躁、敷衍。

(5) 应尽可能解决门诊患者提出的各种疑问,帮助其解决问题,提供便利,不可推卸责任。

2. 药学门诊服务礼仪

(1) 微笑、热情接待患者,尽量请患者入座。

(2) 认真倾听患者问题,并对患者提出的疑问表示关注和重视。避免出现引导式提问或反问等交谈,避免随意打断患者倾诉。

(3) 语言应通俗,以普通话为主,避免使用过多专业术语。态度和蔼,语言文明,避免使用可能刺激或不尊重患者的语气、语句。

(4) 应尽可能解除患者疑问,消除或缓解疾病焦虑情绪。亲近和自信地交流,可增强患者对药物治疗的信心、依从性,改善患者就医体验,提高患者满意度。

3. 临床药师服务礼仪

(1) 临床药师工作礼仪

1) 按照工作单位所规定的标准格式来记录工作内容。

2) 正确认识、评估患者状态,以及服药习惯、偏好、依从性,对药物的认知程度等。

3) 结合实际情况正确评估药品治疗方案的安全性、有效性,以及可行性、可负担性等。

4) 正确评价和确认后续工作的跟进方式和记录方式,何时进行调整等。

5) 完整记录所有数据,相关问题以及是否有解答等,保持记录的完整和真实性。

(2) 临床药师对患者的服务礼仪

1) 向患者提供药学服务前,先确认患者的信息,如姓名、病历号、床号等,并确立恰当合适的称呼。征询患者家属或监护人的意见,确定患者对病情的了解程度及不适合讨论的具体情况。

2) 向患者介绍自己的姓名和职务,解释临床药师工作内容,如药物重整、药学监护、用药教育等,向患者介绍可为其提供的药学服务。

3) 访谈的每一小节结束后,应及时询问并确认患者是否有不明之处,并及时做出解答。对于无法当场解答的问题,不得回避或含糊,应向患者说明详情,并约定下次访谈时再予解答。

4) 避免在患者用餐、休息或锻炼时进行访谈,如确实需要,应先获得患者同意。如患者有来访者在座,应征询患者是否可以打扰,并确认患者是否同意来访者在场,如患者不同意来访者在场,应请来访者回避或改换访谈时间。

5) 如患者病理生理状态不适合讲话,可以尝试从其他信息源获取信息,如家人、护理人员等;或在不影响客观判断的情况下,采用患者可接受的方式进行,如文字、问答等方式。

6) 药学服务使用语言应通俗易懂,含义明确,礼貌文明,易于理解。

7) 药学服务结束后可以予以祝福如"祝您早日康复!"等。

8) 尊重患者的隐私,保持礼貌。

(3) 临床药师对医护人员的服务礼仪

1) 在开始一个新病区工作之前,应向病区护士长和主要医护人员介绍自己。

2) 了解病区的工作流程,并据此调整药学服务流程。

3) 参与交接班或大查房前应于病区负责人沟通确认。

4) 向相关医护人员介绍自己所能提供的药学服务内容及在病区工作的时间段。

5) 了解该病区需要怎样的药学服务模式。

6) 遵守病区规章制度及法律条款。

7) 熟知病区关于手卫生、口罩、手套等医院感染及应急预警的防护措施。

8) 每天开始在病区的工作前,与相关医护人员确认需要特殊药学服务的患者。

9) 确认新患者,了解基本情况,安排工作时间。

10) 如探访患者所在房间的门或帘子紧闭,应与患者或管床医生护士确认,获得许可后方可进入。

实训项目二　药学服务的基本礼仪模拟实训

【实训目的】

1. 通过讲解,结合教师示范,使学生了解药学服务礼仪的基本内涵,理解仅有美好的外表修饰是不够的,要提高自身素质和修养,从而做到内外兼修。

2. 通过观看礼仪教学视频,使学生熟悉药学服务礼仪的主要内容。

3. 进行角色扮演,使学生掌握药学服务的基本要求和注意事项,培养学生良好的仪容礼仪和观念,明确服务礼仪对于树立药学工作者形象的重要意义。

【实训条件】　具有多媒体播放设备的教学条件。

【实训要求】

1. 带教老师提前准备用于教学的礼仪视频,所选礼仪教学视频要典型,能给学生留下较深印象,能帮助学生树立药学服务礼仪的意识。

2. 实训学生必须掌握药学服务礼仪的基本概念、内容。

【实训准备】

1. 实训学生根据实训要求,查阅相关资料,补充相关知识储备。

2. 准备礼仪模拟训练用基本道具(如服装、化妆品等)。

【实训内容】　根据行业和工作特点,安排设定"药学服务的基本礼仪"实训内容,主要包括以下3项。

1. 着装训练　主要有工作服、胸针(牌)、衬衫、领带、鞋袜等内容。

2. 仪表训练　主要有化妆、坐姿、站姿、微笑、待人接物等内容。

3. 沟通训练　主要有接打电话、医护沟通、药患沟通、医患沟通、投诉处理等相关行为礼仪内容。

【实训过程】

1. 教师讲解实训内容及实训安排,并进行服务礼仪视频教学。

2. 学生以 5~8 人为一个小组,按组轮流交替进行药学服务工作人员基本礼仪训练,并对实训内容要点及注意事项做详细记录。

3. 实训结束前,各组需要选取任意实训内容进行随堂演示,由带教老师进行现场集中讲评。

实训路径示意图见实训图 2-1。

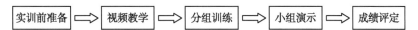

实训图 2-1　药学服务的基本礼仪模拟实训路径示意图

【实训考核】

1. 各小组任选一项实训内容进行相关礼仪演示,带教老师进行现场点评和总结,指出各组在项目完成过程中好的表现和不足之处。

2. 带教老师根据各组在实训过程中的表现,演示和回答问题的情况等进行现场综合评分。

【思考题】

1. 药师开展药学服务过程中应掌握哪些基本礼仪?

2. 开展药学服务基本礼仪训练的意义是什么?

3. 谈谈你对药学服务基本礼仪训练的意见或建议。

第二章
目标测试

（林翠鸿）

第三章

药学服务沟通技巧

第三章
教学课件

随着医学模式自生物医学模式向生物 - 心理 - 社会医学模式的转变,药学服务在医疗过程中的作用越来越重要。目前,我国医院药学的发展已经从既往"以药品为中心"转向"以患者为中心",向患者提供全方位、全程化的服务;这促使药师走出药房,走进临床科室,面向患者、医师、护士等。药师由以往关注药物的间接服务转向关注患者的直接服务,并向社会公众(包括医护人员、患者及其家属、其他关心用药的群体等)提供直接的、负责任的,各类与药品使用相关的服务,继而提高药物治疗的安全性、有效性、经济性、适当性,改善和提高了人类的生命质量。

药学服务成功的关键之一在于良好的人际沟通。人际沟通是以交换意见、表达情感、满足需求为目的的,药学服务过程即是药师与患者、社会大众之间信息沟通交流的一个过程,也是药师与被服务对象双方获得心理满足的过程。在药师提供药学服务过程中,任何一个沟通环节出现问题,都会导致药学服务的偏差或失败。一般认为,药师提供药学服务过程主要是以语言沟通和非语言沟通2种方式进行的。

药学服务人员与患者沟通最为关注的问题是患者对药物治疗的不依从。多数情况下,药学服务人员为患者仅仅提供知识并不能有效地改善患者的依从性,特别是患者经过长时间的治疗以后。只有当患者关注、理解并且能够记住药学服务的内容时,知识才能够发挥作用。目前,我国的药学服务模式正逐步倡导请患者参与治疗方案的制订,这种趋势更加强调了患者和药学服务人员之间沟通交流的必要性,患者可以清楚地了解自己的病情和自身的治疗方案,经过仔细考虑后做出最终的决定。医院药学和临床药学本身的发展趋势也都是将不断增进这种治疗关系作为药学服务人员的必备要求。此外,药学服务人员在提供药学服务过程中,也要能够有效地和其他医务人员沟通交流,以便获取更多的患者信息并讨论患者药物治疗中的相关问题。因此,为了实现药学服务的目标,药学服务人员需要具备良好的人际沟通技能。

第一节　药学服务沟通的对象

随着人们生活水平的提高,药学服务越来越重要,这对药师提出了更高的要求和希望,沟通能力成为药学服务中药师必备的能力之一。药学服务的沟通对象主要包括医师、护士、患者及其家属、社会公众等。因此,加强药学服务人员的沟通能力,对降低医患矛盾、提高药学服务的质量具有非常重要的现实意义。

一、面向医师的药学服务沟通

药师和医师间沟通,不但能够准确交流患者的信息,也可加强对患者和对疾病的发展、变化的了解,其中的传送、整理、交换,无一不是沟通的过程。通过沟通,交换有意义、有价值的各种信息,使治疗方案得到患者切实的配合,降低患者的心理负担,增强其治愈信心。通过掌握沟通技巧,了解如何有效地传递信息能提高办事效率,而积极地获得信息更会提高诊疗的透明度,达到事半功倍的效果。药师与医师的沟通能够指导患者安全、有效、经济、适当地使用药品,药师应在沟通中学习和总结,不断提高自身素质和工作能力。医院应该加强对药师服务水平和沟通技巧的培训,才能事半功倍,为患者提供更优质的药学服务。药学服务过程中药师与医师沟通需要掌握的原则和技巧包括以下方面。

1. 沟通需要建立在扎实的专业基础上　健康所系,生命相托。科技的发展促进新药大量出现,药品种类日益增多,不良反应也有增多的趋势,导致多数患者背负不必要的经济、精神负担,故安全、有效、经济、适当地应用药品越来越受到人们的重视。药师是药学服务的主体,工作量大,工作范围广。药师应具备扎实的药学、中药学、临床医学等基础知识以及开展药学服务工作的实践经验和能力,同时还要具备药学服务相关的药事管理、法规等知识及高尚的职业道德;药师还应熟悉药历书写规范,具备一定的应对投诉的能力和技巧。药师要为医师提供用药指导,向医师说明药品正确的用法用量,向医师提示可能的不良反应及服用注意事项。药师应该了解患者的用药记录,防止药物间的相互作用引发的不良反应。临床上为获得良好的预后效果,常出现中西药并用的现象,有些中西药并用会出现非预期的作用,且中药的作用机制与西药不同,这就要求药师谨慎处理中西药联合使用的案例,同时也对药师提出了更高的要求,尤其是中药临床药师如何开展中药药学服务。此外,为保证药师能够很好地履行职责,医院应该配备相应的药学咨询窗口。

2. 沟通需要掌握谈话技巧　相互尊重,平等交流。药师同医师的合作,首先应当明确"以患者为中心",医师、药师各有所长,相互平等。药师向医师提供治疗方案时,应以建议的形式提出。遇到自己不太清楚的问题时,应在详细查阅有关资料之后,再明确答复,不懂的问题千万不能装懂,更不能胡乱解答,以免影响治疗。对于自己掌握的知识,要敢于发表自己的看法和意见。

注意语言的规范化、逻辑性,把握深浅度,要用专业术语。药师与医师沟通时,当涉及药物治疗、疾病诊断、实验室数据分析等方面内容时,应用科学、严谨、求实的语言。对医师的药学咨询,药师必须提供准确、及时、全面的专业反馈;发现严重用药差错和问题时,应立即与医师联系;面对存在争议的药物治疗问题时,应采取循证医学或跟进随访的方式加以评判。

适宜的语音语调。灵活多变的语言交流,有利于药师、医师的良好沟通。药师应保持积极稳定的情绪,学会自我控制和自我调整,交谈时适当使用幽默的语言,不但能很好地传递信息,而且能消除沉闷情绪,活跃气氛。

与医师沟通时,应注意场合和时机的选择。医师在忙碌时,沟通语言要简洁明了;空闲时,再详细探讨患者的用药情况。药师还应注意沟通的准确性,本着虚心学习的态度,有理有据,与医师建立和谐信任的关系。

3. 与医师意见不一致时,需要充分的沟通　医师在患者诊疗过程中是首要决策人,当药师与医师的用药方案不一致时,药师需要与医师进行充分的沟通。如某患者使用第四代头孢菌素,药师认为用药不妥,但每个患者的病情不同,若有肾损害,使用第一代或第二代头孢菌素就不合适;药师在没有充分了解患者病情的情况下,不要随意作出评价,而要及时地、充分地与医师沟通;不可直接在患者面前指出医师可能存在的错误,避免引发医患矛盾。因此,作为药师,当与医师的意见不一致时,不能在患者的面前讨论医师给药方案的对错,而是需要与医师进行充分的沟通,深入了解患者的病情,营造出积极、文明、和谐的工作氛围。

二、面向护士的药学服务沟通

《中华人民共和国药品管理法》和《执业药师职业资格制度规定》的实施,促进了我国医院药师、护士之间关系的进一步合谐。国内很多医院专门开设了药学咨询窗口,还有些医院安排药师下临床、参与查房,增强了药师、护士之间的沟通。目前,我国医院药师与护士的沟通仍然以用药指导、药学咨询等模式为主,互动沟通模式比较少,未能充分利用药师的专业知识。药师与护士的沟通有助于间接促进患者的合理用药。例如,药师可以告知护士药物的正确用法用量、可能的不良反应;通过护士详细了解患者的用药史,防止发生过敏反应和药物之间的不良相互作用。药师与护士的沟通有利于药师获得第一手资料。在与护士的交流中,药师能够积累相应的用药经验,监测和发现新的药物不良反应。药学服务过程中药师与护士沟通需要掌握的技巧和原则包括以下方面。

1. 改变服务观念　用"以人为本"的服务观念代替"以药为本"的观念,药师需要投入更多的精力和时间,加强与护士的交流。

2. 提供适宜的沟通场所　有效沟通的必要条件是有独立的空间,即设立药学咨询室。咨询室选择的位置应该方便药师与护士的交流。独立的咨询室,干扰比较小,有利于药师与护士面对面的沟通,交流的内容能更深、更广。

3. 提升药师与护士沟通的积极性和技巧　明确药师、护士在药物治疗团队中的责任。药学服务的实施依赖于药师法律制度的保障,各个国家或地区药师相关法律的重要内容之一即在于明确药师在药学服务中的法律地位、行为规范、监督管理等,医院在规章制度方面,适宜添加药师与护士加强沟通合作的内容,以明确药师与护士沟通的重要性,提高药师主动与护士沟通的积极性和技巧。譬如,设立药师与护士沟通的激励制度,实行沟通次数量化考核。

4. 维护护士的自尊　日常工作过程中,护士的工作难免存在欠缺之处,作为药师不能在患者面前讨论,因为这将导致护士的自尊受到严重的伤害。应当在私下与护士沟通,用词应保持恰当,语调应保持平稳,语气应保持平和,通过恰当的方式使其认识到自己的疏漏,促使护士明白药师出自善意的提醒,从而维护护士的自尊,保持其工作积极性,营造出积极、文明、和谐的工作氛围。

5. 重视护士的价值　通过工作成绩表现出自己的价值,自己的价值得到人们的广泛认可,这是人们普遍存在的愿望之一。药师与护士沟通时,对做出成绩的护士做出积极的回应,增强其成就感、被认同感,给予护士适当的肯定,充分信任、重视护士,使其感受到启发,进而提升工作热情与积极性;激发护士的潜能,亦可增强治疗团队的向心力。

三、面向患者及其家属的药学服务沟通

与医务人员沟通以及信息共享是患者及其家属极为关心的内容,而且患者及其家属可能会认为,医疗团队的沟通技能和临床技能同等重要;有效的沟通能促进患者及其家属参与临床决策,直接影响患者的治疗抉择。加强药师与患者及其家属的沟通,可充分共享医疗信息,避免过度医疗,保障医疗资源的充分利用。药学服务过程中,当患者及其家属对药师的沟通作出回应时,即存在一种社会交互作用;这种社会交互作用理论认为,患者及其家属对药师沟通的回应由三种不同的心理状态决定,即"父母"(parent,P)状态、"成人"(adult,A)状态、"儿童"(child,C)状态,也简称为"PAC理论"。

1. 准确判断患者及其家属的状态　PAC理论是1964年由加拿大心理学家Eric Berne提出的改进人际沟通的著名理论,其简洁、明确、易理解操作,主要应用于心理治疗、教育、咨询、企业管理等领域。PAC理论为解决药师与患者及其家属在药学服务中的沟通问题提供了很好的思路,药师在与患者及其家属进行沟通时须注意以下问题:①准确定位患者及其家属的状态,这是沟通成功的关键。②控制自我状态,药师在沟通过程中要管理好自己的情绪,以免被患者及其家属的情绪带动;药师须时刻牢记自己的角色职责。③保持动态的心理状态,药师在与患者及其家属沟通过程中要根据不同患者、不同状态、不同场合灵活调整,诱导患者及其家属产生积极的心理状态,使药学服务顺畅进行,从而改善治疗效果。

2. 快速拉近与患者及其家属的距离　药师要从始至终保持友善,要善于建立与患者及其家属的信任关系,抓住患者及其家属关心的主要问题;要尊重每一位患者及其家属,包括不喜欢自己的人和愤怒的人;要善于建立同理心,充分了解患者病情,站在患者及其家属的立场进行沟通。

3. 正确对待患者及其家属的粗口或暴力警告　患者及其家属的粗口或暴力警告,是对临床药师合法权益的一种侵犯,更是对他人生命健康权的一种践踏;药师要以平常心对待,不采取激化矛盾的行为,更要注意保护人身安全,并适时采用法律的手段维护和谐的诊疗环境。

4. 其他 药师与患者及其家属的沟通要注意灵活性,因人而异,例如对患者病情的沟通,有时要逐字逐句地解释,有时可以直接说。此外,药师要养成记录患者及其家属意见的习惯。

知识拓展

PAC 理论

PAC 理论表现为三种不同的自我状态:"parent(P,父母)""adult(A,成人)""child(C,儿童)",这三种状态在每个人身上都交互存在,构成人类的多重天性。"父母"状态,来源于人们头脑中所记录的童年时期外部世界的反映,是被教授的生活概念,以权威和优越感为标志,通常表现为统治、训斥、责骂、独断独行。"父母"状态根据其功能分为两类:批评命令型"父母",语言中常出现"你应该……""你不能……"等,非语言表现是指手画脚、双手叉腰;慈爱型"父母",喜欢照顾、鼓励、教育他人。"成人"状态,来源于对父母自我状态及儿童自我状态的检验结果,通过自己思考实践,对现实的归类和处理,表现为注重事实根据,善于进行客观理智的分析,能从过去存储的经验中,估计各种可能性,然后作出决策。一个人的人格结构中"父母"成分占优势时,表现为待人接物冷静、慎思明断、尊重别人;语言中常出现"我个人的想法是……""是否"等。"儿童"状态,来源于人们童年时期的外部事件对自己刺激的内化体验,是感觉到的生活概念,表现为服从和任人摆布,遇事畏缩,感情用事。"儿童"状态根据其功能分为两类:自然纯真型(C1)"儿童"语言中常出现"我不知道……""我就不……",非语言表现是噘嘴、耸肩等;顺从型(C2)"儿童"表现为懂事、服从。

PAC 理论下的两种人际交往类型:根据 PAC 理论分析,人与人相互作用时的心理状态有时是平行的,每一方都按对方的期待回应;有时是交叉的,至少有一方不按对方的期待回应。①平行性交往:平行性交往特点是符合对方心理需求,沟通双方比较愉快,容易继续交往。常见模式如 P-P,A-A,C-C,P(批评命令型)-C(顺从型),C(自然纯真型)-P(慈爱型),P(批评命令型)-A,A-P(批评命令型),C-A,A-C。②交叉性交往:交叉性交往的特点是不符合对方的心理需求,双方不愉快,关系紧张或交往中断。常见模式如 A-P(批评命令型),A-C(自然纯真型),P(批评命令型)-P(批评命令型),C(自然纯真型)-C(自然纯真型)。临床药师与患者最理想的相互作用模式是 A-A,双方在平等沟通、共同参与的基础上,经协商制订适合患者的最佳给药方案。

四、面向公众的药学服务沟通

随着社会医疗水平的不断提高,尤其是近年来一些药物不良事件曝光后,公众安全用药的意识越来越强,对医疗服务的需求不断提升,其内涵也在不断变化;药师向公众开展药学服务沟通,对全面实施药学服务有积极的推动作用,亦可提高公众对药师的信任。2011 年 3 月 1 日起施行的《医疗机构药事管理规定》将"提供用药信息与药学咨询服务,向公众宣传合理用药知识"列为医疗机构药师的工作职责之一。药师面向公众的沟通是可以独立于医师行为之外的药学服务工作,对公众用药的安全性、有效性及依从性起到非常重要的促进作用。

第二节 药学服务沟通的基本技能

沟通是人与人之间、人与群体之间信息、思想、感情的传递和反馈的过程,通常采用语言、非语言方式交流事实、思想、意见、感情,以达到相互之间对信息的共同理解和认识,取得相互之间的了解、信任。药学服务沟通主要是药师与医师、护士、患者及其家属、社会公众等服务对象进行的信息交流与反馈,围绕患者的伤病、诊疗、健康及相关因素等主题,以药师为主导,通过全方位信息的多途径交流,双方形成共识并建立信任合作关系,达到治疗疾病、维持健康的目的。有效的药学服务沟通对于药师开展药学服务工作,实现药师的职业价值意义深远。药师在开展药学服务工作过程中,不仅包括专业的临床药学服务,如药学咨询、指导个体化用药、开展临床药物疗效与安全性评价等,还包括药事管理的职能,如参与药品遴选、制定药物管理制度、实施处方点评和干预等;这些工作需要药师与医师、护士、患者及其家属、社会公众、其他药师、营养师、心理咨询师、管理者等进行沟通、协商并达成共识,进而达到药物治疗的安全、有效、经济、适当,改善和提高人类生命质量。因此,药学服务沟通就成为药师提供药学服务的一项重要内容和技能。

药学服务沟通的结构包括:①信息源,即具有信息并且启动沟通的药师;②信息,可以是文字、声音、表情、姿势、动作等;③通道,即接受信息的渠道,主要是个体的各种感觉器官,其中视听器官常常为主要的通道;④信息的接收对象,即药学服务的对象;⑤反馈,即接受信息的个体在接受和理解信息后对药师反馈信息,使沟通过程变成一个互动的过程。

一、药学服务沟通的原则

沟通是为了实现人与人之间的相互影响、相互理解,以达到双赢的目的;基本原则是相互尊重、相互理解、以诚相待和宽容。药学服务沟通由于其服务对象和服务目的的特殊性,沟通原则的把握需要始终"以患者为中心"。患者是特殊的弱势群体,他们的身心饱受疾病的侵害;患者的医学、药学专业知识相对缺乏,常常对于治疗给予过多的期望,并容易出现病急乱投医的现象。

1. **相互尊重**　尊重是一种修养,也是社会伦理学中的重要内涵,被尊重是人的本质需要。相互尊重是药师与医师、护士、患者及其家属、社会公众等沟通的良好前提。药师在开展药学服务过程中,要与沟通对象建立人格平等的伙伴关系,尤其是不可把患者看作观察、研究的对象,应当将患者视为"身处逆境"的人。

2. **相互理解**　每个人观察世界的角度都不尽相同,在某种程度上,其行为体现了自身的素质、修养和文明程度。药师在开展药学服务时,应该有宽广的胸怀去理解医师、护士、患者及其家属、社会公众等的不同观点,做到换位思考,相互理解,从患者的利益出发。

3. **以诚相待**　药学服务过程中,药师的职业操守和素质最能够体现其对药师职业的忠诚程度;药师要以专业的药学知识和尽职尽责的作风与医师、护士、患者及其家属、社会公众等进行沟通,不仅要提供高质量的药学服务,还要有情感的投入,切实体现"以患者为中心"的药学服务理念。

4. **包容**　药师在开展药学服务工作时,难免会遇到来自于医师、护士、患者及其家属、社会公众等的各种质疑,应该多加体谅,多做耐心、细致的解释工作;对于各种误解,药师应尽可能以客观、宽容的姿态相待;但值得关注的是,药师在必要时需要依据法律的界定,加强自我保护意识。

知识拓展

医 患 关 系

医患关系,指医务人员在给患者提供医疗服务过程中,与患者建立的相互关系。有广义和狭义之分。广义的医患关系是指提供医疗服务的群体与接受医疗服务群体之间的相互关系。其中,提供医疗服务的群体包括医师、药师、护士、医技科室人员及医院的行政代言人;接受医疗服务的群体包括患者、患者家属及监护人、患者的工作单位代言人。狭义的医患关系是指医生个体与患者个体之间的相互关系。医患关系是人们在社会交往中发展起来的,符合一般人际关系的特点,同时也是一种专业性的人际关系,具有自身的特点:明确的目的性,医患双方的地位是平等的,医生是医患关系的主要影响者,医患关系有时限性。

二、药学服务沟通的技巧

药师在开展药学服务过程中与医师、护士、患者及其家属、社会公众等服务对象的沟通是双向的,药师要掌握一定的药学服务沟通技巧,兼顾不同的药学服务对象,竭力促进良好药学服务沟通的开展。

（一）药学服务沟通技巧的基础

1. 建立良好的信任关系　建立良好信任的关系,是实现药师与医师、护士、患者及其家属、社会公众等服务对象有效沟通的重要基础。

2. 倾听与同理心　药学服务中建立相互信任、良好友爱关系的重要条件是倾听与同理心。倾听与听到不同,听到是被动地,无论愿意与否,听到随时都在进行;倾听是主动地,是有听的主动意愿。药学服务过程中,当药师从医师、护士、患者及其家属、社会公众等的角度来看问题时,倾听就变得很重要了。药学服务过程中,药师有责任倾听医师、护士、患者及其家属、社会公众等的述说,是专心、专注、耐心的聆听,药师的情感要与服务对象同步,并且要对服务对象做出适当的积极回应;通过倾听,药师将获得服务对象的认同,这对开展药学服务、建立良好的医疗联盟意义重大。

同理心与同情心不同,同情心是以自己的观点来看待别人的困境而产生的悲悯之心;同理心是以某个人的角度来体验世界,重新创造个人观点的心理,即换位思考,移情于对方,能够体会他人的情绪和想法、理解他人的立场和感受,并且要站在他人的角度思考和处理问题。同理心是药师开展有效的药学服务、建立良好医疗联盟关系最重要的因素之一。同理心可以促使药师进一步了解服务对象的想法,但未必要完全赞同;没有同情心也可以产生同理心。

3. 善于灵活运用语言和非语言行为手段　语言是人类最重要的交流工具之一,是开展良好药学服务的载体,药师必须善于运用口头语言技巧,避免使用伤害性语言,实现有效的沟通。良好的药学服务沟通能力,需要药师以职业性语言辅以适宜的语调、语音和语气,熟练应用医疗性语言、临床药学语言、安慰性语言、鼓励性语言、朋友性语言、劝导性语言等。药学服务过程中,药师如果能够充分运用语言技能与服务对象沟通交流,将收到事半功倍的效果。这种口头语言的运用能力不仅需要平时学习的积累,而且需要实践的积累。

除了口头语言之外,非语言行为也是药学服务沟通的重要方式,即不用言语的动作,如人们的表情、动作、姿势等,它们随时都在向外界传递信息,有些信息是具有实际用途的。语言可以传达想法,非语言行为可以传达态度和情感。在药师与医师、护士、患者及其家属、社会公众等的药学服务沟通中,应注意口头语言与非语言行为的一致性。药师以友善的笑容和握手向服务对象致意,感觉将明显不同于只略微点头的药师。药师在提供药学服务时,坐姿是向前还是向后,眼神是专注还是游移不定,表情是木然还是生动,都会透露出药师的同理心和关心程度。此外,药学服务过程中,服务对象的非语言行为可以揭示其情感、状态、情绪。如果服务对象东张西望、坐立不安,提示药师进行再多的沟通也可能导致药学服务失效,此时药师应该以简洁明了的方式沟通或者是终止沟通;如果服务对象流露出期盼的眼神,说明药师提供的药学服务很有效。

4. 有团队意识和合作精神　在药学服务过程中,药师与其他医务人员的沟通交流要有团队意识和合作精神。医疗过程中的医师、药师、护士、营养师、心理咨询师等各有所长,各有分工,应谦虚谨慎,团结合作。

5. 勤奋学习,谦虚谨慎　在药学服务过程中,药师会学到很多临床知识和应对方法,但仍然可能会遇到解决不了的问题,此时不能不懂装懂,应该诚恳地表示抱歉,并且尽快查阅文献或者请教上级药师,解决回答不了的问题。

6. 药师要加强交流技巧的学习　在药学服务过程中,药师要秉持"以患者为中心"的理念,不断加强交流技巧的学习,提高药学服务沟通的效率,促进药学服务目标的实现。

知识拓展

移情、反移情

医疗活动中的移情,通常指患者无意识地将自己对他人(父母、姐妹、兄弟、恋人等)的情感,如爱、恨、愤怒、依恋等指向医师、药师或者其他医务人员的情况。反移情,指医师、药师或其他医务人员将自己对亲属的情感无意识地指向患者的情况。Freud 认为,移情中患者对于治疗者的情感有其象征意义,因此在一定的范围内,通过患者的移情可以了解患者真正的情感指向对象,从而了解到患者心理障碍的根源。此外,患者和医务人员之间的移情和反移情,在一定程度上可以建立起真正的信任关系,有利于某些治疗(特别是某些心理治疗)的进行。但是,移情和反移情发展到一定的程度,就会改变医疗行为中的医患关系,可能影响治疗的效果。

(二)药学服务沟通技巧的运用

近年来,我国的医疗服务体系正逐步向顺应患者的需求转变,提供了更多的医疗服务和药学服务。药学服务"以患者为中心",旨在提高患者药物治疗的安全性、有效性、经济性和适当性。在生物 - 心理 - 社会医学模式背景下,患者的自我权利意识越来越强,患者要求更多的知情权,也越来越关注于可以参与自己的治疗方案中。药学服务过程中,药师的语言沟通是必然的,为促进患者的身心健康,要求药师不断提高药学服务的沟通能力,除了要加强日常生活中语言沟通能力的锻炼,还要加强药学专业沟通技巧的学习。语言是药师信息沟通的一个重要方式,主要以口头语的方式沟通,即交谈或晤谈,书面语的形式运用较少;非语言行为是药师语言沟通的重要补充形式,即通过目光、表情、动作、空间距离等进行信息交流。一般而言,信息传递的总效果中有 7% 取决于语言内容,38% 取决于语调语速,55% 取决于表情动作。很多情况下,非语言行为往往比语言沟通方式更有效,至少也具有和语言沟通方式相同的效果。当药师的非语言行为与语言沟通表述不一致时,患者可能会更加相信非语言行为所传递的信息,可见药师的非语言行为是影响药学服务效果的重要因素之一。

1. 语言沟通

(1)语言沟通的原则

1)药师要尊重服务对象。

2)药师对待不同的服务对象要平等。

3)药师对服务对象的沟通要有针对性。

4)药师要对服务对象提供的信息及时做出反馈。

5)药师与服务对象的语言沟通要机动灵活。

(2)语言沟通的技巧

1)药师语言沟通的首要任务是准确获取患者的病史和了解服务对象的想法。

2)药师语言沟通的总体目标是"以患者为中心"。

3)药师的语言沟通要真诚、用心。

4)药师的语言沟通既要规范职业用语,也要注重人文情怀。

此外,针对不同的服务对象,药师语言沟通的职业用语要恰当灵活,体现出服务性、通俗性、规范性、情感性和道德性。

2. 非语言行为　非语言行为在药师与服务对象的沟通中占有重要地位,药师在开展药学服务过程中,不可能总是以语言的形式表达"以患者为中心"的理念,通过表情动作、目光接触、周围环境信息等非语言行为表达出来,更加容易达到药学服务的目的。

(1)非语言行为及其特点:药师与药学服务对象的关系不同于普通的服务提供者与被服务者的关系,所使用的非语言行为也不完全等同于普通人际交往的非语言行为;由于服务对象的特殊性,药学服务过程中的非语言行为兼具特殊性和普遍性。药师的非语言行为可以通过多种渠道传达信息,例如:反应时间、声音表达特点、环境参与等。

1) 多渠道性

①反应时间:药学服务对象的求助信息被药师接收并作出反应,进而提供药学服务所间隔的时间;若间隔时间长,则药学服务对象可能接收到一个药师不关心的负面信息。②声音表达特点:非语言行为同样可以通过声音的渠道传递,例如,药师的语速、语调,声音的大小等。此外,药师在开展药学服务过程中,不要让声音信息打断整个过程,例如,药师不可以在开展药学服务时接听电话。③环境参与:药师开展药学服务的环境要明亮宽敞、清洁整齐、空气清新,这有助于提高药学服务的效率。

2) 多种目的性:药师在与服务对象沟通时,恰当地使用非语言行为可以简单明了地表明不同的目的。药师切不可在药学服务过程中时常看自己的手表或手机,药师要注意识别服务对象非语言行为的准确含义,同时也要注意自己非语言行为给服务对象带来的影响。

3) 无意识性:非语言行为大多是无意识表达出来的,药师在与服务对象沟通的过程中,要注意识别服务对象无意识表露出来的非语言行为。

4) 情绪的表现:非语言行为能够表达药师和服务对象的情绪,真实性较强,非语言行为和语言沟通的配合使用,常常可以强调或扩大所选词语的含义。

5) 文化的差异性:药师在开展药学服务过程中,要区分不同服务对象非语言行为的文化差异性,以免影响药学服务的质量。

(2) 非语言行为的技巧:药学服务过程中,药师的非语言行为较语言有独特的优势,药师使用时需掌握一定的技巧。①善于以非语言行为重复语言所表达的意思或加深服务对象对药学服务的理解;②善于以非语言行为来表达"以患者为中心"的理念;③善于以非语言行为作为药师语言沟通的辅助工具,使药师开展药学服务的语言表达的更准确、更生动、更有力、更具体;④善于以非语言行为来表示药学服务交流沟通中不同阶段的意向,传递药师意向变化的信息;⑤善于以非语言行为表达药师的心情。

药学服务沟通技巧中非语言行为的沟通方式如下。

1) 仪表和身体的外观:实践表明,84% 的人对另一个人的第一印象来自他的外表。开展药学服务时,药师应注意自己的着装和修饰,这有利于药学服务的顺利进行。

2) 面部表情:面部表情是药师观察服务对象内心变化的一个重要信息来源,同时也是体现药师内心活动的窗口。药师在药学服务沟通时,要根据服务对象的一些细微表情变化来调整沟通的方法和方式。

3) 目光:"眼睛是心灵的窗户",药学服务过程中,目光的力量已经远远超出药师能够用语言表达的内容。药师适当运用目光眼神的作用,可以判断服务对象的心理状态和药学服务信息被接受的程度,对提高药学服务的质量有很好的促进作用。此外,药师的视线应停留在服务对象的两眼与嘴之间的三角区,避免斜视。药师注视服务对象的时间应该占药学服务时间的 30%~60%,特别是异性之间,不要超过 60%。

4) 人际距离和朝向:药师与服务对象沟通交往的距离与朝向取决于彼此之间的亲密程度,这在初次开展药学服务时很重要,可能会直接影响服务的质量。这里所指的距离是沟通过程中药师与服务对象之间的距离,距离不恰当很可能成为沟通的障碍和导致沟通失败的原因之一。通常不同关系的个体之间沟通时应保持的距离分为:①亲密距离,0.5m 以内,亲人之间在进行沟通时的合适距离,例如,夫妻、母子、父子等;②个人距离,0.5~1.0m,朋友之间在进行非正式沟通时比较合适的距离;③社交距离,1.0~4.0m,相互认识的个体在进行沟通时比较合适的距离;④公众距离,3.0~7.0m,在正式场合进行单向沟通时比较适合的距离,例如,对公众讲课、演讲。药师在开展药学服务时经常用到的沟通距离有公众距离(如药师进行健康教育)、社交距离(如药师传递有关医疗信息的正式沟通)、亲密距离(如药师与孤独自怜患者、儿童患者、老年患者的沟通)。药师与服务对象沟通时,推荐使用90°的朝向方式,保持视线与服务对象同高的水平为好。

5)语气和语调:语气和语调能够传递语言以外的很多含义。药师沟通过程中,语气犹豫、低沉,可能提示患者的状态很差。语调有升调、降调两种,药师的发问、怀疑常用升调,药师叙述事实常用降调。语调的表达与音长、音量有关,药师要刻意强调的内容常常是音长延长,不重要的内容往往是音长缩短,音量的高低同样可以表达药师的情绪和态度。因此,药学服务过程中,药师恰当地运用语气和语调去沟通,将会得到服务对象的支持和理解,而服务对象也容易采纳药师的嘱咐和建议;药师仔细留意服务对象说话的语气和语调,也可以了解到药学服务的反馈信息。

6)身体触摸:药学服务过程中,触摸身体是药师可以审慎使用的一种很有效的沟通方式,触摸可以表达理解、体贴、关心、支持、安慰等情感。触摸是一种表达非常个体化的行为,受性别、年龄和文化等因素的影响;同时,触摸也是一种容易被误解的沟通方式,药师要依据服务对象的特点审慎地使用。

3.书面沟通　书面沟通可以防止服务对象因记忆差错而影响药学服务质量,它是语言沟通的重要补充形式之一。药师在与患者进行药学服务沟通时,针对特殊情况的患者,例如丧失语言能力的患者、需要进行某些特殊检查的患者、需要采取特殊治疗或重大手术的患者,或存在患者或患者家属不配合或不理解医疗行为时,应当采用书面形式进行沟通。药师在开展药学服务过程中,遇到下列情形也常常会使用书面沟通。

(1)沟通专业性较强的内容:尽管药物都有专业又详细的使用说明书,但是能够认真阅读且完全理解的人毕竟是少数,加之医师、护士、患者及其家属、社会公众等不同服务对象对疾病和药物专业知识的认知程度不同,故大部分服务对象对用药情况不能完全了解。药师在开展药学服务过程中,如果能够高度概括说明书中的核心内容,综合相关注意事项,形成用药的指导材料,这对于服务对象的正确用药是很有帮助的。

(2)沟通的服务对象年龄较长:一般来说,年龄较长的服务对象记忆力和理解力均不够好,例如老年高血压患者、老年糖尿病患者,不仅用药时间长,而且用药种类多,药师在为年龄较长者开展药学服务时提供一份简洁明了的书面材料,对于提高药学服务效率是很有价值的。

(3)沟通中存在转述情况:当药师没有直接面对服务对象,而是通过第三方转述药学服务情况时,书面沟通可以避免不必要的信息丢失或是错误转达,继而可以在一定程度上保证药学服务的效果。

药师在开展药学服务过程中使用的书面沟通,在某种程度上属于医疗文件的范畴,因此,书面沟通的书写需要符合基本要求:①药师的书面沟通必须客观真实,实事求是;②药师的书面沟通必须字迹工整、清晰;③药师的书面沟通内容要完整,不能遗漏信息;④药师的书面沟通不得随意涂改或剪贴,必要修改处要签名或盖自己的印章以示负责;⑤针对急性患者、危重患者的书面沟通应特别注明,并准确记录书面沟通的时间;⑥每次药学服务的书面沟通都要注明日期,记录后药师必须签署全名;⑦药学服务的书面沟通应在规定的时间内完成书写,不得后延;⑧需要科室主任和上级药师签字的书面沟通应及时汇报,签字确认。

三、药学服务沟通技能提高的方式

药学服务过程中,药师在掌握药学服务沟通技巧的前提下,能够促进良好药学服务的开展。大多数情况下,不同药学服务对象的需求不同,并且在一些特定的情况下需要一些特殊的处理,药师需要充分认识到这些情况,并且应该了解药学服务过程中所面临的各种问题。因此,药师需要不断探索药学服务沟通技能的提高方式,以便应对所面临的各种挑战。

(一)提高沟通技能的基本原则

1.药师要给服务对象留下良好的第一印象　我国现行的医疗体制下,绝大多数患者在开始接受药学服务时,与药师是第一次见面,药师给患者的第一印象可以影响患者对药师的信任程度,继而影响患者的依从性和药学服务的效果。药师在与药学服务对象沟通时,可以从语言上获得初步信任:①药师开展药学服务时语气要中肯,这是药师提供药学服务诚挚态度的体现;②药师开展药学服务时讲话的态度要温和,这是药师本身素质的体现,而且可以促进药学服务质量的提高;③药师开展药学服务时说话要委婉,委婉是药师可以充分利用的表达思想的谈话艺术,如果药师采取委婉的方式开展药学服务,服务对象很容易从理智上和感情上接受药师的建议,从而提高药学服务的质量。

2. 药师要尊重服务对象的主张　药师开展药学服务的过程中,与服务对象所处的立场、观察事物的角度均存在差别,如果不涉及原则性的问题,药师要学会求同存异。随着大数据时代的到来,很多服务对象已经先从网络或其他渠道获得了很多相关的信息,服务对象本人可能也有很多想法和要求,药师在开展药学服务过程中,针对服务对象想法和要求的回应要谨慎,既要尊重服务对象,同意其要求中合理的部分,也要对其不合理的部分予以委婉的拒绝,但不能表现出不耐烦,更不能直接批评服务对象。

3. 药师要鼓励服务对象表达　药师在药学服务过程中,对于服务对象的叙述,药师要积极给予鼓励,并且做出及时和恰当的反应,例如,点头示意、微笑、沉默、重复、简短地回应等。

4. 药师要体会服务对象的感受　药师在药学服务过程中,不同服务对象的诉求不尽相同,许多感受是药师没有亲身经历过的,如果药师不能很好地体会,很容易导致理解上的偏差;药师要设身处地从服务对象的角度去理解、体会所谈到的问题,继而促进沟通交流,达到药学服务的目的。

5. 药师要善于使用问句引导话题　药师开展药学服务的过程必须围绕交谈的目的,既要充分沟通,也要简洁明了。运用提问引导话题有利于把握核心问题,但药师在提问时切忌生硬地打断服务对象,而是要在恰当的时机礼貌地提出问题。

6. 药学服务过程中要抓住主要问题　药师在开展药学服务过程中,要展开广泛的思考,思考服务对象说了什么内容,所说的内容提示什么问题,并且要理解服务对象谈话中的感情色彩、心理倾向等弦外之音;结合交谈的目的和提纲,药师要抓住主要问题作出进一步深入的了解,以节省时间、提高药学服务效率。

7. 药师要根据服务对象的特点选用恰当的案例说明问题,专业性太强的术语要因人而异地使用　药师在开展药学服务过程中,为了能够让服务对象更好地理解问题,要尽量根据服务对象特点选择其熟悉的例子解释说明,并且要留有余地。例如,药师与患者的对话交流,要先了解患者对医学知识的了解程度,以便采取符合患者语言习惯的词语同患者进行交谈,继而促进更深一步的交流;药师在对患者进行服药方法的说明时,要尽可能以普通用语进行详细的说明,如避免使用"镇静剂、胃黏膜保护剂、肌肉松弛药"等专业术语,而要采用"胃药、降血压药、外敷药、口服药"等日常用语。

8. 药师要尽量使用开放式提问　药学服务过程中针对服务对象的开放式提问,有助于药师在很短时间内有效地进行交流,最大程度地获取相关信息。例如,药师与患者的沟通,"药物使用后现在感觉怎么样?"类似的开放式提问中,患者是主动的,患者能够把自己最担心的话题拿出来自由述说,这对患者来说是一种极大的满足。药师需要控制和掌握与服务对象谈话的节奏,避免过多述及与药学服务无关的话题。需要注意的是,药师的开放式提问,要避免让服务对象轻易地回答"是"或"否",而是要能促使服务对象多说话,以便药师能够获得想要的信息和药学服务的其他信息,这些信息有时对于提高药学服务效率具有重要的价值。

9. 药师要尽量少用或者拒绝使用封闭式提问　药师在开展药学服务过程中,与服务对象交流时要尽量少用或者拒绝使用封闭式提问,如"……,是吗"? 对于这类提问,服务对象只能回答"是"或者"否",药师如果想进一步扩大话题,则必须再次追加选项进行提问。尽管封闭式提问能够让药师快速地获得信息,目标明确,但可能会遗漏很多重要的信息。

（二）药学服务的语言沟通技巧提高的方式

1. 倾听　倾听是药学服务沟通过程中最重要也是最基本的一项技巧,药师与服务对象交谈时要专心、耐心、关心地倾听诉求,并要对服务对象的叙述有所反应。如果药师表现出心不在焉、似听非听,或者随意打断服务对象的叙述,都是不礼貌的。例如,药师与患者的沟通,饱受病痛折磨的患者在接受药学服务时心情迫切,就是希望清楚地表述自己的疾病和药物使用情况,如果药师能够从患者的角度考虑问题,开诚布公,将会很快接近患者的内心世界,提高药学服务的效果。倾听,有技巧问题,也有注意力稳定、分配、转移的问题。

（1）药师要建立良好的倾听习惯与技巧

1）药师要全心全意地倾听:药师在开展药学服务过程中,和服务对象交谈时,要留心听其说话。倾听时有两点注意事项:①药师要表情自然地注视着服务对象,点头示意或打手势鼓励其说下去,借此表明在用心倾听,但药师也不要自始至终一动不动地盯着服务对象;②药师为保证药学服务的顺利进行,不要急于插话,不要打断服务对象的讲话,要等其说话告一段落时,再不失尊重地表明自己的看法,或是说明不得不结束谈话的原因。

2）药师要感受性地倾听:药师不要批评性地去听,服务对象对药学服务的评论未必都正确,因此药师要提醒和劝导服务对象;药师作为听者,应当是感受性地倾听,即先以同理之心进行移情交流,然后再适当地对服务对象予以分析和评价。感受性地倾听,从正面做出反应,会使服务对象感到心悦诚服。例如,药师与患者的沟通,如果药学服务过程中患者主动多次表述,药师要用心去配合,在倾听中用表情会意,形成尊重,解除患者的"心病",同时收集患者的细节信息。

3）药师要引导服务对象说下去:药学服务过程中,要让服务对象讲话,并让服务对象把话讲完,有时也需要药师的巧妙引导。①药师在倾听中,要积极地做出反馈,例如,适当的赞美,利用倾听的时间构思药师自己要说的话该怎么表达,药师要有所准备才会说得恰当得体。②药师在倾听中,要鼓励服务对象、引导服务对象说下去,可以采取提问、赞同、简短评论、复述对方话题、表示同意等方法;药师要做到坚持与服务对象谈话,主动了解情况,引导其说话。③药师在倾听中,要适时地提问,要求服务对象把重要之处说得详细一些。这样,药师可以获得更多的信息,然后努力去回答问题,这既表明药师对服务对象所说的内容很有兴趣,也可以增进药师与服务对象的感情,但一般不要提与药学服务无关的问题。④药师在倾听中,不要随便打断服务对象,不要贸然地给服务对象的叙述下判断,对自己没有听清楚的话要随时询问。

4）药师不要随便纠正服务对象的错误:药学服务过程中,无论服务对象说了什么,药师最好不要随便纠正他的错误,避免可能对药学服务效果造成的影响;药师如果要提出意见,一定要讲究时机和态度,不要太莽撞。

5）药师要善于发现服务对象话语中美好的成分、积极的因素:药师在和服务对象交流的过程中,时常会听到一些纷杂的话语和声音,可能会产生厌烦情绪,这是药学服务过程中难以避免的,但其中会有某些美好的、闪光的思想值得药师去发现、去感受。药师的倾听也意味着要用爱心去听,善于把服务对象许多纷杂的话语和声音转换为提高药学服务质量的动力。

（2）药师用心倾听的好处

1）药师用心倾听才能更多地了解服务对象:很少有人会轻易地、随便地把自己内心的一切袒露给他人,但也没有人能够不让自己的心理活动、意图、个性从言谈举止中流露出来。因而,药师力求了解服务对象的基本途径和最好方式除了注意观察,就是用心倾听。

2）药师用心倾听有可能捕捉到药学服务过程中宝贵的知识和信息:只要留心,药师总能发现和获得药学服务相关的某些宝贵的知识和信息,从而触发药师提高药学服务质量的灵感。

2. 称呼与介绍　药师的称呼与介绍被看作是良好药学服务沟通的起点,药师的称呼与介绍是否得体,是药师与服务对象关系是否融洽的初步体现,称呼得体将会给服务对象留下良好的第一印象,为药学服务的顺利开展打下互相尊重、互相信任的基础。药师称呼服务对象的原则:①根据服务对象的身份、职业、年龄等具体情况因人而异,力求恰当;②避免直呼服务对象的名字,尤其是药师与服务对象初次见面时;③当药师与患者沟通时,不可以病床号取代患者的称谓;④尽量应用敬称"您",以示尊重。

药学服务过程中药师除了要礼貌地称呼服务对象外,还需要注意自我介绍的方式。药师第一次与服务对象见面时,应该使用陈述语介绍自己,意在即刻让服务对象明白为其提供药学服务的人是具有专业知识和职业素养的药师。陈述语直接、简单、明了,可以表现出药师的自信,又内含威严。如果药师在自我介绍时适当地将礼貌用语与陈述语结合,即可改变陈述语的刚性,增加柔性,使服务对象感到亲切而更加易于接受,且可以建立良好的关系。

3. 交谈 药师在药学服务实践中,要注意交谈的技巧性和灵活性,这样才能充分发挥专业技术特长,提高药学服务质量。药师与服务对象的交谈要专注、真诚、相互尊重。

专注是药师认真、重视、负责任的一种态度表现,是建立信任的前提。药师在与服务对象的交谈过程中,不仅要理解其语言的口头含义,而且要观察服务对象的表情、举止等非语言行为,领悟其言外之意,体会服务对象的心声。专注一般表现为:①聚精会神地倾听;②目光正视服务对象;③及时给服务对象以反馈;④耐心地提出问题、回答问题。

药师在开展药学服务过程中要始终保持真诚,与不同的服务对象沟通时要始终"以患者为中心",其感情基础是爱心,药学服务为患者着想,尽最大努力避免伤害到患者。真诚是药师获得不同服务对象信任的基础,药师和服务对象交谈过程中表达真诚时应注意:①讲话亲切、自然、不矫揉造作;②具有与人为善的良好愿望;③"以患者为中心",能设身处地为患者着想;④真实地表达自己的情感和想法;⑤语言表达与表情举止等肢体语言应保持一致。

尊重是药师与服务对象建立信任关系的基本要素,当服务对象受到药师的尊重时,某种程度上就意味着二者处于平等的地位,服务对象的存在和价值得到了药师的承认和肯定。药师与服务对象交谈表达尊重时要意识到以下几点:①尊重服务对象就是尊重药师自己;②药师要换位思考;③药师对服务对象的讲话不要急于下结论,尤其是定性的结论,即便看法不同,也要委婉地提出。

4. 恰当地使用沉默 沉默是药师在开展药学服务时可以使用的超越语言力量的信息沟通方式,它表达的意义是丰富多彩的。沉默以语言形式的最小值换来了沟通交流意义上的最大值,既可以衬托出语言的作用,又可以表现出语言运用的艺术。沉默可以表达药师的接受、关注、同情,也可以表达药师委婉的否认和拒绝,关键是沉默运用的时机、场合。因此,药师在与服务对象的交谈中恰当地使用沉默,可以收到意想不到的效果。此外,在药学服务过程中,药师的沉默可以给服务对象提供思考的时间,也可以给药师自己提供观察服务对象非语言行为的时间。例如,对于焦虑的患者及其家属而言,药师的沉默常常可以让其感受到药师的体贴和关心。

5. 说理 药师在开展药学服务过程中,常常会遇到依从性不好的情况,此时,药师要恰当地同服务对象说理,尽可能地说服服务对象。

(1) 药师要从"以患者为中心"的利益角度进行说理:药师应该紧紧抓住"以患者为中心"的主要原因,揭示患者疾病发展的趋势和对患者的影响,晓之以理,才能使患者认识到积极配合的重要性,从而提高药学服务效果。

(2) 药师要从服务对象的性格出发进行说理:药师在开展药学服务过程中,说理要因服务对象而异、因病情而异;药师的语言表达对任何服务对象都是必要的,针对服务对象性格有的放矢、措辞准确的说理最能说服服务对象,从而达到药学服务的目的。

(3) 药师要揣摩服务对象的需求和目的进行说理:在药学服务过程中,药师要通过问问题引导服务对象去发现问题的症结所在,这也有助于药师整理自己的思路,使得药师深入地了解服务对象的需求和目的,从而有针对性地提高药学服务的效果。

（4）药师要告知服务对象药学服务的关键点和注意事项：依从性是影响药学服务质量的主要因素之一，例如，很多情况下，患者自觉临床症状好转，依从性就会下降；药师在开展药学服务时，要把疾病的病程、患者的病情、药物的药效等方面的问题与服务对象沟通清楚，借以提高药学服务的效果。

6. 赞美　希望得到他人的赞美是人类的天性之一，药师在开展药学服务过程中，要适当地赞美服务对象，服务对象得到药师的肯定和承认，可以提高依从性，进而提升药学服务的质量。

（1）药师的赞美要坦诚得体：药师赞美服务对象的首要条件，是诚挚的心意和认真的态度。

（2）药师的赞美要实事求是，措辞适当：真诚的赞美应是建立在客观事实的基础上的。①药师的措辞不要夸张，应该朴实、自然，不添加任何修饰成分；②药师的赞美要适度，不要过分；③药师的赞美不要陈词滥调；④药师在使用赞美时不可触及服务对象的忌讳。

（3）热诚赞美，深入细致：药师在开展药学服务过程中，赞美服务对象要把内容具体化，例如，药师针对患者良好作息习惯的赞美，这种良好作息习惯对提高药物疗效的帮助，患者得益于良好作息习惯提高药物疗效的主观感受，对这个情况进行深入细致的赞美。

7. 感恩与道歉　药师在开展药学服务过程中，恰当地运用感恩和道歉，能够提高药学服务的质量。感恩是处世哲学中的大智慧，药师在"以患者为中心"提供药学服务时，患者应该以感恩的心态对待，但这需要药师在与患者沟通时主动培养患者的感恩心态，适度强调医师、药师、护士、心理咨询师、营养师等医务工作者的付出，这样患者才会有一个积极的、健康的心态，促进药学服务质量的提升。药学服务过程中，药师在不断完善临床知识体系的同时，也可能认识到自己知识上的欠缺，此时与服务对象的沟通，不能不懂装懂，应该诚恳地向服务对象道歉，切忌先辩解、开脱自己；然后药师要竭力弥补，最终将有助于药学服务质量的提升。

8. 积极影响对方情绪　药学服务过程中情况会有很多变化，发生意想不到的情况也是常有的，此时其情绪的波动亦在常理之中，药师在开展药学服务过程中，要以充满信心、乐观积极的心态影响服务对象的情绪，以改善其情绪状态，这将有助于药学服务质量的提高。

总之，药师在开展药学服务过程中，沟通的各种基本技巧和提高技巧的单独运用或者是组合运用，都要以一个大的原则为基础，即因服务对象的具体情况而异。药学服务沟通受到服务对象的个性特征、文化背景、群体生活习惯等因素影响，药师本人的个人素养、人格魅力、知识面、职业道德水准等也是非常重要的因素。

第三节　药学服务沟通技巧实例

患者，女，65岁，诊断2型糖尿病。药师刚给她调配了一张处方，格列吡嗪控释片5mg，一天1片，此时，患者来到药学咨询室。

药师："您好，我有什么能够帮助您的？"

患者（没精打采的）："我想咨询一些问题。"

药师："好的，请坐。"

患者（忧心忡忡地）："大夫说我用饮食控制血糖不管用了，让我现在开始使用药物治疗。"

药师（看了看患者的病历）："不用担心，很多人到了您这个年纪都患有糖尿病，只要您规律地使用药物，控制饮食，就没有多大问题。"

患者（高兴）："啊，谢谢，大夫给我开的药，会不会有不良反应？"

药师："任何药物都可能有不良反应的，您以前对什么药物过敏吗？"

患者："没有药物过敏。"

药师："那就好，您用的这个药物和磺胺类药物有交叉过敏的可能，使用这个药物最主要的不良反应是低血糖,您要定时定量饮食,不要剧烈、长时间运动,不要饮酒,以减少低血糖的发生。我这里有一份这一类降血糖药使用的注意事项(药师递给患者一份纸质宣传单,上面列出了磺酰脲类药物最主要的不良反应及相关注意事项),我把其中特别要注意的地方向您解释一下(解释过程略)。当然,如果您在用药过程中出现其他不舒服的情况,请及时和我或者是给您开药的医师联系。"

患者:"非常感谢,我吃药时还有什么要注意的吗?"

药师:"这个药是控释片,您不能破坏它的剂型(药师观察到患者出现不解的神情),控释片缓慢释放药物,保证您一整天血糖的平稳,所以您要整片吞下,不能把药掰开服用。"

患者:"好的。"

药师:"刚才谈话的内容,您都理解了吗?还有其他问题吗?我这儿有一份糖尿病患者健康教育的材料,它会告诉您在生活中需要注意哪些事项,良好的生活习惯对您的血糖控制很有帮助,上面有我的电话,有什么疑问可随时与我联系。"

分析:这是一例患者向药师咨询格列吡嗪药品不良反应和用法,药师向患者提供药学服务的案例。药师在提供药学服务过程中与患者进行了良好的沟通:①药师观察到患者对糖尿病的恐惧心理,适时对其进行了安慰,缓解了患者的紧张情绪,提高了患者进一步咨询的意愿;②患者在咨询格列吡嗪的不良反应时,药师做了较为准确的解答,并给患者提供了相关的纸质材料,为了避免患者对于不良反应的过度焦虑,药师没有把所有的不良反应列出,同时交代患者如有不适及时与医务工作者联系,从而确保了患者如果出现了一些罕见严重的药品不良反应时也能够得到及时的处理;③患者在咨询药物的用法时,药师意识到使用了太多的专业术语,改用通俗语言和患者沟通,确保患者能够理解相关信息;④药师在药学服务沟通结束时,确认患者理解了沟通的内容,及时进行了健康宣传教育,并提供了进一步沟通的途径。

实训项目三　药学服务沟通技巧实训

【实训目的】

1. 通过医疗机构现场实训,学生能够了解药学服务沟通的一般原则和特点。

2. 掌握药学服务沟通的基本技巧,培养学生药学服务沟通的能力。

【实训条件】　分管教学工作的院系领导或带教老师与相关合作医院联系,获得对方支持,实地开展药学服务沟通;不具备实地开展药学服务沟通条件的学校,可建立一间模拟病房进行模拟实训。

【实训要求】　所选病例典型,具有教学价值,能给学生留下较深印象,能锻炼其药学服务沟通的技能。

【实训准备】

1. 实训的组织　①联系开展药学服务沟通的医院及其科室;②由本项目带教老师主持,实习学生、临床药师、临床医生和某种疾病患者(或学生扮演的临床药师、临床医生、患者)等参加。

2. 实训前的准备　①带教老师准备:在病房进行药学服务时,查房前一天准备某种疾病患者病例,并告知患者。获得患者的同意后,方可进行教学。查阅病史记录和用药记录,熟悉患者的基本情况,准备药学服务流程及记录表,准备问题。②实习学生准备:查阅相关文献资料,熟悉某种疾病患者药学服务的内容、工作流程和药学服务记录。③如是模拟实训,则须准备某种疾病病例资料,并进行角色安排,进行排练。

【实训内容】　学生分组进行药学服务沟通实训。包括以下内容。

1. 床边查视患者,了解患者基本情况。

2. 现场与患者沟通,了解用药情况,解答患者的用药问题等。

3. 制订药学监护方案。

【实训过程】

1. 在带教老师带领下,学生以 8~10 人为一组,到所联系的医院实地进行药学服务沟通;或由学生分别扮演临床药师、医师、护士、患者、患者家属等进行情景模拟实训,并分析所进行的药学服务沟通基本情况。

2. 调查过程中积极询问患者基本情况、用药情况、用药过程中存在的疑问、用药的效果,并进行详细记录。

3. 调查结束后,带教老师进行药学服务沟通技巧的现场集中讲评。

实训路径示意图见实训图 3-1。

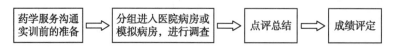

实训图 3-1　药学服务沟通技巧实训路径示意图

【实训考核】

1. 各组学生在预先充分讨论的基础上推选 1 名代表做总体汇报,其他同学做补充。

2. 带教老师在汇报和答辩结束后进行点评和总结,指出各组在实训过程中好的表现和不足之处。

3. 带教老师根据各组的药学监护方案进行综合评分。

【思考题】

1. 如何发现和处理住院患者和门诊患者药学服务沟通过程中出现的问题?

2. 哪些患者、哪些药物容易出现药学服务沟通问题?

3. 针对某一特殊的患者群体,举例说明药学服务沟通技巧的运用情况。

第三章
目标测试

（宫　建　王婧雯）

第四章

临床药学与临床药师

第一节　临　床　药　学

第四章
教学课件

一、概述

在人类生存繁衍的漫长岁月里,疾病如影随形,人类从未停止过与疾病的抗争。应用药物与疾病抗争,是人类维护自身健康,维持生存繁衍的最常用、最重要的手段。随着社会发展,工业化、城镇化、人口老龄化、生活方式改变以及环境污染等引起的问题日益突出,人们不得不面对更加复杂的疾病、纷繁复杂的药物治疗。然而,当前药物应用仍面临严峻问题,药物不良反应、药源性疾病和用药错误等造成诸多安全隐患,不合理用药现象层出不穷,合理用药成为社会关注的焦点。在人类探索药物应用规律,解决各种用药问题,为患者提供药学服务的过程中,临床药学学科和临床药师职业应运而生并逐渐发展起来。

临床药学(clinical pharmacy)是现代医院药学的核心,是指以临床医学、药学以及与之相关的社会科学为基础,以患者利益为中心,以保障患者临床用药安全、有效、经济、适当为主要内容的应用学科。临床药学作为医药结合的桥梁,是药学领域中产生的新兴学科,以探索药物与机体、疾病之间的相互关系作为学科内涵,关注用药者,关心用药方法、用药过程与用药结果。临床药学的基本任务是提供药学服务,促进合理用药,提高健康水平,保障患者利益。

二、临床药学的产生与发展

(一)临床药学的产生背景

1. **人类不断增长的健康服务需求**　人类不断增长的健康服务需求是临床药学产生的根本原因。20 世纪初,威胁人类健康的主要疾病是急性和慢性传染病、营养不良性疾病及寄生虫病等。20 世纪后半叶开始,心脑血管疾病(高血压、冠心病、高脂血症、脑卒中)、糖尿病、肿瘤和慢性呼吸系统疾病等慢性非传染性疾病严重威胁着人类的健康,并已成为当今世界上最主要的死因。疾病已成为人类生命健康的最可怕威胁,阻碍人类社会的发展。保护健康,消除疾病是人类永恒的追求。疾病的防治有多种方法,药物治疗是其中最常用、最重要的方法之一。人类对健康的需求,不仅需要高质量、高效率的药品保障供应,更需要高质量、高水平、个性化的药学服务。开展以患者为中心的药学服务,促进人类健康和社会和谐发展成为新时期药学学科的重要任务,也催生和促进了临床药学学科的产生和发展。

2. **人类面临严峻的用药问题**　人类面临严峻的用药问题是临床药学学科产生的重要动因之一。威胁人类健康的疾病谱不断发生变化、药品种类及其信息的快速增加,给疾病的药物治疗带来了巨大挑战。面对复杂多变的疾病、种类繁多的药物和越来越复杂的药物治疗,药物应用的安全性问题日益突出。药源性疾病逐年增加,用药不对症、用药不足、用药过量、药物滥用、药物不良反应/事件等层出不穷。

1999—2021 年,全国药品不良反应监测网络累计收到"药品不良反应/事件报告表"1 883 万份,其中 2021 年收到 196.2 万份(图 4-1)。2021 年收到的药品不良反应/事件报告中新的和严重药品不

良反应 / 事件报告为 59.7 万份,占同期报告总数的 30.4%。目前我国药品不良反应 / 事件报告数量总体呈上升趋势,这除了与疾病的发展、药品种类和数量的增多、药物治疗的复杂性、药品不合理使用等因素有关外,还与人们主动上报意识增强、药品监测网络不断完善有很大关系。

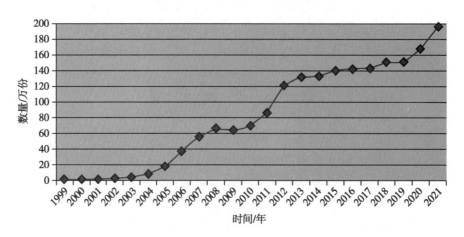

图 4-1　1999—2021 年全国药品不良反应 / 事件报告数量增长趋势

　　药品的不合理使用已经成为威胁人类健康的全球性问题。据世界卫生组织(WHO)2010 年 6 月公告称,全球有超过 50% 的药品在处方、配发或销售的过程中存在不合理性,有 50% 的患者不能正确地使用药物。严峻的用药问题使合理用药成为当务之急。针对药物应用过程中出现的各种问题,医疗机构十分有必要建立结构合理、分工协作、能提供全方位优质药物治疗服务的团队,促进药物合理使用,将药物安全性问题带来的威胁降至最低,提高整体医疗服务质量。这种社会需求促使临床药学学科与临床药师职业迅速发展起来。临床药师参与药物治疗,为患者和医护人员提供药学专业技术服务,可提高药物使用的安全性、有效性、经济性和适当性,促进药物合理应用,提高整体医疗水平。

　　3. 医院药学工作内容和模式的转变　医院药学工作是医疗工作的重要组成部分。以药品保障供应为主的传统医院药学工作模式,曾为解决"缺医少药"问题发挥了积极的作用。但是,面对药品应用出现的严峻问题,传统的医院药学工作内容与模式已不能适应社会发展的需求。现代医药科技的发展和医学模式的转变,医疗卫生体制改革和公众健康需求的发展,要求医院药学工作重心从"药物"转移到"人",工作模式从传统的"保障供应为主"向"技术服务为主"转变;药师观念和职责要及时转变,其工作已不再仅仅是配方发药,而是作为医疗团队的一员,直接面对患者和医护人员,为其提供直接的、负责任的药学服务,由此产生了药学监护(pharmaceutical care,PC)和药物治疗管理(medication therapeutical management,MTM)服务工作模式,并逐渐发展为患者监护(patient care)。因此,以服务于患者和医护人员为宗旨的临床药学工作内容、药学监护和药物治疗管理服务工作模式成为医院药学的主要发展方向。医院药学工作内容和工作模式的转变适应了医院药学自身发展的需要,同时促进了临床药学的产生和发展。

　　4. 药学学科的自身发展　在生命科学发展的大环境下,人们已不再仅仅关注药物研发和生产流通等领域,而开始更多地关注药物的应用,关注疾病,关注药物在疾病处置中的作用规律、作用过程和作用结果。在药学学科发展的现阶段,药学与医学特别是临床医学的联系愈来愈紧密。临床药学将药学学科的关注点由药物转移到人,将学科视野扩大到药物应用环节及应用结果,为药学学科提供了更广阔的发展空间。药师越来越多地参与到临床药物治疗工作中,加速了药学与临床医学的学科融合,这种融合催生出了一门新学科——临床药学。

（二）临床药学的发展现状

1. 国外临床药学发展现状　临床药学起源于美国。20 世纪，由于药物不良反应及药源性疾病给许多患者、家庭及社会带来了巨大的痛苦及沉重的负担，人们需要药师提供合理用药方面的服务。这种患者和社会的需求促成了临床药学的诞生和发展。1948 年，美国药学院联合会（American Association of Colleges of Pharmacy，AACP）提出了以合理用药为核心的临床药学体制和设立临床药师岗位的建议。20 世纪 50—60 年代，美国率先建立了临床药学这一新兴学科，把过去传统的药学教育由"药"转向"人"。1957 年，美国密西根大学药学院 Donald Francke 教授建议，临床药师需要实行六年制药学博士（doctor of pharmacy，Pharm. D.）培训计划，临床药学专业从此设立。1990 年，美国的 Hepler 和 Strand 两位专家提出了药学服务的新模式——药学监护（pharmaceutical care，PC），其核心就是倡导"以患者为中心"的药学服务模式代替"以药物为中心"的传统医院药学工作模式。Pharm. D. 专业教育成为了实践"以患者为中心"的药学服务新模式的必然选择。1997 年，美国药学教育认证委员会（Accreditation Council for Pharmacy Education，ACPE）通过了 Pharm. D. 专业教育实施程序认证标准指南，规定从 2000 年 6 月 1 日起，全面实施 Pharm. D. 教育。经过 ACPE 认证的所有药学院都要在 2004 年前将传统的四年制药学教育改为六年制的 Pharm. D. 学位教育，并在 2005 年后停止传统的药学教育。截至目前，美国经 ACPE 认证可开展 Pharm. D. 专业学位教育的高校达 130 多所，可开展继续药学教育的单位达 400 多所。Pharm. D. 教育成为美国药学教育的主流。Pharm. D. 成为美国执业药师的准入学位要求。

美国卫生系统药师协会（American Society of Hospital Pharmacists，ASHP）依据临床药学工作内容的变化，将美国临床药学的发展概括为三个阶段。第一阶段：20 世纪 50—80 年代，以医院药学被动服务为主的临床药学阶段，这个阶段药师主要在医院里开展工作，通过药品供应保障与质量控制，确保临床所用药品的质量，药师对患者的药物治疗结果不承担直接责任；第二阶段：20 世纪 80—90 年代，从临床药学向药学监护的过渡阶段，临床药学工作范围逐渐扩大，临床药师参与对患者的药物治疗工作，注重于直接对患者提供服务，并且将目光开始转向院外患者的药物治疗，如在健康中心、老年人护理院等开展合理用药工作；第三阶段：药学监护阶段，即 20 世纪 90 年代以后，临床药师的职业观念发生了根本的转变，工作模式从"以药物为中心"转变为"以患者为中心"，药师的职能和工作范围进一步拓展。临床药师队伍伴随着临床药学的发展逐渐产生和壮大，地位日益巩固，成为医疗机构不可缺少的、具有法定职称的专业技术人员。目前，药学服务已经渗透到美国医疗机构的各个科室和专业，社区医疗中心、老年人护理院、零售药店、家庭病床等社会保健机构也在积极开展药学服务工作，甚至开设特殊专业的药师门诊服务，如糖尿病药师门诊、抗凝治疗药师门诊、精神疾病专科药师门诊等。临床药学的兴起与发展适应了社会发展的需求，是医院药学发展的必然趋势。随后，美国临床药学的成功实践被许多国家效仿，纷纷以患者为中心开展药学服务，提高用药质量和水平。

英国临床药学的开展与其国民医疗保障体制和报销制度紧密结合。英国国家卫生服务系统（National Health Service，NHS）管理着全英国的公立医院。英国实行全民免费医疗服务，所以保证患者生命健康安全和合理使用 NHS 预算成为英国公立医院高度重视的问题。而临床药学工作的开展，对提高医疗质量和水平，保证药物合理使用，节约医疗卫生资源都具有积极的推动作用。因此，临床药学在英国受到高度重视。1978 年，英国第一个临床药学硕士培训班在曼彻斯特（Manchester）创立。学生药学本科毕业后继续学习 1~2 年的课程，可获得临床药学研究生文凭（PG certificate/diploma of clinical pharmacy）。20 世纪 90 年代，英国设立了药学硕士荣誉学位 M. Pharm.，拥有大学本科学历可直接攻读，学制为 4~5 年，学生毕业后直接参加英国皇家药学会的药师资格认证。一份调查显示，NHS 管辖的公立医院中，94% 的医院可提供临床药学服务。英国临床药师的药学服务工作内容包括参与药物治疗及其评估、药学查房、医嘱审核、药学监护、药物临床评价、用药教育与指导、药学信息服务、预算控制、临床用药规范和药品处方集的制定等。

2. 我的临床药学发展现状　在我国,临床药学从 20 世纪 60 年代提出到现在,已经走过了将近 60 年的历程。在 1964 年的全国药剂研究工作经验交流会上,老一代医院药学工作者就提出应重视临床药学问题,建议在医院开展临床药学工作。20 世纪 70 年代末至 80 年代初,一些医院根据自身条件,开始尝试开展临床药学工作,药师开始到病房了解药物使用情况,并给予医生和患者一些用药建议。1978 年,我国正式提出了"以患者为中心,以合理用药为核心"的临床药学发展方向。1981 年,卫生部在《医院药剂工作条例》中首次列入临床药学的工作内容。1983 年,中国药学会在安徽黄山召开了全国首届临床药学学术研讨会。20 世纪 80 年代,华西医科大学(现四川大学华西医学中心)、上海医科大学(现复旦大学上海医学院)、北京医科大学(现北京大学医学部)、南京药学院(现中国药科大学)等医药院校举办了多届临床药学学习班,积极地推动了我国临床药学工作的开展。1989 年,华西医科大学药学院(现四川大学华西药学院)开始探索五年制临床药学本科教育。1991 年,卫生部在医院分级管理中首次规定三级医院必须开展临床药学工作,并将其作为考核标准之一。

21 世纪以来,我国的临床药学学科和临床药师职业进入快速发展阶段。2002 年,卫生部和国家中医药管理局颁布了《医疗机构药事管理暂行规定》,该规定指出:"药学部门要建立以病人为中心的药学管理工作模式,开展以合理用药为核心的临床药学工作,参与临床药物诊断、治疗,提供药学技术服务,提高医疗质量",并明确提出"逐步建立临床药师制"。

2011 年,卫生部、国家中医药管理局、总后勤部卫生部联合颁发了《医疗机构药事管理规定》,该规定进一步指出医疗机构药学部门具体负责药品管理、药学专业技术服务和药事管理工作,开展以病人为中心,以合理用药为核心的临床药学工作,组织药师参与临床药物治疗,提供药学专业技术服务",并明确了临床药师的工作职责。

2005 年和 2007 年卫生部先后开始开展临床药师培训试点工作和临床药师制的试点工作,分别出台了《关于开展临床药师培训试点工作的通知》和《关于开展临床药师制试点工作的通知》,指导临床药师的规范化培训和临床药师制的试点工作。2009 年底试点工作结束后,卫生部在全国范围内大力推行临床药师制的工作,这标志着我国临床药学已发展到一个新的高度。2016 年 11 月,中国医院协会发布了《关于进一步加强临床药师制体系建设的通知》,出台了《国家临床药师培训基地管理细则》等文件。

2017 年 7 月,国家卫生计生委下发了《关于加强药事管理转变药学服务模式的通知》,要求各级医疗机构进一步加强药事管理,促进药学服务模式转变,维护人民群众健康权益。

2018 年 11 月 21 日,为推进实施健康中国战略,进一步转变药学服务模式,提高药学服务水平,满足人民群众日益增长的医疗卫生健康需要,国家卫生健康委员会和国家中医药管理局联合发布了《关于加快药学服务高质量发展的意见》。

2021 年 10 月 9 日,国家卫生健康委员会发布了《医疗机构药学门诊服务规范》《医疗机构药物重整服务规范》《医疗机构用药教育服务规范》《医疗机构药学监护服务规范》《居家药学服务规范》5 项规范,旨在进一步规范发展药学服务,提升药学服务水平,促进合理用药。

30 多年来,在国家卫生健康委员会等有关部门重视下,我国临床药学得到了迅速的发展。临床药学在我国从无到有,并由三级医院向二级医院扩展,各地都因地制宜地开展了不同水平、各具特色的临床药学工作,按照临床药学的工作内容和工作方法,开展了以患者为中心,以合理用药为核心内容的药学服务,如药师深入临床参与临床药物治疗,促进合理用药,开展处方审核与点评、治疗药物监测、药物不良反应监测、中毒解救咨询、药学咨询、用药教育、用药指导、药物重整、药学门诊、药学查房、药学会诊、药学监护、药物治疗管理、药物经济学、循证药学、药物流行病学等研究和服务。目前,我国医疗机构的临床药学工作正处在快速发展阶段,服务内容不断拓展,服务质量和水平不断提高。

临床药学教育方面,1987 年,国家教育委员会(现教育部)首次批准华西医科大学药学院(现四川大学华西药学院)试办临床药学专业。1989 年,华西医科大学药学院正式开展五年制临床药学专业本科教育,探索临床药学人才培养。从 2004 年开始,四川大学、中国药科大学、沈阳药科大学、北京大学、复旦大学、第二军医大学等先后建立了临床药学系或教研室,开始了临床药学专业的硕士与博士学位研究生教育。针对我国临床药师严重缺乏的问题,卫生部于 2005 年底批准了 19 所医院作为临床药师培训基地,开始了临床药师培训试点工作。2006 年 7 月,全国高等医药教材建设研究会与卫生部教材办公室成立了"全国高等学校临床药学专业(方向)教材评审委员会",开始了临床药学专业规划教材建设,目前已出版了两轮教材。2010 年 11 月,卫生部启动了临床药学国家临床重点专科建设项目。2012 年 9 月,教育部正式颁布实施的《普通高等学校本科专业目录(2012 年)》中,将五年制临床药学专业作为国家特设专业和国家控制布点专业列入。截至 2021 年,经教育部备案,设置五年制临床药学本科专业的高校达到 53 所。

三、临床药学的地位和作用

临床药学是药学学科的重要组成部分和医院药学的主要发展方向。临床药学的学科出现改变了我国以往"重研发、轻应用"的药学发展模式,使学科结构更加全面合理。药物研发的目的是应用,药物应用反过来为药物研发提出了许多新问题和新要求,促进了药物研发。目前,我国许多高校都意识到临床药学学科的重要性,纷纷开设临床药学专业,培养临床药学人才。

临床药学工作是医院药学工作的核心,同时也是医疗工作的重要组成部分。临床药学工作的开展和药学服务的实施不仅提高了医疗质量和药物治疗水平,促进了临床合理用药,同时也充分发挥了药师在医疗过程中的作用,提升了临床药师在医疗机构中的地位,提高了临床药师本身的业务素质,拓展了医院药学工作的空间,为医院药学的发展带来了新的生机和活力。

四、临床药学的主要任务和工作内容

临床药学的主要任务是研究并实践药物临床合理应用的方法,提高临床用药质量,促进临床合理用药;为患者、医护人员及社会公众提供优质的药学服务,对患者实施药学监护,提高药物治疗的质量和水平,维护患者健康;促进临床药学学科和临床药师职业可持续发展。临床药学工作的主要内容是以患者为中心,以合理用药为核心,组织药师参与临床药物治疗,提供药学专业技术服务。具体包括以下内容。

（一）临床药物治疗

临床药物治疗是临床药师实施药学服务的基础,也是临床药学工作的主要内容。临床药师深入临床一线,主动参与临床查房和会诊,积极开展药学查房和药学会诊,参与危重患者抢救和病例讨论,协助临床医师遴选药物,根据患者实际情况,制订个体化给药方案,监护患者用药情况,随时提出改进措施,调整给药方案,提高药物治疗的质量和水平。

（二）合理用药

临床药学工作的核心是合理用药。临床药师应与临床医师、护士一起组成医疗团队,开展合理用药工作。临床药师开展临床药学工作,无论是参与临床治疗,协助临床医师制订给药方案,还是面向患者和公众开展药学咨询,进行用药教育和用药指导,均应以合理用药为核心,按照安全、有效、经济、适当、规范、依从的原则展开。

（三）药品调配服务

在门急诊药房开展处方审核、调配、核对、用药交代、处方点评、不合理处方干预等调剂相关药学服务;在住院药房开展住院医嘱的审核、调配、核对、发放、点评及不合理医嘱的干预等药学服务。特别地,按照《静脉用药集中调配质量管理规范》的要求,积极开展静脉用药集中调配服务,配制肠外营养液(全静脉营养液)、危害药品(如细胞毒性药物)和抗生素等静脉用药。

（四）药学门诊服务

药学门诊服务（pharmaceutical outpatient service）是指医疗机构药师在门诊为患者提供的用药评估、药学咨询、用药教育、给药方案调整建议等一系列专业化药学服务。药学门诊主要包括抗凝、肿瘤、精神疾病、失眠、疼痛、糖尿病、高血压等慢性病管理门诊等。服务内容包括了解患者信息、评估患者用药情况、提供药学咨询、开展用药教育、提出给药方案调整建议等。

（五）治疗药物监测

治疗药物监测（therapeutic drug monitoring，TDM）是在药动学原理指导下，应用现代分析检测技术，测定血液中或其他体液及组织中药物浓度，设计或调整给药方案。通过监测治疗指数低、安全范围窄、毒性反应强的药物，个体间血药浓度差异大且药理作用较强的药物，具有非线性药动学特征的药物，个体差异大的药物等，获得药动学参数，制订或调整个体化给药方案，提高药物的疗效，避免或减少毒副作用；同时也为药物过量中毒的诊断和治疗提供有价值的实验室依据，从而为疾病治疗提供最佳给药方案。

（六）用药指导与用药教育

用药指导（medication guidance）是指临床药师综合运用医药学知识，用简洁明了、通俗易懂的语言向患者和公众说明药物的用法、用量及注意事项等，解释用药过程中可能出现的问题及应对措施，指导患者正确使用药品。用药教育（medication education）是指对患者和公众进行合理用药指导，普及合理用药知识，增加他们的用药知识，预防药物不良反应，提高用药依从性，降低用药错误发生率。临床药师深入临床一线和社区，对患者和公众进行选药、合理用药等方面的宣传、指导和教育，是确保患者用药安全、有效的重要手段，也是临床药师开展临床药学工作的重要任务。

（七）药学查房与药学会诊

药学查房与药学会诊是临床药师日常工作的重要内容和提供药学服务的重要形式。通过药学查房与药学会诊，开展病例讨论和疾病的临床药物治疗，探讨、发现、解决和预防临床用药中出现的问题，制订和实施个体化给药方案，提出改进药物治疗的建议，提高用药的安全性、有效性、经济性和适当性，提高药物治疗的质量和水平，是新时期赋予临床药师的重要使命。

（八）药学监护

药学监护是指药师应用药学专业知识为住院患者提供直接的、与药物使用相关的药学服务，以提高药物治疗的安全性、有效性、经济性和适当性。药学监护是一种非常重要的药学服务模式。它要求药师直接面向患者，为患者提供直接的、负责的、全程的药学服务，维护患者的健康，改善其生命质量。要求临床药师在临床药学工作过程中，坚持以患者为中心，监护患者用药的安全性、有效性、经济性和适当性，发现、解决和预防实际存在的或潜在的用药问题，对患者的药物治疗过程和结果负责。

（九）药学信息服务

药学信息服务（pharmaceutical information service，PIS）是指向医护人员、药学人员、患者及公众等广大人群提供及时、准确、全面的药物相关信息，以期促进合理用药，改善药物治疗效果，提高医疗质量的药学服务活动。临床药师通过药学信息的收集、整理、评价、传递、提供、利用和管理，向医护人员、患者及其家属等不同人群提供药学咨询等药学信息服务，发现和解决临床用药实践中遇到的各种问题，促进合理用药。药学信息服务是药学服务和医药情报工作的重要组成部分，是临床药学工作的重要内容和临床药师的工作职责。

应急状态下的药学服务：临床药师针对突然发生，造成或者可能造成社会公众健康严重损害的重大传染病疫情（如人感染高致病性禽流感、严重急性呼吸综合征、甲型肝炎、鼠疫等）、群体性不明原因疾病、重大食物和职业中毒以及其他严重影响公众健康的突发公共卫生事件提供应急药学服务；参与药物、食物、化学品等急性中毒诊断和防治，开展毒物检测，制订药物救治方案等急诊药学服务。危急情况下，临床药师提供及时、正确、专业的药学服务可充分体现其职业价值。

（十）药物安全性监测与用药风险管理

药物安全性监测包括对药物不良反应（adverse drug reaction，ADR）、用药失误和药物不合理应用等的监测。临床药学工作过程中，临床药师应积极开展药物不良反应发现、判断、评估、报告与防治等监测工作；对不合格药品、药物治疗错误、药物滥用与错用、用药失误及药物不良相互作用等进行药物警戒；加强高危药品、不合格药品、特殊药品等高风险药品的监测与管理，对用药风险进行防范，保障患者用药安全。

（十一）社区药学服务

社区药学服务（community pharmaceutical service，CPS）是指药师以社区卫生服务中心、社区药店、居民小区等为载体，向患者及其家属等提供药学技术服务，以期提高用药的安全性、有效性、经济性及适当性，改善和提高社区居民的健康水平和生命质量。社区药学服务是以社区为载体的药学服务，强调药师以患者为中心，以合理用药为核心，提供药学咨询、用药指导、用药教育、药物不良反应监测、慢性病管理等全方位的药学服务。社区药学服务是社区卫生服务的重要组成部分，是临床药学服务的延伸和拓展。高质量的社区药学服务有助于提高社区居民的健康水平。

（十二）居家药学服务

居家药学服务（home pharmaceutical service）是指药师为居家药物治疗患者上门提供普及健康知识，开展用药评估和用药教育，指导储存和使用药品，进行家庭药箱管理，提高患者用药依从性等个体化、全程、连续的药学服务。居家药学服务的对象应多为与家庭医生团队签约的居家患者，包括慢性病患者、反复就诊患者、合并用药种类多的患者、特殊人群患者等。

（十三）互联网和远程药学服务

有资质的互联网医院通过开设专科化的在线药学咨询门诊，指导患者科学合理用药，提供用药知识宣教，解决患者药物使用中遇到的问题。同时，借助电话、短信、网站、微信、微信公众号、小程序，特别是人工智能等技术手段，为患者、公众和基层医生、护士、药师等提供远程药学服务。远程药学服务内容包括远程用药指导、网上选药购药、网上科普、远程处方医嘱审核和点评、远程用药监护、远程药学咨询等。

五、临床药学研究

临床药学是一门实践性和应用性非常强的学科。在临床药学实践和药学服务过程中，总会遇到各种各样的药物应用问题。临床药学研究应围绕临床药学工作实际，以探索药物、机体、疾病相互关系为基础，药物合理应用的方法和技术为核心，以提高人类的生命质量和健康水平为最终目标。临床药学研究内容非常广泛，涉及的领域主要包括以下方面。

（一）药学服务模式、方法与技术研究

临床药学的核心是建立"以患者为中心"的药学监护工作模式，开展"以合理用药为核心"的临床药学工作，提供药学专业技术服务。因此，临床药学研究的首要任务应是研究药学服务的模式、方法和技术；研究患者的药物治疗与合理用药的方法；研究药学查房和药学会诊的模式和方法；研究用药教育和用药指导的模式和方法；研究药学服务的伦理、道德与礼仪；研究药学监护实践、药物治疗管理服务等。

（二）临床药物治疗研究

临床药物治疗是临床药学工作的核心内容，主要研究在临床治疗实践中如何选择科学的、正确的药物治疗方法、技术和策略，提高药物治疗的安全性、有效性、经济性和适当性。即研究如何应用基础医学、临床医学与临床药学等相关理论与知识，利用患者疾病的临床资料，研究临床药物治疗实践中合理选用药物进行治疗的策略，指导临床医师制订和实施个体化药物治疗方案，以获得最佳疗效和最低治疗风险。

(三)临床药效学研究

临床药效学旨在研究药物对人体的生理与生化功能影响和临床效应,以及药物的作用机制。研究重点是利用临床药理学的理论、方法和技术探索药物的药理效应、作用机制、治疗效果及不良反应。

(四)临床药动学研究

临床药动学主要研究药物在人体内的吸收、分布、代谢、排泄(ADME)动态变化规律,并应用于临床给药方案制订和药物临床评价。主要研究内容包括:结合临床开展药物量效关系、药物治疗方案设计、治疗药物监测、药动学相互作用、疾病状态下的药动学、特殊人群药动学、群体药动学、生理药动学、时辰药动学、药动学 - 药效学(pharmacokinetics-pharmacodynamics,PK-PD)结合模型、新药临床药动学、生物利用度与生物等效性评价等。研究成果对指导新药设计、剂型改进、给药方案制订、提高药物疗效和减少不良反应具有重要意义,特别是可以为患者个体化给药方案设计提供科学依据。

(五)药物临床研究与评价

综合运用临床药理学、临床药动学、临床药物治疗学、循证药学、药物流行病学、药物基因组学、药物经济学、药学伦理学等临床药学相关学科的理论知识、方法和技术,开展新药临床试验和药物临床评价,为新药开发、临床给药方案制订和调整提供科学依据。主要研究内容包括:I~IV期临床试验、生物利用度与生物等效性评价、药物利用评价、药物临床疗效评价、药物临床安全性评价、药物经济学评价、临床用药的依从性评价、临床用药的适宜性评价、临床用药的规范性评价等。

(六)药物相互作用研究

药物相互作用(drug interaction)是指某一种药物由于其他药物的存在而改变了药物原有的理化性质、体内过程或组织对药物的敏感性等,从而改变了药物效应的现象。研究内容主要包括:配伍禁忌、药效学相互作用、药动学相互作用、中西药相互作用、食物 - 药物相互作用、药物与内源性物质相互作用等体内外药物相互作用的类型、机制和后果等。药物相互作用研究热点包括转运体、代谢酶介导的药物相互作用、药物相互作用研究的策略和方法等。通过体内体外研究和设计、群体药动学筛查、生理药动学(PBPK)模型等对药物合并应用后的相互作用进行科学预测,利用有益药物相互作用,规避或防范药物不良相互作用,提高联合用药水平,促进临床合理用药。

(七)药物流行病学研究

药物流行病学(pharmacoepidemiology)是运用流行病学的原理与方法,研究人群中对药物的利用及其效应的应用学科。主要研究内容包括:药品上市前临床试验的设计;药品上市后有效性、安全性的监测和再评价;国家基本药物遴选;药品不良反应 / 事件监测及其危害程度定量评价;中药上市后的安全性评价;药物利用研究与评价;药物流行病学的方法学研究;药品风险管理与用药风险防范研究;药物警戒研究和生命质量评价。

(八)药物经济学研究与评价

药物经济学(pharmacoeconomics)是指运用经济学的基本原理和方法,以卫生经济学为基础,研究药物资源利用的经济规律,研究如何提高药物资源的配置和利用效率,以有限的药物资源实现最大限度的健康效果改善的学科。主要研究内容包括:药物经济学在临床药学实践中的应用研究;临床常用药物的药物经济学研究与评价;临床药物治疗方案的药物经济学分析与评价;药物经济学的研究设计与评价方法研究等。

(九)循证药学研究

循证药学(evidence-based pharmacy)指药师在药学实践中,慎重、准确和明智地应用当前最佳证据,与临床技能和经验相结合,参考患者意愿,做出符合患者需求的药学服务过程的一门药学分支学科。主要研究内容包括:研究利用循证药学的理论和方法,解决临床药学实践过程中遇到的问题,指导药物利用评价,指导基本药物遴选、药品的购进和淘汰,指导药物临床试验,指导个体化给药,为临床药物治疗决策、药品处方集和基本药物目录制定等提供科学依据。

（十）药物基因组学研究

药物基因组学（pharmacogenomics）是一门利用全基因组水平分析药物效应和毒性的遗传标记的新兴学科。研究内容主要包括：药物代谢酶、转运体、受体（或靶点）及信号转导通路相关蛋白的基因多态性与合理用药的关系；研究利用药物基因组学的信息、方法和技术，优化药物治疗方案，改善药物治疗效果，为患者或特定人群（如基因缺陷或基因变异患者）寻找最合适的药物，实现个体化精准治疗；利用基因组信息发现药物新靶点和进行临床试验研究。

（十一）药学信息服务研究

药学信息服务（pharmaceutical information service，PIS）是指向医护人员、药学人员、患者及公众等广大人群提供及时、准确、全面的药物相关信息，以期促进合理用药，改善药物治疗效果，提高医疗质量的药学服务活动。主要研究内容包括：利用信息学原理、方法和技术，研究药学信息的收集、整理、分析、加工、传递、利用、评价和管理及其在临床药学中的应用；研究药学信息服务的实施和评价的新方法和新技术；研究常见疾病的药物治疗指南和合理用药指南；利用大数据技术，开展大数据在临床药学领域的应用研究，整合多重组学数据和临床资料，构建疾病与药物知识网络，开展大数据电子病例和药历，构建临床药学数据挖掘、存储、集成、分析、利用、管理和共享系统。

（十二）精准药学与个体化用药研究

精准药学（precision pharmacy）是指为实现临床精准用药，研究利用基因组学、生物信息学、大数据、药物治疗学方法和技术，对特定患者、特定疾病进行正确的诊断，在正确的时间，给予正确的药物，使用正确剂量（right diagnosis，right time，right drug，right dose，4R），从而达到精确、准时、共享、个体化治疗目的的一门新兴学科。借鉴精准医疗的研究思路、策略、方法和技术，开展精准药学研究，实现药物的精准应用和疾病的精准药物治疗，为患者、医护人员等提供精准药学服务，成为当前临床药学研究的一个崭新领域。

个体化用药（personalized medicine）是指药物治疗"因人而异""量体裁衣"，在充分考虑每个患者的遗传因素、性别、年龄、体重、生理、病理特征及联用药物等综合情况的基础上制订安全、有效、经济、适当的药物治疗方案。研究如何利用基因组学（genomics）、转录组学（transcriptomics）、蛋白质组学（proteomics）、代谢组学（metabolomics）、大数据（big data）方法和技术，探索个体化用药的方法和策略。

（十三）中药临床药学研究

中药临床药学（clinical pharmacy of Chinese materia medica）是指在中医药理论指导下，以患者为中心，以提高中药临床用药质量为目的，研究中药临床合理应用规律，保障患者用药安全、有效、经济、适当为主要内容的一门综合性应用技术学科。中药临床药学研究应遵循中医药理论，保持中医药特色。主要研究内容包括：中药药学服务模式、中药临床药物治疗、中药临床合理应用、中药临床药动学、中药治疗药物监测、中药药物相互作用与配伍理论、中药不良反应、中药药物警戒、中药药学信息服务、中药药物经济学、中药循证药学及中药临床试验研究等。

第二节 临 床 药 师

一、概述

（一）临床药师产生的背景

临床药师（clinical pharmacist）是指以系统药学专业知识为基础，并具有一定医学和相关专业基础知识与技能，直接参与临床用药，促进药物合理应用，保护患者用药安全，提供药学服务的药学专业技术人员。临床药师是伴随着医院药学工作模式的转变、临床药学学科的发展、临床药学工作的开展，特别是药学服务需求而产生的。

随着医药科技的飞速发展和医疗体制的不断改革,医院药学工作内容和模式发生了根本改变,医院药学工作的重心从"药"转向"人",工作模式从"供应保障为主"转向"药学技术服务为主",药师的工作内容从药品调配、制剂、质量控制等传统药学工作转向直接面向临床、面向患者、面向医疗团队的药学服务。这时一部分医院的药师从繁重的调配、制剂等业务中解放出来,进入临床,开展临床药学实践工作,向患者和医护人员提供药学服务,逐步成长为一名临床药师。医院药学工作内容和模式的转变促进了临床药师职业的产生。临床药学工作的开展则推动了临床药师职业的发展。

药物不良反应/事件、药源性疾病、用药错误及不合理用药导致的药物损害层出不穷,药物应用面临严峻的问题,合理用药成为当务之急。发现、解决和预防潜在的或实际存在的用药问题,是药师的使命和义不容辞的责任。药师加入医疗团队,直接面向患者,参与临床药物治疗,促进药物合理应用,将药物安全性问题带来的危害降至最低,已成为社会发展的需求。正是这种社会需求促使临床药师职业迅速发展起来。

临床药学学科的快速发展,临床药学工作的全面开展,以及人们对维护自身健康的强烈需求,均需要具有临床药学理论知识、专业技能和人文素养的药学专业技术人员——临床药师来完成。从2002年到2020年,国家先后颁布了《医疗机构药事管理暂行规定》《关于开展临床药师培训试点工作的通知》《关于开展临床药师制试点工作的通知》《医疗机构药事管理规定》《关于加强药事管理转变药学服务模式的通知》《关于加快药学服务高质量发展的意见》《关于加强医疗机构药事管理　促进合理用药的意见》等规定或通知,要求医疗机构开展临床药学工作,转变药学服务模式,建立并推行临床药师制,推动与规范临床药师培养,加快药学服务高质量发展,促进合理用药。这些规定的出台为临床药师产生、发展及临床药学工作的开展提供了强有力的政策支持。至此,我国临床药师职业和临床药师群体得以产生并迅速发展起来。

(二)临床药师制

1. 我国临床药师制的建立　2002年1月,卫生部和国家中医药管理局颁布的《医疗机构药事管理暂行规定》明确规定,医疗机构要"逐步建立临床药师制"。

2005年3月,卫生部颁布的《医院管理评价指南(试行)》,进一步明确要求开展临床药学工作,建立临床药师制。

2005年11月,为适应医疗机构开展临床药学工作、逐步建立临床药师制的需要,推动与规范临床药学人才培养工作,卫生部办公厅发布了《关于开展临床药师培训试点工作的通知》,公布了《临床药师培训试点工作方案》,在全国选取19家医院作为临床药师培训基地,探索临床药师的培养模式及相关政策。这项工作很快在全国范围内得到推广,对临床药学人才培养起到示范和引导作用,有力地推动了临床药师制的建设。

2007年12月,在临床药师培训试点工作的基础上,卫生部医政司发布了《关于开展临床药师制试点工作的通知》,出台了《临床药师制试点工作方案》,探索临床药师的准入标准、工作模式、岗位责任和管理制度等,并确定北京医院等42家医院作为试点单位,推行临床药师制试点工作。2009年底试点工作结束后,卫生部在全国范围内大力推行临床药师制的工作,这标志着我国临床药师培养进入了一个新阶段,具有中国特色的临床药师制就此建立。

2. 临床药师任职专业技术基本要求　如果想成为一名临床药师,需达到以下任职专业技术基本要求。

(1)专业理论知识

1)基础理论知识:掌握临床药学专业基础理论知识。包括:解剖学、病理生理学、生物化学、药理学与临床药理学、药剂学与生物药剂学、药动学与临床药动学、临床药物化学、临床药物治疗学、药物经济学、药物基因组学、药物流行病学、药学信息学、药学伦理学、药事管理学等。

2）相关理论知识：了解与临床药学相关的理论知识，包括基础医学与临床医学基本理论及其他相关知识，如诊断学基础、临床检验学、微生物学、传染病学、免疫学、遗传病学、内科学、外科学、妇产科学、儿科学、肿瘤学、医学心理学、医学统计学和循证医(药)学等知识。熟悉与本专业有关的法律与法规。

3）学识水平与专业技能：了解临床药学国内外现状及发展趋势，了解或掌握国内外有关本专业新理论、新知识、新方法、新技术，并能在实践中加以应用；能熟练阅读本专业外文文献；掌握计算机应用的基本知识和操作技能。

（2）专业学历与实践能力

1）高等医药院校大学本科临床药学专业或全日制药学专业毕业本科以上学历，通过规范化培训并经考核合格取得临床药师专业技术职称。

2）临床药师平均每年参加临床实践工作的时间不得少于40周，平均每周在临床参与临床用药相关工作的实践时间不得少于总工作时间的80%。

（3）从事本专业工作能力

1）符合专科化、专职化要求，对某一临床专科或药理学分类药物，能运用药学知识与技能对疾病的药物治疗提出意见与建议；具有发现、解决、预防潜在的或实际存在的用药问题的能力。

2）掌握常见疾病的药物治疗方案设计与评价方法，了解常见疾病的诊断与治疗，熟悉临床用药的基本原则与特点，对所从事临床专科的药物治疗有一定研究，并有较强的实际工作能力。

3）具备对本临床专科的病历以及与疾病相关的医学检验学、影像学及心电图报告的阅读和应用能力，能正确采集与药物临床应用相关的信息。

4）具备较强的掌握本临床专科用药和相关药物应用知识的能力，并能熟练应用于临床药物治疗工作中。

5）具备获取药物新信息与药物治疗新知识的能力。

6）具备一定的文字表达能力与正确书写药历等相关医疗文书的能力。

7）具备与其他医务人员及患者沟通与交流的能力。

8）具备提供及时、准确、完整的药物信息咨询，宣传合理用药知识及开展临床用药教育与用药指导的能力。

临床药师任职专业技术基本要求是临床药师的最低准入标准。医疗机构应根据这个基本要求选配临床药师。

3. 临床药师的设置标准　临床药师的岗位设置需与医疗机构的等级规模和医疗服务水平相适应。《医疗机构药事管理规定》要求："医疗机构应当根据本机构性质、任务、规模配备适当数量临床药师，三级医院临床药师不少于5名，二级医院临床药师不少于3名。"临床药师培训基地所在医疗机构临床药师数目不少于床位数的1%。目前一些临床药学工作开展得比较好的医院，其临床药师数量配置已远超规定要求。

二、国内外临床药师概况

（一）国外临床药师概况

1. 发展现状　20世纪60年代美国就有临床药师参与临床药学工作，临床药师工作岗位开始出现。1960年，White药师重塑药房形象，开始建立患者的药历制度。1964年，Francke发表了《医院药学服务指南》（*The Audit of Pharmaceutical Service in Hospital*），提出医院药师可以开展临床药学服务。1965年，药学教育家Brodie提出"药学服务的最终目标必须是公众安全使用药物"。1966年，"临床药学"和"药物使用控制"概念在加利福尼亚大学（University of California）的医学中心被明确提出。20世纪60年代，美国卫生保健制度的改革，特别是相关医疗补助方案（Medicaid）和医疗服务方案

(Medicare)的出台,进一步把药师推向临床。1969年,美国药学会的职业道德准则改为"药师应把患者的健康和安全作为首要任务,应向每个患者充分提供自己的专业才能"。

20世纪70年代,随着电子计算机的推广,药师开始应用计算机建立患者药历,监测药物相互作用,改进用药记录的存取。一些药学院校把药学博士(Doctor of pharmacy,Pharm. D.)课程不仅扩大到临床药学,而且扩大到社会和行为药学。

20世纪80年代,临床药学进入药学监护时代。由于各国对控制卫生费用增长的普遍要求,在医院药房,提高药物治疗的成本效果比变得非常关键。面对巨大的社会、经济和科学变化,美国药学界召开了几次重要会议,试图寻找未来药学发展的方向。1984年,举行了第一次21世纪药学会议,药师们展望了20世纪最后20年的药学实践。随后在1985年的Hilton会议上,提出了临床药学实践的方向。1989年召开了第二次21世纪药学会议,正式提出药学服务的概念。会后,许多医院药师把药学服务作为药学发展的主要目标。

20世纪90年代,科技进步和社会发展给医院药学带来了巨大变化。一方面,以疾病诊断为主的医生在治疗药物的选择和使用上需要药师给予帮助;另一方面,患者自我保护意识的增强使其需要了解自己所用的药物相关信息,这些都导致医院药师的工作重点转向临床药学。此外,药房发药逐步实现自动化,往日医院药师的工作和任务逐渐被药房技术员替代,更多的医院药师开始参与临床药物治疗,开展药学服务,成为一名临床药师。随着药学服务的深入以及工作范围的拓宽,临床药师在医疗团队和患者心目中的地位逐步提升,作用更加明显,特别在患者药物治疗方面发挥越来越重要的、不可替代的作用。

伴随着临床药学的快速发展,美国临床药师队伍日益壮大。2010年在医院工作的临床药师已达药师总数的25%,另有大量的临床药师活跃在社区药房、诊所、护理院、政府机构、管理式医疗组织、家庭医疗保健服务机构及学术界等。在美国一些大的医疗中心,普遍设有临床药学服务机构,一名或几名医生必须配备一名临床药师共同工作,医疗机构若无临床药师的加入就不允许开业。从2014年开始,医生、护士等医疗保健提供者(health care provider)可以向临床药师志愿者小组(the panel of volunteer clinical pharmacist)申请临床药学咨询。

当前,临床药师及其药学服务在美国已深入人心,服务范围不断扩大,临床药师已成为医疗团队和社会药房中不可或缺的一员,法律地位和工作职责明确,在医疗团队中的地位日益巩固,薪酬待遇高,深受欢迎。

2. 政策和章程　近年来,国外修订并发布了临床药师相关的职责、政策和章程,目的是扩展临床药师的职能,给患者提供最佳的药物治疗,以及进行行政审查。这一系列新政策涉及以下内容:①药师给患者进行临床药物治疗的规范;②患者病情控制方法;③病史采集和病情判断;④调整药物治疗方案的程序和依据;⑤药品处方的分级管理;⑥实验检查和检查标准;⑦转诊和会诊的特殊标准;⑧医疗记录表单和文书;⑨临床药师工作的监督和评估;⑩培训和考查等。

在出台一系列有关临床药师政策法规的同时,还特别强调临床药师必须经过专业考核认证。绝大多数药师也已充分认识到专业考核认证的重要性。通过专业考核认证的药师,其身份和地位都会得到提升,职业竞争力加强,薪酬提高,甚至有些药师被授予处方权。

3. 工作职责　美国临床药学学会(The American College of Clinical Pharmacy,ACCP)对临床药师工作职责描述如下。

(1)评估患者健康状况,判断所开具的药物能否满足患者需求和达到治疗目标。

(2)评价药物治疗的适宜性和有效性。

(3)确认疾病可以通过适当的药物治疗,得到改善或解决。

(4)根据患者病程变化,确定所开药物对患者健康的影响。

(5)向医生和其他卫生保健人员提供关于所选择的药物治疗方案能否满足患者需求,能否有助于整体治疗目标的实现方面的咨询。

（6）向患者提供合理用药建议。

（7）支持卫生保健小组对患者开展健康教育，鼓励患者采取改善或维持健康的一些重要措施，如运动、饮食和预防措施（如免疫）。

（8）请医生或其他健康专业人士解决患者具体的健康问题。

4. 职业定位 世界卫生组织（WHO）和国际药学联合会（International Pharmaceutical Federation，FIP）共同提出了"八星药师"的标准和角色要求，可作为临床药师的职业定位，具体包括如下内容。

（1）监护提供者（care-giver）：应成为药物治疗专家，为患者提供高质量的药学服务，还要对个人、群体提供与药物治疗和药物使用有关的教育、信息和建议，保证安全、有效、经济、适当地为患者服务，提高患者的健康程度。

（2）决策者（decision maker）：应具有与药学职业有关的知识和核心信息的理解力，能系统地分析、评价和应用信息，并在拥有扎实的专业知识的基础之上作出最优决策。

（3）沟通者（communicator）：应与患者对话，获得充分、翔实的患者药物治疗的历史资料。必须询问和准确记录患者的状况，并向患者传递相关信息。为满足患者需要，药师必须具有足够的知识储备，同时能够使用、解释来自其他渠道的信息。要求药师在关注患者状况细节的同时，必须为患者保守秘密，维护患者的隐私权。

（4）领导者（leader）：为了患者和社区的福利，药师应处于一种"领导"位置；在关注公众健康的政策发展方面，药师应该在与其他机构的合作中起到引领作用。

（5）管理者（manager）：为了药品和医疗服务的可获得性和有效性，药师应有效地、创造性地管理资源和信息，这样可实现对患者的最佳护理；药师还必须保证药品的质量和合适的储备量。

（6）教育者（teacher）：应该建议、教育大众及特定人群通过合理的生活方式或行为调整，以及正确使用药物治疗或医疗器械等任何一种有助于获得最佳结果的方式，预防疾病，提高健康水平；同时，还应参与到培养和教育未来药师的工作中，指导药学实习生进行药学实践活动。

（7）终身学习者（life-long learner）：必须树立终身学习的观念和习惯，真正做到终身学习，成为一名终身学习者。

（8）研究者（researcher）：无论是新药研究开发，还是药品上市后评价，药师都应参与其中，发现、分析和解决问题，充分发挥自身专业特长，开展研究工作。

"八星药师"是一个国际化的标准，是药师应该具备的职业能力和素质，是世界范围内对药师公认的期望。尽管我国一些临床药师与"八星药师"标准还有一定差距，但应该将此作为广大临床药师奋斗的目标。

5. 工作内容 目前美国的临床药师活跃在医院、社区、护理院等多个不同机构。临床药师的工作岗位不同，具体工作内容有所不同。其中，医院岗位的临床药师主要从事以下工作。

（1）直接监测患者的药物治疗情况，包括给药品种、途径，给药后的症状或精神问题，实验室数据及患者转归和评估，向医师、护士等其他相关人员转达在患者药物治疗过程中发现的问题及处置方法。

（2）与医师、护士及其他的治疗人员就所选用药物的适应证、禁忌证、毒副作用、不良反应等交换意见。

（3）与病区医师一起制订药物治疗方案，决定治疗终止时间，回答药动学、营养支持等药学咨询。

（4）对个别或某类患者进行药物治疗方面知识教育，交代必须注意的问题、应该获得的疗效、可能出现的毒副作用和不良反应，评估自我药疗的潜在可能性。

（5）通过查阅病历，同医师一起会诊以及参与其他医疗质量管理，回顾药物利用情况。

（6）作为治疗小组成员参加制订和评估治疗计划，实现治疗个体化。

（7）发起和执行培训计划，进行药物治疗方面的继续教育。

（8）准备和调配处方和医嘱单，审核处方书写是否合适和规范，检查有无药物 - 药物、药物 - 食物之间的相互作用，检查处方用药是否符合国家或州联邦的法规、是否符合医疗保险规定、是否符合治疗指南、是否符合医药伦理。

（9）监督和控制病区或门诊治疗药物供应和分发。

（10）参与或指导药物临床应用的调查和研究。

（11）监督助理药师及药房技术员进行药房工作，如处方药品准备、发放等。

（12）其他的相关工作。

（二）国内临床药师概况

1. **发展历程**   从 20 世纪 70 年代末至 80 年代初，国内一些有条件的医疗机构开始开展初步的临床药学工作，药师开始走出药房，进入病房，了解药物使用情况，并给予医生和患者一定的用药建议。目前，临床药学实践工作已开展了 40 余年。然而，直到进入 21 世纪，我国的临床药师职业才进入快速发展阶段。此前，尽管一些药师从事了一些临床药学服务工作，如门诊窗口的药学咨询、药物不良反应监测和治疗药物监测等，但是他们多为兼职工作，还没有成为一个独立的职业群体，工作岗位不明确，还没有真正成为医疗团队的一员，还不是真正意义上的临床药师。

2002 年，卫生部和国家中医药管理局颁布的《医疗机构药事管理暂行规定》要求"各级卫生行政部门和医疗机构要重视临床药师的培养和使用，充分发挥其在临床药物治疗工作中的作用"，并规定了临床药师的任职资格。

2011 年，卫生部、国家中医药管理局、总后勤部卫生部联合颁布的《医疗机构药事管理规定》指出，医疗机构"药学部门具体负责药品管理、药学专业技术服务和药事管理工作，开展以病人为中心，以合理用药为核心的临床药学工作，组织药师参与临床药物治疗，提供药学专业技术服务"，明确了临床药师的工作职责。该规定进一步要求"医疗机构应当根据本机构性质、任务、规模配备适当数量临床药师，三级医院临床药师不少于 5 名，二级医院临床药师不少于 3 名。"这些法规、规定的出台为临床药师职业和临床药师群体的产生和发展提供了强有力的政策支持。

2. **发展现状**   根据医院药学工作岗位分工的不同，目前国内医院药师分为药房药师和临床药师。其中，药房药师，又称为"药剂师"或"调剂药师"，是指具有系统药学专业知识与技能，掌握药物特点与相关属性和临床应用，在医疗机构从事处方或用药医嘱审核、校对、用药教育与咨询、医疗机构制剂以及系统药品质量监控等药学专业技术服务，不直接参与临床药物治疗工作的药学技术人员。而临床药师则面向临床、面向患者，直接参与临床药物治疗，进行药物治疗方案的制订、实施和评价。

根据工作岗位和工作内容的不同，临床药师又分为通科临床药师和专科临床药师。通科临床药师（generalist clinical pharmacist）也称"全科临床药师"，指在处方和医嘱审核、药学咨询、抗感染药物临床应用和慢性病药物治疗管理等方面从事药学服务的临床药师。专科临床药师（specialist clinical pharmacist）是指从事不同专科领域药学服务的临床药师，若以专科或专业确定工作岗位，可分为心血管内科、呼吸内科、消化内科、神经内科、精神科、血液科、内分泌与代谢病科、泌尿科、风湿免疫科、重症监护治疗病房（intensive care unit，ICU）、外科、儿科、妇产科、眼耳鼻喉科、皮肤科、性病科等专科临床药师；若以治疗药物确定工作岗位，可分为抗感染药、抗肿瘤药、疼痛药物、抗凝血药等专业的专科临床药师。

尽管我国临床药学工作取得了长足的进步，临床药师的工作能力和职业素质有了大幅提升，临床药师职业越来越受到关注和尊重，但是，由于我国临床药学起步较晚，临床药学教育先天存在欠缺，国家关于临床药学与临床药师相关法规政策出台较晚且在不断完善中，职业标准尚不成熟规范，一些医疗机构对临床药学工作和临床药师岗位重视程度不够，个别临床药师专业素质、药学服务水平一般，难以满足患者药学服务需求。此外,临床药师目前在医疗机构中占比较低,薪酬待遇不高,还没有正式的、独立的职称体系。所有这些均阻碍了临床药学工作的开展和临床药师职业的发展。

三、临床药师的职业特征

临床药学的产生背景、学科使命和特色决定了临床药师具有以下职业特征。

1. 专业特征 作为一名临床药师,必须能够直接面向患者,参与临床药物治疗和个体化给药方案设计,研究并实践合理用药,开展药学监护、治疗药物监测、药物安全性监测、药学信息服务等药学专业技术服务,能够发现、提出、分析、解决和预防临床用药问题,并开展临床药学相关研究。临床药师的工作性质、工作职责和工作内容决定了其必须具备系统的临床药学理论知识、专业技能,才能胜任本职工作。临床药师工作显示了非常强的专业性特征。

2. 服务特征 临床药学是一门实践性、应用性非常强的新兴学科。药学服务成为贯穿临床药学工作的主要特征。临床药师的工作对象和工作重点是"人",而不是药物。临床药师的工作职责要求其必须"以患者为中心",参与临床药物治疗,全心全意为患者和医护人员服务。

3. 社会心理特征 临床药师为患者、医生、护士、社会公众、医药管理者等不同人群提供药学服务,与他们沟通交流,会产生相应的社会心理特征。与患者沟通交流时,要注意用通俗易懂的语言,关心患者疾病状况与心理活动,尊重和保护患者隐私,取得患者信任,以便顺利开展药学服务,避免药物治疗纠纷。临床药师作为临床治疗团队的一员,要注意恰当地处理与医生、护士等相关人员的关系,营造团结协作的氛围,取得他们的理解、支持和配合,以便充分发挥自身在医疗团队中的作用。当临床药师参与医疗和药品监管等部门的药物政策决策时,服务对象是政府管理人员,应本着客观、公正、科学、真实的原则,从全社会的立场出发,进行方案研究设计,以便管理者做出科学、正确的决策,促进有限的卫生资源合理分配。临床药师在实施药学服务时,应树立服务和责任意识,秉持以人为本,注重人文关怀的社会心理,遵守职业伦理与道德。

四、临床药师的职业素质

临床药师在开展临床药学工作,提供药学服务时,除应具备丰富的临床药学理论知识和良好的专业能力外,还必须具备良好的职业素质。临床药师的职业素质是指临床药师对自身职业了解与适应能力的一种综合体现,是职业内的规范和要求,包括职业道德、职业技能、职业行为、职业作风和职业意识等。

1. 职业道德 职业道德(professional ethics)是临床药师在临床药学实践过程中形成并遵循的行为准则和规范。

(1)职业道德的基本原则:临床药师从事临床药学工作,提供药学服务时应遵循合理用药原则、人道主义原则、服务奉献原则。即以患者利益为最高标准,为公众提供直接的、负责任的、高质量的、高效率的药学服务,保障公众用药安全、有效、经济、适当,救死扶伤,关爱患者,维护人民用药的合法权益,全心全意为人民健康服务。

(2)职业道德的基本规范:仁爱救人、文明服务;严谨治学、理明术精;济世为怀、清廉正派;谦虚谨慎、团结协作;勇于探索、开拓创新;坚持公益、维护健康;宣传合理用药、承担保健责任。

(3)职业道德的基本范畴:临床药师职业道德的基本范畴包括良心、责任、荣誉、诚信和职业理想。

1)良心:临床药师应时刻以职业道德来约束自己,具有强烈的道德责任感、义务感和善良之心。

2)责任:对患者、同仁和社会有责任感,积极履行应尽的义务,对患者的药物治疗负责。

3)荣誉:对所从事的临床药师职业具有崇高的荣誉感,自愿献身临床药学事业,珍惜来自患者和社会的褒奖和赞许。

4)诚信:塑造诚实守信的品行、品德和人格,待人处事真诚、老实、讲信誉,言必信,行必果,一诺千金。

5）职业理想：热爱临床药学事业和临床药师职业，并将其作为人生的奋斗目标。

（4）职业道德的内容和要求：药学服务的核心是临床药师面向患者，提供直接的、负责的、药物治疗，对患者用药的全过程负责。药学服务中最基本的关系是临床药师与患者的关系。患者赋予临床药师实施药学服务的权利并给予充分的信任，临床药师必须将患者的生命健康放在首位，监控患者的用药情况，承担药物治疗的责任，履行合理用药的义务，降低患者用药风险。

临床药师的主要职责是以患者为中心，提供药学服务，保障患者用药安全，促进合理用药。临床药师在协同临床医师进行药物治疗过程中，应坚守自身的职业道德，并以此主动去影响医师和患者。因此，临床药师在临床药学工作中应坚守以下职业道德要求：①爱岗敬业，尽职尽责；②关心患者，热忱服务；③一视同仁，平等相待；④尊重人格，保护隐私；⑤团结协作，紧密配合；⑥坚守道德，合理用药；⑦认真负责，全心全意；⑧尊重科学，精益求精；⑨语言亲切，态度和蔼；⑩廉洁自律，维护清誉。

2. 职业技能　职业技能（professional skill）是指按照国家医药卫生管理部门规定的临床药师职业标准和要求（如《临床药师制试点工作方案》中关于"临床药师任职专业技术基本要求"等），通过政府授权的考核鉴定机构（如中国医院协会药事专业委员会、临床药师培训工作指导委员会）对临床药师的专业知识和技能水平进行客观公正、科学规范的评价与认证的活动。具备娴熟的临床药学专业技能是临床药师从事临床药学岗位工作的前提条件。

临床药师应具备的职业技能主要包括以下方面。

（1）能开展药学门诊、药学查房、药学会诊、临床抢救和病例讨论，参与临床药物治疗，对药物治疗提出建议和意见。

（2）能开展处方和医嘱的审核、分析与点评，用药情况调查和医嘱审查，对医院的药物利用情况、用药趋势进行分析评价，提出指导性意见。

（3）能掌握个体化给药方案设计、治疗药物监测、药物不良反应监测、分析与评价的能力、正确推荐药品的能力及药品风险管理能力。

（4）能以患者为中心，实施药学监护和药物治疗管理服务。

（5）能提供药学咨询、用药教育与用药指导。

（6）具备获取药物信息的能力、外语听说读写译能力及分析判断能力，能开展药学信息服务。

（7）具备灵活而独立分析、解决药物治疗问题的能力，能及时发现、提出、分析、解决和预防已存在的或潜在的用药问题，能从收集到的患者的临床信息资料及患者当前疾病病情、用药情况等方面综合分析，提出合理的意见和建议，进行药学干预。

（8）能提供应急状态的药学服务、社区药学服务和居家药学服务等。

（9）具备良好的沟通交流、组织协调和团队协作能力。

（10）能结合临床开展临床药学研究和临床药学人才培养。

3. 职业行为　职业行为（professional behavior）是指临床药师对临床药学职业劳动的认识、评价、情感和态度等心理过程的行为反映，是临床药师经过系统的职业化培训后，在组织或团队工作中所表现出来的具备相当职业素养的行为。职业行为体现着一定的道德关系，职业行为的发生都会伴随着一定的道德价值产生。

临床药师作为职业化的人员同样会通过日常行为细节的表现影响职业的整体形象，应该对自己的行为有所约束，一要知荣明耻，自觉走在时代前列，始终坚持社会主义荣辱观和科学发展观，始终保持谦虚谨慎、不骄不躁、淡泊名利、无私奉献的敬业精神，全面提高自身综合素质；二要恪守医德，诚实守信，践行"医乃仁术"和"大医精诚"的理念，常怀有仁者之心，善待生命，增强以患者为中心，合理用药、精诚服务的自觉性和廉洁从业的意识，做一个值得公众托付健康和生命的人；三要立足本职，勤奋工作，刻苦钻研，开拓进取，不断更新服务理念，创新药学服务方式，开展药学监护；始终坚持精益求精、一丝不苟、严谨务实、奋发拼搏的科学精神，始终做到干一行、爱一行、钻一行、精一行，努力提高业务技能,满足药学服务需求;四要遵纪守法,严于律己,增强知法守法意识,提高卫生政策理解与药学服务的水平,严于律己,见贿不沾,拒腐不染。

4. 职业作风　职业作风(professional style)是指临床药师在其职业实践和职业生活中所表现的一贯态度。临床药师在职业实践中应培养积极进取、科学严谨、虚心好学、踏实细致、认真负责、坚韧不拔和持续改进的作风。临床药师只有具备健康向上的工作动机,积极进取,才会有高涨的工作热情,才能全心全意为患者服务。临床药师只有养成科学严谨的作风,才能在为患者进行药物治疗时,一切从实际出发,遵循循证药学和真实世界证据,而不是仅凭个人主观经验考虑问题;才能做到认真仔细、全面周到、一丝不苟,不出差错;才能提高药学服务的质量和水平。临床药师只有虚心好学,才会不断充实和提高自己,多角度思考、多方面入手、深刻领会和掌握临床药物治疗原则和技巧,并学以致用。药学服务工作事关患者生命健康,临床药师只有踏实细致,不断地积累经验,坚持全面主动、持续深入学习,进一步提高、锻炼、完善自己,才能在大量信息资料支撑下,勤于观察、主动问诊、认真分析、积极思考,不疏漏任何一个与药物治疗有关的细节,经过深思熟虑及全方位准备提出药物治疗干预意见,脚踏实地做好每一项药学工作。临床药师只有坚韧不拔,才能耐得住寂寞,有决心和毅力去克服各种困难,日积月累,获得高超的工作能力和处理问题的技巧;事前做好精心准备,不打无准备之仗,提前预测到问题发生的可能性,并有计划地采取行动,提高工作效率。临床药师只有持续改进,才能不断进步,提高药学服务的质量和水平。

5. 职业意识　职业意识(professional awareness)是临床药师在职业选择与定向过程中,通过学习或实践形成的关于自身职业的方法和价值的认识、评价、情感、态度的反映。临床药师职业意识的具体内容和外延应包括以下几个方面:职业期望、职业道德、敬业与奉献意识、服务与责任、竞争与合作意识、质量与效率意识、成本与效果意识、创新意识、团队意识和劳动纪律观念。临床药师职业意识的时间跨度不限于临床药学工作中,还包括岗位工作以外的其他时间;空间也不仅限于医院,还应包括家庭、社会公共场合等活动空间。临床药师要牢固树立服务和责任意识,全心全意为患者服务,对药物治疗结果勇于承担责任。

五、临床药师的工作模式

随着我国社会经济发展和医疗改革的深入,"以药品供应保障"为特点的传统医院药学工作模式逐渐转变为"以患者为中心,以合理用药为核心"的临床药学工作模式。药师下临床,加入临床医疗团队,坚守临床药师工作岗位,直接参与临床药物治疗,向患者提供药学服务,逐渐形成自身的工作模式。临床药师制的确立,从制度上明确了临床药师是医疗团队中不可缺少的重要成员之一,临床医师、临床药师、护士以及其他相关专业技术人员,在临床治疗过程中团结协作,专业互补,共同承担对患者药物治疗的责任和保护患者的用药权益,共同提高医疗质量和水平。

根据工作岗位的不同,临床药师分为通科临床药师和专科临床药师。一般来说,二、三级医疗机构的临床药师主要是专科型的,一级医疗机构(如社区卫生服务中心)的临床药师主要是通科型的。

按照《医疗机构药事管理规定》,临床药师应参与临床药物治疗,为患者提供药学专业技术服务等工作。各级医疗机构的临床药师应根据临床工作实际需求,结合自身工作能力,采取独立或参与的方式开展临床药学工作。

1. 独立工作　由临床药师单独承担的工作,如药学门诊、药学查房、药学会诊、药学监护、药物治疗管理、医嘱审核、药历撰写、用药教育、用药指导、药学信息与药学咨询服务、合理用药宣传、治疗药物监测、药品质量监测,药品不良反应和药品损害的收集、整理、报告,静脉用药集中调配、个体化给药方案设计、社区药学服务、居家药学服务、互联网药学服务及临床药学科研与教学等。

2. 参与工作　与临床医生、护士合作,共同完成的工作,如参加临床查房、临床会诊、病例讨论,疑难、危重患者医疗救治,协同医师做好药物使用遴选;参与临床药物治疗,对临床药物治疗提出意见或调整建议;参与处方点评、新药临床试验、新药上市后监测与评价等;参与影响公众健康的突发公共卫生事件、急性中毒等危急情况下的人员救治;指导病房护士请领、使用与管理药品等。

六、临床药师的工作职责与工作内容

临床药师是临床治疗团队成员之一,与临床医师一样,通过临床实践,充分发挥自身在药物治疗过程中的作用,在临床用药实践中发现、解决、预防潜在的或实际存在的用药问题,提供药学专业技术服务,促进药物合理使用。临床药师的工作职责和工作内容包括以下方面。

1. 以患者为中心,以临床合理用药为核心,直接参与临床药物治疗,深入临床了解药物应用情况,审核用药医嘱或处方,与临床医师共同进行药物治疗方案的设计、实施与监护;对临床药物治疗提出意见或调整建议,与医师共同对药物治疗负责。

2. 参与日常性医疗查房、会诊,参加疑难、危重患者的救治和病案讨论,协助临床医师做好药物鉴别遴选工作;在用药实践中发现、解决、预防潜在的或实际存在的用药问题,进行病历分析和药历书写;开展药学门诊、药学监护、药学查房和药学会诊,提供药学专业技术服务。

3. 根据临床药物治疗的需要进行治疗药物监测,并依据其临床诊断和药动学、药效学的特点设计个体化给药方案。

4. 掌握与临床用药有关的药物信息,为医务人员和患者提供及时、准确、完整的用药信息及咨询服务;开展合理用药教育,宣传用药知识,指导患者安全用药。

5. 开展静脉用药集中调配;指导护士做好药品请领、保管和正确使用工作。

6. 开展药品质量监测,药品不良反应和用药损害的收集、整理、报告等工作;协助临床医师共同做好各类药物临床观察,特别是新药上市后的安全性和有效性监测,并进行相关资料的收集、整理、分析、评估和反馈工作;开展抗菌药物临床应用监测,实施处方点评与超常预警,促进药物合理使用。

7. 开展或参与社区药学服务,影响公众健康的突发公共卫生事件、急性中毒等危急情况下的药学服务。

8. 结合临床药物治疗实践,进行用药调查,开展合理用药、药物利用、药物评价和新药临床试验等临床药学相关研究工作;参与临床药学教育和临床药师培训。

以上临床药师的工作职责也是其日常工作内容。

七、临床药师查房与会诊

药学查房(pharmaceutical ward round)与药学会诊(pharmaceutical consultation)是临床药师日常工作的重要内容和提供药学服务的重要形式。开展药学查房和药学会诊,参与病例讨论和疾病的临床药物治疗,制订和实施个体化给药方案,开展以合理用药为核心的药学服务工作,是新时期赋予临床药师的使命。

(一) 药学查房

1. 药学查房的目的   药学查房同医疗查房、护理查房一样,通过查房监测患者用药的有效性和安全性,提出改进药物治疗的意见和建议,提高患者用药依从性,提高药物治疗的质量和水平,促进临床合理用药。

2. 药学查房的形式   临床药师开展药学查房,主要包括两种形式:跟随临床医师查房和临床药师单独查房。实际工作中临床药师可先跟随医师进行临床查房,了解患者的基本情况、诊疗方案和治疗难点,积极参与治疗方案的讨论;随后再进行独立的药学查房,特别是有特殊情况时,如患者病情危重、发生严重药物不良反应、药物治疗复杂及肝肾功能严重损害等,临床药师进入病房,结合患者病历及与医生交流的情况,对患者及其家属进行询问,给予用药指导和用药教育。

3. 药学查房的基本原则

(1) 以临床问题为中心：治疗疾病就是解决临床问题，临床问题可来源于患者、家属、临床医师、护士。临床药师查房时只有主动发现、提出、分析和解决问题，才能显著提高自己的药学服务质量和水平。临床药师查房应重点关注临床用药问题，特别是不合理用药问题，如选药、用药、联合用药是否恰当，有无超说明书、用药，有无配伍禁忌和不良反应发生等。

(2) 以循证为基础：临床药师通过"问"和"看"，获得临床证据。首先是问患者、家属、医生、护士关于患者病史、治疗史和用药史等；其次是看体检结果、辅助检查、病程记录、护理记录、药师查房记录、检查和治疗计划等，并做好查房记录。通过"问"和"看"全面了解患者用药情况，做出正确判断，给出专业的建议。规范化的问诊可以获得患者完整的、与用药相关的第一手资料。

(3) 以疾病评估做辅助：临床药师要深入临床，树立临床思维。通过查房，临床药师对患者病情有了一定的了解，能够解决一部分临床问题，但对于病情复杂或者对于临床诊断知识缺乏的临床药师，在病情评估上往往面临很多不确定的问题。只有对患者病情做出全面、合理的评估，才能在选药用药和药物治疗上提出合理的建议。

(4) 以患者为中心，以合理用药为核心，保证患者用药安全、有效、经济和适当，提高药学查房的质量和水平。

4. 药学查房的基本要求

(1) 做好充分的准备：查房之前要先熟悉患者的基本情况，通过观察患者的面容神态、体形体征，获得对患者的初步印象，然后查看病史记录和用药记录，初步掌握患者的基本病情和用药情况。

(2) 遵守查房礼仪：进病房时要衣着整洁，发型、妆容得体，举止大方；面带自然微笑，目光柔和；言语清晰，语调和蔼，动作轻柔。

(3) 积极沟通交流，注意查房技巧：查房过程中，临床药师要注意倾听患者及其家属对病情的描述，认真听取医师汇报病历，明确目前存在的、需要临床药师解决的问题，特别是药物应用方面的问题。在关注、真诚和尊重原则的基础上，积极与患者、医护人员进行沟通，并注意沟通的方式和技巧。询问和回答患者问题时要尽量避免使用医药学专业术语，将其转换成通俗易懂的语言，使患者能够理解和交流。

(4) 进行药学问诊，做好查房记录：临床药师要询问患者及其家属，患者有无不良反应或禁忌证用药史，并做好相关记录，建立患者的药历档案。查房记录要做到准确、完整。

(5) 提出建设性意见或可行性药物治疗方案：听取医师追问病史，对患者进行体格检查，找出问题的关键所在。在参与病情讨论时，尽量提出建设性意见或可行性药物治疗方案。

(6) 遵守职业道德，关爱患者，防范药物治疗纠纷：把"以患者为中心"理念落实到实际工作中，注意保护患者的隐私权和知情权，把握好查房的时间、地点、频率，提问和回答问题的场合及方式方法，规范语言表达，避免误导和产生歧义，产生药物治疗纠纷。临床药师要防范用药差错和药物治疗纠纷，加强自身保护。

5. 药学查房的基本程序

(1) 制订药学查房计划：依据患者的基本情况，进行药学评估，判断患者所需药学服务方式和内容，制订药学查房计划，做好查房的各项准备工作。

(2) 初始药学查房：对患者进行初次巡视时需进行简单的自我介绍，告知患者药学查房的主要目的，介绍用药注意事项，促进药物合理应用，并注意引导患者回答与药物相关的问题。

(3) 用药教育和用药指导：与每一位患者或其陪护人员交流，了解患者用药信息，回答其提出的问题，进行用药教育和用药指导，提高患者用药依从性。

(4) 集中点评：查房完毕，召集所有参与查房的人员进行集中讲评，重点对用药情况进行点评。

(5) 查房后的处理：查房结束后，将查房经过、药学服务内容和用药建议等详细记录下来，建立患者药历,结合患者病情分析患者的用药情况。对不合理用药现象及药学咨询方面遇到的问题,应及时查阅相关文献,并以文字的形式写成书面材料,及时反馈给临床医生,注意加强与临床医生的沟通交流。

6. 药学查房的主要内容

(1) 患者入院药学评估:查看病历,了解病程,查看用药情况(药历),通过药学问诊对患者进行药学评估,询问现病史、既往病史、既往用药史、家族史、伴发疾病与用药情况、过敏史、药物不良反应及处置史等,明确疾病治疗的原则,对疾病的药物治疗提出意见与建议,优化药物治疗方案,关注药物不良反应和药物相互作用,发现、解决和预防潜在的或实际存在的用药问题。

(2) 实施药学监护:对患者用药的疗效、安全性和依从性进行监护,检查药物治疗是否及时、有效、彻底,治疗时间的长短,有无因用药不当(用药剂量、用药时间、用药方法错误)而给患者带来不必要的心理或生理方面的痛苦、损害以及感染和差错事故等;使患者了解药物治疗方案,帮助患者识别并及时处理药物相关性事件,最大限度规避或减少药物不良反应;关注药物治疗效果,重点关注治疗效果差、用药依从性差、需要进行重点监护以及使用特殊药物或特殊剂型患者的药物应用情况。

(3) 解决用药问题,进行用药教育和用药指导:积极与医护人员、患者及其家属进行沟通和交流,对患者进行用药教育和用药指导。发现不合理用药问题后,及时纠正和处理。有些问题,例如服药方法和服药时间,可以现场给患者解决,但是关于调整给药方案、更改用药医嘱等问题,需要先同临床医生进行协商。

(4) 出院前药学查房与用药指导:关注药物治疗效果,告知疾病治疗现状(特殊者除外);使患者明确病情进展及出院后药物治疗方法,提示应定期监测的指标及监测时间;告知患者出院后继续用药的必要性及用药品种;药物应用方法与疗程;如何正确保存药品;可能出现的用药问题与处理方法;生活方式调整;必要时可预约随访。

7. 药学查房应注意的问题

(1) 查房前应与医生进行沟通:药师查房前应注意就患者的病情、用药等问题与医生沟通交流。当患者向临床药师咨询他的病"用什么药好"等用药问题时,临床药师的回答应与医生保持一致。如果与医生用药观点有冲突,患者通常会找医生理论或要求医生更改医嘱,甚至怀疑医生的用药水平,此时容易引发矛盾。

(2) 保护患者隐私:为保护患者的隐私权,查房时应注意时间、地点、提问和回答问题的场合及方式、方法。在病房时可询问患者的用药史、是否有不良反应等,而讨论或谈论患者的隐私以及某些疾病(如性病、获得性免疫缺陷综合征、不孕不育症等)的治疗用药时,要符合临床药师职业道德规范,不要当着其他患者的面,以免引起患者的不满,甚至引发医疗纠纷。

(3) 注意沟通技巧:首先注意语言交流时要真诚、友好、谦虚、自信;其次要实事求是,不要信口开河,尽量不要使用"也许""可能""大概""不太清楚"等不确定性词汇,以免引起患者对临床药师的不信任。临床药师要对自己说的每一句话负责,因此不明白的事不乱讲,待自己弄清楚后,再告诉咨询者。

(二) 药学会诊

会诊是临床医疗工作中集思广益,发扬学术民主,共同解决患者诊疗问题的重要措施,患者在诊断、治疗上有困难或涉及其他专业问题需要专科协助解决时,应及时组织会诊。随着临床药学工作的广泛、深入开展,具备一定资质和能力的临床药师会受邀参加或独立开展药学会诊工作。药学会诊主要是指由2个以上不同专科、有一定资历的临床药师(必要时临床医师一同参加)共同研究和解决临床用药相关的问题,使患者用药更加安全、有效、经济、适当。药学会诊是临床药学工作的重要组成部分,也是临床药师综合素质的体现。

1. 药学会诊的目的　药学会诊同临床会诊一样,通过会诊,群策群力,探讨、发现、解决和预防临床用药中出现的重要或重大问题,提出改进药物治疗的建议,保证患者用药的安全性和有效性,提高药物治疗的质量和水平,促进临床合理用药。

2. **药学会诊的形式** 按参与形式不同,药学会诊分为临床药师参与临床会诊和临床药师单独会诊两种形式。前者多是临床药师受临床医师之邀,参加临床医师组织并主导的临床会诊,在会诊中与医师进行交流,就药物治疗和用药问题进行积极讨论,发表意见,提出建议。临床药师参与临床会诊又分为两种形式:①单独邀请会诊,临床药师需在会诊单上填写会诊意见;②多专业会诊,药师口头发表意见,由组织者记录会诊意见。临床药师单独会诊是以临床药师为主导,由两个以上不同专科的临床药师为解决临床用药问题而独立进行的会诊,如对病情危重、药物治疗复杂、发生严重药物不良反应、发生严重肝肾功能损害、需要治疗药物监测的患者等进行药学会诊,共同商讨制订药物治疗方案,尽量做到给药方案个体化,确保患者用药安全、有效。

根据会诊范围不同,临床药师会诊可分为科内会诊(department consultation)、院内会诊(hospital consultation)、院外会诊(external consultation)和远程会诊(remote consultation),目前以前两种情况居多。科内会诊为本病区或本科室内的会诊,由主治医师或主管药师提出,经科室主任同意后,召集本病区或本科室的医药护人员参加。院内会诊又分为科间会诊和全院会诊。科间会诊是指在临床治疗中,对于诊治病情疑难或危重的患者,仅凭一个科室不能解决,需要其他科室协助时,由申请科室发出会诊申请单,被邀科室中级及以上职称的医师和临床药师前往会诊并共同确定诊疗意见的过程。在本专科领域内对患者的诊治有困难,需要相关学科协助的,可提出科间会诊。全院会诊,又称"多学科协作(multidisciplinary team, MDT)会诊",通常指来自多个相关学科的专家,组成相对固定的专家组,针对某一个器官或系统疾病,通过定期、定时、定址的会议,提出诊疗意见的临床诊疗模式。MDT尤其适用于重大疾病、罕见疾病、疑难杂症的诊断治疗,参加科室往往涉及多个临床科室和医技科室(检验科、病理科、放射科、临床药学室等)。根据会诊的紧急与否,院内会诊又分为急会诊和普通会诊。

院外会诊是指针对本院不能解决的危重疑难病病例,如严重感染性疾病治疗方案的制订、药物不良反应的应急处理、急性中毒的药物解救、公共突发卫生事件中的药物救治等,邀请院外的专家进行会诊。

远程会诊主要利用电子邮件、网站、信件、电话、传真等现代化通信工具,为患者完成病历分析、病情诊断和药学问诊,进一步确定治疗方案。它是一种非常方便的新型诊疗方式,有力地带动了传统治疗方式的改革和进步,为医疗走向区域扩大化、服务国际化提供了坚实的基础和有力的保障,为完善医疗服务体系、交流医疗服务经验提供了新的工具,对于提高边远地区的医疗质量和水平也发挥重要作用。由于各国、各地区之间医学和临床药学存在一定的差距,一些被认为无药可治的疾病,在其他国家或地区可能已经有了适宜的药物或成熟的治疗手段。通过专家远程会诊可以非常容易地了解某种疾病在其他国家或地区有没有更好的治疗方法,能否取得更好的治疗效果。

3. **药学会诊的基本原则** 临床药师参与临床会诊,参与危重患者的救治和病案讨论,目的是提高患者的救治率,提高医疗机构的合理用药水平。这对临床药师的专业水平、业务能力和职业素质要求比较高,具有极大的挑战性。临床药师参与会诊应坚持以患者为中心,以合理用药为核心,保证患者用药安全、有效、经济和依从。

4. **药学会诊的基本要求** 会诊的形式和内容不同,会诊要求也往往不同。

(1)门诊患者的急会诊:应邀科室应在接到会诊邀请后 10 分钟内前往会诊;严禁应邀药师未了解患者情况而直接进行电话会诊。

(2)科间会诊:原则上由各科室主班医师和主管临床药师负责完成,并做好会诊的登记工作,如遇到较为疑难的会诊,或同一患者经两次会诊后仍未明确诊治意见的,会诊医师和临床药师应立即如实地汇报科室主任,由科室主任安排处理。

(3)住院患者的普通会诊:由管床医师或临床药师提出,经主治医师或主管药师同意后,填写会诊邀请单。会诊邀请单上应详细写明患者的病情、邀请会诊的目的和要求,经签字确认后送至被邀请科室。被邀请科室医师和临床药师应在接到会诊邀请后 24 小时内前往会诊;前来会诊时,必须有分管的床位医师陪同,以便共同讨论。会诊结束后会诊医师应将会诊意见按规定格式记录在会诊单上,同时在会诊记录本上签字。床位医师也应及时将会诊意见记录在病程记录中。

(4) 住院患者的急会诊:由主管医师或临床药师提出,经上级医师或临床药师同意后,可直接电话联系被邀请科室,后补填写会诊邀请单,会诊结束后会诊医师应将会诊意见按规定格式记录在会诊记录上。

(5) 急诊患者的急会诊:由急诊当班医师提出,临床药师直接参与,可直接电话联系被邀请科室,后补填写会诊邀请单。

(6) 全院疑难、危重病例会诊:住院患者病情诊断有困难或病情危重需要他科室协助诊治的,可提出全院会诊。全院会诊由科室主任主持,并指定专人记录,会诊结束后由床位医师及时将会诊意见记录在病程记录中。

(7) 院外会诊:本院不能解决的疑难病例或由于本院无相应学科不能解决的诊疗问题,可提出院外会诊。经治科室应当向患者或其授权委托人说明会诊、费用等情况,征得患者或其授权委托人同意后,由经治科室的科室主任提出,书面报医务科批准;当患者不具备完全民事行为能力时,应征得其近亲属或者监护人同意。

(8) 远程会诊:远程会诊要满足会诊的软硬件条件,对会诊人员和会诊设备要求较高。会诊的专家方需由专业技术水平高、经验丰富的临床药学专家组成;会诊双方具有开展远程会诊的场所和远程设备。

5. 药学会诊的基本程序

(1) 门急诊药学会诊:对于诊断明确、无须住院的门急诊患者,由于病情复杂,涉及多学科、多系统、多器官用药,药物治疗方案非常复杂,需要多学科会诊(multidisciplinary treatment,MDT),协同制订个体化给药方案;患者在一个专科就诊多次,药物治疗方案几经调整仍无效;患者给药后出现严重的不良反应或毒副作用,需要救治和调整给药方案;急救患者需要几个专业临床药师参与制订药物救治方案。出现这几种情况时,临床药师可考虑进行药学会诊或与临床医师一起进行临床会诊。门急诊药学会诊的一般程序如下:

1) 提出会诊:首诊科室医师或临床药师发现符合上述几种情况的患者,征得患者或其家属同意并签名后,开具会诊预约单。

2) 预约会诊:患者或其家属凭会诊预约单到门诊客户服务中心登记盖章备案。首诊医师或临床药师邀请相应科室临床药学和 / 或临床医学专家会诊,约定会诊时间与地点。会诊当日,患者须携带病历、检查报告、化验结果、影像学等全部资料按约定时间抵达指定地点,等候会诊。

3) 会诊前的准备:申请会诊的医师或临床药师提前完成病历、药历整理和必要的辅助检查,为会诊做好充分准备。

4) 组织会诊:门诊部专人负责组织,然后由首诊科室医师或临床药师向专家组做详细的病例和用药情况报告。专家们认真阅读患者的相关资料,集中讨论,形成会诊方案,必要时还会请患者进入会诊现场接受问诊等。讨论结束后,专家将会诊意见告知患者或其家属,并解答他们的疑问,申请会诊的医师或临床药师详细记录各科会诊意见。

5) 会诊后随访:会诊后归口的专科临床药师向患者出具会诊意见书。归口的专科临床药师实施会诊提出的药物治疗方案,需要住院的患者由本专科直接收住入院,门诊治疗的患者由本专科负责接待复诊。归口的专科临床药师负责对会诊患者进行追踪观察,根据病情及时调整药物治疗方案,确保会诊质量。

(2) 科内会诊:科内会诊是本病区或本科内组织的会诊。一般由主治医师或主管临床药师提出,经科室主任同意后,召集本病区或本科室的临床药师、临床医师、护士等参加,亦可结合疑难病例讨论会进行。

（3）院内会诊

1）会诊通知：科间会诊一般由相关科室发出口头或书面邀请，全院会诊由医务处正式行文通知。接到医务处或临床科室的会诊通知，临床药师一方面要仔细阅读会诊单，了解患者情况和会诊目的；另一方面应及时到会诊科室，进一步向主治医师详细了解患者有关情况，询问本次会诊需要临床药师协助解决的主要问题，并摘录病历中有关用药、检查等基本信息，必要或条件允许时可直接向患者或其家属问诊。

2）会诊前准备：组织临床药师，对拟会诊的患者有关资料进行分析，尤其是与用药相关的信息，查阅相关资料，集思广益后提出会诊意见，提高会诊质量。

3）会诊讨论：临床药师应按时参加会诊，可单独也可组成小组参加。在参加会诊时，仔细听取临床医务人员介绍病情和疑难情况，在领会临床需求的基础上，客观、全面地提出自己的观点。回答问题一定要客观谨慎、实事求是，防止因未了解全面情况或对问题理解不全面而对治疗产生误导。

4）会诊记录：临床药师参加会诊所提出的意见，应如实记录于临床会诊的病历及临床药师的会诊记录本上。临床药师的会诊意见不论是否被临床医师采纳，都需要对该患者的诊疗过程进行追踪，并建立药历；如果发现自己的会诊意见需要修改，应及时与相关医师联系沟通，避免造成不良后果。会诊结束后，临床药师应对药学会诊相关内容进行补充和整理，包括临床医学专家对疾病的分析。

（4）院外会诊

1）会诊邀请：院外会诊由床位分管主治医师提出，经科室主任同意后，由管床医师填写院外会诊邀请单，内容包括拟邀请医院，临床医师和临床药师的姓名、专业及技术职称，会诊的目的、理由、时间、地点、费用和联系人等情况，并附会诊患者病历摘要。经审核后加盖医务科公章，由医务科工作人员向被邀请医院发出书面会诊邀请函。

2）会诊接待：院外会诊由科室主任负责接待会诊专家，必要时可邀请分管院领导或医务科同志一起参加，指定专人记录，会诊结束后由床位医师及时将会诊意见记录在病程记录中。

（5）远程会诊

1）会诊前进入临床药学专家诊室（会诊系统），检查视频、音频是否正常，将想咨询的问题记录下来，防备会诊时忘记。

2）会诊开始，发出邀请医院的临床医师或临床药师简要介绍病史、检查结果、既往药史、用药情况及药物治疗结果等。

3）临床药学专家向发出邀请医院的主治医师询问病情，向临床药师或药师做出药物治疗和合理用药建议。

4）临床药学专家解答发出邀请医院的临床药师或药师的提问。

5）患者与临床药学专家进行交流。

6）会诊结束，受邀医院向发出邀请医院发送会诊意见书，供其参考。

6. 药学会诊的主要内容

（1）药物选择与治疗方案制订：临床用药品种繁多，许多临床医师由于工作繁忙，获得全面药品信息资料的时间有限，从而在众多的治疗药物中作出合理选择的难度增大，尤其对于非本专业的治疗用药，如制订患者多重耐药菌感染的个体化治疗方案、患者围手术期给药方案、术后感染的防治方案、疑难危重病例的给药方案、患有多种并发症患者的给药方案等。临床药师可以针对整体治疗方案，也可针对治疗方案的局部，或药物治疗方案的具体实施细节以及出现的反应发表意见，提出合理建议。例如，遵循合理用药原则，尽量选择应坚持安全、有效、经济的药物，制订最佳的药物治疗方案，尽量做到给药方案个体化，帮助医师设计或调整给药方案，必要时找到合适的替代方案或替代药物等。

（2）药品不良反应及药源性疾病的甄别与治疗：在临床实际用药中，临床医师比较关注药品的有效性,临床药师则应对药品的安全性、有效性、经济性和依从性全面关注。患者在临床上出现一些症状和体征,当临床医师根据各种检查不能确定究竟是疾病所致还是药物所致时,常邀请临床药师参与会诊。临床药师可以利用自己所掌握的临床药学理论知识和工作经验,协助医师鉴别诊断药物引起的相关疾病或不良反应。

(3)解答其他临床用药问题:临床医师进行疾病治疗时,往往会遇到各种用药问题。例如,高风险药物如何选用,是否和如何使用抗菌药物及其品种,是否停用抗菌药物,选择哪种给药途径,手术预防用药品种的选择,推荐替代药物;解决药物治疗矛盾,食物或药物中毒的救治;老年人、儿童、妊娠期和哺乳期妇女、肝肾功能不全患者、特殊职业患者、精神障碍患者等特殊人群如何选用药物等;药物联合应用能否提高疗效,有无药物不良相互作用和配伍禁忌等。面对纷繁复杂的用药问题,临床医师有时会感到困惑,这时需要临床药师帮助解决。临床药师应充分发挥自己在药物应用方面的专业优势,提供合理建议,为患者和医护人员服务。

八、用药教育与用药指导

2011年颁布的《医疗机构药事管理规定》明确要求:"临床药师应当全职参与临床药物治疗工作;对患者进行用药教育,指导患者安全用药。"用药教育与用药指导是临床药师的重要工作内容和工作任务之一。

（一）用药教育

1. 用药教育的目的与意义   用药教育(medication education,ME)是指药师对患者提供合理用药指导、普及合理用药知识等药学服务的过程,以提高患者用药知识水平,提高用药依从性,降低用药错误发生率,保障医疗质量和医疗安全。用药教育是确保患者用药安全、有效的一个重要手段,也是临床药师开展临床药学工作的一项重要任务。临床治疗过程中,如果患者的治疗依从性不高,对于药物的合理使用认识程度不足,或者缺少对药物使用过程中各种注意事项的了解,以及未按要求对那些治疗窗较窄的、风险大的药物进行必要的监测等,均可能使患者的治疗达不到预期效果;更有甚者,还会由于药物使用不当而引起严重不良事件的发生。因此,用药教育对于改善患者的预后,提高药物治疗的安全性和有效性至关重要。

患者用药教育的主要对象是患者。患者用药教育(patient medication education,PME)是临床药师工作职责中的一项重要内容,通过直接与患者及其家属交流,解答用药疑问,介绍药物和疾病相关知识,提供药学咨询服务,提高患者对药物治疗的依从性,减少用药相关问题。通过收集与患者用药相关的信息,直接为患者提供用药教育。

2. 用药教育的基本原则和要求   用药教育的基本原则是"以患者为中心,以合理用药为核心""量体裁衣",具有针对性、主动性、人性化和多样化。临床药师应根据患者情况(年龄、性别、病情、心理)、疾病情况及药物特点,有针对性地进行沟通交流,开展个性化用药教育。为患者提供用药教育时既要积极主动、充满热情、寓教于乐、浅显易懂、方式多样,又要秉持科学、严谨的态度,注意沟通交流的方式、方法。

3. 用药教育的方式   根据教育对象的不同,用药教育可分为门诊患者用药教育、住院患者用药教育和公众用药教育。门诊患者用药教育主要包括门诊药房发药窗口的常规用药教育、药学咨询窗口和各专科门诊患者的个体用药教育。根据治疗阶段的不同,住院患者用药教育又进一步分为患者入院用药教育、住院期间(治疗过程中)用药教育和患者出院用药教育。

除对患者进行单独的、一对一的个体用药教育外,临床药师还可把患有相同疾病的患者集中在门诊大厅、病区大厅或宣教室进行集中的团体或小组用药教育。对于一些精神疾病患者,还应定期举办培训与聚会,这样患者之间更容易沟通和进行经验交流。对于普通民众的社区用药教育也主要采用集中教育方式。

用药教育的形式可多种多样,不拘一格,如口头、音频、视频、实物演示、书面、网络、电话、邮件和家访等均可采用。目前应用较多的用药教育形式包括以下几种。

(1) 药学讲座:通过在医院、社区等开设药学讲座,对患者和公众进行合理用药教育。可开展儿童安全用药、妊娠期和哺乳期安全用药、老年人合理用药等讲座,也可开展高血压、糖尿病、脑卒中、肿瘤、阿尔茨海默病等慢性病药物防治讲座。

(2) 药学咨询:为门诊及住院患者提供面对面的药学咨询服务,是最基本、最主要的用药教育方式。针对患者的病情,口头讲解让患者了解疾病发展过程、症状处理、用药目的、药物疗效、药物不良反应、禁忌证、药物使用方法及注意事项等。对于老年人、儿童、妊娠期和哺乳期妇女、肝肾功能不全患者、器官移植患者及其他存在用药风险的患者应加强随访,追踪用药教育的效果。

(3) 书面宣教:对于有一定文化程度的患者,采取健康教育小册子、宣传单、图文相册、壁报等书面形式,将教育内容交给患者自己阅读,对于需要进行书面教育的患者,应给予必要的解释,使患者正确理解教育的内容。书面宣教方式教育内容全面,又节省时间,值得提倡。

(4) 网络教育:临床药师可充分利用发达的网络信息系统,通过药学网站、药学论坛、微信等方式与患者和公众进行互动交流,解答疑问,传播合理用药知识。医疗机构和健康教育中心等机构可建立合理用药相关网站,也可在本单位官网上开辟"用药教育"专区或专栏,对患者或公众进行用药教育、药学咨询和合理用药指导,让患者足不出户就可免费享受临床药师提供的用药教育和药学咨询服务。这种教育方式具有非常高的效率,兼具时效性和便捷性,也最节约成本和资源,深受患者和公众欢迎,值得进一步推广。

4. 用药教育的基本程序

(1) 临床药师根据患者需求,为其制订个性化的用药教育计划并付诸实施。

1) 了解患者及其家属的教育需求:通过与患者或其家属交流,收集患者信息和确定需求,评估出患者的知识水平及需要教育干预的问题。影响患者健康行为的各种因素,如患者对疾病的认识、年龄、个性及知识水平等因素。虽然家属不常参与,但家属对患者的态度和行为有着非常重要的影响,特别是需要家属协助下才能更好地遵循医嘱的人群,如老年人、儿童、精神障碍患者等。

2) 明确教育的目的和目标:必须与患者讨论用药教育的目的及目标,以确保他们理解并接受,制订的目标必须是切实可行的。

3) 选择适当的教育方法:临床药师在选择教育方法时应结合患者实际情况,根据教育目标选择最有效的教育方法,并考虑教育的内容。在保证教育效果的同时,还应考虑患者和临床药帅的时间和成本。

4) 实施教育计划:将选择好的教育方法和资料整合到教育计划中,制定好教育的开始时间、持续时间,以及何时进行评估。与患者讨论教育目标并对实现目标的时间达成一致意见,还要安排随访,评价目标的完成情况。

5) 评估:提前做好评估计划和方法,并与患者沟通,针对教育的目标进行评估。

(2) 为特定患者群体制订用药教育计划:临床药师除对个体患者进行用药教育外,还对具有相似用药问题的特定的患者群体开展用药教育,为他们制订一个共同的、有针对性的教育计划。特定的患者群体包括使用的药物(如治疗窗窄、高警示的药物等)需要密切监护的患者,依从性不好的患者(如老年人、儿童及其他不愿服药患者),妊娠期和哺乳期的患者等。特定患者群体的教育计划与个体患者的计划一样,包含相同的要素,只是起始步骤包括选择目标患者群及找到他们面对的共同话题。

对目标患者群体进行用药教育时,药师应选择多种教育方法,以满足不同患者的需求。即使为患者群体制订了教育计划,还是要考虑到每一位患者的特殊需求,应使得教育计划能满足一些个体的特殊需求。

5. 用药教育的主要内容

（1）门诊患者用药教育：因门诊药房工作繁忙，药师一般只进行常规用药教育，包括介绍患者处方药物的名称、规格、作用、用法用量及注意事项等。若是药学咨询门诊或专科门诊用药教育，临床药师则可结合专科用药及疾病特点，对患者进行详细解答，包括向患者介绍药物基本信息、目前需要解决的主要问题，以及相应药物使用的目的、药物使用注意事项、药物不良反应、药物治疗方案进行调整的原因等。以哮喘门诊为例，很多哮喘用药都是使用激素类喷雾剂，装置的使用方法，激素类药物的特点、使用疗程及注意事项等对于疾病的治疗至关重要。对于需要进行用药教育的哮喘患者，医生应开具用药指导单，由哮喘专业的临床药师对患者进行用药教育，同时，还要求患者定期回诊，临床药师跟踪患者的用药及疾病改善情况。

（2）住院患者用药教育：患者在入院、住院期间和出院时，如果患者有用药教育需求或治疗小组认为有必要对患者进行用药教育，临床药师就进入病房，对患者进行床旁用药教育。

1）刚入院时，临床药师对患者的用药教育：进行沟通交流让患者了解临床药师在其治疗过程中所能提供的帮助，同时赢得患者对临床药师的充分信任，以便日后工作的开展；另外，也可以初步评估患者对疾病及药物的认知水平、接受能力、用药依从性等，为下一步进行药学服务做好铺垫。

2）住院期间，临床药师对患者的用药教育：在明确治疗方案或进行药物治疗方案调整时，临床药师都要对患者进行必要的说明。包括向患者介绍目前需要解决的主要用药问题及并发症的情况，药物使用的目的、依据和意义，药物使用应注意的事项，药物联用的必要性、药物治疗方案进行调整的原因、发生药物不良反应如何处理等。药物治疗过程中患者可能存在不适的临床表现，有些可能是疾病因素引起的，有些可能与药物的毒副作用相关。若是由非疾病因素引起的，需要临床药师的介入，发挥专业特长，协助临床医师甄别是否存在药物不良反应。

3）患者出院用药教育：为保障患者出院后安全、有效地使用药物，临床药师应根据治疗方案，为出院患者提供出院用药指导单，详细且通俗地介绍患者出院后所带药物的名称、规格、作用、主要不良反应、用法用量及注意事项等。必要时让其复述注意事项，以最终确认患者的掌握程度。对于需要进行血药浓度监测的患者，还应进行特别提醒。

（3）公众用药教育：对普通公众进行用药教育，主要采取社区教育的方式。通过社区用药教育，可有效指导社区居民合理用药，提高其对疾病和合理用药的认识，提高药物疗效，规避或减少药物不良反应，保障公众用药安全。公众用药教育内容主要包括以下方面。

1）合理用药观念：通过用药教育，公众了解安全、有效、经济和适当的合理用药原则，树立合理用药观念，减少用药错误，提高用药质量，保障用药安全。

2）药物的选择：是否有用药的必要，选择哪种药最合适，同时考虑药物的疗效与不良反应，权衡用药的利弊。

3）药物剂型的选择：同一药物有多种剂型，注意选择合适剂型，慢性病多用口服剂型，急症多用注射剂，儿童尽量用口服制剂和栓剂等。如氢氧化铝治疗胃及十二指肠溃疡宜选择凝胶剂，中和胃酸，保护溃疡面。

4）给药剂量的选择：应选择合适的剂量，剂量太小，导致治疗无效或疗效降低；剂量过大、超剂量用药，可引起药物不良反应、中毒甚至死亡。年龄、性别、营养状况、遗传因素等对用药剂量都有影响。儿童所需剂量较小，一般可根据年龄、体重、体表面积按成人剂量折算。老年人用药可按成人剂量酌减。另外，对于孕妇，体弱、营养状况差、肝肾功能不全者用药量也应相应减少。

5）给药途径的选择：从口服、直肠给药、舌下给药、注射给药、黏膜给药、局部给药等常见给药途径中选择最合适的给药途径。口服是最常用的给药途径，具有方便、经济、安全等优点。直肠给药主要适用于儿童及不能口服给药的患者。注射给药具有吸收迅速完全、疗效确切可靠等优点，特别适用于危重患者。

6）给药时间、给药间隔及给药疗程的选择：适当的给药时间及给药间隔是保证药物安全有效的必要条件。有些药适合饭前服，有些药适合饭后服，要按规定时间服药。给药间隔太长，不能维持有效血药浓度，给药间隔过短可能会使药物在体内蓄积，引起中毒。如氢氧化铝治疗胃酸过多、胃及十二指肠溃疡时，餐后 1 小时及临睡前服用，效果更好，与其他药同服应间隔 1~2 小时，连续服用不宜超过 7 日。有些抗高血压药、镇痛药等具有时辰节律性，可按时辰节律给药。再如，人们白天对疼痛敏感性低，耐受程度高，肌内注射同样剂量的哌替啶注射液镇痛效果白天比夜间好。给药时应注意调整剂量，夜间剂量要高于白天。例如，人体肾上腺皮质激素分泌高峰在早晨 7:00—8:00，午夜 12:00 分泌最少。如果将地塞米松、泼尼松等肾上腺皮质激素类药物全天药量分次、等量给患者服用，在治愈疾病的同时，患者可出现肾上腺皮质功能紊乱的严重不良反应。这主要是因为分次等量给予上述肾上腺皮质激素类药物扰乱了体内肾上腺皮质激素的正常分泌节律。如果必须长期服用此类药物，宜采用早晨 7:00—8:00 一次给药或隔日早晨一次给药的方法，以减轻对下丘脑 - 脑垂体 - 肾上腺皮质轴的反馈抑制，从而减少肾上腺皮质功能下降甚至皮质萎缩的不良后果。

6. 患者用药教育的技巧

（1）与患者谈话的技巧

1）站在患者的立场上，耐心倾听患者的叙述，注意观察患者的反应和情绪，采取接纳的态度，即要帮助、指导，不能批评、训诫。

2）与患者谈话时，语气要中肯、主动、热情，态度和蔼，表达通俗，使患者易于接受。要让患者感觉到临床药师的诚意。

3）掌握会谈时间，把握重点，避免不成熟的建议或承诺，以免加重患者心理负担或导致医疗纠纷。

（2）电话或网络随访技巧：电话、网络、移动通信（微信等）随访是一种开放式、延伸式的用药教育形式，具有简单易行、成本低、方便有效的优点。提高电话或网络随访效能可采用如下技巧。

第一，准备：电话或网络随访前，临床药师需复习随访患者的相关资料，准备好随访时需了解的问题，每次通话或网上交流的时间不宜过长，宜控制在 10 分钟内。

第二，询问：应事先询问对方是否方便，在得到对方许可后，方可讨论与疾病及用药相关的问题。

第三，引导：应善于引导患者正确描述自身健康状况和用药效果，控制谈话的节奏、方向和气氛。注意坚持因时而异、因人而异，持续评估的原则。

第四，语言：在交谈过程中要态度和蔼，语言亲切，尽量用通俗易懂的语言，避免使用难理解的专业术语。尊重对方的生活习惯和风土人情，个性化交流，使对方感受到被尊重和关心。

第五，保护：注意自我保护，切忌大包大揽，说话不负责任。如遇到不能解答的问题，应坦率说明，在请教他人或查阅资料后及时告知对方。

第六，提醒：预约下次电话随访的时间。如发现病情有变化应及时提醒、督促对方尽快就诊，以免贻误病情。

7. 慢性病患者用药教育　常见慢性疾病，如高血压、冠心病、脑卒中、肿瘤、糖尿病、慢性阻塞性肺疾病等，患者需要长期用药，对患者及其家属进行用药教育，使其了解该类疾病的特点，治疗药物的特点，选药、用药和药物治疗的常识及注意事项，对于提高药物治疗的安全性、有效性、经济性和依从性至关重要。

高血压是一种世界性的常见病、多发病，严重威胁着人类健康。我国是高血压的高发国家，患者人数已突破 3.3 亿。高血压患病率高，知晓率、治疗率和控制率低，接受降血压治疗的患者中血压达标率也比较低。原因是多方面的，其中一个重要原因是患者对高血压的认识不足，存在大量认识误区，并且治疗的依从性差。因此，对高血压患者进行用药教育，提高患者对高血压的危害及长期治疗重要性的认识很有必要，可大大提高高血压控制率。鉴于高血压的高发病率和对人类健康的严重危害，在此以高血压患者用药教育为例,简述慢性病患者用药教育的方法。

(1) 临床药师对高血压患者用药教育的责任:由于高血压是一种慢性疾病,高血压一旦发生就需要终身管理,患者除了就诊时与医生有短暂的交流,大部分时间需要进行自我血压监测与管理。加强对高血压患者的健康教育和用药教育,指导患者逐步掌握高血压的防治知识和技能,促其养成良好的遵医行为,以达到自觉地改变不良生活方式、控制危险因素、提高治疗依从性、提高降血压达标率,并减少并发症的发生,是临床药师义不容辞的责任。

目前,高血压认识误区比比皆是,误区主要有以下几种:高血压无不适症状,可以不用抗高血压药;凭感觉用药,头晕吃药,头不晕停药;降血压治疗血压正常了,就停用抗高血压药;用食疗或理疗仪器,不服用抗高血压药;认为"是药三分毒",不愿意长期用抗高血压药;跟着广告走,频繁更换抗高血压药等。针对以上对高血压认识的误区,临床药师有责任根据自己的专业知识,遵照《中国高血压防治指南》和《中国高血压患者教育指南》,因地制宜地对患者进行高血压相关知识讲解教育,针对不同的目标人群,进行行为干预,提供相应的健康教育、用药教育和行为指导。

(2) 高血压健康教育内容

1) 健康教育的核心:高血压健康教育的核心是行为干预。针对不同的目标人群,提供相应的教育内容和行为指导。

2) 重点教育内容:药物应用指导(患者所用药物的用法用量、药物不良反应及注意事项等)、生活方式指导(饮食指导,帮助患者建立良好的生活习惯,生活要有规律,适当参加体育活动的时间和内容)、心理指导(介绍疾病的有关知识,增强战胜疾病的信心,解除过多的顾虑,尽早心情舒畅地回归家庭和社会)、功能锻炼指导(制订功能锻炼的计划,并耐心示范锻炼方法)。

(3) 高血压健康教育方法

1) 医院健康教育

①门诊教育:患者候诊时,采取口头讲解、宣传栏、黑板报、小册子、广播、医院视频健康教育联播系统、录像、电子显示屏、电脑触摸屏、多媒体投影等形式开展健康教育和用药教育。随诊时向患者提供高血压自我保健的健康教育处方。告诉患者看病前应该做好哪些准备,如带上目前用药清单、药品包装;近3到7日,每日晨服药前血压和入睡前血压自测情况记录;新出现的症状和问题。

②一分钟教育:大型医疗机构医生、临床药师、护士的工作繁忙,时间紧张,可针对患者的主要问题进行一分钟重点教育。患者信任医生和临床药师,能够取得好的效果。例如,治疗依从性很差的中年2级高血压患者。临床药师要告知患者高血压不控制的危害;高血压需要长期治疗;坚持正规治疗,对预防并发症有益;每个月随访一次,在家自测血压;降血压目标是血压低于140/90mmHg等。

③住院教育:住院治疗期间,临床药师可进行较系统的、循序渐进的高血压防治知识、技巧和自我管理的教育。患者出院时应进行出院教育和随访。告诉患者出现何种症状应立即到医院复查诊治,或者立即与临床药师或社区医生联系咨询,须将健康教育或用药教育列入病区常规工作制度及整体护理措施。根据患者病情和学习能力决定教育内容。教育内容应当简单、重要、有用,并可多次重复,以加深患者的印象或使其熟练掌握合理用药技能。

2) 社区和工作场所的健康教育:开展社区调查,发现社区人群的健康问题和主要目标人群;根据社区人群特点,确定相应的健康教育内容,如"抗高血压药的合理应用";利用各种渠道宣传普及健康知识和合理用药知识,提高社区人群对高血压及其危险因素的认识,提高健康意识和合理用药观念;教育患者的家属、亲朋好友、近邻等对目标人群最具影响力的人群,去影响患者,督促其遵医行为,逐步改变患者的不良习惯。

根据不同场所人群的特点,利用各种社会资源,开展生活、工作、学习场所的健康教育和药学咨询活动。

3) 社会性宣传教育:利用节假日或专题宣传日(世界高血压日、全国高血压日等),积极参加或组织社会性宣传教育、咨询活动。组织临床药师宣传正确的高血压防治知识,解答患者在高血压防治中出现的困惑和药物治疗问题;发放相关宣传资料,发放防治高血压的自我检测工具(盐匙、油壶、体重计、计步器等);设置防治技能指导体验区(血压测量、健康膳食、适当运动、阅读药品说明书等),帮助患者掌握高血压防治技能。

（二）用药指导

1. 用药指导的目的与意义　随着临床药学工作的飞速发展以及人们自我保健意识的提高,患者和普通民众迫切需要医务人员(如临床药师、医生)向其普及合理用药知识,提供用药指导。用药指导已成为临床药师的重要工作内容之一。

用药指导(medication guidance)是指临床药师综合运用医药学知识,用简洁明了、通俗易懂的语言向患者和民众说明药物的用法用量及注意事项等,解释用药过程中可能出现的问题及应对措施,科学指导患者正确使用药物。对患者进行用药指导,让患者正确、合理地使用药物,正确对待用药后出现的不良反应,避免和减少用药差错、药物不良反应的发生,从而促进药物合理应用,提高患者用药的依从性。

2. 用药指导的基本原则和要求　用药指导的基本原则是以患者为中心,患者利益至上,指导工作围绕合理用药展开,提高患者用药的安全性、有效性、经济性和依从性。现在越来越多的患者及其家属主动要求临床药师提供用药指导。临床药师要胜任用药指导工作,需要具备丰富的临床药学专业理论知识、扎实的专业技能和良好的职业道德素养,工作经验丰富,业务娴熟,熟悉患者心理,具有良好的语言表达能力和沟通交流能力,能用简洁明了、通俗易懂的语言回答患者及其家属的问题,对患者的用药指导能抓住要领,能科学、正确地指导患者合理用药,很好地满足患者的用药指导需求。

3. 用药指导的主要内容

（1）门诊用药指导

1）调剂窗口药师的用药指导:门诊药房调剂窗口的药师除配方发药外,还应对患者或其家属进行简短的用药指导,告知药物的用法用量,可能出现的药物不良反应,药物储存保管及主要注意事项等,开展"一分钟药学服务",进行用药常识指导。

2）药学咨询窗口的用药指导:药学咨询窗口的临床药师肩负着向患者及其家属提供药学咨询和用药指导的任务。临床药师可深入浅出地向患者或其家属详细介绍处方中的药物治疗什么疾病,药物作用的特点及潜在的不良反应,药物的禁忌证,服药方法、服药剂量、服药的适宜时间、用药疗程,用药期间是否需要限制饮食、严禁烟酒,如何正确储存药物,何时停药以及其他需要注意的问题,并回答患者提出的问题。门诊用药指导使患者严格按照规定的服药方法、服药时间和服药剂量服药,最大限度地发挥药物的治疗作用,防止或减少不良反应的发生。

（2）病区用药指导:临床药师对住院患者的用药指导一般在药学查房时进行,指导内容如下。

1）前期准备:临床药师对患者进行用药指导前应阅读病历,尽可能了解患者病情和用药情况,如患者的病史、检验结果、药物治疗方案等;根据患者用药信息查阅相关资料,如所用药物的药理作用、适应证、用法用量、不良反应、注意事项等。临床药师平时应善于积累丰富的专业知识,才容易正确地回答患者提出的各种问题,才有能力发现、解决和预防已存在的或潜在的用药问题。

2）与患者交流:首先根据掌握的患者的基本情况,询问患者与用药或疾病相关的问题。如他们对自己疾病的了解程度,对所患疾病及其治疗方案的态度,对药物的了解,是否知道自己在用什么药,是否明白这些药会解决什么问题,目前的治疗效果如何,以及对治疗的满意度和进一步的意愿等。主动与患者交流,掌握第一手资料。

3）分析存在的问题:分析患者提供的情况时,临床药师的思维要清晰,反应要敏锐,患者有些看似不经意的话,正是问题的关键,应抓住不放,以便进一步了解详细情况,对患者用药问题进行指导。

4）指导患者正确用药:当发现患者的问题所在后,临床药师应根据自己掌握的临床药学知识进行耐心讲解。

5）回答患者提问：有些患者会主动向临床药师提出问题，临床药师应科学、准确、细致、耐心地给予解答。

4. 用药指导的技巧

（1）要使用确定性语言：在讲述药物知识、回答患者及医护人员提问时，临床药师不能使用"大概""可能""也许"等不确定性用语，以避免患者和医护人员对临床药师产生不信任。临床药师应对自己掌握的知识和具备的能力充满自信，交流时要敢于发表看法和意见，这样可增强患者对药物治疗的信心和依从性，获得患者和医护人员的信任和支持。

（2）不宜过早下结论：当出现的用药问题与病情有关或患者未理解医生用药意图时，应与医生及时沟通后回答，避免臆断。

（3）不随意"诋毁"医生和护士：对患者进行用药指导时，临床药师应事先与医生、护士进行沟通，保持意见一致。即使发现医生存在用药失误，要注意与医生及时沟通，耐心给患者做好解释，不要随意"诋毁"医生和护士。

（4）尊重患者：患者来自四面八方，年龄、习惯、文化层次等各不相同。文化层次高的患者，如果经常阅读与自身所患疾病相关的书籍，对自己所服药物的作用、不良反应等了解得非常清楚，指导他们用药时可以使用相对专业的术语。而对于文化程度较低、对自己疾病的了解较少的患者，就要用通俗易懂的语言，给患者做耐心讲解。临床药师对不同性别、年龄、职业、性格的患者要一视同仁，亲切热情，让患者感受到良好的氛围，从而有助于进行用药指导。

（5）实事求是，避免不懂装懂：医药知识浩如烟海，疾病和用药问题纷繁复杂、千差万别。临床药师不可能对所有用药知识都十分精通，对于不确定的问题，应在查阅资料后再给予明确回答。对于确实不清楚、不明白的要勇于承认，切忌不懂装懂，以免贻误治疗，对患者造成损害。

（6）注意非语言沟通与交流：在指导患者用药时，临床药师主要以语言作为载体，进行面对面的信息传递和交流。除语言交流外，非语言信息传递也有很强的感染力和非常重要的作用。临床药师衣着得体、仪表端庄、谈吐大方、举止礼貌、态度和蔼，会给患者留下美好的印象；尊重的目光、认真的倾听及面部表情的变化均会影响交流效果。只有让患者感觉到临床药师亲切，值得信赖，他才愿意交谈并接受临床药师的意见和建议。

5. 高血压用药指导　高血压是一种世界性的慢性疾病，是心血管疾病发病、致病和死亡的重要危险因素之一。高血压多数病程较漫长，且疗效难以巩固。目前，高血压尚无根治的方法，对于大多数原发性高血压患者，除去诱因之外，关键在于药物治疗。但是目前在国内，绝大多数患者对高血压知识的了解不多或不全面，血压的控制并不十分理想。所以，良好的用药指导，对促进高血压患者的规范用药，减少高血压并发症的发生率有重要意义。抗高血压药的应用要在医生和临床药师指导下进行，才能保证安全、有效。所以，高血压治疗时，要遵循以下原则。

（1）从小剂量开始：绝大多数患者需要长期甚至终身服用抗高血压药。小剂量开始有助于观察治疗效果和减少不良反应。如效果欠佳，可逐步增加剂量。达到血压目标水平后尽可能用相对小且有效的维持量以减少副作用。

（2）逐渐降血压：除高血压急症以外，血压以在数日、数周内逐渐降低为好，特别是老年人，以及有高血压多年病史的患者，其机体已经适应了高血压的水平，血压突然降低反而不好。

（3）优先使用长效制剂：尽量使用一天一次服用且具有 24 小时平稳降血压作用的长效制剂（如硝苯地平控释片、贝那普利片、缬沙坦胶囊等），以有效控制全天血压与血压晨峰，更有效地预防猝死、脑卒中和心肌梗死等心血管事件。中、短效制剂，每天需服药 2~3 次，易发生漏服或错服，导致血压波动较大，心血管病风险增加。

（4）联合用药：高血压是一种多因素疾病，涉及肾素 - 血管紧张素 - 醛固酮系统、交感神经系统、体液容量系统等多个方面,有30%~40%的高血压患者服用一种抗高血压药就能降血压达标,约有70%的患者需联合应用两种或两种以上作用机制不同的抗高血压药才能降血压达标。抗高血压药小剂量联合,具有降血压机制互补,降血压疗效叠加,互相抵消或减轻不良反应的特点。联合用药,既可以服用多种抗高血压药,也可服用单片复方制剂。

(5)个体化用药:高血压患者的体质各有差异,高血压的发生机制不同,某一药物对一部分患者疗效好,而对另一部分患者可能疗效不好。因此,不能机械地套用或照搬他人有效的药物治疗方案。临床药师和医生应根据患者的具体情况(如年龄、血压升高的类型与幅度、有无并发症或并存的疾病等)量身定制,设计个体化降血压方案(药物的种类选择、配伍、用量、给药途径等)。

(6)改变不健康的生活方式:服用抗高血压药和改变不健康的生活方式是治疗高血压的主要方法,二者缺一不可。改善生活方式是基础,合理用药是血压达标的关键。只有配合健康的生活方式,抗高血压药才能有好的效果。所有的高血压患者,自始至终都要坚持健康的生活方式,主要包括合理饮食(限制食盐摄入、限制总热量摄入和均衡营养),控制体重,避免超重和肥胖,戒烟限酒,适度运动,保持心理平衡,提高睡眠质量。

6. 特殊人群用药指导　儿童、老年人、妊娠期和哺乳期妇女、精神障碍患者、肝肾功能不全患者等特殊群体,由于生理、生化功能以及药物处置方面表现出一定的特殊性,药物在体内的吸收、分布、代谢和排泄与正常人群有差异。如果按常规方案给药,常难以达到理想效果,甚至出现毒副作用。临床药师应掌握特殊人群的用药知识,在药学服务中采取特殊措施,根据其各自特点进行用药指导,提高用药的安全性、有效性、经济性和依从性。

(1)儿童用药指导

1)儿童用药特点:儿童,特别是新生儿和婴幼儿,许多脏器(如肝、肾)及神经系统、内分泌系统等功能尚未发育完善,免疫机制也不健全,对药物的代谢和排泄功能较差。不同年龄阶段的儿童,其药物应用不同,年龄越小,与成人的差别越大。许多因素,如给药方案(给药方法、剂量、途径、时间等)、疾病、医师、家长、治疗环境等,均影响儿童用药的依从性。因此,儿童用药必须考虑其生理、生化特点及用药特殊性,重视儿童用药的选择,严格掌握用药指征和注意事项,避免儿童用药"成人化",规避或减少药物不良反应、药源性疾病的发生。

2)儿童用药指导与建议

第一,要明确诊断,全面分析,科学用药。儿童疾病具有特殊规律,主诉多不清楚,合作性差,切记勿凭经验用药。应根据病情决定如何用药,尤其要考虑到儿童的用药特点及剂量,权衡利弊,保证疗效的同时,特别关注用药安全性和依从性。

第二,用药时要有明确的指征。根据药物的特点,结合儿童的具体情况,选用安全、有效、可靠、价廉、易得的药物。不能用疗效不确切的药物,不要轻信广告药品,不要盲目选用新药、贵药。

第三,严格掌握给药剂量,注意服药时间。儿童许多组织器官发育还不完善,各种生理功能和自身调节功能尚未发育好,体重指标与成人有很大差别。临床上应根据儿童年龄、体重、发育情况及所用药物特点选药,采用合适的方法计算给药剂量,制订给药方案,并按规定的时间服药。

第四,优选药物剂型和给药途径。儿童用药依从性差,给药方法和途径有一定特殊性,选择适宜的药物剂型和给药途径,可保证给药的剂量准确和儿童乐于接受。尽量采用口服给药,给药剂型宜选择糖浆剂、口服液、颗粒剂、栓剂等。新生儿和婴幼儿口服给药吞咽困难,大多数不愿配合服药,在必要时或患儿生命垂危时可选择静脉推注或静脉滴注。尽量选择剂量小、规格化的儿童用药物剂型。如果没有儿童规格,使用成人规格时要注意分剂量准确。

第五,密切观察用药后的反应,避免和减少毒副作用。儿童由于心智发育还不完全,对用药后反应描述往往不够清楚,与家长和医务人员沟通往往不准确、不及时,用药后的表现有一定特殊性,不良反应常隐匿发生,一旦发生往往比较突然,有些甚至预后不良,造成终身残疾或死亡。临床药师应熟悉儿童用药特点,注意严密观察儿童病情,提前做好防范,制订好不良反应防治预案。要对家长和儿童做耐心细致、详细周到的用药指导。

第六,积极开展合理用药指导,走出用药误区。要对儿童及其家长进行合理用药指导,让其了解儿童禁用和慎用药物,告知不要滥用抗生素、解热镇痛药,不要盲目相信贵药和新药,不要轻信广告宣传和他人宣传,不要随意滥用成人药和保健食品等。

(2)老年人用药指导

1)老年人用药特点:随着我国人口老龄化的发展,老年患者合理用药和用药安全日益受到社会的广泛关注。老年人的组织器官逐渐老化,各系统功能降低,表现为视力下降、听力下降、吞咽功能退化、咀嚼功能不佳、行动能力差、灵活性减退、记忆及认知能力下降等,极易造成漏服、错服或多服药物。尤其胃肠、肝肾等器官功能衰退,导致机体对药物的吸收、分布、代谢和排泄等功能减弱,容易导致用药后疗效降低或蓄积中毒。加之老年人多种疾病共存,临床表现复杂,用药种类也比较多,周期长,给药方案复杂,用药依从性差,增加了发生不良反应的风险。因此,对老年人加强用药指导十分必要。

2)老年人用药指导与建议

第一,合理选用药物。老年人用药需格外谨慎,应在临床药师或医生指导下用药;尽量选用毒副作用小的药物;遵医嘱用药,用药剂量个体化,用药方法正确;不自行随便增减药量;避免药物滥用,尽量减少药物的种类,宜少不宜多,并注意药物配伍后的相互作用;选择适当的给药剂型、给药剂量、给药方法、给药途径、给药时间和给药疗程;重视非药物疗法;加强用药前和用药期间监护与监测;尽量规避和减少药物不良反应。

第二,用药指导要细致到位。用药指导时要详细询问老年人的身体功能状况、既往用药情况等;口头指导时需要详细讲解每种药的作用、服用次数、每次剂量,饭前服还是饭后服,药物可否掰开服用,可能会出现的不良反应,如何避免不良反应等。需要强调的是,口头指导要让老年患者重述一遍以确认其掌握程度,并及时纠错。

第三,采取各种措施,提高用药依从性。尽可能为老年人提供详细的书面资料,以便其带回家进一步详细阅读或请家人帮忙指导;将药袋或标签的字体放大,或提供其看得懂的特殊标识,便于其识别记忆;将用药信息及注意事项制作成图片或卡片,形象、直观,易于老年人理解和记忆;将药品放在容易看得到的地方,让家属提醒其用药,也可借助药盒、日历、闹钟等提醒工具。注意尽可能简化服药程序,复杂的给药方案使老年患者不能准确地遵守,容易将用法混淆,特别是老年人由于健忘和痴呆更会无所适从。加强家属的用药指导和培训,发挥家属的监督作用,使用单剂量药盒,提高用药依从性。

(3)妊娠期和哺乳期妇女用药指导

1)妊娠期和哺乳期妇女用药特点:妊娠期和哺乳期是妇女的特殊生理期,合理用药对母体、胎儿和新生儿的健康非常重要。对妊娠期和哺乳期妇女进行用药指导是确保母子(女)健康平安的重要手段之一。与正常人相比,药物在孕妇体内的吸收、分布、代谢和排泄的药动学过程有较大变化,导致药物不容易代谢和排泄,易发生蓄积中毒,而且一些进入母体的药物可通过胎盘转运进入胎儿体内,尤其是在妊娠早期胎儿器官形成时,药物对胎儿的影响大,不利于胎儿健康发育。一些药物可通过乳汁排泄,哺乳期用药必须考虑经乳汁排泄的药物可能会对新生儿和婴幼儿的生命健康造成影响。因此,妊娠期和哺乳期妇女用药应该非常谨慎,即便是感冒也不可随意用药。虽然妊娠期用药有一定的风险,但并不是完全无益的,一些疾病本身对胎儿、母亲的影响远远超过药物的影响。这时,应权衡利弊,在医生和临床药师指导下合理用药。

2)妊娠期和哺乳期妇女用药指导与建议

避免滥用药物:许多药物对胎儿、新生儿和婴幼儿可造成多种不良影响,甚至致畸、导致流产或夭折,所以妊娠期间和哺乳期间应避免滥用药物。因病必须用药时,要在医师和临床药师指导下使用。在药效相似的情况下,应使用那些临床已经使用了较长时间且已证实对胎儿或新生儿、婴幼儿无危险的有效药物。

不要拒绝用药:妊娠期用药对胎儿的影响受到广泛关注,致使一些人将药物对胎儿的危害性无限夸大,甚至有些妇女妊娠后谈"药"色变,即便有病也拒绝用药,这是对妊娠用药的安全信息缺乏了解所致。妊娠期能在医师和临床药师指导下科学合理用药,则对胎儿仍是相对安全的。

指导科学合理用药:鉴于药物对胎儿、哺乳儿的影响与母亲用药的种类、时间、剂量和药物毒副作用等密切相关,因此妊娠期和哺乳期妇女在用药时,既要考虑药物的治疗作用,还要考虑到对胎儿、哺乳儿的毒副作用。医师和临床药师在为妊娠期和哺乳期妇女选择药物时,应遵循以下原则。

第一,妊娠期应尽量避免不必要的用药,包括保健食品。

第二,孕妇出现紧急情况必须用药时,应尽量选用经临床多年验证无致畸作用的药物。

第三,正确选择对胎儿无损害而又对孕妇所患疾病最有效的药物。

第四,尽量使用疗效肯定的老药,避免使用尚未确定对胎儿有不良影响的新药。

第五,为使对胎儿的危险降至最低,尽量使用小剂量药物,避免使用大剂量药物。

第六,尽量使用一种药物,避免联合用药,联合用药时应密切关注药物相互作用。

第七,根据孕周大小即胎儿所属发育时期选择用药,孕早期(12 周以内)是胎儿器官发育重要时期,用药要特别慎重,可以推迟治疗的,尽量推迟到这个时期以后。

第八,妊娠期患者接受万古霉素、氟胞嘧啶、拉莫三嗪、左乙拉西坦、托吡酯和奥卡西平等药物治疗时,需要进行血药浓度监测,尽量减少药物副作用对孕妇和胎儿的影响。

(4) 精神障碍患者用药指导

1) 精神障碍患者用药特点:有精神疾患的人群临床表现呈现多面性,有幻觉、妄想、联想障碍、焦虑、情绪低落、情绪高涨、紧张、强迫等,导致用药依从性差,并使病情反复甚至加重,临床药师需要学习医药心理学和伦理学,注意语言的应用,加强心理辅导及心理暗示,切忌加重患者对用药及治疗的疑虑。

2) 精神障碍患者用药指导与建议:加强看护人员或家属的全面培训,进行知识宣教,建立随访档案,发放指导手册,标明治疗方案、服药注意事项及不良反应,有利于取得患者的配合。针对患者不愿服药的特点,对其家属及监护人进行监督服药的方法和要求培训,嘱其按时复诊,并利用复诊的机会了解用药依从性的情况。对不按时复诊的患者,应通过电话等联系,发现问题所在,并提出合理化建议。

交代家属注意保管好药品,按时发放给患者,以免患者一次性吞服造成毒性反应,危及生命,每次服药后要检查其口腔,看药物是否吞下,以免患者积蓄、顿服造成意外。

给家属及患者讲解坚持服药的重要性,说明出院后继续服用抗精神病药物是维持治疗、预防复发的手段,不可擅自停药。

(5) 肝肾功能不全患者用药指导

1) 肝肾功能不全患者用药特点:肝脏和肾脏分别是药物在体内最重要的代谢器官和排泄器官。当各种原因造成肝肾损伤后,可引起机体代谢和排泄功能下降,药物消除减少,造成蓄积,势必造成药效改变,甚至出现毒性反应。因此,肝肾功能不全患者临床用药时要充分考虑其对药动学和药效学的影响,调整给药方案。

2) 肝肾功能不全患者用药指导与建议

熟悉药物的肝肾毒性:应熟悉对肝肾有损害的药物种类及所致损害的类型。同一疾病有多种药物可以治疗时,在保证疗效的同时,尽量选用无肝肾毒性或毒性小的替代药物,并注意调整给药方案。以抗菌药物为例,如果药物无肝肾毒性,可正常剂量使用;如果药物肝肾毒性较小,应减量慎用;如果药物肝肾毒性较大,应避免使用或禁用。

掌握临床用药原则:明确诊断,合理选药,谨慎向患者和医生推荐有肝肾毒性的药物,避免或减少使用肝肾毒性大的药物,尽量选用对肝肾无毒性或毒性小的药物;如果必须使用有肝肾毒性的药物,则应短期或交替使用,不可滥用,并注意联用保肝、护肾药物;用药时宜从小剂量开始,必要时进行血药浓度监测,制订个体化给药方案;注意药物联用后可能产生的药物不良相互作用,避免将多个有肝毒性或肾毒性的药物合用。

定期检查肝肾功能:严密观察患者病程发展,定期检查肝肾功能,必要时进行血药浓度监测。根据检查结果掌握病程发展,可根据肝肾功能损害程度及时调整给药剂量和给药间隔,减轻对肝肾的损害。

九、药学门诊

药学门诊(pharmaceutical clinic)又称"药师门诊(pharmacist-managed clinic)""药物治疗管理门诊(medication therapy management clinic)",是指医疗机构药师在门诊为患者提供的用药评估、药学咨询、用药教育、给药方案调整建议等一系列专业化药学服务。药学门诊是药学服务内容的拓展,是医院药学的重要组成部分。

1. 药学门诊的目的及意义　药学门诊是为了改善患者药物治疗的结局,使患者在用药安全性、有效性和经济性等方面获益。

(1)临床结局:药学门诊的药师通过指导患者用药,并对其进行随访与药学监护,提高患者用药依从性和治疗效果,减少不良反应的发生。

(2)人文结局:药学门诊的药师对患者进行用药相关的人文关怀,提高患者对药物治疗的满意度。

(3)经济结局:药学门诊的药师通过对患者用药信息的收集与药物重整,减少用药相关损害和不必要的药物治疗,减轻医保部门和患者疾病治疗的经济负担。

药师对门诊患者多系统药物治疗方案的优化,可提高药品资源的配置效率,减轻医保部门和患者的经济负担。为门诊患者建立药历等用药档案,制订随访计划,定期药学随访,可增加患者对疾病及药物的了解,满足群众自我保健、自我药疗的需要,提高用药依从性,促进公众健康素养的提升。同时,药学门诊可促进药学服务从"以药品为中心"转变为"以患者为中心",从"以保障药品供应为中心"转变为"在保障药品供应的基础上,以重点加强药学专业技术服务、参与临床用药为中心",有利于改善医疗服务质量,提高患者对药物治疗的满意度,树立医院优质服务的良好形象,体现药师的价值和职业定位。

2. 药学门诊的形式　根据临床学科发展的特点及需求,目前我国医疗机构开设了独立药学门诊和联合门诊。部分医疗机构在开设药学门诊初期会先采取医师 - 药师联合咨询门诊的形式,这种形式一方面方便患者就诊,另一方面能够使药师的药学咨询工作更好地切入门诊,联合门诊成熟后药师可独立开始药学门诊。

独立药学门诊包括专科门诊、专病门诊和综合门诊。常见的独立药学门诊有呼吸科药学门诊、内分泌科药学门诊、心内科药学门诊、疼痛门诊、慢性阻塞性肺疾病与哮喘药学门诊、移植药学门诊、抗凝治疗管理门诊、精准用药门诊、特殊人群(孕产妇、儿童、老年人等)用药管理门诊、特殊装置药品门诊等。联合门诊主要有医师 - 药师联合门诊、多学科协作门诊,如抗癫痫联合门诊、抗肿瘤联合门诊、更年期联合门诊等。

3. 药学门诊的基本原则

(1)以人为本,以患者为中心:药学门诊的目的是提高医疗服务质量,这就要求药师从"以药物为中心"转变为"以患者为中心"。尤其是在药学门诊中,药师应从患者利益出发,维护患者尊严、尊重患者、保护患者隐私、认真听取患者诉求、保持良好沟通和患者教育、给予患者情感及心理上的支持。

（2）以提高医疗服务质量为目标：药师应通过建立患者药物治疗管理档案，评估用药安全性、合理性和患者依从性，对发现的药物治疗相关问题进行干预、用药教育等一系列药学服务，促进药物治疗方案的优化，保证患者用药安全有效，改善就诊体验，提高医疗服务质量。

（3）尊重事实，以循证证据为基础：药师首先应主动通过与患者直接交流获取一手客观信息并进行判断；其次通过查看查房记录、病程记录、护理记录、辅助检查等获取信息。随着医学的发展，疾病诊疗已从临床医生的个人经验决定转变为以经过正确评价的科学依据及循证医学证据为支持。临床诊疗指南针对特定疾病，提供规范的诊断方法和标准的治疗手段的推荐意见。对于药师而言，给予患者的信息应为基于循证依据的、客观的、明确的信息。不可似是而非，不可迷信权威。要求药师应不断加强学习，学习国内外最新指南和专家共识，掌握药物治疗的最新进展。

4. 药学门诊的基本要求

（1）组织管理：药学门诊应纳入医疗机构门诊统一管理，由药学部门负责实施。应建立完善的药学门诊服务相关管理制度、人员培训制度等，并提供相应的软硬件支持。

（2）人员要求：从事药学门诊服务的药师应当符合以下条件之一，具有主管药师及以上专业技术职务任职资格、从事临床药学工作 3 年及以上；具有副主任药师及以上专业技术职务任职资格、从事临床药学工作 2 年及以上。此外，从事药学门诊的药师应具备良好的职业道德，遵守医疗机构门诊管理相关制度，具备扎实的药学和临床医学基础知识、丰富的药学服务实践经验和良好的沟通技能。

（3）软硬件设备：药学门诊应当纳入医疗机构信息系统管理，药师可以查询患者诊断、检验检查、用药等诊疗记录，并记录药学门诊相关信息。

（4）质量控制及改进：应在药事管理与药物治疗学委员会的指导下，建立药学门诊的质量控制、风险管理、质量评价、质量持续改进等措施。通过参加学术交流、开展科学研究等工作促进药学门诊工作健康、可持续发展。

5. 药学门诊的基本程序

（1）收集患者信息：对于首次就诊的患者，建立患者信息档案，包括：年龄、性别、医保情况、现病史、既往史、用药史、过敏与不良反应史、家族史、生活习惯与饮食、生育史、手术计划等；非首次就诊患者可直接调取既往患者信息，但需再次确认更新。

（2）药物治疗方案评估：根据药物治疗相关问题（medication related problem,MRP）的类别和常见原因，评估患者是否存在 MRP；评估各系统疾病给药方案、治疗效果及是否存在不良反应和药物相互作用；评估患者依从性。

（3）用药干预：针对发现的 MRP，进行药学干预，必要时需与医生沟通，同时为患者制订随访计划。

（4）用药教育：对患者进行个体化用药教育、生活饮食注意事项。包括特定药品的使用方法，灵活使用图片、文字或视频资料等。

（5）确认患者对药师提供的用药指导和教育等理解正确及接受程度，完成满意度调查及改进建议。

（6）整理资料，及时更新患者就诊记录。

（7）开展质量控制及持续改进工作。

6. 药学门诊的主要内容

（1）服务对象：药学门诊只接诊有明确诊断的患者。药学门诊服务于对用药有疑问的患者，重点包括：患有一种或多种慢性病，接受多系统药物或多专科治疗的患者，如患有高血压、糖尿病、高脂血症、冠心病、脑卒中、慢性肾脏病等疾病的患者；同时使用多种药物的患者；正在使用特定药物的患者，特定药物包括特殊管理药品、高警示药品、糖皮质激素、特殊剂型药品、特殊给药装置的药品等；特殊人群主要指老年人、儿童、妊娠期与哺乳期妇女、肝肾功能不全患者等；疑似发生药品不良反应的患者;需要药师解读治疗药物监测(如血药浓度和药物基因检测)结果的患者;其他有药学服务需求的患者。

(2) 信息收集:药师应全面收集患者的信息。从流程上看,信息收集过程可以分为两步:标准化信息收集和个体化信息收集。信息收集内容包括但不限于患者基本信息(年龄、性别、职业、住址、文化程度、医保等)、健康信息(个人史、家族史、生育史、既往史、现病史、生活习惯、用药依从性等)、用药信息(用药史、药品不良反应史、免疫接种史、药物治疗史、健康状况、保健品服用情况、中草药服用情况等)、辅助检查结果(血常规、肝肾功能、心功能等)、病理生理状态等,并且应明确患者此次就诊的主要需求。

(3) 用药评估:药师可从药物治疗的有效性、安全性、经济性、适当性等方面进行评估,基于循证证据及患者具体情况进行个体化综合分析。药师应重点关注患者的治疗需求,解决患者个体化用药及其他合理用药相关问题。

1) 适应证评估:包括但不限于无适应证用药、重复用药、无须药物治疗、被用于另一种药物不良反应的治疗、需要增加药物的治疗等。

2) 有效性评估:包括但不限于患者对药物耐药、既往药物过敏、药物剂型不适合、药物对已确诊的疾病无有效作用、药物剂量过低、剂型使用不当、药物使用间隔过长、药物相互作用导致活性降低、药物治疗时间过短、因药物基因多态性需调整、治疗药物监测浓度超出治疗窗调整等。

3) 安全性评估:包括但不限于与剂量无关的不良反应、药物相互作用引起的不良反应、患者存在用药禁忌、药物剂量过高、用药间隔时间太短、用药持续时间过长、药物相互作用引起的毒性反应、药物剂量调整过快等。

4) 经济性评估:包括但不限于医疗保险报销情况、患者经济承受能力评估、药物相互作用产生经济性等。

5) 依从性评估:包括但不限于患者对药物信息了解不足、患者更倾向于不吃药、患者经常忘记服药、患者对药物不良反应感到过度恐慌、药物费用对于患者而言过于昂贵、患者无法购买到这种药物、患者无法掌握正确的服药方式、患者对疾病重视程度不足等。

(4) 用药建议:发现不适宜用药情况时,药师应提出基于循证证据和客观依据的用药调整建议。在同一医疗机构内药师可通过协议处方权或与相关医师沟通等方式调整治疗方案。协议处方权需经医务部门批准、备案,进行药物调整应首先得到责任医师的确认。在缺少协议处方权的情况下,药师可采用合适方式与医生沟通以确定药物治疗方案的调整。如用药建议相关问题超出药师的执业范围,药师应及时将患者推荐转诊至其他医生或药师。

(5) 用药教育:药师可采用口头、书面材料、实物演示、视频等方式对患者目前所用药物的适应证、用法用量、用药时间、用药疗程、注意事项、常见不良反应及生活方式调整等进行教育指导。药师可通过询问或请其复述、回答问卷等方式,确认患者或其照护人已理解相关内容,并接受所提建议。用药教育内容可包括:药物信息,药物用法用量及注意事项;药物特殊剂型、特殊装置、特殊配制方法的给药说明,用药期间应当监测的症状体征、检验指标及监测频率,可能出现的不良反应及预防措施,潜在的药物 - 药物、药物 - 食物 / 保健品、药物 - 疾病及药物 - 环境相互作用或禁忌,药品的适宜储存条件,过期药或废弃装置的处理,如何做好用药记录和自我监测等。

(6) 随访指导:药物治疗管理始于信息收集,终于跟踪随访。药师应对重点患者制订随访计划。随访内容包括但不限于药物治疗效果评价、是否出现新的药物治疗问题、用法用量是否正确、是否发生药物不良反应、用药依从性是否良好、跟踪检查结果、预约复诊等。随访可采取多种形式,优先选择门诊随访,如遇不可抗力因素,也可选择电话、线上随访等方式。

(7) 文书管理:药师提供药学门诊服务应当书写医疗文书,该文书可纳入门诊病历管理。药物治疗管理文档可以促进药师与患者之间、药师之间或药师与其他医疗人员之间的交流,促进药物治疗的连续性,提高药物治疗效果。药物治疗档案内容包括但不限于患者基本信息、健康信息、需求信息、用药信息、重点检验检查信息、用药清单、用药建议、用药指导等。不同专业药学门诊可根据专业特点及医疗机构实际情况制订适宜的医疗文书格式和内容。

(8)质量管理与评价改进

1)医药沟通:药学门诊与医师门诊应互相配合与协调。药学门诊应对不合理用药提出用药调整建议,药师提出的建议作为临床用药的重要参考,最终给药方案由医师确定。积极采用互联网、信息化等方式建立医师、药师沟通平台,促进医师、药师就药物治疗问题积极互动交流,互动过程可形成书面记录。

2)质量控制:医疗机构应将药学门诊纳入本机构医疗质量管理与控制体系,严格落实相关管理规范与规章制度,适时对药学门诊进行检查、考核,保障医疗质量和医疗安全。医疗机构可根据临床指标、人文指标、经济指标等方面制订符合本机构实际的考核内容和标准,并将考核记录存档。

3)持续改进:应定期总结药学门诊工作,针对发现的问题提出解决措施,持续改进药学门诊服务质量。药学部门积极探索适宜的药学门诊服务模式,因地制宜,有助于推进药学门诊可持续发展。出诊药师积极参与学术交流学习,积极开展相关研究,不断提升服务能力,可提高药学门诊服务质量。

7. 药学门诊应注意的问题

(1)药师在药学门诊中应注意与患者进行专业、亲切、礼貌交流,运用同理心表达药师的聆听、理解和关心,尽量不采用诱导式的提问和交流方式。语言应准确、直白、容易理解,避免使用生涩难懂的专业术语和含糊不清的词句。尊重患者的文化背景、理解水平和信仰,避免给患者增加不必要的焦虑和担忧。

(2)药师应有团队意识,积极与医生、护士建立基于相互信任和尊重的合作关系,不可盲目自大,随意干预医生、护士的医疗行为。在发现用药差错时应选择恰当的方式及时纠正,需要用药干预时应首先与医生、护士进行沟通,达成一致意见后再由团队告知患者,避免引起不必要的医疗纠纷。

(3)在药学门诊中应注重患者隐私保护,不能当众议论患者信息。为避免法律纠纷,维护药师和患者的权益,在收集患者信息、提供药学服务、建立药物治疗管理档案前,应先获取患者的知情同意,必要时可由患者书面签字授权。对于已建立的药物治疗管理档案、药学门诊工作记录表等书面或电子资料,应认真保存,做好备份存档,通过权限设置做好相关资料的存取管理。

实训项目四(一) 药学查房模拟实训

【实训目的】

1. 通过模拟实训或实地教学查房,使学生理论和实践相结合,掌握药学查房的基本知识和基本技能,培养学生独立观察、发现、分析和解决临床实际问题的能力。

2. 使学生熟悉药学查房的基本流程和主要内容,树立正确的临床思维。

3. 使学生了解药学查房的模式和意义。

【实训条件】

1. 带教老师与医院(附属医院或教学医院)联系,获得对方支持,实地参加该医院某专业科室的药学查房。

2. 不具备开展实地药学查房条件的学校,可建立一间模拟病房进行模拟查房实训。

【实训要求】

1. 掌握药学问诊的方式、技巧及查房记录的书写方法。

2. 熟悉药学查房的工作流程、工作内容及注意事项。

3. 了解药学查房的基本模式。

【实训准备】

1. 查房的组织

(1) 带教老师联系开展药学查房示范教学的医院临床科室(心血管内科、呼吸科、消化科、神经内科、肾内科、内分泌科、感染科等选择其一)。

(2) 由带教老师主持,实习学生、临床药师、临床医生和患者(如果是模拟实训可由学生扮演)参加。

2. 查房前准备

(1) 查房前一天查阅患者病历,查看病史记录和用药史记录,熟悉患者的基本情况(病情、用药情况)。

(2) 如果是模拟实训,则还应准备好相关病例资料,并进行角色安排。

(3) 查阅相关文献资料,熟悉药学查房的工作流程和内容,制订一份药学查房计划方案;根据所提供的病例资料,初步判断患者是否存在不合理用药问题,准备好发言和提问。

3. 教学病历

病史摘要:患者,女,66 岁,体重 45kg。25 年前诊断类风湿关节炎,一直服用泼尼松片(10mg/d)缓解关节症状。10 天前无明显诱因出现畏寒、高热、气促、头痛、呕吐,伴咳嗽、咳黄脓痰,在当地医院门诊对症治疗 5 天,症状无缓解入院。体格检查:T 39.8℃,P 90 次 /min,R 28 次 /min,BP 108/75mmHg,双肺满布干湿啰音。实验室检查:WBC 24.6×10^9/L↑,Hb 104g/L,N 92%↑。入院诊断:①类风湿关节炎并肺间质病变(纤维化);②肺部感染;③支气管扩张并感染。医嘱给予亚胺培南西司他丁＋哌拉西林他唑巴坦抗感染,3 天后,血象降低,肺部啰音减少。7 天后,为避免广谱抗生素长期使用诱发的二重感染,及连续 3 天痰和血培养显示大肠埃希菌感染,对 β- 内酰胺类抗生素＋酶抑制剂敏感,降阶梯只使用哌拉西林他唑巴坦抗感染。而 3 天后,患者体温又上升,血常规示 WBC 20.3×10^9/L↑,Hb 104g/L,N 85%↑,医师怀疑合并革兰氏阳性菌感染,现拟用万古霉素＋头孢哌酮舒巴坦联合抗感染治疗。

查房时提出的问题:患者感染没有控制住的原因是什么? 医生新拟定的"万古霉素＋头孢哌酮舒巴坦"联合抗感染给药方案是否合理? 如果不合理,请设计一个合理的给药方案。

【实训内容】

针对上述病例,实地参加药学查房或进行模拟实训。实训内容包括以下方面。

1. 做好查房前各项准备工作,制订查房计划。

2. 带教老师组织学生实地(或模拟)药学查房,组织现场讨论。

3. 带教老师进行现场点评和总结。

4. 对学生进行成绩考核。

【实训过程】

1. 做好查房准备　做好查房的各项准备工作。在带教老师带领下,以 5~8 人为一个小组,到所联系的医院实地参加药学查房;或由学生分别扮演临床药师、医生、护士、患者及其家属等,在学院的模拟病房进行药学查房情景模拟实训。

2. 实施药学查房　①带教老师先进行简单的自我介绍,告知患者药学查房的主要目的,现场阅读病历;②临床药师对患者进行药学问诊,询问患者病情、诊治过程、用药情况和药物治疗效果,回答患者和医护人员提出的问题;③结合患者病历和药历,组织学生现场讨论,评价药物治疗方案是否合理,分析和判断当前是否存在不合理用药问题,如果存在问题应当场予以解决;④鼓励学生踊跃提问,积极回答问题,发表自己的见解,对患者进行用药教育和指导。

3. 查房后点评和考核　①查房结束后,带教老师召集所有参与查房的人员,由临床药师或带教老师进行现场集中讲评和总结;②要求参与查房的学生将查房过程和内容、现场提问和回答的问题、提出的用药建议等详细记录下来;③建立患者药历,将查房记录和结果反馈给医护人员,在与医师沟通后,及时将查房意见反馈给患者;④对学生进行成绩考核和评定。

实训路径示意图见实训图 4-1。

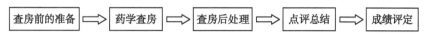

实训图 4-1　药学查房模拟实训路径示意图

【实训考核】

1. 对实训内容在班级组织一次汇报和答辩,各组同学在预先充分讨论的基础上推选 1 名代表参加,其他同学做补充。

2. 带教老师在汇报和答辩结束时进行点评和总结,指出各组在项目完成过程中好的表现和不足之处。

3. 带教老师根据各组在查房过程中的表现,汇报、答辩和回答问题的情况进行现场综合评分。

【思考题】

1. 临床药师开展药学查房需具备哪些基本技能和职业素质?

2. 药学查房时应注意哪些问题?

3. 如何让患者和医护人员接受临床药师提出的用药建议?

4. 上述病例中患者感染控制不住的原因是什么?

5. 医生新拟订的“万古霉素 + 头孢哌酮舒巴坦”联合抗感染治疗方案是否合理? 如果不合理,请制订一个合理的给药方案。

实训项目四(二)　药学会诊模拟实训

【实训目的】

1. 通过模拟实训,使学生学以致用,掌握药学会诊的基本知识和基本技能,培养学生独立观察、提出、分析和解决临床实际问题的能力。

2. 使学生熟悉药学会诊的基本流程和主要内容,树立正确的临床思维。

3. 使学生了解药学会诊的模式和意义。

【实训条件】

具备一间教室作为模拟会诊中心,提供一名模拟患者和一份模拟病历。

【实训要求】

1. 掌握药学会诊的工作流程及查房记录的书写方法。

2. 熟悉药学会诊的主要内容和注意事项。

3. 了解药学会诊的基本模式。

【实训准备】

1. 会诊的组织　由带教老师主持,实习学生扮演临床药师、临床医生、护士和患者等。

2. 会诊前准备

(1) 根据教学计划,带教老师编写一个病史摘要,提出讨论的问题,提供给学生,给学生一定时间自学。

(2) 对模拟患者(如标准化患者)进行培训。

(3) 准备教学病例的相关资料,如就诊卡、病历卡、化验单等,有条件的学校还可准备好必要的道具,如听诊器、吸入装置、峰流速仪等。

(4) 会诊前一周进行学生角色安排,让学生查阅相关文献资料,了解会诊的工作流程、主要内容和注意事项,了解会诊需要解决的问题,准备好发言和提问。

3. 教学病历

病史摘要:患者,女,65 岁,反复气喘 5 年,加重 1 个月。5 年前患者受凉后出现气喘症状,当时没有治疗,自行缓解。此后气喘症状时有发生,一般冬春季出现,夜间为甚。实验室检查:支气管激发试验阳性。近两个月来,患者症状有所加重,几乎每天都有气喘。听诊:双肺散在哮鸣音。肺功能示:第 1 秒用力呼气容积(FEV_1)为预计值的 75%。患者平时无烟酒嗜好,无其他基础疾病,无药物过敏史。

诊断:支气管哮喘Ⅲ级(中度持续)。

处方:沙美特罗替卡松吸入粉雾剂(250μg)1 瓶,1 吸,b.i.d.;沙丁胺醇气雾剂(100μg)1 瓶,2 喷,p.m.。治疗 1 个月后患者再次来到门诊,诉气喘发作情况无改善。医生考虑可能沙美特罗替卡松的剂量不够,于是换用沙美特罗替卡松吸入粉雾剂 500μg,1 吸,b.i.d.。1 个月后患者气喘发作情况仍然没有改善。

会诊需要解决的问题:患者哮喘不能控制的原因是什么? 如何调整给药方案?

【实训内容】

针对模拟病例,开展药学会诊模拟实训。实训内容包括以下方面。

1. 做好实训各项准备工作,制订药学会诊计划。

2. 带教老师组织学生讨论,进行模拟药学会诊。

3. 带教老师进行现场点评和总结。

4. 对学生进行成绩考核。

【实训过程】

1. 做好会诊准备　做好会诊的各项准备工作。5~8 名学生为一个小组,组成会诊小组,进行药学会诊情景模拟实训。

2. 实施药学会诊　①带教老师先介绍会诊的目的,然后以幻灯片的形式现场阅读病历,介绍模拟患者的病史,内容包括简要的病史资料、用药情况及药物治疗效果,提出会诊需解决的问题。②请患者参与会诊,学生与其沟通交流,询问患者病情、诊治过程、用药情况和药物治疗效果,患者回答学生提出的问题;现场让患者演示喷雾剂的用法,让学生判断患者用药方法是否正确。③组织学生现场讨论,结合患者病历和药历,探讨患者哮喘治疗无效的原因,找出药物治疗方案存在的问题,药物治疗方案如何调整,鼓励学生相互提问和积极发表意见。

3. 会诊后点评和考核　①会诊结束后,带教老师召集所有参与会诊的人员,现场进行集中讲评和总结;②要求参与会诊的学生将会诊过程、讨论内容、会诊意见等详细记录下来;③将会诊记录和结果反馈给医护人员,在与医师沟通后,及时将会诊意见反馈给患者。④对学生进行成绩考核和评定。

实训路径示意图见实训图 4-2。

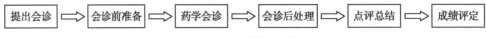

实训图 4-2　药学会诊模拟实训路径示意图

【实训考核】

1. 对实训内容在班级组织一次汇报和答辩,各组同学在预先充分讨论的基础上推选 1 名代表参加,其他同学做补充。

2. 指导老师在汇报和答辩结束时进行点评和总结,指出各组在项目完成过程中好的表现和不足之处。

3. 指导老师根据各组在会诊过程中的表现,汇报、答辩和回答问题的情况等进行现场综合评分。

【思考题】

1. 开展药学会诊,临床药师需要具备哪些基本技能和职业素质?
2. 药学会诊时应注意哪些问题?
3. 模拟病例中哮喘的药物治疗方案是否合理?
4. 该患者哮喘控制不满意的可能原因有哪些?
5. 根据模拟病例提供的信息设计一个合理的给药方案。

实训项目四(三)　用药教育模拟实训

【实训目的】

1. 通过实地教学,使学生理论和实践相结合,掌握用药教育的基本技能,培养学生独立观察、提出、分析和解决临床实际问题的能力。
2. 使学生熟悉用药教育的基本程序和主要内容,树立正确的临床思维。
3. 使学生了解用药教育的模式和意义。

【实训条件】

带教老师与医院(附属医院或教学医院)联系,获得对方支持,实地参加该医院某专业科室的药学查房,选择合适的患者进行用药教育。

【实训要求】

1. 要求学生掌握用药教育的方式、技巧及用药教育单的书写方法。
2. 熟悉用药教育的工作内容及注意事项。
3. 了解用药教育的基本模式。

【实训准备】

1. 用药教育的组织　①带教老师联系开展药学查房示范教学的医院临床科室(心血管内科、呼吸科、消化科、神经内科、肾内科、内分泌科、感染科等选择其一);②由带教老师主持,实习学生、患者等参加。

2. 用药教育前准备　①查看患者病历,了解患者病情和用药情况,熟悉患者的基本情况(疾病史、用药史、文化程度等);②查阅相关文献资料,熟悉用药教育的工作流程和内容,制订一份用药教育书面材料;根据所提供的病例资料及用药情况,初步判断患者可能存在哪些疑问,准备好回答的方式及内容,若有需要用到教具,提前准备好相关物品。

3. 教学病历

病史摘要:患者,男,60岁,身高172cm,体重67kg,身体质量指数(BMI)为22.6kg/m^2,因"血糖升高10年,波动1个月"入院。10年前诊断为2型糖尿病,服用"格列齐特缓释片60mg/次 q.d.,二甲双胍缓释片0.5g/次 b.i.d."治疗,偶测空腹血糖10~13mmol/L,餐后血糖未测。6年前因糖尿病足于医院行"左足跗指截肢术",更改降血糖方案为"门冬胰岛素30注射液 早24U晚24U+二甲双胍缓释片0.5g b.i.d.+瑞格列奈片0.5g q.d.(午)",患者不规律监测血糖,2天前门诊查随机血糖22.9mmol/L,为进一步诊治收住入院。患者高血压病史20余年,平素服用缬沙坦氨氯地平片,血压控制可,脑卒中病史3年,长期口服阿司匹林肠溶片。辅助检查:HbA1c 11.6%,Cr 74.6μmol/L,TG 4.23mmol/L,TC 6.56mmol/L,HDL-C 1.17mmol/L,LDL-C 5.17 mmol/L,eGFR 79ml/(min·1.73m^2),入院诊断:2型糖尿病、高血压、脑卒中。入院后给予门冬胰岛素30注射液8U早-6U中-8U晚,甘精胰岛素注射液18U,二甲双胍缓释片1g b.i.d.,缬沙坦氨氯地平片1片 q.d.,阿托伐他汀钙片20mg q.d.,阿司匹林肠溶片0.1g q.d.,治疗后血糖、血压控制平稳,患者出院。

用药教育时需解决的问题:对该患者进行出院用药教育,应从哪些方面进行? 胰岛素的正确使用,对患者应该做哪些指导和教育?患者出院后应监测哪些指标?

【实训内容】

针对上述病例,对患者进行出院的用药教育。实训内容包括以下方面。

1. 做好用药教育前各项准备工作,制订用药教育单。

2. 带教老师组织学生进行实地用药教育,组织现场讨论。

3. 带教老师进行现场点评和总结。

4. 对学生进行现场考核。

【实训过程】

1. 做好用药教育准备　做好用药教育的各项准备工作。在带教老师带领下,以 3~5 人为一个小组,到所联系的医院实地参加用药教育。

2. 实施用药教育　①向患者进行简单的自我介绍,说明此次教育的主要目的和预计时间;②根据初步掌握情况,确定用药教育的方式,充分考虑患者的特殊情况,如视力障碍、听力障碍、语言沟通能力等;③评估患者对自身健康问题和用药情况的了解及期望、能正确使用药物的能力以及对治疗的依从性;④通过询问,了解患者对用药目的,药物服用方法、剂量、疗程,用药注意事项,常见不良反应等的掌握程度,制订个体化用药教育方案;⑤结合患者实际情况,采取口头、书面材料、实物演示等方式进行用药教育,使患者充分了解药物治疗的重要性和药品的正确使用方法;⑥用药教育结束前,通过询问患者或请其复述等方式,确认患者对药物使用知识的掌握程度。

3. 用药教育后点评和考核　①用药教育结束后,带教老师召集所有参与的人员,由带教老师进行现场集中讲评和总结;②要求参与用药教育的学生将用药教育中患者现场提出的问题及药师给出的用药建议等详细记录下来;③对学生进行成绩考核和评定。

实训路径示意图见实训图 4-3。

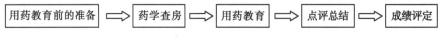

用药教育前的准备　➡　药学查房　➡　用药教育　➡　点评总结　➡　成绩评定

实训图 4-3　用药教育模拟实训路径示意图

【实训考核】

1. 对实训内容在班级组织一次汇报和答辩,各组同学在预先充分讨论的基础上推选 1 名代表参加,其他同学做补充。

2. 带教老师在汇报和答辩结束时进行点评和总结,指出各组在项目完成过程中好的表现和不足之处。

3. 带教老师根据各组在用药教育中的表现,汇报、答辩和回答问题的情况进行现场综合评分。

【思考题】

1. 临床药师开展用药教育需具备哪些基本技能和职业素质?

2. 对患者进行用药教育时应注意哪些问题?

3. 该病例中对患者的降血糖药使用应进行哪些方面的用药教育?

4. 该患者出院后应重点监测哪些指标及监测的频率为何?

实训项目四(四)　用药指导模拟实训

【实训目的】

1. 通过实地教学,使学生学以致用,掌握用药指导的基本知识和基本技能,培养学生独立观察、发现、提出、分析和解决临床实际问题的能力。

2. 使学生熟悉用药指导的基本流程和主要内容,树立正确的临床思维。

3. 使学生了解用药指导的模式和意义。

【实训条件】

带教老师与医院(附属医院或教学医院)联系,获得对方支持,实地参加该医院某专业科室的药学查房,选择合适的患者进行用药指导。

【实训要求】

1. 了解用药指导的基本要求。

2. 熟悉用药指导的主要内容和注意事项。

3. 了解用药指导的基本模式。

【实训准备】

1. 用药指导的组织　①带教老师联系开展药学查房示范教学医院临床科室(心血管内科、呼吸科、消化科、神经内科、肾内科、内分泌科、感染科等选择其一);②由带教老师主持,实习学生、患者等参加。

2. 用药指导前准备　①查看患者病历,了解患者的病情和用药情况;②查阅相关资料,熟悉患者所用药物的药理作用、适应证、用法用量、不良反应、注意事项等;③用药指导过程若需要道具,需提前准备。

3. 教学病历

病史摘要:患者,男,65 岁,因"反复咳嗽、咳痰 30 多年,加重伴喘息 4 天"入院。4 天前患者受凉后出现咳嗽、咳痰加重,伴有喘息、气紧、口唇发绀等症状,无畏寒、发热、鼻塞和头晕症状,遂就诊医院。本次入院后,痰细菌和真菌涂片检查提示革兰氏阳性球菌(+)、革兰氏阴性球菌(-)、真菌(-),肺功能检查提示为以极重度阻塞性为主的混合性通气功能障碍,肺功能重度受损。入院诊断:慢性阻塞性肺疾病急性加重期(AECOPD),入院后通过吸氧、抗感染(头孢噻肟)、解痉平喘(多索茶碱、布地奈德/特布他林雾化吸入)、祛痰(盐酸氨溴索)等治疗,患者咳嗽、咳痰、气紧等症状明显好转,治疗后期给予沙美特罗替卡松吸入粉雾剂改善症状,准予出院。

用药指导需解决的问题:患者如何正确使用沙美特罗替卡松吸入粉雾剂? 使用过程中有哪些注意事项?

【实训内容】

针对上述病例,对患者进行吸入剂的用药指导。实训内容包括以下方面。

1. 做好用药指导准备工作。

2. 带教老师组织学生实地对患者进行用药指导。

3. 带教老师进行现场点评和总结。

4. 对学生进行成绩考核。

【实训过程】

1. 做好用药指导准备　做好用药指导的各项准备工作。在带教老师带领下,以 3~5 人为一个小组,到所联系的医院实地参加用药指导。

2. 实施用药指导　①向患者进行简单的自我介绍,说明此次指导的主要目的和预计时间;②评估患者对自身健康问题和用药情况的了解及期望、能正确使用药物的能力以及对治疗的依从性;③学生现场演示吸入剂使用的正确方法并告知使用的注意事项;④通过询问患者或请其重复操作等方式,确认患者对吸入剂使用的掌握程度,若存在操作错误,及时纠正;⑤告知患者使用吸入剂的注意事项。

3. 用药指导后点评和考核　①用药指导结束后,带教老师召集所有参与用药指导的人员,现场进行集中讲评和总结;②要求参与用药指导的学生将用药指导内容及回答患者的疑问等详细记录;③对学生进行成绩考核和评定。

实训路径示意图见实训图 4-4。

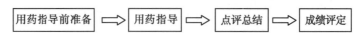

实训图 4-4 用药指导模拟实训路径示意图

【实训考核】

1. 对实训内容在班级组织一次汇报和答辩,各组同学在预先充分讨论的基础上推选 1 名代表参加,其他同学做补充。

2. 指导老师在汇报和答辩结束时进行点评和总结,指出各组在项目完成过程中好的表现和不足之处。

3. 指导老师根据各组在用药指导过程中的表现,汇报、答辩和回答问题的情况等进行现场综合评分。

【思考题】

1. 开展用药指导,临床药师需要具备哪些基本技能和职业素质?

2. 用药指导时应注意哪些问题?

3. 该病例中对患者的用药指导包括哪些主要内容?

4. 沙美特罗替卡松吸入粉雾剂使用的注意事项有哪些?

第四章
目标测试

(马 国 林翠鸿)

第五章

药 学 监 护

第一节 概 述

第五章
教学课件

一、药学监护的起源与发展现状

（一）药学监护概述

据 WHO 报告，全球有 50% 的患者不能正确使用药物，有三分之一的人死于不合理用药而不是疾病本身。全世界每年与药物不良事件相关的花费高达 1 360 亿元，并引起五分之一住院患者受到伤害和死亡。面对日益突出的用药安全性问题，需要药师以患者为中心，以合理用药为核心，提供直接的、负责任的药物治疗，对患者用药的安全性、有效性、经济性和依从性进行监护，从而提高药物治疗效果，维护生命健康。

药学监护（pharmaceutical care，PC）是伴随着药学学科的发展、医院药学工作模式的转变，特别是临床药学工作的开展而产生的。日益突出的不合理用药问题和人们不断增长的健康服务需求是药学监护产生的原因和动力。虽然有关药物应用的科学知识迅猛发展，但长期以来并没有将这些知识很好地运用到药学服务实践中。为获取这方面的知识，并通过更有效的方式和更高效的体系将其应用于更多的患者，药学监护应运而生。

20 世纪 80 年代末，药学监护概念在美国被正式提出，20 世纪 90 年代初传入中国和欧洲。近年来，药学监护在中国逐渐受到重视，并成为临床药师的重要服务模式和内容。1994 年，欧洲药学监护研究人员建立了欧洲药学监护联盟（Pharmaceutical Care Network Europe，PCNE）。随着药学监护的深入人心，PCNE 逐渐发展壮大，至今在世界各地已有五十多个机构的研究人员加入其工作组。PCNE自成立以来一直致力于推动药学监护发展，尤其是在欧洲国家药学监护的应用甚广。

药学监护的发展来自重新对药学进行专业化定位的需求。总体来说，药学划分为三个发展阶段：传统药学阶段、以合理用药为核心的临床药学阶段和以患者为中心的药学监护阶段。目前，药学监护服务模式已成为国际药学发展的重要趋势。药学监护已成为全世界药师的一种实践形式，且占主导地位。大多数国家的药师组织正在推行该服务模式，并激励药师向患者提供药学监护。

（二）美国药学监护的起源与发展现状

在每一个时期，药学因其功能和社会作用不同而承担不同的责任和义务。20 世纪初，药房的角色相当于药店，药师的角色相当于药商，主要负责调配和出售药品。在传统药学阶段，药师的职责是采购、制备药品及给药品定价，其义务是保证所售出的药品是质量合格的、不掺假的、按规定制备的。尽管当时也要求药师为用药者提供用药建议，但这是次要的，药师对患者的药物治疗结果并不需要承担责任。随着制药工业逐渐取代了药师的药剂制备和医师掌握了药物的选择权，药师的上述传统作用逐渐衰退，药师的作用也受到了限制。20 世纪 20—60 年代（1922—1969 年），美国药学会（American Pharmaceutical Association，APhA）限制药师与患者讨论处方的组成和治疗效果，并建议将所有有关患者药物治疗的问题交给医生。1951 年发布的《Durham-Humphrey 修正案》（*Durham-Humphrey Amendment*）提出了药师唯一的合法身份是处方调配，使药师被降级到只能调配药品。

20 世纪 60 年代，第二次世界大战后的美国医药行业发展迅猛，越来越多的药品应用于临床，随之也越来越多地出现各种用药问题,药物不良反应和不良事件增加,药源性疾病暴发,药害事件导致医疗费用上升,并且新药研究报告也越来越多,各种药学信息大量涌现,引起了医药界的关注。此时,以合理用药为核心的临床药学实践开始出现。这个阶段药房功能迅速扩大,工作内容开始多样化。药师主动寻求发挥自己的专业潜能,如根据药动学给药,开展治疗药物监测和药学信息服务等。药师出色的专业知识和技能得到了包括医生在内的公众的认可,专业形象得到提高,由此开始了临床药学实践工作。但人们很快又发现,此时的临床药学工作注重的仍然是"药物"本身。虽然开展临床药学工作使药师能更加接近患者,但其工作焦点仍集中在药物上,而不是患者个体。人们意识到只有明确药师工作是为保护患者免受药物损害,及时提供用药后的反馈信息,为患者的健康履行职责,才能真正树立药师良好的职业形象,提高其地位。这促使人们进行新的尝试。

新的发展阶段就是在这种尝试中产生的。1975年,Mikeal给出了"药学监护"的最初定义:给予患者所需要的服务,使其安全、合理地使用药物。20世纪80—90年代,临床药学开始向药学监护过渡,临床药学工作范围逐渐扩大,临床药师参与患者的具体治疗工作,注重直接对患者提供服务,并开始将目光转向院外患者的药物治疗。1987年,在美国临床药学学会(American College of Clinical Pharmacy, ACCP)年会上,C. D. Hepler教授指出"未来20年,药师应该在整个卫生保健体系中发挥自己在药物使用控制方面的能力,应该特别表明由于药师的参与可以减少整个医疗保健费用,如缩短住院期和减少其他昂贵的服务费用等"。在这次会议上,C. D. Hepler提出了"pharmaceutical care"的概念。1988年,C. D. Hepler富有哲理地描述了什么是药学监护,即"患者与药师之间建立的一种契约关系,在这种关系中药师理解患者利益,并为满足患者的利益而付诸行动,用自己的知识和技能体现药物使用管理的职能"。

20世纪90年代,有学者指出,临床药学当前的实践并没有直接体现患者的利益,药师应该直接与患者接触,提供一对一的直接服务。随后,1990年C. D. Hepler和L. M. Strand在 *American Journal of Hospital Pharmacy* 上全面阐述了"pharmaceutical care"的概念,即"药学监护是提供负责任的药物治疗,目的是达到改善患者生命质量的既定结果"。1998年和2004年二人将药学监护的定义进一步更新为"一种以患者为中心的实践,实践者负责患者与药物相关的需求并为之承担责任",将药学监护由"药品的管理者"更新为"以患者为中心"的实践。药学监护概念的提出标志着药师工作进入了一个新的发展阶段。

20世纪90年代以后,临床药师的职业观念发生了根本改变,药学工作模式从"以药物为中心"转变为了"以患者为中心",药师成为医疗团队的一员,工作职能进一步扩展。1993年,美国卫生系统药师协会(American Society of Health-System Pharmacists, ASHP)对药学监护的统一定义是"药师的使命是提供药学监护,药学监护是提供直接的、负责任的、与药物治疗有关的服务,目的是获得改善患者生命质量的确定结果"。药学监护经过不断探索和实践,其理论内涵和服务内容均得到了很大发展。目前药学监护工作在美国已大量开展,大大提高了药学服务的质量和水平。

(三) 我国药学监护的起源与发展现状

20世纪90年代初,"pharmaceutical care"概念传入中国的时候,中国的药学实践正在从以药品调配为主的传统药学阶段向以合理用药为核心的临床药学阶段过渡。2002年,卫生部和国家中医药管理局颁布了《医疗机构药事管理暂行规定》,要求药学部门要建立以患者为中心的药学保健工作模式,开展以合理用药为核心的临床药学工作,参与临床药物诊断、治疗,提供药学技术服务,提高医疗质量。要求医疗机构逐步建立临床药师制,药师要开展临床药学相关工作,解决药物相关问题,促进合理用药。该规定明确了临床药学的工作内容、临床药师的职业定位和工作职责。

2011年,卫生部、国家中医药管理局、总后勤部卫生部颁布了《医疗机构药事管理规定》,要求加强医疗机构临床用药管理,建立由医师、临床药师和护士组成的临床治疗团队;进一步明确要求药师必须开展"以患者为中心""以合理用药为核心"的临床药学工作,组织药师参与临床药物治疗,提供药学专业技术服务;指出临床药师应当全职参与临床药物治疗工作,对患者进行用药教育,指导患者安全用药;建立临床用药监测、评价和超常预警制度,对药物临床使用安全性、有效性、经济性和适当性进行监测、分析、评估,实施处方和用药医嘱点评与干预;医务人员发现药品不良反应、用药错误和药品损害事件后,应当积极救治患者,立即向药学部门报告,并做好观察与记录。该规定对临床用药管理和药师工作职责的相关要求处处体现了药学监护的理念和服务内容。

2021 年 10 月 9 日,国家卫生健康委员会发布了《医疗机构药学监护服务规范》,旨在规范医疗机构药学监护服务,保障药学监护质量,提升药学监护水平。

目前,国内药学监护狭义的理解为临床药师针对住院患者开展的药学监护。广义的药学监护则可以延伸为药师为患者和公众提供的所有与用药相关的服务,旨在促进合理用药,提升药学服务水平,提高患者生命质量。

与欧美国家相比,当前我国的社区药学监护开展比较少,许多工作,如监测社区患者用药的安全性、有效性、经济性和适当性,对老年人、妊娠期和哺乳期妇女等高危人群的持续药学监护,对高血压、冠心病、糖尿病、血脂异常、哮喘等慢性病患者的长期药学监护等工作还有待深入开展。

二、药学监护的概念与内涵

(一)药学监护的概念

药学监护的概念是在 20 世纪 70 年代中期出现的,其由临床药学演变而来,要求所有药学执业人员应该对他所服务的患者的药物治疗结果负责。药学监护来源于"良好的药学实践(good pharmacy practice)"概念,同时考虑了患者监护和经济方面的问题,目的是实现以证据为基础的、合理的药物治疗。药学监护可定义为:获得明确的治疗结果以改善或维持患者生命质量而直接地、负责任地提供与药物治疗有关的服务。这是旨在预防、识别和处理药品和健康相关问题的合作过程,也是药物应用的持续质量改善过程。这一定义把药师的活动建立在以患者监护(patient care)为中心的基础上,以最大限度地改善患者身心健康和生命质量为目标,针对患者的需求做出决定并给予相应的服务,并承担起监督、执行、保护患者用药安全、有效、经济、适当的社会责任。

2021 年,国家卫生健康委员会颁布的《医疗机构药学监护服务规范》将药学监护定义为"药师应用药学专业知识为住院患者提供直接的、与药物使用相关的药学服务,以提高药物治疗的安全性、有效性与经济性"。

"pharmaceutical care"一词目前国内有多种翻译,分别译为"药学监护""药学服务""药学保健""药事照护""药学关怀""药师监护""药疗保健""药疗服务""药疗照顾"等。"药学监护"概念包含了对患者利益上的情感承诺,包含了同情、关心、理解、信任、尊敬、奉献、人性温柔的情感和行为。药学监护意味着借由药物治疗来尽可能地减轻患者的痛苦。通过药学监护照顾患者,意味着药师需要花时间和精力去了解每位患者的用药经历,这样可以优化未来的药物治疗经验,并意味着相互信任、尊重和承担责任的药物治疗关系。

(二)药学监护的内涵

药学监护的内涵可以理解为:药学监护是一种以达到确定的治疗结局,提高患者的生命质量为目的,"以患者为中心",提供直接的、负责任的、持续的药学服务,是一种对患者实施监护的专业实践。所谓"以患者为中心"包含了许多因素,但最重要的是患者利益至上,即以患者的需求,而不是临床药师的偏好来"驱动"药学监护的发展。药学监护是药学实践的一部分,为了满足患者的药物相关需求,需要药师与患者之间直接地互动,建立良好的治疗关系,共同协作解决复杂的药物治疗问题。简言之,药学监护是一种全新的专业实践,是一种重要的临床药学工作模式和药学服务模式,也是药学实践和药学服务的主要内容。药学监护是药师、患者、医生、护士等共同制订、执行和监控药物治疗方案的合作过程。

三、药学监护的执业理念

作为一种患者监护实践,药学监护与医学、护理学等专业一样必须拥有并遵循一定的执业理念。执业理念(philosophy of practice)是指导特定活动(如药学监护)相关行为的价值理念。在药学监护领域,执业理念是指导临床药师遵守职业道德规范,实施精准的临床药物治疗实践,遵守法律法规,尽职尽责,恪守伦理和道德义务等一系列价值观念。它定义了临床药师的行为准则、角色作用、与患者的关系和应承担的责任,决定了其执业行为。执业理念是药学监护实践的基石、伦理基础和道德风向标。临床药师应秉承执业理念,开展药学监护服务。

药学监护执业理念包含四个要素。

(1)通过药学监护实践满足社会需求——优化药物使用,践行合理用药,为社会减少药物相关的发病率和死亡率,解决患者的药物相关需求。

(2)履行临床药师的专业责任——临床药师为患者提供药学监护服务,履行监护责任,确认并解决药物治疗问题,实现药物治疗目标,预防患者出现药物治疗问题。

(3)建立以患者为中心的服务模式——临床药师必须做到以患者为中心的执业行为,以患者的需求为出发点,提供优质的药学监护服务,直到最终满足患者的全部需求。

(4)将监护作为一种实践模式和契约——通过临床药师与患者之间的"契约(covenant)"和对话,建立和维持一种互信的治疗关系"监护"患者,了解患者需求,满足患者需求,评估所实施的监护计划是否满足了患者的愿望和需求。

四、开展药学监护的原因

(一)社会的需求

近几十年来,上市药品数量急剧增加,药物治疗越来越复杂,不合理用药现象层出不穷,药物不良反应、药物不良事件、药源性疾病、用药差错等药物治疗相关问题(medication related problem,MRP)屡见不鲜。据统计,四分之一住院治疗的患者是药物治疗问题导致的。MRP 给人类生命健康带来了巨大挑战。然而,只要使用药物治疗疾病,药物治疗引起的发病率和死亡率问题就会一直困扰着我们。值得反思的是,许多药物治疗问题导致的住院治疗或药物不良事件,绝大多数是可以预防或避免的。这种情况使得药学监护执业者(临床药师)可发挥重要作用,他们拥有的药学监护知识和技能可以为患者带来持续的优质用药监护,进而对药物治疗的整个结局产生积极影响。

当前面临的严重药物治疗相关问题彰显了药学工作模式改革的紧迫性。在全球医疗服务不断改革和持续变化的背景下,药学实践模式也正在发生转变。药学监护、用药干预、合理用药成为可及的、可持续的、可负担的和公平的医疗服务系统的重要组成部分。只有这样的医疗服务系统才可以确保药品的有效、安全和质量可靠。通过实施以患者为中心的药学监护,可以对用药过程进行积极、主动的干预,优化药物的使用,减少用药差错,避免药物滥用,降低与药物相关的发病率和死亡率,降低不良反应发生率,降低药物治疗总费用,节约医药资源,满足社会需求。

(二)患者的需求

在疾病的药物治疗过程中,患者需要了解药物、治疗过程和治疗结果等客观信息,需要药师提供及时、准确的药学监护服务,希望在疾病的治疗上获得最大收益,取得满意疗效的同时,规避或减少药物不良反应和药源性疾病。患者是医疗保健的有力推动者。患者的需求是实施以患者为中心的药学监护的原因和动力。

(三)药师的责任

以药品供应和调配为主的传统药学时代,药师无须对药物治疗负责,其结果是没有详细记录,无法监测及回顾他们所提供的服务,也就无法展示药学监护的结果。过去 40 年来,随着临床药学的快速发展,药师的角色已经逐步从"药品提供者和调配者"转变为"药学监护服务者和药物治疗管理者"。药师不但对药品供应和使用各个方面负责,从选择、购买、存储、配送、调剂及使用方面保证药品质量,使药品造福患者而不会伤害患者;同时,药师开始对药物治疗的过程和结果负责,以患者为中心,以合理用药为核心,为患者提供直接的、负责的药学监护服务。药师接受并承担这些职责是实践药学服务所必需的。药学监护实践使药师真正地担负起指导患者合理用药,为治疗结果负责的重任。

现在,药学服务的模式已逐步过渡到药学监护。通过实施药学监护,药师可实现其在药物治疗工作中的新角色。在现有的资源背景下,药师有能力改善药物疗效,提高用药的安全性,提高患者生命质量,而且必须将自己定位在医疗服务系统的前沿岗位。在这个过程中,向药学监护方向转变是关键因素。一方面药师评估并满足患者的需求,指导患者科学合理用药,另一方面药师通过对药物治疗进行监测和评估,发现、提出、分析、解决和预防潜在的或已存在的药物治疗问题,为维护患者健康做出重要贡献。

五、药学监护的目的与意义

药学监护的目的是实现以患者为中心、以证据为基础、科学的药物治疗,从而使药物治疗和药学服务有利于每位患者及整个社会。药学监护是开展个体化药物治疗(individualized pharmacotherapy)的前提和保障,也是实施精准医疗(precision medicine)和个体化医疗(individualized medicine)的重要举措。开展药学监护具有重要的现实意义,主要表现在以下方面。

(一) 提高药物治疗的质量和水平,满足患者药学服务需求

药师的传统职能是调配和分发药品,其工作中心主要围绕"药品"展开。随着医疗体制的改革和医疗工作的深入发展,医院药学工作模式发生了根本改变,药师的调剂工作逐步被网络化、自动化调剂设备或受过良好培训的技术员所取代。医院药学的发展及社会的需求要求药师从调剂柜台后面走出来,转变工作职能,能够像医生和护士一样走进病房,直接面对患者,以患者为中心,提供专业的药学监护服务,对药物治疗的过程、结果和质量承担责任。通过药学监护,优化药物的使用,最大限度地降低药源性疾病、药物不良反应、用药错误等引起的发病率和死亡率,满足患者的药学服务需求。

(二) 促进药师工作职能的转变

随着生活水平的提高,公众不再仅仅满足于药师为他们提供安全有效、质量合格的药品,而是要求药师能够为其提供安全、有效、经济、规范的药学监护服务。药学监护使药师的专业特长得到充分、彻底的发挥,与医师和护士一起为安全有效的药物治疗把关,从而促进药物治疗质量和水平的提高,降低药物不良反应、用药差错的发生率和致死率,提高患者的生命质量和健康水平。

(三) 提高药师的工作责任心

药学监护要求药师对药物治疗结果负责,担负起患者用药安全的责任。对药师而言,机遇和挑战并存。为了达到这一目标,药师必须具有丰富的理论知识、良好的专业技能和敏锐的眼光,能够发现与药物治疗有关的问题,了解患者的需求;能够解决已经发生的或预防可能发生的药物治疗问题。药学监护的实施可以促使药师提高对药物治疗工作的责任心,进而提高药学服务的质量和水平。

六、药学监护的核心

药学监护的核心是要求药师:①直接面向患者;②对患者的药物治疗负责;③强化"以患者为中心"的理念。要求药师在药物治疗全过程中为患者争取最好的结果,使患者不因用药而造成伤害。因此药学监护实施是全体药学人员职责范围扩大的体现,不是药学部的新业务。药学监护是卫生保健的重要组成部分。药学监护的实施是社会进步对药师和药学服务质量提出的客观要求。具体包括以下内容。

(1) 满足公众健康水平提高的需要,提供高质量的药学服务。

（2）药师与患者之间构成新型的信托关系,患者把自己的用药事务委托给药师,药师受托承担相应责任;同时,药师必须加快知识结构的调整,拓展自身专业技能,以适应药学监护服务的要求。

七、药学监护的主要内容

药学监护服务应贯穿于患者药物治疗的全过程,从确认患者为监护对象开始,至治疗目标完成、转科或出院为止。对患者开展药学监护服务的要点包括以下方面。

(一) 给药方案合理性的评估

包括药物的适应证、禁忌证、用法用量、配伍禁忌、相互作用、给药疗程等;针对不合理的给药方案,药师应给出专业性的调整意见并及时将具体建议、参考依据向医师、护士反馈。对于共性问题,药学部门应定期与临床科室进行沟通纠正,记录沟通过程和改正效果。

(二) 给药方案疗效监护

判断药物治疗的效果,若疗效不佳或无效,药师应协助医师分析原因并讨论重新调整给药方案。

(三) 药品不良反应监护

对可能发生的药品不良反应进行预防和监测,及时发现、判断并予以处置。

(四) 药物治疗过程监护

关注给药方案的正确实施,包括输液治疗的安全性监护和首次使用特殊剂型药物的用药指导。

(五) 患者依从性监护

对患者执行治疗方案的情况进行监护。

(六) 其他方面的监护

药师应对药物基因检测、治疗药物监测等结果进行解读,并根据结果实施药学监护。

八、药学监护的工作流程

药师是药学监护的主体。药学监护体现在药师工作的方方面面,临床药师的服务对象主要是住院患者,对社区和居家患者,药师同样可以提供药学监护。

药学监护的主要流程:确定对象→信息采集→入院评估→医嘱审核→用药监护→用药指导→出院教育→出院随访。

(一) 确定药学监护对象

药学监护对象多为住院患者,重点服务下列患者和疾病情况。

1. 病理生理状态　存在脏器功能损害的患者、儿童、老年人、存在合并症的患者、妊娠期及哺乳期患者。

2. 疾病特点　重症感染、高血压危象、急性心力衰竭、急性心肌梗死、哮喘持续状态、癫痫持续状态、甲状腺危象、糖尿病酮症酸中毒、凝血功能障碍、出现临床检验危急值、慢性心力衰竭、慢性阻塞性肺疾病、药物中毒患者等,既往有药物过敏史、上消化道出血史或癫痫史者等。

3. 用药情况　应用治疗窗窄的药物、抗感染药、抗肿瘤药、免疫抑制剂、血液制品等,接受溶栓治疗,有基础病的患者围手术期用药,血药浓度监测值异常,出现严重药品不良反应,联合应用有明确相互作用的药物,联合用药 5 种及以上,接受静脉泵入给药、鼻饲或首次接受特殊剂型药物治疗。

4. 特殊治疗情况　接受血液透析、血液滤过、血浆置换、体外膜氧合器等治疗的患者。

(二) 患者信息采集

患者信息采集是临床药师需要掌握的基本技能。临床药师在患者入院后需对患者进行面对面的沟通,除了询问患者的基本信息外,应着重了解患者的疾病信息及药物信息。

1. 基本信息　年龄、种族、身高、体重、职业、烟酒嗜好、个人史、家族史等。

2. 疾病信息　主诉、现病史、既往病史、相关检查结果等。

3. 药物信息　既往用药史、入院前用药情况、用药依从性、用药后病情控制情况、药物过敏史等。

4. 其他　生活习惯、饮食习惯、经济状况、家庭情况等。

（三）患者入院评估

入院评估是临床药师实施药学监护的第一步,也是整个药学监护中至关重要的一环。正确的入院评估要求药师具有丰富的药物治疗学和疾病治疗的知识,并且要全面考虑患者和用药的危险因素。入院评估可以分为用药评估和病情评估两部分。

1. 用药评估　通过患者的主诉,运用适当的药物治疗学知识进行整理、分析和整合,评估患者用药的有效性、安全性、经济性和适当性,为制订下一步治疗方案提供参考,同时针对依从性差的患者应进行重点宣教。

2. 病情评估　上述信息采集完成后,临床药师需从现有的信息中对患者进行初始的基线评估,包括患者的身体质量指数、肝肾功能、营养状况、健康状况等,同时对不同疾病的患者需要进行相应的病情评估,如对房颤患者,应进行脑卒中风险和出血风险评估,准备行冠脉造影的冠心病患者应对其进行出血风险评估和造影剂肾病风险评估,进而针对不同的评估结果制订相应的给药方案和监护计划。

（四）医嘱审核

医嘱审核是确保患者用药安全、有效的前提,也是体现药师专业技能的主要环节。临床药师在进行医嘱审核的过程中除了要对适应证、用法用量、给药途径、配伍禁忌、药物相互作用等进行审核外,更重要的是要结合每位患者的具体病情对其用药进行审核,如患者的年龄、肝肾功能等,同时也需要考虑到患者的经济承受能力等因素,对治疗方案进行优化,以提高药物治疗质量。

（五）用药监护

一旦患者治疗方案确定并审核通过,临床药师就要为该患者制订出相应的用药监护计划。用药监护对于临床药师来说是一个识别、解决和防止药物治疗问题发生的过程,需要其具备一定的临床知识和扎实的药学知识。

用药监护计划是临床药师为患者达到治疗目标和预防及解决患者药物治疗问题而制订的一套详细的监护计划,也是确保用药监护得以顺利实施的前提条件。用药监护计划应在整体评估患者情况的基础上制订,其原则是目标明确、切实可行。尽管监护方案作为其他医疗专业人员已形成相对完善的标准,但对于用药监护到目前为止还没有一个公认的标准。现阶段临床药师对患者的用药监护基本包括药学监护要点、期望结果和为达到期望结果而采取的药学干预措施等三部分。

1. 监护要点　安全性、有效性、经济性和依从性监护。安全性监护主要是指患者用药过程中可能存在的药物相互作用以及用药后可能出现的药物不良反应等;有效性监护主要是指患者用药后病情的控制和改善情况,包括患者的临床指征和症状、生化和血液学指标、血药浓度水平等;经济性监护主要是利用成本 - 效果分析、成本 - 效用分析等药物经济学方法对治疗方案进行科学评价;依从性监护主要是监护患者,特别是特殊人群患者对药物治疗方案的执行程度。

2. 期望结果　确保用药的安全性、有效性、经济性、适当性良好,促进合理用药,提高患者生命质量。

3. 干预措施　即用药干预,干预对象包括医生、护士和患者;干预内容包括给患者、医师和护士关于药物治疗问题的建议,其实际结果是医务人员或患者对用药干预的反应情况及临床的实际结果。

需要强调的是,用药监护作为实施药学监护的核心,它是一个系统的、全面的监护过程,贯穿于患者整个药物治疗的始末。同时它也是一个动态的、持续的监护过程,其监护内容需要根据患者病情和治疗方案的变化而改变。简单地说,用药监护应该是为每位患者量身定制的。

（六）用药指导

作为临床药师,在对患者进行药学监护的过程中,应针对患者遇到的或可能遇到的药物治疗问题给予专业的用药指导。除了告知患者应用哪些药物外,还应向患者说明为什么要用这些药,用药过程中可能会出现哪些不良反应、需要注意哪些问题及用药时间和疗程等,尽可能让患者了解用药的目的和要求,有利于提高患者用药的依从性和治疗效果。

（七）出院教育

出院教育主要是针对患者出院带药进行系统全面的宣教,宣教内容与上述用药指导内容基本相同,重点强调坚持治疗的重要性,尤其对于依从性不好的患者,同时给予一定的生活饮食和运动指导。

（八）出院随访

出院随访是确保患者出院后用药安全性、有效性和依从性的重要环节。随访没有严格的时间限制,可以是短期的,也可以是长期的,但应有一定的随访周期并制订相应的随访计划,尤其是对于慢性病患者。随访多以电话和微信等形式进行,对于有条件的患者可以在其来院复诊时进行。随访的目的主要是了解患者出院后的用药情况和病情控制情况,从而对患者近阶段的整体情况进行评估,同时解答患者用药过程中的疑问并给予相应的指导。

九、药学监护记录

如同医师记录病历一样,药师在对患者进行药学监护的同时,同样需要有相应的文档记录,即药学监护记录。药学监护记录可提供药师在用药监护方面所获得结果的证据,也是临床药师日常工作的重要体现。目前,国内临床药师多以药历或药学监护记录表的形式进行记录。针对药学监护的各个环节,可以采用相应独立的文档进行记录,如患者入院沟通单、患者入院评估单、患者出院用药指导单和患者随访记录单等。

临床上可使用 SOAP 格式记录药学监护计划,该记录格式具有直观明了的特点。SOAP 的含义为主观资料（subjective data,S）、客观资料（objective data,O）、评估（assessment,A）和计划（plan,P）。

1. 主观资料　患者提供的任何资料,包括主诉、症状、病史、药物过敏史、药品不良反应史、既往用药史及药师对患者疾病的理解。收集这些资料的主要方式是通过与患者面谈。

2. 客观资料　患者的生命体征、实验室检验结果（临床各种生化检验结果,影像学检查结果,血、尿、粪、痰、细菌培养结果,血药浓度监测结果）和体检结果。药师应收集药物治疗相关的客观资料,包括患者、疾病与药物信息。

3. 评估　药师对患者药物治疗的看法。通过分析评价患者的药物治疗过程和结果,发现、解决和预防患者存在的或潜在的药物治疗问题。评估应依据 SOAP 所记录的主客观资料进行。

4. 计划　讨论治疗目标、治疗方案（药品种类、给药剂量、给药途径、给药间隔、给药疗程等）及存在的药物治疗问题,已采取的解决问题的措施,下一步的用药建议及干预措施,讨论监测计划和需要的随访安排,列出需要监测的参数和监测时间,以及确保患者用药依从的方法指导等。

十、药学监护的评估

药学监护的预期是最大程度地确保患者理解药物治疗方案和药学监护计划,其成效可通过定性或量化的指标进行评估。药学监护的评估可分成两个阶段。

第一阶段:对患者住院期间的药学监护进行评估,主要指标是通过药学监护是否缩短了患者的住院天数、节省了住院费用、减少了药物不良反应的发生等。

第二阶段:对患者出院后药学监护进行长期评估,主要包括患者疾病的控制情况、就诊次数、再入院次数、预后情况、生命质量、用药依从性及药物不良反应的发生情况等。尤其是对慢性病患者,如哮喘和慢性阻塞性肺疾病患者,其长期药学监护的评估指标包括急性发作的次数、肺功能的改善情况和糖皮质激素的用量等。慢性心力衰竭患者,其评估指标包括神经内分泌抑制剂的用量是否达目标剂量、心功能和运动耐量的改善情况等。对于心脏瓣膜置换术患者,其直接的评估指标包括国际标准化比值（INR）的达标比例及有无出现出血或栓塞事件。对于癌痛患者的评估指标则包括疼痛的评分、疼痛的缓解情况及生命质量等。此外,对于药学监护的评价还包括患者对用药干预的采纳情况及患者对药学监护的满意度等方面。

第二节　药学监护的实施

一、药学监护实施的指导原则

为了帮助药师开展药学监护工作,同时使药学监护的实施得以规范化和标准化。ASHP 于 1996 年批准了题为 "*Standardized Method for Pharmaceutical Care*(《药学监护的标准方法》)" 的指导文件,制定了实施药学监护的指导原则:在有组织的医疗机构中,所有药师都可以为患者提供药学监护。既支持为医院内患者提供连续的药学监护,同样包含在患者出院后(如在社区或家中)向患者继续提供药学监护服务。进一步建立有关患者详细情况及用药信息的药历制度,利于药师间转诊,或提供给其他医务人员。药学监护实施的步骤和内容可根据工作环境、组织服务类型(以患者为中心或是以科室为中心)、医疗团队成员间的工作联系、医院与患者的经济状况以及卫生政策和规定而加以取舍。

药学监护与其他医疗服务并不是分开的。药学监护服务必须与患者、医师、护士和其他医疗服务提供者共同合作。药师应直接服务于患者,并对治疗费用、质量和结果负责。1998 年,国际药学联合会(FIP)采纳了 "*Statement of Professional Standards in Pharmaceutical Care*(《药学监护专业标准的声明》)"。该声明是给药师和医疗服务机构的指南,可作为在其国家执行广泛药学服务的标准。FIP 支持药学监护服务,但也承认每个国家有其不同的需求。

2006 年,WHO 与 FIP 联合出版了《开展药学实践——以患者为中心》(*Developing Pharmacy Practice—A Focus on Patient Care*),提供了以患者为中心的药学监护实践新模式,以满足各国药学工作者对不同层次药学监护的定义、发展和达成全球共识方面的需求。该手册提出了药学监护的定义、目标、原则及流程,对各国实施药学监护具有指导、示范和引领作用,可作为中国药学监护实施的指导原则。

二、药学监护实施的基本要求

要有效地实施药学监护,达到理想的监护效果,药师应明确实施药学监护的基本要求。

1. 必须明确治疗目标,为这一目标设计药物治疗方案,并对整个用药过程进行监测。

2. 必须综合、分析信息,根据患者情况、疾病类型和医师的治疗意见提出给药方案。

3. 必须管理并提供药学监护所必需的资源(包括人和药品),利用专业的管理技巧,保证患者用药安全、有效、经济和适当。

4. 明确自己肩负的责任,为患者的药物治疗结果承担责任。

5. 执业过程中遵守职业道德伦理原则,并将其贯穿于整个监护过程。

药师有义务指导患者,让患者明白自己对获得理想的治疗结果也负有责任,要保证患者充分理解并明智地使用药物。药师应向其他医务人员传授自己的专业知识,以利于业务的开展和更好地进行沟通交流。药师自身应通过各种途径加强学习,如查阅文献资料,增进与医师、患者的交流,不断提高自身专业能力。

药学监护将患者置于药师工作的中心,药师通过合理的选药、用药提高患者的治疗效果。因此,药师应更为关注自己工作的最终结果,而不是仅仅关心工作行为本身。实施药学监护要求药师具有专门的药物治疗知识,并直接对患者的药物治疗承担责任,对确保获得预期的治疗目标且不发生药源性疾病承担责任。

药师为患者提供药学监护,所肩负的责任包括以下方面。

(1) 全方位地评估每位患者的需求,以决定采取何种措施让患者恢复健康状态。

（2）组织所有可用的资源来投入监护计划,满足患者的治疗需求。

（3）追踪患者后续情况,对已作出的决定和达到的目标负责。

以上三项都实施于患者并达到一致的标准才算合格的药学监护,否则意味着患者的药学监护未达标。

药学监护中最根本的关系是药师与患者的关系。患者赋予药师执行药学监护的权利并给予充分信任。药师必须明确患者的利益所在,将提高患者生命质量和健康水平摆在首位,监控患者的药物使用情况,承担药学监护的责任与义务。

三、药学监护实施的步骤

药学监护主要包括患者评估、制订监护计划、实施监护计划和随访评估四部分,具体实施流程如下。

第一步:评估患者的药物相关需求并确认已发生的和潜在的药物治疗问题。

第二步:制订满足患者需求的药学监护计划。

第三步:执行药学监护计划。

第四步:随访评估,监测治疗效果,修订药学监护计划。

（一）评估患者的药物相关需求并确认已发生的和潜在的药物治疗问题

在实施药学监护计划之前,首先需要制订药学监护评估表(表 5-1),对患者的药物治疗需求进行评估。评估是整个药学监护过程中最重要的一步,因为它建立了药师与患者之间的联系,指明了药学监护的方向。

表 5-1　药学监护评估表

评估					
联系信息	地址:				邮编:
	家庭电话:	单位电话:	手机:		邮箱:
	药房名称:		门诊名称:		
	电话:		电话:		
人口统计信息	年龄:	生日:		性别:	
	体重:	身高:		体重指数:	
	是否妊娠:是 / 否	是否哺乳:是 / 否		预产期:	
	职业:				
	生活方式 / 家庭:				
	医疗保险:				

就诊原因:			
药物治疗经历	药物治疗问题	该项监护计划是否需要关注	
	患者对于用药的态度如何?	是	否
	患者对于他 / 她的药物治疗的期望是什么?	是	否
	患者对于他 / 她的药物治疗主要关注的是什么?	是	否
	患者对于他 / 她的药物治疗了解到什么程度?	是	否
	有影响患者服药意愿的文化、宗教、道德问题吗?	是	否

	物质	使用史	物质	使用史
社会用药	烟草 □ 未用	□ 0~1 包 /d □ >1 包 /d □ 以前有吸烟史 □ 试图戒烟	酒精 □ 未用	□ 每周 <2 次 □ 每周 2~6 次 □ 每周 >6 次 □ 有酒精依赖史
	咖啡 □ 未用	□ 一天 <2 杯 □ 一天 2~6 杯 □ 一天 >6 杯 □ 有咖啡因依赖史	其他	

过敏和药物警戒	药物过敏(药物、时间、反应——皮疹、休克、哮喘、恶心、贫血)
	既往药物过敏反应
	其他警戒 / 保健食品 / 特殊需求(视力、听力、情感不定、素养、残疾)

	疾病	药物	给药方案 (剂量、途径、频次、疗程)	起始日期	效果 (有效性、安全性)
当前疾病及用药情况					

	疾病	药物	效果	治疗日期
既往治疗				

既往病史(相关疾病、住院记录、外科手术、受伤、妊娠、分娩)

营养状况(每日能量、钙、钠、钾、胆固醇、纤维物质、维生素 K 摄入)

能量：	钾：	胆固醇：	维生素 K：
钙：	钠：	纤维物质：	

其他食物或饮食限制 / 需求

药学监护的评估过程如下。

1. 采集、整理患者信息　采集、整理患者信息是临床药师实施药学监护的重要工作内容之一。在确定监护对象以后,药师着手收集、整理患者的疾病信息、用药信息等信息资料,将其建成数据库;与患者面谈,获取患者详细信息,目的在于发现、提出、分析、预防和解决患者用药问题,为药物治疗决策做准备。具体内容包括以下方面。

(1) 患者信息采集:采集数据来源于患者、家庭成员、监护人、医疗和护理记录、药历、其他医疗保健人员的数据资料。患者进行治疗决策所需的信息包括:患者基本信息(年龄、性别、种族、身高、体重、职业、烟酒嗜好、生活习惯、饮食习惯、经济状况、家庭情况、个人史、家族史、妊娠或哺乳)、疾病基本信息(主诉、现病史、既往病史、相关检查结果、系统回顾等)和用药基本信息(目前用药状态、既往用药史、入院前用药情况、用药后的效果、用药体验、用药依从性、过敏史等)。

(2) 创建数据库:药学监护数据库包括用药数据库、包含特定患者资料的综合性数据库及针对特定问题的数据库。数据库应涵盖上述主观资料和客观资料。因专业和目的不同,收集的资料有所差异,但应与药学监护的目标相适应,这样可使监护目的更明确。应收集的基本资料包括以下内容。

1) 人口学资料:患者年龄、性别、地址、电话等;医务人员的姓名、地址。

2) 患者保健问题。

3) 药物、食物过敏情况。

4) 药物资料:剂量、规格、总药量和适应证。

5) 费用支付情况:自费、公费、劳保、医保、商业保险等。可采用手写表格或计算机系统记录获得的资料,并注意评估资料的可靠性和有效性,应考虑患者精神状态、提问的技巧、资料来源、收集资料的技术等因素。药师应清楚资料错误的来源和资料的局限性,并在实践中加以避免。

(3) 与患者面谈,询问患者的用药史与用药经验,获得患者详细信息:评估之初药师就应通过与患者直接面谈逐步了解患者,了解患者的用药史(medication history)和用药经验(medication experience),了解药物治疗给其日常生活带来的影响,了解患者对药物治疗的看法、理解、态度、信念和行为,并就药物治疗与患者建立良好的信任关系。这将直接影响患者是否用药,用多少药,以及如何用药等决定。尽管药师可以对患者提出建议,但患者多有自己的药物治疗经历和经验,有自身的服药方法,最终是否服药的决定权仍在于患者本人。药师的职责是了解并主动地影响他。对患者信息了解越多,药师越有可能对其治疗产生持久且积极的影响,并有助于做出正确决策。

2. 患者评估　患者信息采集完成后,临床药师需根据现有信息对患者进行评估(assessment)。患者评估是为了确认患者的用药相关需求是否得到满足,以及目前是否存在任何药物治疗问题。患者评估是实施药学监护至关重要的一环。正确的患者评估要求临床药师具有丰富的药物治疗学和疾病治疗的知识,并且要全面考虑患者用药的危险因素。

患者评估时,临床药师需要做的主要工作包括:①从患者及患者病历记录里收集患者信息;②引导患者说出自己的用药体验;③对患者的用药做出临床决策并确认药物治疗问题。

评估内容包括患者药物治疗的相关需求、是否有合适指征、目前治疗是否合理等。

(1) 评估患者的药物治疗相关需求:药师对收集的数据进行分析评估,以确定是否满足患者药物治疗相关需求(drug therapy-related need),确保所有用药是有指征的、最安全的、最有效的,且患者能够且愿意按预期服药。具体的评估标准如下。

1) 应用评估中收集的患者具体数据来判断患者所有的用药是否有合适的指征。

2) 是否需要其他的药物治疗(目前未使用的)。

3) 所采取的药物治疗是否是目前最有效的。

4) 用药剂量是否合适,能否达到治疗目标。

5) 目前的药物治疗是否会引起不良反应。

6）是否剂量过大,并引起毒性反应。

7）根据患者行为判断所采取的所有药物治疗能否达到既定的治疗目标。如果患者的药物相关需求没有被满足,那么药物治疗问题将会继续存在。

（2）评估患者药物治疗的适宜性:在药学监护过程中,药师需要去评估患者的药物治疗是否适宜,是否与适应证相符,判断当前用药是否有临床指征,是否适合患者。药师首先要将临床指征、药物、给药方案和治疗结果联系起来,因为它们是患者用药的最基本的数据信息。如果所采取的药物治疗没有明确的临床指征,那么这项药物治疗是根本不需要的。

在进行药物治疗讨论时,药师要不断地问自己"患者的问题是否由药物治疗引起? 患者的问题能否通过药物治疗解决?"有合适的临床指征对于药物治疗是至关重要的。如果药师不能识别是否有临床指征,那么为患者的药物治疗提供合理的、个体化的、有价值的建议几乎是不可能的。无论是患者服用非处方药进行自我药疗,还是医生开具处方进行药物治疗,药师都需要准确判断所采取的药物治疗是否有合适的指征。如果有合适的用药指征,那么接下来就要评估患者用药的安全性、有效性、经济性及依从性。

（3）评估药物治疗的安全性、有效性、经济性和依从性:当进行药物治疗时,其结果主要表现为患者的药物治疗是否有效、安全、经济,患者用药是否依从。药师的责任是管理患者的药物治疗并达到预期的治疗目标。药师有责任对药物治疗的合理性(有效性、安全性、经济性与依从性)进行评估,对药物治疗的风险和收益进行评估,并做出临床判断。

1）评估药物治疗的有效性:如果能够达到预期的治疗目标,则药物治疗是有效的。有效性的确认是通过评估患者的反应,并与每个适应证所期望的治疗目标相比较。为了评估有效性,必须建立治疗目标。通过比较期望的治疗目标与患者实际状况,从而判断药物治疗是否有效。如果治疗无效,药师应考虑到两个最常见的原因:选错药或给药剂量太低。

2）评估药物治疗的安全性:药物本身及不合理的给药方案均可引起不良反应。对"不良反应是服用药物造成的吗? 不良反应是否具有剂量依赖性?"等安全性问题,药师必须做出正确的判断。如果患者的药物治疗与剂量有关,则药师应告诉患者可继续使用该药品,但要注意减少剂量或给药次数。对于那些与剂量无关的不良反应,可通过更换其他药物解决。药物治疗的安全性可通过评估临床参数(症状与体征)或检验数据予以确定。

3）评估药物治疗的经济性:药物治疗的过程也是使有限的医药资源得到最有效利用的决策过程。药物治疗可以有多个方案,药师要根据患者的意愿和经济状况,采用合适的药物经济学分析方法,计算出多个治疗方案的成本,考虑哪一个方案可为患者带来最大收益,进而为患者选出最佳治疗方案。

4）评估患者用药的依从性:在药学监护实践中,依从性差是指患者不能或不愿去执行一个合适的、安全的、有效的治疗方案。患者往往基于个人原因作出是否服药的决定。药师的职责是找到原因,帮助患者获得用药经验,改变他们的行为,提高患者用药依从性。

3. 确认是否存在药物治疗问题　药物治疗问题(drug therapy problem)是指患者在药物治疗过程中出现的,确定或可能与药物有关的,与预期获得的治疗结果相悖的,需要专业判断解决的不良事件。如果得不到及时解决,药物治疗问题可能阻碍或延缓患者达到预期的治疗目标。在药学监护实践中,药师将已存在或潜在的药物治疗问题制成列表,逐一判断患者是否存在这些问题,并通过评估所收集的患者、疾病和药物治疗信息,进行药物治疗检查(pharmacotherapy workup)加以解决。

（1）判断患者是否存在药物治疗问题,首先需要评估 4 个问题。

1）患者是否正在接受药物治疗,患者的药物治疗是否有临床指征?

2）这些药物治疗对患者都有效吗?

3）这些药物治疗都安全吗?

4）患者能够且愿意接受即将采取的药物治疗吗?

（2）药师应在综合分析患者、疾病、药物、临床检查结果及治疗方案的基础上,判断患者的药物治疗是否存在以下问题。

1）无指征用药。

2）患者存在药物治疗的适应证,但没有合适药物或未使用相应药物。

3）所选择的药物不适当,药物对患者无效或有毒副作用。

4）给药剂量、给药剂型、给药途径、给药疗程及给药方法不适宜。

5）存在重复治疗。

6）对有过敏史的患者使用了可能引起过敏的药物。

7）存在已发生的或潜在的药物不良反应。

8）存在已发生的或潜在的药物不良相互作用。

9）存在药物滥用现象。

10）药物治疗的目标没有充分实现。

11）经济因素影响药物治疗。

12）患者对药物治疗缺乏了解。

13）患者对药物治疗的依从性差。

实施药学监护的药师必须有能力确认、解决和预防上述药物治疗问题,能找出引起这些药物治疗问题的原因,并找到最佳解决方案。药师应按照适应性、有效性、安全性、经济性和依从性的顺序评估药物治疗问题,因为它描述了药物治疗评估工作的合理决策流程。

需要指出的是,当药师对患者进行评估时,必须充分考虑所有可能使患者出现药物治疗问题的患者因素和药物因素。药学监护初始,药师就应与患者、医师、护理人员、患者家属及医疗团队其他成员进行有效沟通和交流,与治疗组其他成员讨论,回顾患者的用药情况及临床记录,搜集、整理和分析相关资料。

4. 记录对患者药物治疗的评估情况　记录患者的每次就诊和每次面谈是药师实施药学监护的最基本要求。在医疗执业中,"没有记录,就等于没有做过这项工作"。药师的行为、干预、建议、警告及药物治疗都会影响患者。药师有义务第一时间把对患者实施的监护和评估结果记录下来。

记录可以采用手写的纸质文档,也可以采用计算机记录系统（computerized documentation system）。计算机记录系统在一名药师同时监护多个患者,工作比较忙碌时具有更好的实用性。记录内容一定要准确、全面、无遗漏。

评估记录的核心包括患者当前的疾病状况（适应证、药物、给药方案、疗程、疗效和副作用）和实施的药物治疗（安全性、有效性、经济性和适当性）。所有与药学监护相关的信息和结果,包括正面的结果、负面的结果、患者自诉、用药体验、治疗史、用药史、药物治疗方案、存在的药物治疗问题等均需记录下来。

（二）制订满足患者需求的药学监护计划

为了完成药物治疗目标,满足患者的药物相关需求,为患者制订个体化的监护计划是非常必要的。如果一些患者经过评估并未发现问题,或因资源十分有限而无法满足特殊患者的需求时,可不制订监护计划（care plan）。如果经过评估,确定患者存在药物治疗问题,药师应记录发现的药物治疗问题并告知患者及医疗团队,即便不能跟踪随访,也应基于人道、医疗和职业责任,向患者提出建议。

制订监护计划的目的是使药师与患者及其他医疗保健人员一起讨论确定药物治疗方案以及完成它需要做的所有工作,解决发现的药物治疗问题,预防潜在的药物治疗问题,达到既定的治疗目标。常见药学监护计划表见表5-2。

表 5-2 药学监护计划表

药学监护计划

适应证（对于现在疾病或医疗状态的描述与历史回顾，包含以前的治疗方法及反应）

治疗目标（症状 / 体征 / 实验结果的改善或恢复正常，或是风险的降低）

1.

2.

需解决的药物治疗问题

替代治疗（解决药物治疗问题）

1.

2.

药物治疗计划（包含现在的药物治疗及变化）

药物治疗（药物）	用法用量（剂量、途径、频次、疗程）	备注

其他优化药物治疗的干预措施

下次随访评估的时间：

　　1. 排列药物治疗问题的优先顺序　确认药物治疗问题后，汇总问题列表，将患者的药物治疗问题按轻重缓急排序，确定优先次序。对患者的药物治疗问题进行分类，并进行描述，评估其严重性（表 5-3）。

表 5-3 患者的药物治疗问题

药物治疗问题种类	描述	严重性
1. 正在过量使用正确的药物 ——潜在问题	使用大剂量噻嗪类药物可导致高血脂——建议减量服药，向患者提供咨询服务及血压监测	低
2. 发生药物不良反应 ——潜在问题	胺碘酮可使患者出现甲状腺功能减退症——建议测量三碘甲腺原氨酸（T_3）、甲状腺素（T_4）和促甲状腺素（TSH）水平	高
3. 需要但未获得药物治疗 ——实际问题	患者有房颤并且存在心血管高风险——建议使用他汀类药物使胆固醇降至 5mmol/L 或以下	高
4. 需要但未获得药物治疗 ——实际问题	华法林适用于治疗房颤——进行起始治疗，咨询并监测凝血酶原国际标准化比值（INR）	中

病例1　患者,男,52 岁,经诊断患有高脂血症,一年前医生建议他控制饮食并进行生活方式干预治疗。他有高血压和房颤病史,最近 BP 140/85mmHg,P 40 次 /min,总胆固醇 8.4mmol/L。患者主诉感觉疲劳并且体重增加。

目前治疗药物:胺碘酮 200μg 每天早晨服用;苄氟噻嗪 10mg 每天早晨服用。

该病例应先判断患者的甲状腺功能是否低下,然后加以治疗。此外,开始就用华法林治疗,可以降低患者较高的心血管风险。患者血脂较高的状况和对苄氟噻嗪剂量减量的处理则优先级别较低,可在甲状腺功能失调的问题解决后再考虑,因为后者对血脂和总脂质有显著影响。

2. 确定预期治疗目标　监护计划实施过程中的第一步,也是最重要的一步是为患者建立治疗目标。治疗目标(goal of therapy)是指药师和患者想通过药物治疗达到的愿景或临床终点。它对于确保患者在药物治疗中获得最大收益是很重要的。治疗目标用来描述未来的期望终点,指导着后续的决定、行动、干预措施和患者教育。因此,治疗目标必须被明确阐述,并与患者的偏好和期望一致,符合临床实际,并能在既定的时间框架内实现。尤其重要的是,患者必须理解所制订的治疗目标,药师与患者就所期望的治疗目标和时间框架达成一致意见。

(1) 为了优化每位患者的药物治疗经验,必须建立患者具体的治疗目标,并记录在患者的个人监护计划中。药物治疗目标具体体现如下。

1) 治愈疾病。

2) 减轻或消除症状与体征。

3) 减缓或终止疾病的进程。

4) 预防疾病。

5) 化验结果正常化。

6) 有助于诊断。

值得注意的是,多数药物治疗是用于控制现有药物无法治愈的慢性病的发展,如高血压、糖尿病、关节炎、高血脂等。这些疾病的治疗目标主要是减轻或消除患者的症状或体征,使化验结果恢复正常以及减缓疾病进程。

(2) 药物治疗目标对于患者及药师来说是可实现的、能观察的、可测量的及可描述的。药师应确立"以患者为中心"的治疗目标,并注意以下问题。

1) 以药物治疗所对应的适应证为基础。

2) 可用观察到的或检测到的临床或实验室参数来评估药物治疗的有效性与安全性。

3) 应由药师与患者及其他医疗保健人员协商制订。

4) 实际上与患者的表现及潜能有关。

5) 包含完成目标的时间框架。

药师应针对患者出现的每个药物治疗问题所要达到的治疗目标做书面陈述,并且这份书面陈述应得到患者和医疗团队的认可。这些治疗目标应明确在限定时间范围内达到何种可测量的结果。

3. 制订合适的个体化干预措施,进行药学干预　为了解决药物治疗问题,实现治疗目标以及防止出现新的治疗问题,药师常采取一些干预(intervention)措施,如采用新的药物治疗方案、调整(增加或减少)给药剂量和 / 或给药间隔、更换药物、终止药物治疗、采用替代方案以及对患者进行个体化用药教育和用药指导等,以确保药物治疗的安全性、有效性、经济性和适当性。

药师根据发现的药物治疗问题,列出解决问题的各项措施,进行治疗干预。进行干预时需注意以下方面。

(1) 每项干预要考虑到患者状况、用药需求以及药物治疗问题,并做到个体化。

(2) 所有解决药物治疗问题的备选方案都应考虑到,并选择最好的。

(3) 药师应与患者及其家属、医生、护士等医疗团队成员合作,共同制订干预措施。

（4）所有的干预都应被记录在案。

（5）根据前述排列的药物治疗问题优先次序，依次采取相应的干预措施。

在决定采取最适宜的治疗措施前，很重要的一点是药师应确认患者对这些措施的可接受性。若同时存在多种治疗措施，药师则必须给患者足够的信息让其做最终选择。

4. 制订监测策略　应制订监测策略，以确定药物治疗进程。此策略应经患者和医疗团队的同意，定期监测药物治疗的安全性、有效性、经济性和适当性，确定一个时间段，以便进一步评估治疗效果。

5. 记录监护计划　药师需要将药物治疗问题、治疗目标、建议的治疗方案和方法用患者和医护人员能够理解的形式记录下来，组成记录性的监护计划（care plan）。监护计划必须记录在档。良好的记录有助于保持药学监护的连续性并有利于临床核查。根据患者疾病状况不同，同一患者可能有几份监护计划。监护计划表包含适应证、治疗目标、治疗方案（可包含多种替代方案）、治疗药物、用法用量（给药剂量、给药途径、给药次数、给药疗程）、存在的药物治疗问题、用药干预（用药建议、用药教育、健康训练、饮食调理、给药装置或药物监测设施的使用说明）、下一次随访评估的时间安排等。任何对患者治疗有益的特殊用法用量也应记录在监护计划内。如果现在实施的药物治疗方案是以前治疗方案的修订，相关变动也需标注在监护计划中。为保证患者监护计划是持续更新且包含接受的所有药物治疗措施（处方药、非处方药、保健食品、维生素、中草药等），涉及治疗药物、治疗方案、用法用量等任何变化均应记录在案。

（三）执行药学监护计划

药师根据患者评估结果及所制订的药学监护计划安排，在征得患者同意后，与医疗团队其他成员一起合作，对患者实施全面、系统和个性化的药学监护。监护过程中对随时可能出现的药物治疗问题进行鉴别和评估，采取相应的干预措施，及时解决相关问题，并对药物治疗的安全性、有效性、经济性和适当性进行重点监护。

病例2　患者，女，45岁，近期经短效支气管扩张药进行舒张试验后诊断为哮喘。有骨关节炎和高血压病史，近期血压为170/110mmHg，关节疼痛。该患者每天吸30支烟，是中重度饮酒者并且缺乏运动。曾早晨服用苄氟噻嗪2.5mg治疗高血压但效果较差。目前治疗药物如下。

对乙酰氨基酚500mg，每天2片，必要时增至每天8片。

普萘洛尔40mg，t.i.d.。

沙丁胺醇定量吸入器2喷，s.o.s.。

布地奈德福莫特罗（干粉吸入器）160μg/4.5μg，b.i.d.。

在药学监护计划（表5-4）完成后，药师应将记录完整的药学监护记录拿给患者和医疗团队审阅，在征得他们同意后，每个人都应该在记录文件上签名，这是整体医疗质量管理系统的一部分，有助于临床进行核查。

表5-4　药学监护计划

药物治疗问题	优先级别	治疗目标	治疗建议
1. 普萘洛尔潜在的药物不良反应	高	避免出现诱发哮喘的症状加重等不良反应，立即恢复正常肺功能	停用普萘洛尔
2. 高血压的药物治疗无效	高	血压目标为140/85mmHg	与患者讨论降血压治疗的方法，换用硝苯地平缓释片；改变生活方式以降低血压，如少喝酒、肥胖者应减肥、减少食盐摄入及定期锻炼身体；戒烟可进一步降低患者心血管疾病危险性

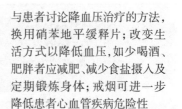

续表

药物治疗问题	优先级别	治疗目标	治疗建议
3. 也许并无哮喘治疗指征	高	立即恢复正常肺功能,停用不必要的治疗措施	停用普奈洛尔后测量呼气流量峰值,用 β₂ 受体激动剂沙丁胺醇进行支气管舒张试验
4. 药物装置使用不当,未充分吸收处方药物	中	提高吸入剂使用技巧,促进有效治疗——停用 β 受体拮抗剂,哮喘确诊后进行	定量吸入器与干粉吸入器的使用技巧不同。若患者会使用定量吸入器,可将所有吸入剂换为定量吸入器装置

实施药学监护,其结果往往包涵4种情形:①治愈疾病;②消除或减轻患者症状;③阻止或减缓疾病进程;④防止疾病或症状的发生。

实施药学监护,除关注疾病是否治愈或改善外,更应关注患者的用药体验,评估监护是否达成了治疗目标,是否满足了患者的药物治疗需求。

（四）随访评估,监测治疗效果,修订药学监护计划

1. 随访评估　药学监护计划制订的各项干预措施对患者的治疗既可能产生正面影响,也可能产生负面影响,或者根本没有产生影响。只有进行系统的随访评估,药师才能知道所提供的药物治疗、药学信息及药学干预是否满足了患者的治疗需求,是否达到了预期的治疗目标,并使药师获得药物治疗的经验或教训。

随访评估（follow-up evaluation）是药学监护的一个重要环节,它观察、评估、确定和记录药物治疗结果,提供药物治疗的安全性和有效性证据,有利于药师和患者获得药物治疗新知识和新经验,进一步强化了药师对患者的承诺,巩固了治疗关系,彰显了药师与患者一起进行药物治疗,共同努力,实现治疗目标的意愿。

随访评估的目的是确定患者经药物治疗获得的治疗结果,并将这些结果与患者的治疗目标进行比较。随访评估是药学监护过程中必不可少的、重要的一步。"如果你不进行随访,那你就没有进行监护"。因此,药师非常有必要拟定一个精确的时间表和全面的计划,对患者药物治疗的安全性、有效性、经济性和依从性进行随访评估（表5-5）。

随访评估具体包括以下内容。

（1）记录患者的药物治疗结果和采取的干预措施。

（2）评估预期治疗目标是否实现。

（3）评估药物治疗的有效性,收集相关信息,确认患者临床症状、体征是否恢复或改善。

（4）评估药物治疗的安全性,收集药物副作用或不良反应等相关信息,确认患者是否出现药物不良反应或毒性反应。

（5）评估患者的用药依从性及其对治疗的影响。

（6）判断是否有新的药物治疗问题出现。

（7）如果需要,进行监护计划的修订。

（8）记录监护计划的修订内容。

（9）制订对患者进行下一次随访评估的时间表和计划,进行持续监护,不断提高治疗水平。

建立一份随访评估表时应明确三个基本问题:①随访评估何时开始? ②如何确定治疗是有效的? ③如果产生负面结果（如出现安全性问题）,你该如何处理?

在随访计划中,必须确定药师、患者及治疗团队会面的适宜时间。在会谈中,药学干预和药物治疗的进程、药品更换、剂量调整、药学信息、给予患者的建议等应该被评估和明确。

表 5-5　药学监护随访评估表

评估

医疗状态：

结果参数		预治疗（日期）	第一次随访（日期）	第二次随访（日期）
疗效	症状 / 体征			
	症状 / 体征			
	实验室结果			
	实验室结果			
安全性	征兆 / 症状			
	征兆 / 症状			
	实验数值			
	实验数值			
	其他			
现状	最初：建立目标，开始新的治疗 解决：达成目标，完成治疗 稳定：达成目标，继续相同治疗 改善：有足够的进展，继续相同治疗 部分改善：有进展，需要调整治疗 无改善：还无进展，继续相同治疗 恶化：健康下降，调整治疗 失败：没有达成目标，中断目前治疗，采用治疗替代			
	识别新的药物治疗问题		无 记录	无 记录
日期	下一次随访时间：		备注：	
	签名：		日期：	

同时，药师根据患者的疾病状况、当前药物治疗效果、整体健康状况、患者管理自身健康的能力等确定下一次随访的最佳时机。

2. 监测治疗结果

（1）监测内容：通过随访评估，药师监测并确定患者药物治疗的有效性、安全性、经济性和依从性。监测主要包括以下内容。

1）观察或监测患者药物治疗后的正向结果（有效性）。

2）观察或监测患者药物治疗后引起的任何不良反应（安全性）。

3）监测患者用药剂量和用药方法是否正确，考察其有没有按要求用药。

4）通过观察患者当前状态，判断药物治疗的结果（治愈、稳定、改善、部分改善、未改善、恶化、失败和死亡）。

5）监测并确定患者是否又发生新的药物治疗问题或疾病。

（2）治疗结果的评价：过去，患者常以自身感受及对医师、药师、护士或其他医务人员的个人满意度来评价自己的医疗保健和治疗结果。但是，现在对保健的满意度将基于患者总体健康质量，并依据精确的、可度量的健康质量标准（由权威机构和组织所认定）来评价。可度量的干预措施和结果，如不良反应的发生率、完成治疗的天数（疗程）和疾病或症状的治愈率等，正在代替传统的个人满意度衡量患者总体治疗结果和保健质量。

3. 修订药学监护计划　不是所有的药学监护计划都是完美无缺的。监护计划应在患者的药物治疗实践过程中进行不断的完善和提高。药师应将实际疗效与治疗目标相比较，判断是否解决了患者的药物治疗问题、达到了预期治疗目标。若未达到治疗目标，则应重新评估监护计划。患者的实际治疗结果应该是当时能达到的最好治疗结果，否则就需要设计替代计划，选择合适的替代治疗方案。当解决了原有药物治疗问题后，又有新的需要解决的药物治疗问题出现时，则监护计划也需要进行相应调整。

总之，药学监护是具有前瞻性的、以患者为中心的服务，注重发现、解决和预防出现药物治疗问题。要达到这一目标，需要遵守以下四步患者监护流程。

（1）评估患者对药物治疗的需求。

（2）根据这些需求制订监护计划。

（3）执行此监护计划。

（4）评估和修改监护计划。

药师要有广博的知识和扎实的专业技能才能完成药学监护计划，并需要一套系统、有序、规范的用药管理（medication management）体系支持其执行。该体系有明确的执业理念、执业使命、提供服务所需要的所有资源、评估服务的方法、执业者管理患者的能力和服务费用的支付机制。

第三节　药学监护的干预

一、药学监护的干预措施

在药学监护过程中，为解决已出现的药物治疗问题，实现既定治疗目标，并防止出现新的药物治疗问题，临床药师常采取一些干预措施，以提高疾病的治疗效果。药学监护的干预措施主要包括以下几个方面。

（一）通过干预解决药物治疗问题

在实施药学监护计划过程中，药师首先考虑的是解决已确定的药物治疗问题。因为它牵扯到治疗目标能否实现，以及患者用药需求能否得到满足。药师需要根据患者存在的药物治疗问题采取相应的干预措施。主要干预措施包括以下方面。

（1）修订给药方案。

（2）启用新的治疗方案。

（3）更换药物。

（4）调整给药剂量和 / 或给药间隔。

（5）终止药物治疗。

（6）对患者进行用药教育和用药指导。

（7）建议患者向其他医学或药学专家咨询。

（8）转诊给其他能解决患者健康问题的专业医疗保健人员。

每项干预都应权衡患者的风险和收益，同时考虑药物治疗的安全性、有效性、经济性和依从性。

在一些合适的干预措施被用于解决患者的药物治疗问题后。另外一些备用的干预措施和个体化治疗方案如果有必要也可以采用,以便进一步优化患者的药物治疗。

(二)通过干预实现既定的治疗目标

制订治疗目标的目的主要是为药师和患者的各项治疗活动指明方向。为实现治疗目标,采取的干预措施包括以下方面。

(1)给患者制订新的给药方案。

(2)调整药物治疗。

(3)患者教育。

(4)转诊给其他专家。

(5)指导患者正确使用处方药和非处方药。

(6)为患者提供合适的剂型。

(7)指导患者依从性用药。

(8)合理使用中草药或保健食品。

(9)进行饮食控制。

通过随访评估,评价药物治疗效果,监测并确定药物治疗的有效性、安全性、经济性和依从性,修订给药方案和监护计划。此外,还要注意患者接受药物治疗的意愿和能力、患者用药的依从性等均影响药物治疗目标的实现。因此,药师应注意积极与患者进行沟通交流,对其进行专业的、个性化的用药教育和用药指导,提高患者用药依从性,从而有助于治疗目标早日实现。

(三)通过干预防止出现新的药物治疗问题

每项药学监护计划都需要防止可能出现的新的药物治疗问题。如果这些治疗问题会给患者带来比较大的风险,那么就需要根据患者实际情况,采取一些防范措施进行干预。在药学实践过程中,药师通过设计个体化给药方案、开展患者用药教育,避免出现一些本可以防范的毒副作用或药物治疗风险。预防药物治疗问题进一步发展的措施包括启用新的药物治疗、采用辅助或替代疗法、应用疫苗、实施教育计划、向医生提出建议等。由于预防性干预对患者治疗结果的影响往往不是立竿见影的,加之进行预防性干预本身要花费一定费用,因此患者对此常不够重视。药师有必要纠正患者的认识,以免影响药物治疗。

(四)推荐替代药物治疗方案

医师在疾病治疗时往往为患者准备几套治疗方案,并通过权衡,选择出最适合于患者的方案。药学监护要求药师对药物治疗的结果负责,那么当初始治疗方案没有产生预期效果时,药师就要充分利用自己掌握的药物治疗知识和循证信息,向医护人员和患者提供药学信息服务和药学咨询,根据患者实际情况准备几种可行的、对患者有益的替代药物治疗方案,通过比较和权衡其安全性、有效性、经济性和依从性,将最佳方案推荐给医师和患者,并对患者进行个体化监护。药师除向医师推荐针对某一特定患者的最佳药物治疗外,还包括对患者使用非处方药物自我药疗进行指导。

二、药学监护干预结果的记录

药师必须对药物治疗的干预措施及其结果进行记录。这些记录可以说明药学监护干预效果。当患者的药物治疗问题已被解决或已完成干预措施时,应收集特定患者或人群(如高血压、糖尿病、哮喘)的资料,并记录干预结果,以便对同类患者(年龄、性别、疾病状况)和同类药物的治疗结果进行分析。

药学监护干预结果的记录包括以下内容。

1. 干预措施记录 药师必须在患者的监护计划中正确记录所实施的干预措施。

2. 书面会诊记录 送交正式的书面会诊意见是药师的常规工作,就如医师常常收到营养师、理疗师、心理医师和其他科室医师的书面会诊意见一样。书面会诊可给医师提供药物治疗方案及药物治疗问题的处理意见。例如,若患者对治疗无效或对某一药物有不良反应,药师的书面会诊应提供医师对这些治疗不当的处理意见和建议。

3. 监护结果记录　给某患者提供特定的干预措施,要确定其结果,须提供所需的原始资料。这些资料有助于医师、其他医务人员及保险公司知道药师提供特定干预措施的结果。

4. 治疗进展记录　记录治疗进展可确保监护的持续性和揭示药物治疗干预措施的结果。药物治疗进展记录了药师提供的各类建议和干预措施,是患者保健资料额外的、有价值的组成部分,是重要的医疗法律文件,在医疗赔偿中具有重要参考价值。

对于新患者,记录的第一部分应包括患者病史、主诉、家族史以及提供病史者及其与患者的关系;接下来记录存在的问题、干预措施和目前进展。干预措施记录的最新内容应记录在患者病历、药历或监护计划的最前面。治疗进展可在 SOAP 格式中记录,包括干预措施的结果、问题、所有处方与非处方及营养品记录,以及所有的书面会诊和药师与患者、医师等医务人员交流函件的复印件。

三、提高药学监护水平的措施

(一) 不断提高药师的专业知识、技能和经验

随着人们对药物不良反应 / 事件、药源性疾病、药害事件了解的增加,对药学监护的需求和要求均不断增强。事实上,许多药师正在从事药学监护的一些基本工作,可能不同单位开展药学监护的模式、内容、质量和水平有一定差异,有的不够系统和全面,但这些开创性的药学监护工作却可以促使药师转变工作职能,为患者提供直接的、负责任的药物治疗服务,提高患者的生命质量和健康水平,同时也提高了药师的工作责任心和药学服务质量。

实施药学监护并不容易,需要药师有责任心和进取心,要不断地努力,更新自己药学监护、药物治疗方面的理论知识,提升专业技能和职业道德素质,积累工作经验,不断地迎接挑战,善于发现、解决和预防已存在的或潜在的药物治疗问题,持续地提高药学监护水平。

(二) 药师与医护人员、患者团结合作,建立良好的团队合作关系

当代疾病治疗,特别是药物治疗的复杂性,已引起政府、卫生组织、保险公司和患者对医疗保健质量的极大关注。患者需要全面系统的、以患者为中心的医疗保健,期望得到确切的、更好的、更全面的治疗结果。

药学监护作为一个需要相互合作的医疗活动,不能与药物治疗相关的其他角色脱离。药师实施药学监护必须获得参与疾病治疗的各科医师、护士、其他医疗保健人员及患者的理解、支持、合作和帮助。实施药学监护的经验证明,药师和医师的合作比医师和药师单独开展工作能够做出更好的药物治疗决策,更有利于提高药物治疗的质量和水平。药师与医师合作概念的提出涵盖了药学监护的核心内容。药学监护有赖于药师与医师及其他医务人员之间建立良好的团队合作关系。药师与医护人员、患者建立良好的合作关系需要与医护人员和患者进行积极的、有效的沟通交流。

四、提高患者用药依从性

患者常存在不按医嘱服药,用药依从性差的问题。药师有责任和义务为每位患者建立药学监护计划,及时发现、解决和预防患者存在的药物治疗问题,对患者进行正确的、耐心细致的用药指导,提高患者药物治疗的依从性。

药师和患者间的信任关系是确保患者依从用药的关键。建立良好的治疗关系需要时间和双方的共同努力,即使患者走出病房或药房时也不应该停止这种努力。持续的药学监护,表明药师在不间断地关心患者健康,是拉近药师和患者关系的重要部分。获得患者信任和创建使患者满意的环境,有利于实施药学监护。

实训项目五　药学监护模拟实训

【实训目的】

1. 通过药学监护模拟实训或实地药学监护实践,使学生理论和实践相结合,掌握药学监护的基本知识和基本技能(如药学监护记录书写),培养学生独立观察、发现、分析和解决药物治疗问题的能力。

2. 使学生熟悉药学监护的主要内容和基本流程。

3. 使学生了解药学监护的内涵、目的、意义及干预措施。

【实训条件】

1. 带教老师与医院(附属医院或教学医院)联系,获得对方支持,实地参加该院患者的药学监护。

2. 不具备开展实地药学查房条件的学校,可建立一间模拟病房进行模拟药学监护实训。

【实训要求】

1. 掌握发现、分析和解决药物治疗相关问题的能力;掌握药学监护的主要知识、技能及药学监护记录的书写方法。

2. 熟悉药物治疗方案的解析,药学监护的主要内容、工作流程及注意事项。

3. 了解药学监护的目的、意义与要求。

【实训准备】

1. 药学监护的组织　①带教老师联系开展药学监护示范教学的医院临床科室(肾内科);②由带教老师主持,实习学生、临床药师、临床医生和患者(如果是模拟实训可由学生扮演)参加。

2. 实训前准备　①药学监护实训前查阅患者病历,查看病史记录和用药史记录,熟悉患者基本信息(病情、用药情况);②如果是模拟实训则还应准备好相关病例资料,并进行角色安排;③查阅相关文献资料,熟悉药学监护的工作流程和主要内容,制订药学监护计划表;根据所提供的病例资料,初步判断患者是否存在药物治疗和药学监护问题,准备好发言和提问,做好药学监护记录。

3. 教学病历

(1) 病例介绍:患者,男,37 岁,因"胸闷、平卧困难、发现血肌酐水平升高 5 天"入院。患者端坐位,两肺呼吸音稍粗,未闻及明显干湿啰音,胸部 CT 示:两肺纹理增多,心包少许积液。

患者入院检查,血气 pH 7.31 ↓,PO_2 8.62kPa↓,标准碳酸氢根浓度 16.9mmol/L↓,Hb 88g/L↓,NT-pro BNP 21 860ng/L↑,Alb 45g/L,K^+ 5.7mmol/L↑,Cr 1 057μmol/L↑,eGFR(EPI 公式计算)4.8ml/min↓,BP 177/100mmHg,体重 99.5kg。B 超示内科肾病表现、双肾缩小(右肾 91mm×43mm,左肾 86mm×37mm),诊断为终末期肾病(CKD5 期),急性左心衰竭。

(2) 治疗经过

1) 前期治疗:住院第 1 天,排除禁忌后,将血液透析导管插入患者股静脉,使用常规剂量(18~22 mg/h)低分子肝素(LMWH)进行连续性肾脏替代治疗(CRRT),以防止体外回路血栓形成。在第 1 天至第 8 天,患者接受了 4 次 CRRT 和 1 次血液透析。同时配合降血压、纠正贫血及钙磷紊乱等对症治疗,使用甲泼尼龙进行激素治疗,阿托伐他汀与依折麦布降血脂治疗,奥美沙坦与托拉塞米降血压治疗,使用碳酸钙 D_3、阿法骨化醇补充钙,对抗激素不良反应,质子泵抑制剂(PPI)预防激素不良反应所致消化道溃疡。患者接受 CRRT 后,体重下降 7kg 左右,生命体征趋于平稳。

2) 诊断过程:患者首次使用低分子量肝素后第 9 天血小板计数从 118×10⁹/L 下降至 42×10⁹/L,低于 50×10⁹/L。综合低分子量肝素暴露 9 天(2 分)后血小板计数下降超过 50%(2 分),以及血小板减少症没有其他合理原因(2 分),患者 4Ts 评分为 6 分。患者酶联免疫吸附试验检测肝素 - 血小板第 4 因子抗体阳性(6.9U/ml)。基于肝素诱导的血小板减少症(heparin-induced thrombocytopenia,HIT)的出现概率与实验室确认,诊断患者为 HIT。

3）治疗方案：确诊患者为 HIT 后，停止使用低分子量肝素。透析方案改为枸橼酸钠，并考虑到患者存在水肿和心力衰竭情况，以 0.5μg/(kg·min) 静脉滴注阿加曲班。同时加强药学监护，每日监测血小板数量变化与活化部分凝血活酶时间（activated partial thromboplastin time，APTT），目标值为 APTT 正常值的 1.5~3.0 倍。患者的血小板减少症开始减轻，在第 21 个住院日（低分子量肝素停用后 12 天）血小板计数达到 $101×10^9/L$。患者血小板计数变化的时间过程如实训图 5-1 所示，不伴有血栓栓塞并发症。经过上述治疗，患者情况良好且稳定，血小板计数恢复为 $143×10^9/L$，准予出院。随访评估显示此次治疗满足了患者的治疗需求，达到了预期治疗目标。

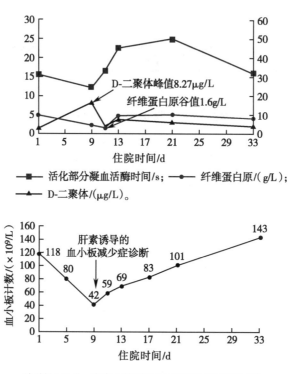

实训图 5-1　患者住院期间主要检查指标的变化

用低分子量肝素抗凝开始血液透析后第 9 天出现血小板减少，血小板计数最低点为 $42×10^9/L$，患者 D- 二聚体由 1.44μg/L 上升至 8.27μg/L，纤维蛋白原由 4.9g/L 下降至 1.6g/L，第 9 天诊断为 HIT，停用低分子量肝素。使用阿加曲班进行给药和监测，APTT 为基线值的 1.5~3.0 倍。患者 D- 二聚体和纤维蛋白原在四天内恢复到正常水平，并观察到血小板计数逐渐恢复。

4）出院诊断：患者情况良好且稳定，出院时血小板计数为 $143×10^9/L$。

（3）药学监护

1）评估患者需求并确认存在的药物治疗问题：在本病例中，临床药师采集、整理了患者的疾病信息和用药信息，并与患者面谈，获取患者用药史、过敏史等详细信息，评估了患者所患终末期肾病和血液透析治疗需求，发现并确认患者存在的药物治疗问题（如患者出现了 HIT），需要临床药师采取干预措施，给出治疗建议，协助医生调整给药方案。

2）制订满足患者需求的监护计划：在明确患者存在的药物治疗问题后，汇总问题列表，将患者的药物治疗问题按轻重缓急排序，确定优先次序；然后为该患者建立治疗目标，采取个体化干预措施，进行药物治疗干预，给出合理的治疗建议（实训表 5-1）。经患者和治疗团队的同意，定期对药物治疗的安全性、有效性和依从性进行监护，记录监护计划。同时，临床药师对患者进行个体化用药教育和用药指导，以提高药物治疗效果。

3）实施监护计划：临床药师根据患者评估结果及所制订的药学监护计划（实训表 5-2），在征得患者同意后,与治疗团队的医生、护士合作,对患者实施了全面、系统和个性化的药学监护。对随时可能出现的药物治疗问题进行鉴别和评估,采取相应的干预措施,及时解决了相关问题。

实训表 5-1　药物治疗问题、治疗目标与治疗建议

药物治疗问题	优先级别	治疗目标	治疗建议
1. 患者患有终末期肾病合并左心衰竭			
2. 患者血压偏高			
3. 患者血脂偏高			
4. 激素治疗产生药物不良反应			

实训表 5-2　药学监护计划表

药物治疗问题	优先级别	治疗目标	治疗建议
1. 肝素诱导 HIT 的产生			
2. 患者需继续进行 CRRT			
3. 患者有水肿及急性左心衰竭的情况			

4) 随访评估,监测治疗效果:经 21 天住院治疗,患者主要指标恢复正常,生命体征平稳,准予出院。出院当天,临床药师对患者进行详细的用药交代,逐一告诉患者各个药物的用法用量和注意事项,提醒患者遵照医嘱按时用药。出院 3 个月后的随访评估结果显示,患者临床症状、体征正常,未出现明显的不良反应,用药依从性良好,实现了预期治疗目标,满足了患者的治疗需求。

4. 药物治疗与药学监护问题

(1) 该患者主要存在哪些药物治疗问题?

(2) 针对存在的药物治疗问题(如出现 HIT),应采取哪些干预措施?

(3) 如何根据患者评估结果为其制订科学的药学监护计划?

【实训内容】

针对上述病例,实地参加患者药学监护或进行药学监护模拟实训。实训内容包括以下方面。

1. 做好药学监护实训前各项准备工作,制订药学监护计划。

2. 带教老师组织学生实地(或模拟)药学监护,组织现场讨论。

3. 带教老师进行现场点评和总结。

4. 对学生进行成绩考核。

【实训过程】

1. 做好实训准备　做好药学监护的各项准备工作。在带教老师带领下,以 3~5 人为一个小组,到所联系的医院实地参加药学监护实践;或由学生分别扮演临床药师、医生、护士、患者及其家属等,在模拟病房进行药学监护情景模拟实训。

2. 实施药学监护　①带教老师先进行简单的自我介绍,告知患者实施药学监护的主要目的,现场阅读病历;②临床药师对患者进行药学问诊,询问患者病情、诊治过程、用药情况和药物治疗效果,回答患者和医护人员提出的问题;③结合患者病历,组织学生现场讨论,评价药物治疗方案是否合理,分析和判断当前是否存在药物治疗问题,如果存在,能够现场解决的问题应当场予以解决;④鼓励学生踊跃提问,积极回答问题,发表自己的见解,对患者进行用药教育、用药指导和用药监护。

3. 点评和考核　①药学监护实践(或模拟实训)结束后,带教老师召集所有参与药学监护的人员,由临床药师或带教老师进行现场集中讲评和总结;②要求参与药学监护的学生将监护过程和内容、现

场提问和回答的问题、提出的用药建议等详细记录下来;③填写患者药学监护记录表,将监护记录和结果反馈给医护人员,在与医师沟通后,及时将药学监护及其干预意见反馈给患者;④对学生进行成绩考核和评定。

实训路径示意图见实训图 5-2。

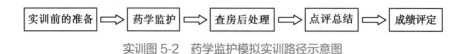

实训图 5-2　药学监护模拟实训路径示意图

【实训考核】

1. 对实训内容在班级组织一次汇报和答辩,各组同学在预先充分讨论的基础上推选 1 名代表参加,其他同学做补充。

2. 带教老师在汇报和答辩结束时进行点评和总结,指出各组在项目完成过程中好的表现和不足之处。

3. 带教老师根据各组在药学监护过程中的表现,汇报、答辩和回答问题的情况进行现场综合评分。

【思考题】

1. 实施药学监护的基本流程是什么?

2. 如何书写药学监护记录?

3. 如何让患者和医护人员接受临床药师提出的用药建议?

4. 针对本病例出现的药物治疗问题应该采取哪些干预措施?

5. 本病例的监护要点有哪些?

第五章
目标测试

(马　国)

第六章

药学信息与咨询服务

第一节 药 学 信 息

第六章
教学课件

一、药学信息的概念、特点

（一）药学信息的概念

信息通常是指应用文字、数据或信号等形式通过一定的传递和处理，表现各种相互联系的客观事物在运动变化中所具有特征性的内容的总称。药学信息（pharmaceutical information，PI），也称为"药物信息或药品信息（drug information，DI）"，就其广义来说包括与药学学科有关的各个方面信息，如药品的研发与上市信息、药品的生产信息、药品的使用信息、药品的监督管理信息、药学的教育信息、药学各专业学科的信息，甚至也涉及大量的医学相关信息，如疾病诊疗、病理生理状态、健康保健信息等。狭义的药学信息仅针对药物的使用，是指为保障合理用药所需要的信息，即与用药安全、有效、经济、适当有关的信息，其涉及内容也相对广泛，因此药学信息已经发展成为一门独立的分支学科。

（二）药学信息的特点

1. 数量激增，时效性强 信息技术的广泛应用，使得网络型、光盘型等信息资源数量持续增长，这些信息拥有承载传统信息资源的图书、期刊、特种文献等传统出版物无法得到的大量信息。但同时信息资源的丰富也产生了"信息污染"，给人们选择、获取、利用信息造成了障碍。科学技术的发展，新知识、新理论、新技术层出不穷使信息的新陈代谢加速，通常用文献的"半衰期"来描述文献老化速度。

2. 内容交叉、彼此渗透，分布集中又分散 现代科学技术具有综合交叉、彼此渗透的特点，使得文献的分布呈现学科内集中、学科间分散的现象。药学除与医学、化学关系密切外，还与生物学、生理学、管理科学、市场营销等学科有关，大部分药学文章发表在少量的医药学专业读物中，而另外一部分文章则刊载在大量的相关专业，甚至不相关专业的读物中。随着新型载体的应用，许多文献既有印刷版，又有电子版等，而网络时代同一内容的信息会被不同网站发布。

3. 载体多样，传递快捷 传统的印刷型文献已失去了一统天下的局面，多种载体的文献相互依存、相互补充、共同发展。新型的非印刷型文献如缩微型、机读型、视听型等，或增大了信息存储密度、延长了信息保存时间，或加快了信息传递与检索速度，实现了资源共享。

二、药学信息获取的途径

（一）药品说明书

药品说明书是由国家药品监督管理局核准的具有法律效力的重要药品文书，药品说明书是药品信息最基本、最主要的来源，包含药品安全性、有效性的重要科学数据、结论等相关信息，用以指导合理使用药品，是临床用药的重要依据。不同药品生产企业生产的同种药品，说明书会有所不同，因此应详细阅读、使用药品生产企业的药品说明书。

（二）报纸与期刊

我国主要的医药学报纸有《中国医学论坛报》《健康报》《中国医药报》《医药经济报》等。国内外期刊是定期或不定期连续发行的出版物,其中药学期刊在药学信息服务中起着重要的作用,见表 6-1、表 6-2。

表 6-1　国内主要的药学期刊

药学类核心期刊	中药类核心期刊	其他药学类期刊		
《药学学报》	《中草药》	《中国临床药学杂志》	《中国药师》	《药学进展》
《中国药学杂志》	《中国中药杂志》	《中国生化药物杂志》	《中国药事》	《药品评价》
《药物分析杂志》	《中国实验方剂学杂志》	《中国现代应用药学》	《华西药学杂志》	《世界临床药物》
《中国新药杂志》	《北京中医药大学学报》	《中国药物经济学》	《中国药业》	《今日药学》
《中国现代应用药学》	《中华中医药杂志》	《中国海洋药物》	《中国药物与临床》	《药物生物技术》
《中国药理学通报》	《中成药》	《中国生物制品学杂志》	《中国医院用药评价与分析》	《药物流行病学杂志》
《中国医院药学杂志》	《中药材》	《中国临床药理学与治疗学》	《中国药店》	《药学服务与研究》
《中国药科大学学报》	《中药药理与临床》	《中国医药生物技术》	《中国处方药》	《药学实践杂志》
《中国药理学与毒理学杂志》	《世界科学技术—中医药现代化》	《中国医药技术与市场》	《解放军药学学报》	《药物不良反应杂志》
《中国医药工业杂志》	《中药新药与临床药理》	《中国药物化学杂志》	《中国药物评价》	《天津药学》
《中国临床药理学杂志》	《南京中医药大学学报》	《中国药剂学杂志》	《中国制药信息》	《药学与临床研究》
《中国新药与临床杂志》	《天然产物研究与开发》	《中国药物依赖性杂志》	《广东药科大学学报》	《临床药物治疗杂志》
《中国药物化学杂志》	《中华中医药学刊》	《中国药物应用与监测》	《儿科药学杂志》	《西北药学杂志》
《沈阳药科大学学报》	《时珍国医国药》	《中国药品标准》	《药学研究》	《中南药学》
《中国药房》		《中国药物滥用防治杂志》	《海峡药学》	《北方药学》
《国际药学研究杂志》		《中国药物警戒》	《食品与药品》	《药学教育》
		《中国医药导刊》	《家庭用药》	《药物评价研究》
		《中国医药导报》	《现代药物与临床》	《抗感染药学》

续表

药学类核心期刊	中药类核心期刊	其他药学类期刊	
		《中国抗生素杂志》	《药物资讯》	《亚洲社会药学》
		《中国食品药品监管》	《国际生物制品学杂志》	《国外医药(抗生素分册)》
		《高等药学教育研究》	《世界临床药物》	

注:中文核心期刊摘自北京大学图书馆《中文核心期刊要目总览(2020年版)》。

表 6-2　国外主要的药学期刊

杂志外文名称	杂志中文名称	国别
Annual Review of Pharmacology and Toxicology	《药理学与毒理学年评》	美国
Biochemical Pharmacology	《生化药理学》	英国
British Journal of Clinical Pharmacology	《英国临床药理学杂志》	英国
Clinical Pharmacokinetics	《临床药动学杂志》	澳大利亚
Clinical Pharmacology & Therapeutics	《临床药理与治疗学》	美国
European Journal of Clinical Pharmacology	《欧洲临床药理学杂志》	德国
The Journal of Clinical Pharmacology	《临床药理学杂志》	美国
Journal of Pharmacokinetics and Biopharmaceutics	《药动学与生物药剂学杂志》	美国
Journal of Pharmacology Sciences	《药物科学杂志》	美国
Journal of Pharmacy and Pharmacology	《药物与药理学杂志》	美国
Pharmacological Reviews	《药理学评论》	美国
Pharmacology & Therapeutics	《药理学与治疗学》	英国
The Japanese Journal of Antibiotics	《日本抗生素杂志》	日本
The Journal of Antibiotics	《抗生素杂志》	日本
The Journal of Practical Pharmacy	《药局》	日本
The Journal of Pharmacology and Experimental Therapeutics	《药理与实验治疗学杂志》	英国
The Pharmaceutical Journal	《药学杂志》	英国
Therapeutic Drug Monitoring	《治疗药物监测》	美国
Toxicology and Applied Pharmacology	《毒理学与应用药理学》	美国

（三）工具书和参考书籍

工具书和参考书籍在药品信息服务过程中提供的药学信息内容权威规范、系统全面,但信息的时效性相对较弱。

1. 参考书籍　以下是国内外常用的参考书籍。

《中华人民共和国药典临床用药须知》,国家药典委员会编,中国医药科技出版社。

《陈新谦新编药物学》(第18版),陈新谦、金有豫、汤光主编,人民卫生出版社。

《中国国家处方集:化学药品与生物制品卷》(第2版),《中国国家处方集》编委会编,科学出版社。

《古德曼·吉尔曼治疗学的药理学基础》(第12版),劳伦斯·L.布伦顿等主编,金有豫、李大奎主译,人民卫生出版社。

《马丁代尔药物大典》(*Martindale：The Complete Drug Reference*)，英国药学会出版。

《默克索引》(*The Merck Index*)，美国 Merck 公司出版。

《医师案头用药参考》(*Physician's Desk Reference*，PDR，美国)，定期把说明书汇编成册，每年综合汇编一次，介绍市场上的新药，内容比较全面，并且还出补充本，用途较广。

2. 药典　药典是国家颁布的有关药品质量标准的法规，属政府出版物，是药学工作必备的工具书。

《中华人民共和国药典》(*Chinese Pharmacopoeia*，ChP)，由中国国家药典委员会编，经国家药品监督管理局批准颁布实施。

《美国药典》(*The United States Pharmacopoeia*，USP)，由美国药典委员会编辑出版。

《英国药典》(*British Pharmacopoeia*，BP)，由英国药典委员会编辑出版，是英国制药标准的重要出处。

《欧洲药典》(*European Pharmacopoeia*，EP)，由欧洲药典委员会编辑出版，1977 年首版。

《日本药局方》(*The Japanese Pharmacopoeia*，JP)，由日本药局方编集委员会编纂，经厚生省颁布执行。

《国际药典》(*The International Pharmacopoeia*，In.P)，由世界卫生组织编辑出版，不对各国进行法律约束，仅作为各国编纂药典的参考标准。

(四) 网络药学信息资源

网络信息资源就是呈现在计算机网络的可以利用的各种信息资源的总和。目前网络信息资源以因特网信息资源为主，同时也包括其他没有联入因特网的专用网络信息资源和内部网络信息资源。与传统的信息资源相比，网络信息资源在数量、结构、分布和传播范围、传递手段、载体形态等方面都显示出新的特点。查阅网络信息资源已成为获得药学信息最重要的途径之一。

1. 常用的医药学数据库　可按内容划分为参考数据库、全文数据库、事实数据库等。以下是国内外常用数据库。

(1) 中国生物医学文献服务系统(SinoMed)(网络版)：由中国医学科学院医学信息研究院 / 图书馆研制，2008 年首次上线服务。是集文献检索、引文检索、开放获取、原文传递及个性化服务于一体的生物医学中外文整合文献服务系统。

(2) 中国药学文摘数据库(CPA)：该系统于 1981 年创建，收录国内外公开发行的七百余种医药学及相关学科期刊中的药学文献。

(3) 维普网：收录 1989 年至今的一万两千余种期刊刊载的五千余万篇文献，配备全文浏览器。

(4) 中国知网(CNKI)：《中国学术期刊(光盘版)》电子杂志社有限公司主办，包括中国期刊全文数据库、中国博士学位论文全文数据库、中国优秀硕士学位论文全文数据库、中国重要会议论文全文数据库、中国重要报纸全文数据库等。

(5) 万方数据知识服务平台：万方数据知识服务平台分为商务信息子系统、科技信息子系统、数字化期刊子系统三大部分。

(6) MEDLINE：MEDLINE 是美国国立医学图书馆(National Library of Medicine，简称"NLM")所属的国家生物技术信息中心(NCBI)开发的生物医学信息检索系统。该系统通过网络途径免费提供自 1946 年以来全世界 80 多个国家 5 000 多种主要生物医学期刊的书目索引和摘要等 2 100 余万条书目数据。

(7) 荷兰医学文摘：荷兰医学文摘(EMBASE)是全球最大最权威的生物医学和药理学文摘数据库。收录了 1974 年以来，世界上 70 多个国家和地区出版的 7 000 多种期刊，并与 MEDLINE 数据库进行整合，收录 MEDLINE 自 1950 年以来的 2 000 万条记录。EMBASE 突出药物文献的收录和药物信息的反应,收录的文献中40%以上与药物有关。

(8)美国生物科学数据库:美国生物科学数据库(BIOSIS Previews)由美国生物科学情报服务社(Bioscience Information Service,BIOSIS)出版。收录世界上100多个国家和地区的5 500种生命科学期刊和1 500种非期刊文献如学术会议、研讨会、评论文章、美国专利、书籍、软件评论等。

(9)美国《化学文摘》:美国《化学文摘》(*Chemical Abstracts*,CA)由美国化学学会化学文摘服务社(Chemical Abstracts Service of American Chemical Society,CAS of ACS)编辑出版。美国《化学文摘》1907年创刊,报道了世界上150多个国家、56种文字出版的两万余种科技期刊、科技报告、会议论文、学位论文、资料汇编、技术报告、新书及视听资料。《化学文摘》网络版SciFinder Scholar整合了MEDLINE医学数据库、欧洲和美国等五十几家专利机构的全文专利资料以及化学文摘1907年至今的所有内容。它可以透过网络直接查看《化学文摘》1907年以来的所有期刊文献和专利摘要以及八千多万的化学物质记录和CAS注册号。

(10)MICROMEDEX Health Care Series(HCS):由美国Thomson Health Care(汤姆森卫生保健信息集团)生产的事实型临床医药知识数据库,其内容是由医药学专家针对全世界2 000余种医药学期刊文献进行分类、收集、筛选后,按照临床应用的需求,编写为基于实证的综述文献,直接提供给专业人士使用。

HCS系列产品可区分为五大类。①Drug Information药物咨询数据库:提供药品的详细咨询服务,其中包含药品介绍、使用剂量、药物交互作用等;②Disease Information疾病医学数据库:提供医学上常用的一般疾病与急诊、慢性疾病的实证医学相关信息,包括常见与特殊的临床症状、检验结果和用药须知;③Toxicology Information毒物医学数据库:提供药品的毒性分析并提供详细的处理步骤及治疗方法;④Complementary & Alternative Medicine Information另类医学数据库:此系列涵盖补充食品医学、食疗、传统医学疗法,及对患者的卫生教育资料,以及相关的医学报道方式说明,并提供病患相关的医疗教育信息;⑤Patient Education Information病患卫生教育数据库:提供病患关于疾病和用药的常识,以及长期医疗照顾的须知。

(11)OVID外文全文数据库:全文期刊包括LWW全文期刊,它精选高素质核心期刊一百五十余种,收录临床与基础医学刊目,ISI Impact Factors(影响因子)近90种,被ISI收录,可回溯至1993年;BMJ全文期刊,收录有英国医学学会(简称"BMA")出版的23种医学期刊,其中17种为SCI收录,均为质量较高的医学期刊。

(12)Springer Link外文全文数据库:德国施普林格(Springer-Verlag)科技出版公司出版,通过Springer Link系统提供学术期刊及电子图书的在线服务,可在线阅读400多种电子期刊,其学科范围涉及化学、计算机科学、经济学、工程学、环境科学、地球科学、法律、生命科学、数学、医学、物理与天文学等学科。

(13)Elsevier外文全文数据库:荷兰Elsevier公司出版,每年出版2 000多种期刊和2 200种新书。

2. 常用的电子图书

(1)超星数字图书馆:是目前世界上最大的中文在线数字图书馆,并且每天仍在不断地增加和更新,其中包括医学等50余大类,数百万册电子图书,全文总量13亿余页,数据总量1 000 000GB,涵盖大量免费电子图书。

(2)国家科技图书文献中心国家科技数字图书馆:网上资源包括馆藏信息查询及MEDLINE、EMBASE、BA、SCI、UMI、中国生物医学文献服务系统(SinoMed)、清华大学全文光盘数据库等国内外题录、全文数据库等。

(3)读秀知识库:读秀知识库是一个海量全文数据及元数据的超大型数据库。它能够为读者提供近260万种图书、6亿全文资料等一系列海量学术资源检索及使用。

3. 常用的互联网站 政府信息资源,即各国政府在因特网上发布的各种公开信息,主要包括各种新闻、统计信息、政策法规文件等。国内的主要有国家及各省市药品监督管理局网站,国家及各省市卫生健康委员会网站等,国外的主要有美国食品药品管理局(FDA)网站,世界卫生组织(WHO)网站等。

专业学术机构、临床实践网站:例如医景网站,美国卫生系统药师协会(American Society of Health-System Pharmacists,ASHP)网站,中国药学会网站,中华医学会网站。

医药新闻和健康网站:例如中国医药信息网、丁香园、好医生网等。

4. 常用的药学信息软件　例如 MCDCEX 合理用药信息支持系统、临床药物咨询系统等。目前,手机的小程序也成为获取药学信息的最为便捷途径之一。

（五）学术交流

积极参加学术会议、专题报告和继续教育讲座是专业技术人员更新知识的好机会,也是获取新信息的渠道。从专家的学术讲座,可以了解某一专业领域前沿的情况。这些报告资料可以弥补药学期刊的不足。此外,产品推广资料、新药介绍资料等虽然可能具有一定的片面性,但也有一定的参考价值。

知识拓展

世界药学大会

国际药学联合会成立于 1912 年,简称"FIP",总部设在荷兰海牙,目前有来自 80 多个国家的 130 多个团体会员,是世界上最大的国际性药学组织。FIP 每年召开一次世界药学大会,参加会议人数 3 000~4 000 人,是世界药学领域的传统盛会。会议内容广泛,涉及药学科研、教育、实践等各个领域,至 2021 年已经召开了 80 届。

（六）临床实践

药师参与临床实践,如查房、会诊、病例讨论,在直接与医师、护士和患者的接触中取得第一手资料,这都是书本上难以学到的药学信息。此外,医院信息系统(hospital information system,HIS)是覆盖医院所有业务和业务全过程的信息管理系统,包括医生工作站、护士工作站、临床检验系统、医学影像系统、药品管理部分。HIS 数据也是获取和学习医药知识和信息的来源,并且是临床合理用药原始数据的最重要来源。

三、药学信息的评价

药学信息评价结果关系到药学信息服务是否准确、可靠、客观,所以科学的评价方法尤为重要。药学信息评价需要体现药学信息的来源可靠,信息具有实用性、科学性、新颖性、准确性、全面性等特点。

提供的药学信息要求真实可靠,并有时效性。真实主要是看信息是否是客观事实的反映。在无法直接证实其是否为客观事实的情况下,一般采用信息的可靠性作为间接的标准。信息的可靠性标准主要包括信息内容的科学性、准确性,信息来源的权威性。信息内容的科学性主要指信息的内容是否明显违背某些客观事实、违背公理或真理、违背政策法规,是否有大量的实验数据或证据,实验方法是否正确等。信息内容的准确性主要指信息的内容是否有明确的指向,是否标明了明确的信息来源,所使用的文字符号是否清晰正确等。信息来源的权威性主要是指信息是否由权威部门或公信力很高的部门直接发布或证实的。任何信息都有其时效性,并且越及时其价值越高。随着时间或事物的发展,相同信息的有用性和重要程度也会发生变化。

因此,药学信息既要评价信息来源,又要对信息进行去伪存真和分析、归纳、总结,以获得较为准确并与问题相符的资料。评价具有一定的主观性,在评价的过程中应尽量避免人为因素的影响。

（一）药学信息评价步骤

评价应采用临床流行病学、循证医学的原则和方法。信息评价步骤可分为三步。

1. 文献筛选　首先进行药学信息的真实性和相关性的初筛,明确"这篇文章是否值得花时间精读?"回答这个问题可参考以下几个简单问题:这篇文章是否来自经同行评审的杂志? 这篇文章的研究场所是否与我的医院相似,结果是否真实? 结果是否可以应用? 该研究是否由某个组织所倡议,其研究设计或结果是否可能因此受影响? 如果文章提供的信息是真实的,是否会改变现有的医疗实践、在我的医院是否可行?

2. 确定药学信息研究证据的类型　药学文献通常分为两类:①原始研究证据,即原始论著,又分为试验性研究和观察性研究;②二次研究证据,即根据多个原始论著进行综合分析、加工提炼而成,包括 meta 分析、系统评价、实践指南、综述、临床决策分析和经济学分析等。

3. 根据药学信息研究证据的类型评价其真实性和适用性　运用循证药学的方法,根据证据的等级将文献信息由强到弱分为五级。

一级:至少来自一篇设计良好的大样本多中心随机对照试验的强烈证据;所有质量可靠的随机对照试验的系统评价和 / 或 meta 分析。

二级:来自设计良好的单个大样本的随机对照试验的强烈证据。

三级:来自设计良好的但非随机对照的证据。

四级:来自设计良好的但无对照试验的证据。

五级:来自以权威的临床经验为基础的意见 / 描述性研究或专家委员会报告。

（二）对网络信息资源的评价与利用

网络信息资源评价最重要的是网络信息内容的评价,包括:权威性、内容范围、客观性、准确性、新颖性,强调内容的准确性和学术价值。

1. 网络信息资源的第三方评价法及指标体系　第三方评价法主要是相对于网络信息资源的发布者(所有者)以及网络信息资源用户而言的,目前的主要形式有商业性的专业网络资源评价网站和由图书馆等公共机构所提供的网络资源评价服务,前者评价指标体系包括日访问量、网站设计的感官效果等,注重网络资源的形式而不注重信息内容;后者主要针对学术信息资源评价,指标体系多侧重于信息内容,且考虑网络信息的权威性、学术性。

以信息内容为导向的网络信息资源评价标准一般包括以下几方面:范围、内容、用户对象、图形和多媒体设计、易用性、价格等。

（1）网站的目的指标:包括该资源设立的目的、是否包含明确声明、信息资源本身是否已经实现了预期目标、包含哪些特定的用户群、信息是在什么程度和层次上提供给用户的、信息能否满足目标用户的需求。这是评价网络资源的首要因素。

（2）站点收录范围指标:广度、深度是评价网络信息资源的重要标准。广度即是否涉及所覆盖主题领域的各个方面,深度即所提供的信息是包含原始信息还是只提供信息线索。另外,该类指标还包括所提供信息的时间跨度、信息类型或表现形式。

（3）信息内容质量指标:这是以内容为导向的网络信息资源评价的最重要、最基本的标准,包括学术水平、可信度、时效性、内容的连续性等方面。

2. 用户评价法　用户评价方式主要是由有关网络资源评价的专业机构向用户提供相关的评价指标体系和方法,由用户根据其特定信息需求从中选择符合其需要的评价指标和方法。这种方式有助于用户搜集完全符合自身特定需要的网络信息资源,但由于需要用户依照评价指标和评价方法对每一个网络信息资源实体进行鉴别和评价,事实上反而增加了用户的负担。用户评价方法多为定性评价方法。

3. 网络计量法　网络计量法在一定程度上克服了第三方评价法和用户评价法的主观性、价值偏向性,为人们提供了一个系统、客观、规范的数量分析方法,评价结果更加直观、具体,是网络信息评价的一个发展方向。如通过计算网络资源被检索或引用的次数,测定网络资源的重要性;通过引文分析方法,评价网络信息资源,引文分析法是评价期刊质量的经典工具,同样,网络信息资源也可采用"Web引文索引"来评价。与计算期刊影响因子时必须考虑期刊年度发文量相类似,也必须考虑网站规模等因素,另外还要考虑站内链接和站外链接等区别。

四、药学信息的管理

药学信息的管理目的是对药学信息采集整理,保证有效利用,因此信息管理的任务主要是广泛收集,合理分类;做好编目,列出索引;建规立制,科学管理。可从以下几方面着手。

1. 所有图书及时登记、编号、建卡、分类存放。期刊每年整理装订成册。

2. 药物信息资料的计算机管理 利用办公软件如Excel、Word,将收集的资料分类管理,便于查询,可以根据需求进行分类。根据内容与性质分类:例如按照药理作用类型进行文献分类;根据形式与体裁分类:如理论研究与临床应用实例信息分类;根据主题范围分类:例如按临床专科科室分类。信息用户需要相同或相近的药师、医生、护士专业文献资料。

3. 建立药学信息数据库 医院信息系统应用于门诊药房、住院药房、药库、医师工作站、护士工作站,其中包含了大量的药学信息,系统对这些数据的处理、分析可以得出较为全面、准确的各种临床用药信息。对医院信息系统数据的开发利用,是药学信息工作的重要手段和发展方向。

4. 建立业务资料卡片库 传统的药物信息资料管理,常常把大量药学资料分类后编写目录和索引。一般对中文资料或药品名称可按汉语拼音顺序排列;外文资料可按外文药名的字母顺序排列。排列时要在类目后标明号码。药物除了通用名称外,其商品名称也要尽量录用齐全,使今后调出和查询更方便。

5. 科学管理 包括文献资料的排放布局,信息资料的储存;文献的阅览和出借;信息的查询;文献的清理;信息的各种安全性保护:如计算机系统的保护。

知识拓展

大数据时代,数据挖掘技术在医药领域的应用

医院信息系统、医院电子病历的普及以及医疗设备的数字化增加了医院存储的信息数量,大量关于患者的病史、诊断、检验和治疗的临床信息,药品管理信息,医院管理信息等构建了一个巨大的宝库,挖掘这些信息数据能够对医疗服务水平的提高发挥非常重要的促进作用。医疗数据的挖掘首先可以用于医院的内部管理,例如合理用药、医院医疗资源配置等;其次用于临床研究,例如临床诊断、疾病相关因素分析、治疗方案评估、药品安全等;还可以用于公共卫生领域,例如传染病流行的预报、医疗资源的利用评价、医疗费用效果评估等。

第二节 药学信息服务

一、药学信息服务的目的和意义

(一)促进合理用药

药物的合理应用是指根据疾病的正确诊断选择最佳的药物治疗方案,并采取正确的使用方法,以期达到安全、有效、经济、适当地预防和治愈疾病的目的。但随着制药工业的飞速发展,药品不断推陈

出新,药品品种多达数千种,同一药品又有不同的剂型、规格等,医护人员无法准确掌握所有的药品信息,导致临床不合理用药的现象不断发生。通过开展药学信息服务,及时对各种药学信息进行采集分析、整理归类和输送传播,为医护人员提供最新的药学信息,协助医生制订最佳的药物治疗方案,帮助护士避免给药过程中出现失误,使药物安全、有效、经济、适当地用到患者身上,推动合理用药水平整体发展和提高。

（二）改善药物治疗结局

减少药物对人体所产生的危害,减轻用药给患者带来的痛苦以及降低药物治疗成本固然重要,但药学信息服务的最终目标不是临床用药过程是否合理,而是确保药物治疗在缓解临床症状、延缓疾病进程及根除病因治愈疾病的基础上,能够实现维护患者身体和心理健康,改善患者生命质量,使临床药物治疗获得令人满意的结果。

（三）体现药师的专业价值

医院药学部门对患者提供的服务目前已由以供应药品和保证药品质量为主逐渐向以患者为中心的模式转换,药学信息服务为 21 世纪药师重要的工作模式。药学信息服务工作体现了药师的专业特长,使药师掌握的药物治疗学、生物药剂学等专业知识有了用武之地,通过向医生、护士、患者提供各种药学信息服务,强化了药师在疾病治疗过程中的作用,进一步体现和发挥药师的专业价值。

（四）改善医患关系

通过开展药学信息服务,可以协助医师选择合理的治疗药物,帮助护士正确地执行医嘱,并及时解答患者的用药疑问而促进医患间的沟通,使不合理用药导致的医疗差错发生率明显降低,大大提高患者对医务人员的满意度,从而避免了一些医疗纠纷的发生。

二、药学信息服务的特点

药学信息服务作为药学服务工作中的一项重要职能,具有药学专业工作、信息工作和服务工作的多重特点。

（一）全面性

1. 内容的全面性　药学信息服务的内容应是全面而完整的,涉及药学的所有分支学科,如药理学、药物治疗学、药动学、药效学等。此外,由于新药的不断涌现以及现有药物的临床研究及文献报道的不断更新,药学信息服务要求能够不断地收集、评价、存储最新最全面的药学信息。

2. 服务对象的全面性　药学信息的服务对象既包括专业人员也包括非专业人员,如医务人员、患者、公众、药学人员及管理者。医务人员是药学信息的主要使用者,通过药学信息服务可以帮助医务人员正确使用药物,提高临床合理用药水平;向患者提供药学咨询服务是药学信息服务的另一重要任务,通过与患者面对面的交流与沟通,提高患者合理用药意识以及对疾病的认识,还能促进医患之间的理解,提高依从性;随着公众自我保健意识的增强,面对社区公众的药学信息服务将成为重点工作,可以让更多的人获得正确的药学信息,从而应用到日常保健生活中;药学人员不仅是药学信息的提供者,同时还是药学信息服务的接受者,所有从事药品研发、生产、销售工作的药学人员都需要获取各种各样的药学信息;为管理者提供药物临床应用的相关信息,可作为管理决策制定的理论依据。

3. 服务方式的全面性　药学信息服务主要是按照科学的方法与标准将最新的药学信息收集、评价后进行传播。如何将药学信息进行传播,方式应是多种多样的,如编写文字材料,提供药学咨询,临床药师在诊疗过程中直接提供药学信息服务,提供药学信息查询工具等。

（二）高技术性

药学信息服务是一项技术性很强的工作,首先,从事药学信息服务的人员应当是药学技术人员,具备扎实的专业理论知识和丰富的临床实践经验;其次,药学信息服务人员还必须具备较强的信息收集、评价、综合加工处理的能力,如需要了解主要的药学信息源,药学信息的基本评价方法等;最后,沟通和交流能力是确保药学信息服务有效开展的关键因素。只有分清服务对象,恰当地表达,有针对性地表述,才能保证所提供信息被服务对象理解和接受,体现信息服务的真正价值。

（三）公开性

最大限度地收集药学信息资源,提高现有信息资源的利用率,实现所有信息的资源共享是信息用户共同追求的目标。目前,无论是新药的研究开发,还是现有药品的上市后评价,都是公开报道的,以方便医生、护士和其他人员查找和使用。而报刊、电视、电话和网络作为重要的药学信息服务媒介,也公开地为公众提供防病治病、健康教育等专业服务,体现了药学信息服务的公开性。

（四）双向性

药学技术人员提供药学信息服务的同时也会得到信息的反馈。通过药学信息服务,药师可协助医师制订最佳的个体化给药方案,指导护士进行药物的规范配制,帮助患者正确地使用药物;同时药师也可以得到药物疗效以及不良反应等信息的反馈,从而进一步更新所掌握的信息,提供更优质的服务。

（五）法制化

药学信息服务人员在从事药学信息服务工作的全过程中,应遵循一定的信息伦理准则,遵守国内外制定的各种专业法规和信息法律,保护患者隐私,保守医院和国家机密。遵守职业道德和法规,在合情、合理、合法的前提下开展药学信息服务活动。

三、药学信息服务的内容

（一）为临床实际用药问题提供解答

临床用药过程中可能遇到各种各样的问题,包括药品供应、药品养护、药物制剂选择、用法用量、药物疗效、药物相互作用、药品不良反应等。开展药学信息服务,可及时为医师、护士、患者以及家属解答以上各种用药问题,保障临床用药的安全性、有效性、经济性及适当性。

（二）为患者和公众提供合理用药宣教

合理用药是治愈疾病和健康保健的重要前提,不合理用药会大大增加药品不良反应以及药源性疾病的发生概率,严重危害人民的健康与生命安全,同时也是导致患者药品费用增加和卫生资源浪费的重要原因。通过开展药学信息服务提供合理用药宣教,帮助患者和公众建立合理用药观念,促进合理用药行为形成,保障人民群众的健康和生命安全。

（三）为医务人员提供最新的药学信息

随着现代科技的飞速发展,新药不断涌现,现有药物新的适应证、新的用法用量、严重或罕见的药品不良反应等药物信息也在不断地被报道。此外,政府颁布的药政法规、专业协会制定的药物临床使用指南也在不断地更新。药学信息服务人员可及时将各种药学信息进行采集分析、整理归类,并输送传播给医护人员,促进临床合理用药水平的提升,提高医疗服务质量。

（四）为药事管理政策法规的制定提供信息支持

药学信息服务人员在实际工作中广泛收集药品疗效和不良反应的相关信息并及时上报,从而为政府药事法规的制定提供可靠的理论依据。《国家基本药物目录》《国家基本医疗保险、工伤保险和生育保险药品目录》的制订,非处方药品的遴选,药品不良反应的监测以及药品说明书的修订,其数据都是来自医院药学信息服务。其中,药品不良反应监测对上市后药品安全性的评价可提供强有力的依据。此前,大量不良反应数据显示,酮康唑口服制剂存在严重的肝毒性,国家食品药品监督管理总局于 2015 年 6 月 25 日发布通知,要求即日起停止酮康唑口服制剂在我国的生产、销售和使用,撤销药品批准文号。已上市的酮康唑口服制剂由生产企业于 2015 年 7 月 30 日前召回,召回产品在企业所在地食品药品监督管理部门监督下销毁。

四、药学信息服务的方式

(一)编写文字资料

药学信息文字资料的编写,是药学信息主动传播的重要方式,其主要的形式有药讯、药品处方集、宣传窗等。

1. **药讯**　药讯是一种由药学部门负责定期编辑出版的有关药学信息的内部刊物,是药师为了促进临床合理用药编辑的药学知识宣传资料。其内容涵盖药事管理、药品信息、药品不良反应等多个方面,如政府最新颁布的药政法规、新药介绍、现有药品新的研究进展、本院药事管理的动态、本院药品不良反应情况通报、本院不合理用药分析等。还可以增设用药问答栏目,解答医师、护士临床实际遇到的疑难用药问题。有些医院还建立了药讯的电子版,使药学信息资源在最短的时间内实现共享,以便全院医务人员学习和查阅。

2. **药品处方集**　《处方管理办法》和《医疗机构药事管理规定》要求所有医疗机构必须根据本机构的性质、功能、任务制定药品处方集,用来规范临床用药,由医院药事管理与药物治疗学委员会负责具体的遴选、制定和更新工作。美国卫生系统药师协会(ASHP)认为处方集是一部经过科学评价和筛选,符合医疗机构对当前所用药品临床评价,且不断修订再版的药品使用汇编指南。药品处方集的制定,可规范临床用药,保障用药安全,同时减少临床超大处方或处方差错等现象的发生,是医院全体医师、药师共同需要遵循的内部用药指南,对医院临床用药起到普遍的指导性和一定的约束性,而不是只有参考价值的治疗手册或药物手册。

3. **宣传窗**　利用医院、药房公共场所的宣传橱窗、黑板报或者宣传画等多种形式,介绍合理用药知识,传播药学信息。还可以在门诊大厅安装触摸式计算机显示屏,方便患者自己查询有关信息和合理用药知识等。

4. **宣传单或宣传册**　一般针对一种疾病或一种药物进行编写,针对性比较强,不仅可以宣传合理用药,还能宣传疾病的预防、心理治疗、健康锻炼等相关知识,比较适合于慢性病患者或公众的宣教。

(二)提供咨询服务

在日常工作中,药师常常会收到来自医生、护士和患者的各种咨询问题。一般医护人员的问题较为专业具体,涉及面广,例如药物的溶媒、用法用量、不良反应、禁忌证、药动学、相互作用等,也有临床实际工作中遇到的疑难问题如特殊人群的用药,出现药品不良反应如何处理等,还有一些关于药学的最新进展和动态的问题。以上大部分问题常常都需要迅速进行解答,有些较为疑难的问题则需要查阅资料后才能进行解答,这就要求药学信息服务人员具有大量的药学知识储备以及较强的收集、评价、解释信息的能力。患者及家属的问题通常较为简单,例如用法用量、药物的不良反应、药物的储存与保管等,一般可以直接进行解答,但药学信息服务人员提供咨询服务时一定要注意医患沟通的技巧,并努力营造良好的谈话氛围以取得患者的信任,帮助患者正确理解并接受已制订的药物治疗方案,提高用药依从性,避免用药差错的发生。

提供咨询服务时,除了要考虑咨询对象的不同要求和知识层次,以便根据不同对象提供不同的信息,还要注意药学信息的选择应用,一般遵循的原则是:首先利用药品说明书,其次是政府部门和学会发布的指导原则和治疗指南,再次是权威性的中外文工具书,最后是期刊、报纸和网站。

此外,咨询表的填写是完成咨询工作的重要环节。所有咨询的问题与答复都应详细记录并存档。咨询表可设以下项目:咨询日期、咨询者(医师、护士或患者等)、咨询的具体问题、问题分类(药物的适应证、用法用量、不良反应、药物相互作用、药动学、血药浓度监测等)、具体的解答、参考的信息源、答复方式(口头、电话、书面等)及咨询药师签名。

(三)药师参与临床药物治疗活动

临床药师通过查房、会诊、病例讨论等多种形式参与药物治疗活动。工作期间,临床药师向临床传输新药及药物信息的新进展,解答医护人员提出的有关药物治疗、相互作用、配伍禁忌以及药品不良反应等方面的问题,协助医师制订最佳的药物治疗方案。同时,密切观察患者用药后的疗效和不良反应,并及时做出评价,提出新的药学建议。此外,患者用药宣教是药师参与临床药物治疗的重要组成部分,也是药学信息服务发展的趋势。临床药师运用自身掌握的药学专业知识,以通俗易懂的语言,直接与患者面对面地交流,讲解用药的目的,药品的使用方法、注意事项以及用药期间需要自我监测的指标等,从而帮助患者正确理解和接受药物治疗方案,提高用药依从性,对实现治疗目标有十分重要的意义。

(四) 提供辅助工具服务

利用计算机网络技术,将收集到的药学信息进行整合加工,建立药学信息服务网站或药品信息查询软件,为医务人员、患者、公众提供及时便捷的药学信息服务。20 世纪 70 年代中期,美国最早将计算机运用于医院药学信息服务工作中,到 20 世纪 90 年代,已在全世界得到了广泛推广。例如,医院管理系统、合理用药信息支持系统、手机客户端药品查询软件等。目前,药学信息服务软件大都可以实现以下功能。

1. **注射剂体外配伍禁忌审查**　根据注射液理化性质与治疗学配伍的数据,提示在同时进行输注的处方药品间可能存在的体外配伍问题。

2. **药物相互作用审查**　审查同一张处方所有联用药品或同一患者当天所有联用药品可能出现的相互作用。

3. **药物过敏史审查**　在获取患者既往过敏信息的基础上,审查处方中是否存在与患者既往过敏物质相关的、可能导致类似过敏反应的药品。

4. **特殊人群用药审查**　根据患者的年龄对老年人和儿童进行合理用药审查。根据患者的病理生理状态,对孕妇、哺乳期妇女、肝肾功能不全患者进行合理用药审查。

5. **重复用药审查**　包括重复成分、重复治疗两种审查。重复成分审查提示患者用药处方中的两个或多个药品是否存在相同的药物成分,可能存在重复用药问题。重复治疗审查提示患者用药处方中的两个或多个药品是否同属某个药物治疗分类,可能存在重复用药问题。

6. **超说明书用药审查**　根据药品说明书对处方药品进行单次量、单日极量审查。根据药品说明书和实际提供的给药途径,对处方药品进行给药途径审查。根据药品说明书和患者的诊断信息,对处方药品的适应证和禁忌证进行审查。

(五) 其他方式

向患者、医务人员和公众主动传播药学信息也是药学信息服务的重要任务。因此,建立更为广泛畅通的交流渠道尤为重要。

1. 利用大众媒介如报纸、广播、电视、微信传播药学信息。大众传媒传播面广,可及时将公众关心的药学信息传播出去。

2. 在社区可以利用上门服务、举办药学知识讲座,通过现代通信手段如电话、网络等多种形式,进行药学咨询、药品不良反应的收集等工作。

五、药学信息服务的实施步骤

药学信息的提供可以是药师主动地宣传用药知识,也可以是解答医护人员、患者及其家属或公众的咨询问题。无论药学信息需求的来源怎样,提供信息服务的过程是类似的。从事药学信息服务的药师不仅要收集和整理文献,还要客观地评价文献并将文献上的信息传输给医护人员、患者及其家属或一般公众,并得到他们的认可和接受。

步骤 1:明确要解决的问题和需求。这些问题可以是医生、护士、患者咨询的用药问题,也可以是药师在临床实际工作中主动发现的用药问题。开展服务前,应明确具体信息服务的目的、要求、所要解决的具体问题以及预期达到的效果。对于咨询服务,应认真听取咨询者的问题,同时注意了解服务对象的基本信息、教育背景和专业背景,希望得到答复的详细程度,从而帮助咨询药师正确理解提问者的具体需求,同时评估问题的紧急程度,以便选择最佳的信息寻找途径。临床实际工作中存在的用药问题,需要药师细心地观察、广泛地调研才能发现。明确具体问题或需求后,药师才能采取编写文字材料、举办讲座等多种主动服务形式进行药学信息的传递,为医务人员、患者及公众答疑解惑。

步骤2:问题归类。提供药学信息服务的药师首先必须判断存在的问题属于哪种类型,如药品的可获得性、不良反应、药理作用、给药途径、药物相互作用、药动学,妊娠期和哺乳期妇女的用药安全、儿童用药以及老年人用药保健等。将各类问题进行分类,可帮助提供药学信息服务的药师进一步明确问题的重点,以利于信息源的正确选用。

步骤3:获取附加信息。提供药学信息服务的药师应进一步了解问题的针对性及背景资料,如医护人员提出或关注的用药问题是否与临床实际工作遇到的情况有关,应详细了解与问题产生相关的具体情况;患者的问题是否涉及其自身疾病的药物治疗,应详细询问患者年龄、体重、性别、既往疾病及用药情况、教育背景甚至宗教信仰等。

步骤4:制订药学信息服务方案。根据临床用药问题及所获取的背景资料,明确预期的目标,提出具体实施步骤,制订服务方案。制订药学信息服务方案,使服务过程更为可控,大大减少服务中可能出现的差错,服务质量得到明显提高。

步骤5:收集、整理和评价药学信息。除了简单的问题药师可以当即回答外,大多数问题常常需要查阅相关文献资料,以确保答复的准确性和完整性。药师应进行系统的文献检索,恰当地选择原始文献、二次文献、三次文献和其他类型的信息资源,以确保信息的准确性、完整性和权威性,还应对所收集的药学信息进行选择、整理、评价和综合。同时要注意搜集与问题相关的所有其他信息,确保答复的完整性。

步骤6:答复问题。回答药学咨询时应当先复述被咨询的问题,根据询问者的需要和具体情况以书面或口头咨询的方式给出准确、详细、肯定的答复。简单的问题可采取口头回答,通过与咨询者交谈的方式提供答案,并确保咨询者能正确理解药师所解答的内容。复杂的问题可能需要提供书面材料,特别是医护人员更希望获得详细的参考资料和循证医学证据。对于临床实际工作中存在的用药问题或公众用药信息需求,可将整理好的资料通过主动宣传的方式进行传输。

步骤7:进行追踪评价。如果条件许可,提供药学信息服务的药师应当对服务对象进行追踪随访,确定所提供信息的效用、患者的用药结果或在用药实践和行为方面的改变,以及服务对象对结果是否满意,有无新的问题出现等。进行服务后的追踪随访,可及时发现服务工作中存在的问题,有助于药学信息服务质量的提高。

步骤8:保存记录。药学信息室应当建立信息服务记录或档案,内容应包括服务专题或咨询问题内容、回答、参考文献和追踪情况等。

六、药学信息服务的质量管理

在提供药学信息服务的过程中,应强调服务的质量管理,以确保在临床工作中发挥的作用。药学信息服务的质量一般需要评价三个方面。①结构:需要考察设备、信息资源和组织(如政策、程序、恰当的服务时间和足够的人员);②过程:评价所提供信息的准确性、恰当性和全面性,通过回顾确定工作量(如服务的次数)和信息质量(及时性、准确性、一致性、完整性),了解是否达到了目标;③结果:通常这种评价反映了服务对象的满意程度和效果。开展药学信息服务的质量管理,须做到以下几点。

（一）树立服务质量管理意识

药学信息服务质量是一种整体评价,由提供服务的每一位药师的每一项工作和每一位药师的每一个行为构成,服务对象只要有一处不满意或某一环节出现差错,药学信息服务的质量就会遭到否定,甚至导致医疗差错以及信任危机。工作中必须强调信息服务质量管理的重要性,不能允许出现任何差错。

(二) 药学信息服务标准化

标准化药学信息服务是对服务流程进行优化,进而形成标准化、系统性的服务模式与信息给予,使服务过程更为可控,确保服务质量的稳定性,减少差错的发生。

(三) 加强提供药学信息服务的药师队伍建设

1. 岗前培训　现代医院药学的工作范围与研究内容包括调配、制剂、质量监控、药品供应、临床药学、临床药理、药事管理及药学研究等多个方面。从事药学信息服务的药师必须具备扎实的专业理论知识和丰富的实践经验。其次,还要具备较强的信息收集、评价、综合加工处理的能力以及沟通交流能力。开展规范的岗前培训,才能确保高质量的药学信息服务。

2. 加强继续教育　随着现代科学技术的迅猛发展和知识更新的速度加快,必须不断提高提供药学信息服务的药师的业务水平和服务技能,以确保信息提供的准确可靠性。

(四) 建立健全药学信息服务质量评价体系

药学信息本身具有多变性,服务过程受服务对象的影响较大,因此,药学信息服务实施质量评价也比较困难。药学信息服务的质量评价主要考察临床药师的服务水平、提供信息的价值特性、产生结果等方面,常用的评价形式:①工作量的统计,主要统计开展咨询或主动宣传等形式的服务次数;②服务对象的评价,以问卷调查表的方式了解服务对象对所提供药学信息服务的满意度以及药学信息服务所起到的效果;③同行的评价,这是评价药学信息服务质量的方法之一,也是促使服务工作进一步改善和深入开展的重要手段。评价者应该包括从事药学信息服务的药师、其他药师以及医护人员。评价方式可以通过会议交流以及平行观察进行。

药学信息服务的评估过程是主观性较强的过程,但应遵循以下原则:与具体服务对象相结合;直接效果与间接效果相结合;近期效果与远期效果相结合;个体与群体相结合。随着药学信息学的发展,今后的质量评价体系将日趋完善,以确保服务质量的稳定性。

第三节　药学咨询服务

一、概述

药学咨询服务是药学人员利用药学专业知识和工具,向医护人员、患者及其家属、公众提供与药物应用有关的药学信息服务。药学咨询服务工作方式灵活,内容广泛,可促进合理用药,改善患者生命质量,同时对全面实施药学服务,改善医患关系,提高药师专业水平也有积极的推动作用。

(一) 提供药学咨询服务的方式

1. 现场咨询　门诊药房设立咨询窗口或咨询室,主要为门诊患者提供药学咨询。临床药师主动参与患者的临床治疗工作,掌握与患者临床用药相关的药物信息,为医护人员提供药学咨询服务。这类咨询服务方式优点是能与咨询对象零距离交流互动,及时准确掌握咨询要点。

2. 电话咨询　设立咨询电话,可在门诊咨询室、医院网站、宣传栏或者药袋等位置标识,咨询电话应面向院内外,包括医务人员、患者及社会。患者离开医院后遇到用药问题,常会使用咨询电话进行咨询,医护人员也可利用咨询电话及时地获得药物信息。咨询电话不受空间限制,速度快,有助于拓展药学咨询服务的范围。

3. 其他方式　随着计算机、智能手机及网络的发展,产生了许多新的、快捷的咨询方式,如E-mail、微信或微博等方式,这些新型咨询方式优势在于使用便捷,传递的信息量大,不受时间、空间限制,同时药师有充足的准备时间,可较全面地搜集资料,在查询文献资料的基础上作出详细、准确的解答,以实现对咨询对象更广泛的帮助和指导。

（二）药学咨询药师所需的技能

1. 专业理论知识 咨询药师必须拥有丰富扎实的药学专业知识,掌握药动学、药理学、药物经济学等方面的知识,熟悉药政法规,关注药学发展的新动态。药师还应掌握一定的临床医学、医疗文书和相关专业基础知识,结合患者的病情,以患者为中心,才能全面分析患者及医护人员的问题,给予翔实且针对性强的解答。

2. 沟通技能 咨询药师应具有很强的沟通能力和聆听能力,以患者为中心,遵循相互尊重、平等交流的原则,利用一定的沟通技巧,积极与临床医师、护士、患者沟通交流,以专业素养赢得医护人员和患者的信任。高质量的有效沟通可以保证咨询服务的及时性、有效性。

3. 检索、收集信息的能力 面对浩如烟海并不断更新的医学、药学信息,药师还应掌握药学信息检索技巧,利用工具书、期刊、数据库、互联网收集药学信息,及时掌握国内外药学发展最新动态,能够客观地分析和评价各种药学信息,对信息进行综合、概括,回答医护患的药学咨询问题。

二、患者药学咨询服务

大多数患者缺乏药品知识,药品说明书内容专业性较强,患者不易于理解。医院面对大量的门(急)诊患者,仅靠在发药窗口短暂的时间很难做到将各类药品的使用方法、相互作用、注意事项等问题向患者逐一解释清楚。因此,针对患者开展药学咨询服务,可以向患者详细交代药物治疗的必要性及药物的用药时间、方法、注意事项等,纠正患者用药的随意性、盲目性,降低药品不良反应的发生,提高疗效及用药依从性,保证患者能够合理使用药物。药学咨询工作还有助于完善患者就医诊疗环节,提高患者就诊满意度。

门诊患者咨询要设立单独的咨询窗口或者咨询室,有明显、清晰的标识,能够让患者及时找到咨询处;要有合适的工具以及信息技术的支持,配备装有数据库的计算机及理想的资料,如专业参考书、光盘版或网络版检索资料,及时补充新版本的参考书目和内容。

（一）常见的咨询内容

1. 药物的一般知识

（1）药物名称:药物有通用名称、商品名称、别名等多种称呼,患者常混淆不清。如患者常询问拜阿司匹林和阿司匹林是否是同一种药品。

（2）药物成分、规格:复方制剂和中成药含有多种药物成分,一些过敏体质患者会来咨询药物中是否含有使自己过敏的成分。同一品种药物可能有多种规格,如盐酸羟考酮缓释片有 5mg、10mg、20mg、40mg 规格,患者会询问是否有适合自己应用的某种规格的盐酸羟考酮缓释片。

（3）药物有效期:药物有效期有多种表达方式,如有效期至 2015 年 6 月,2015 年 6 月失效等,药师应指导患者识别药物的有效期,同时还应教育患者不可服用过期药物。

（4）药物的价格,是否进入《国家基本医疗保险、工伤保险和生育保险药品目录》等信息。

2. 药物的用法用量

（1）每次剂量、每日用药次数、间隔及疗程:对患者而言,拿到药物后,最关心的是怎么吃、吃多少、吃多久。部分患者记忆力差,不能记清医师或药师的口头交代,或者药师发药时未交代或交代不清,所以咨询药师要结合患者病情、药品说明书及处方,详细回答患者咨询,必要时给予书面指导。如患者咨询布洛芬片用于退热时如何服用。有些患者查看说明书后发现与处方的医嘱有差异,前来向药师咨询,药师应及时与医师沟通,查看处方用法用量是否正确。

（2）用药的方法:如何正确使用气雾剂、滴眼液、喷鼻剂及栓剂等特殊剂型,多数患者并不了解,如滴眼剂虽为常用药品,但患者若使用不当可导致药液通过鼻泪管 - 鼻咽道进入口腔而产生不良反应或疗效不佳。胰岛素笔、鼻喷剂、吸入剂等一些特殊装置的正确使用方法也是患者经常咨询的问题,药师可结合图片、文字、视频并进行现场演示，帮助患者理解并记忆正确的使用方法，以免因使用不当而造成疗效减弱或产生不良反应。

(3) 服药时间：有些患者不满足于"每日几次，每次几片"的简单交代，希望了解自己服用药物的具体时间；有些患者拿到多种药物后会向药师咨询服药的先后顺序。咨询药师要根据药物性质、疾病情况，结合时辰药理学为患者选择最佳服药时间。如铁剂在晚上 7—8 点服用，吸收最佳。

3. 服药注意事项　随着人们医疗保健意识的增强，患者趋于以更加谨慎和科学的态度求医问药，希望了解所用药物的注意事项，如药物饭前还是饭后服用，药物是否影响驾车及高空作业，缓控释制剂应整片吞服或沿刻痕掰开，或是否可嚼服等。药师应详细告知患者，让其清楚地知道应该怎样做，主动配合治疗，提高用药依从性。

4. 药品不良反应　说明书往往都会详细列举药品不良反应，有些患者对药品说明书中所列举的不良反应存在片面理解的情况或具有恐惧的心理，以至于不敢用药，导致治疗依从性差，此时要求咨询药师耐心讲解，告知患者药物具有治疗作用与不良反应的两面性，从而提高患者用药的依从性。一般情况下，多数药物的不良反应是可以预知的，如华法林易引发出血，使用时要定期监测国际标准化比值(INR)；异烟肼等抗结核药易出现肝损伤，需定期监测肝功能。对已经发生的不良反应，药师要先安抚患者情绪，然后根据不良反应严重程度，给予患者恰当的建议。

5. 药物储存方法　大多数药品需要放置于阴凉、干燥、儿童不易触碰的地方储存，有些患者对药物的储存知识缺乏了解，将药物放在阳光直射处或冷冻保存，药物易发生变质、失效，从而导致治疗失败或发生不良反应。因此，要求药师利用所掌握的药学知识，指导患者正确储存和保管药品。如未开封的胰岛素笔芯需要放入冰箱 2~8℃冷藏保存，一旦将笔芯装入胰岛素笔中使用就不需要再放入冰箱中，常温保存即可，并在 1 个月内用完。

6. 特殊人群用药　老年人、儿童、孕妇和哺乳期妇女及肝肾功能不全等特殊人群，因其病理生理差异，往往会影响药动学、药效学并产生不良反应。孕妇主要咨询用药对胎儿有无影响，儿童药学咨询集中在用法用量上。

7. 药物的相互作用与配伍　咨询内容集中在中、西药之间的相互配伍，多种西药之间的配伍，尤其对于有多种疾病的老年患者，这就要求药师掌握药物的理化性质、作用机制等多方面的知识，对不合理的配伍进行干预，保证患者用药安全。

(二) 沟通中应注意的问题

1. 树立服务意识　药师应明确自己的定位，树立以患者为中心的服务意识，保障患者用药的安全、有效、经济、适当。建立地位平等、相互尊重的交流机制。地位平等、相互尊重是良好的沟通基础，药师不能因为患者的疾病而对其有歧视态度，尊重患者的意愿，保护患者的隐私。

2. 注重倾听　倾听既表达尊重和礼仪，同时也表示关注和重视的程度，体现药师的素质。药师要仔细听取并分析患者表述的内容和意思，不要轻易打断对方的谈话，以免影响说话者的思路和内容的连贯性。在沟通中药师如能用复述问题或点头等方式对患者传递的信息作出及时、恰当的反馈，则可激发患者进一步沟通的意愿，继而引导话题，适时恰当地问问题，获得更详细的信息。

3. 具备同理心　咨询药师在与患者沟通的时候，根据患者的描述要能够体会到患者的感受，有同理心，让患者感觉被理解，有安全感。药师对患者的感受表示理解，有利于进一步开展药患沟通。

4. 注意语言的表达　药师回答药学咨询时语言表述应清晰，避免使用含糊不清的说法，同时减少专业术语的使用，尽量将专业词汇转化成患者容易理解的词语。应尽量使用描述性语言以便患者能正确理解，还可以口头与书面解释方式并用。尽量使用开放式的提问方式，比如"关于这种药医生都跟您说了什么？"而不是封闭式的提问"医生告诉您怎么用药了吗？"开放式的提问可以从患者那里获得更多、更详细的信息。

5. 注意交流方式　药师需要识别患者的学习能力和需求程度，选择可行的交流方式。对视力障碍的患者更适宜口头信息交流,听力障碍患者更适宜分发资料进行交流,对文化水平较低的患者或家属往往很难记住沟通的内容,对这类患者采取视听辅助及示范将成为有效的沟通方式,同时口头交流也应尽量放慢语速并使用更容易理解的词汇。

6. 关注特殊群体 孕妇、哺乳期妇女、儿童、老年人或记忆力下降的患者,精神疾病患者及特殊环境的工作人员(如高空作业人员、机械操作人员、纺织工、驾驶员、运动员)等,由于其年龄、疾病及从事行业特殊性,其咨询问题时尤其应引起药师注意,针对其咨询的问题进行沟通更应注意方式、方法,以提高沟通效果。如老年人由于认知能力下降,因此向他们作解释时语速宜慢,还可以适当多用文字、图片形式以方便他们理解和记忆。对于女性患者,要注意问询是否已经妊娠或有无妊娠的打算,是否正在哺乳,这些都是需要在解答问题中特别注意的地方。

(三) 药学咨询案例及解析

患者,69 岁,诊断:慢性阻塞性肺疾病。医嘱给予沙美特罗替卡松吸入粉雾剂(准纳器),但其吸入时没有感觉药物进入肺部,故来咨询药师药品质量是否有问题。

分析:经进一步询问发现,该患者首次使用沙美特罗替卡松吸入粉雾剂,医师告诉患者自己参照药品说明书中的方法使用。

处理:首先咨询药师表示理解患者的担心,让患者重复了他的吸入方法,发现该患者未掌握正确的用法,他在打开药物的药盒后并未推动滑动杆就开始吸入。利用咨询室的准纳器教具,咨询药师指导患者按照说明书中正确的方法吸入,再次让患者重复操作并予以指导,直至患者掌握正确吸入技术及漱口等注意事项。咨询药师推动准纳器滑动杆后可轻轻磕出白色粉末,告知患者由于药粉剂量很小,每次吸入可能感觉不到,但只要按照正确方法操作,可不必担心无药物吸入。考虑到老年人记忆及理解能力差,可同时送给患者一份准纳器彩色的书面演示资料,以便家属指导患者使用。

解析如下。

1. 药师理解患者的担心,利用同理心,安抚患者的情绪,才能让患者配合药师。

2. 利用咨询的准纳器教具,能够多次操作演示,增进患者的理解。

3. 准纳器能磕出白色粉末,能够让患者直观地观察到药品,消除患者对药品质量的担心。

4. 让患者自己操作,确认该患者已经学会,只有患者真正会做,才能保证用药的疗效。

5. 患者年龄大,记忆力可能有所降低,给患者书面材料以免患者遗忘。

三、医师药学咨询服务

药物是临床医师治疗疾病的重要"武器"之一,随着如今生物及医学技术的快速发展,新药、新制剂等药品信息的不断涌现,医师不可能掌握所有药物的药动学、相互作用、不良反应等纷繁复杂的信息,且随着临床分科日趋专业和细化,医师可能对其他专科的药物不熟悉,因此医学和药学专业人员的相互配合成为发展的必然趋势。药师为医师提供药学咨询服务,进行药物信息的沟通,为临床医师做药物知识的顾问和参谋,凭借自身的专业特长,弥补医师对药物知识和信息的掌握不足,增进医师对药师工作的理解和认可,共同促进患者合理用药。

(一) 常见的咨询内容

1. 药物信息 随着制药工业的迅猛发展,新药层出不穷,带来了更多的治疗方案和治疗方法,但同时也给临床医师在药物选择方面带来了前所未有的困难。大量的仿制药品和"一品多规"现象也导致临床医师在患者用药选择方面无所适从。药师应查阅、分析、评价、整理最新的文献信息和循证医学证据,第一时间为临床医师提供准确的合理用药信息,包括药品的安全信息、疗效等。

2. 药物不良反应及药源性疾病 开展药物不良反应的咨询服务,有益于提高医师合理用药的意识和能力、防范和规避发生药物不良反应的风险。药师要熟悉各种药物常见及严重的不良反应,当患者出现用药后不适,药师要及时鉴别是否为药物不良反应。加强对药物不良反应发生后治疗方案调整的指导,包括停药、减少剂量、换用其他药物或给予对症处理。

目前,预防、发现、处理药源性疾病也是医师较棘手的问题,常见的药源性疾病包括由药物引起的心律失常、肺纤维化、肝炎或肝衰竭、肾病综合征或肾衰竭、精神错乱、消化道出血等。药师应定期提供药物信息情报,进行药学监护和不良反应监测,增强医师合理用药意识,预防药源性疾病的发生。当出现可疑的药源性疾病时,药师应重视患者的用药史,利用自己的药学专业知识,第一时间协助医师对药源性疾病进行诊断,及早停用可疑药物,对改善患者预后、减少医患矛盾具有极为重要的意义。

3. 药物相互作用　药物种类和数量日益增多,患者多种基础疾病共存,导致临床联合用药普遍化和常规化,药物相互作用问题成为临床日益关注的突出问题。医师对药物的药理作用、药动学和药效学等知识疏于了解,从而易忽略临床治疗时潜在的药物相互作用,药师应注意易发生药物相互作用的高风险药物,如 CYP450 酶抑制剂、诱导剂及其底物(如氟康唑、利福平、奥美拉唑、辛伐他汀、华法林等),当这类药物和其他药物联合应用时,药师应做到心中有数,避免可能出现的不良相互作用。

随着中西医结合的深入发展,中西药联合已成为疾病的重要治疗手段并日益增多,但中西药合用同样面临药物相互作用的问题,需引起重视。中西药联合应用不当会导致病情加重,损害健康,如延胡索和氯丙嗪有类似的安定和中枢止呕作用,同用会产生震颤麻痹的作用。重视药物相互作用,对提高医疗质量、安全有效地联合用药极为重要。

4. 药动学　药动学研究药物在生物体内的吸收、分布、代谢和排泄过程,医师咨询的主要内容包括药物在作用部位能否达到安全有效的浓度,药物的吸收是否受食物影响,药物是否经 CYP450 酶代谢,特殊的病理生理状态下药动学参数如何改变以及药物的口服生物利用度等信息。药动学与药物的药效、药物的安全性息息相关。

5. 参与治疗方案设计,讨论药物治疗过程中出现的问题　药物治疗过程中会遇到各式各样的问题,如疗效不佳、出现不良反应、药物如何选择等,药师参与患者的药物治疗,与医师共同讨论,以合理用药为核心,根据生物药剂学、药动学、药效学、时辰药理学、遗传药理学、分子药理学等药学专业知识,提供个体化的药学专业建议。咨询的内容会涉及儿童、老年人、孕妇和哺乳期妇女、肝肾功能不全者、对某些药物过敏的患者的药物选择,对疗效不佳或出现不良反应的药物个体化给药方案的调整等。

(二) 沟通中应注意的问题

1. 以患者为中心　确保沟通的焦点集中在解决患者的问题上,以患者为中心,让医师了解到药师提供的信息是为确保患者利益,而不是充当医师用药的监督者。如"× 医师,× 先生不能使用您开的这些药物。我建议……"和"× 医师,× 先生吞咽有困难,我建议……"。医师更容易接受后者的建议,因为它描述了患者不能吞咽的困难,而不是医师做了什么。

2. 建立良好的合作关系　与医师建立互相信任、互相尊重的合作关系,这是一个循序渐进的过程,将每次同医师的沟通都看成是一次拓展关系的机会,通过提供出色的药学服务让患者和医师感到满意,从而使合作关系迈进一步。若遇到无法马上解决的问题,不能不懂装懂,应诚恳表示抱歉,并尽快查找答案,解决问题,从而取得医师信任。若药师要提出用药建议,应给予医师几种可供选择的方案,而不是只提供一种建议,允许医师在权衡后做出决定,不要让他们感到自己被强迫做决定。

3. 注意语言的表达　医务人员特别是临床医师咨询药学问题往往专业性较强,药师应采用专业的表述方式,保证沟通内容的准确性。尽可能地整理与归纳搜集、查找到的资料,并对资料进行评价,在与医师沟通时,用最简洁的语言呈现出最全面的信息,帮助临床医师了解咨询药品全面信息的同时,节约时间,提高效率。

4. 注意时机的选择　药师协助医师时,要注意沟通的时机选择,不能打断或是耽误医师的工作。还必须要注意说话的场合,尽量避免在患者面前与医师沟通。

5. 保持自信的态度　在医疗专业人员面前保持自信、不卑不亢,药师的自信态度也有助于与医疗专业人员发展更好的合作关系。

四、护士药学咨询服务

护理工作是整个医疗卫生工作的重要组成部分,护士在临床第一线,是各种药物治疗的具体实施者,也是用药前后的监护者。护理的工作特点决定了护士是患者安全使用药物的最后的"守关人",也是最可能及时发现药物疗效、药物不良反应以及患者病情变化的医务工作者。因此,护士在临床合理用药中居重要地位,是药师在药物治疗工作上的重要伙伴,药师与护士交流自然也是经常的、重要的、不可缺少的。护士药学咨询的常见内容如下。

(一) 药品使用

1. 注射剂配制溶媒和浓度　注射剂配制的溶媒影响药物稳定性,如多烯磷脂酰胆碱只能用葡萄糖配制,不能用含电解质的溶媒;万古霉素 0.5g 至少需要 100ml 溶媒稀释。

2. 注射剂滴注速度　滴注速度不仅影响患者心脏负荷,而且关系到药物的疗效及药物的稳定性,部分药物滴注速度过快可致过敏反应和毒性,甚至引起死亡。如门冬氨酸鸟氨酸滴注速度不可过快,否则会出现恶心、呕吐等消化道症状;甘露醇则需要快速滴注。

3. 输液药物的稳定性　一般注射剂应现配现用,配制后输液的稳定性如何,是否需要避光输注。如两性霉素 B 输液配制后稳定性差,必须避光输注。

4. 配伍禁忌　两药同瓶或序贯输注是否存在配伍禁忌,药师可利用"常用药物配伍禁忌表"、药品说明书等资料对护士进行用药指导,同时药师还应及时总结药物间的配伍禁忌。

5. 需要皮试的药物及皮试液配制方法等信息　药师要应用专业的药学知识给予回答,以保证用药安全,避免给患者造成不必要的伤害。

(二) 药品管理

帮助护士树立药品质量观念,建立药品效期的管理。根据药品剂型和性质,将药品分类放置,注意光线、温度、湿度、空气等对药品质量的影响,建立环境温度、湿度登记制度。对性质不稳定的(如生物制剂)需要避光冷藏。定期检查药品质量,查看药品外观,如针剂破损、异物、氧化变色、片剂潮解、水剂有霉变等均不得使用。注意药品批准文号、生产批号和有效期的识别,以防假(伪)药、劣药和过期失效药物的使用。

(三) 药物不良反应

患者在用药过程中,出现任何与治疗作用无关的不适症状,护士通常会第一时间发现。发挥护士在不良反应监测中的重要作用,药师要协助护士处理、上报药物不良反应。如协助处理化疗药物外渗、静脉炎等。

五、公众药学咨询服务

随着社会的高速发展,文明程度的提高和医学知识的普及,公众的自我保健意识也不断加强,人们更加注重自我保健和疾病预防。药师需要承担起新的责任,参与公众药学咨询,应用专业知识和技术为社会提供更多的药学服务。

1. 接受公众药学咨询,尤其是在减肥、补钙、补充营养素等方面给予科学的用药指导,避免盲目用药。

2. 为公众宣传药品与保健品区别,协助患者识别假药,识别虚假广告,避免公众受虚假广告的迷惑而损失财物或耽误治疗。

3. 主动承接公众自我保健的咨询,积极提供健康教育,增强公众健康意识,减少影响健康的危险因素。

4. 培养公众合理用药意识。强化抗菌药物、静脉输液及糖皮质激素类药物的合理使用知识,促进提高公众的合理用药意识。

5. 家庭药品的储存。协助公众整理家庭小药箱,告知公众药品效期的识别及储存条件、过期药品处理等知识。

实训项目六　患者药学咨询实训

【实训目的】

1. 通过模拟实训,使学生理论和实践相结合,掌握药学咨询的基本流程、注意事项及沟通交流技巧,培养学生查阅文献、独立分析和解决临床实际问题的能力。

2. 使学生熟悉药学咨询的主要内容和开展形式,树立正确的临床思维方法。

3. 使学生了解药学咨询的意义。

4. 使学生了解患者药学咨询的常见用药问题。

【实训条件】 分管教学的院系领导或带教老师与相关医院(附属医院、教学医院)联系,获得对方支持,在该医院门诊药学咨询室进行模拟实训;不具备开展实地药学咨询模拟实训条件的学校,可利用一间教室模拟门诊药学咨询室。

【实训要求】

1. 掌握患者药学咨询的基本流程,了解门诊药学咨询常用查询工具的使用方法。

2. 掌握药理学、药物治疗学、药动学等相关专业理论知识,具有较强的沟通交流能力。

【实训准备】

1. 联系开展药学咨询示范教学的医院药学部门,利用其门诊药学咨询室开展实训。若不具备开展实地药学咨询模拟实训条件的学校,可利用一间教室模拟门诊药学咨询室,准备办公桌、工作椅、电脑、工具书等。

2. 由本项目带教老师主持,实习学生(扮演咨询药师和患者)等参加。

3. 准备标准化患者　包括咨询用法用量的儿童患者家属,咨询用药安全的孕妇或哺乳期妇女,咨询药物储存方法的老年患者,咨询用药注意事项的肾功能不全患者等。

【实训内容】

1. 接受患者药学咨询,常见问题包括药物的用法用量、服药注意事项、药物不良反应、药物储存方法、特殊人群用药等。

2. 针对具体问题,采取有效的沟通技巧,并以书面或口头的方式进行解答。

3. 咨询完成后填写药学咨询记录,内容包括咨询问题、回答、参考文献等。

【实训过程】

1. 以 5~6 人为一个小组,在带教老师带领下,由学生分别扮演咨询药师和患者等进行情景模拟实训,实训过程中轮换角色。

2. 针对不同人群的不同用药问题,进行药学咨询模拟实训。咨询步骤如下。

(1) 接受询问。

(2) 药师询问患者,尽量获得完整的背景信息,了解患者性别、年龄、体重、职业、病理生理状态,既往用药史及药物过敏史等。

(3) 对问题进行分类,如用法用量、用药安全、药物储存方法、用药注意事项等。

(4) 恰当地选择信息资源,进行工具书查阅及文献检索(查看药品说明书、《中华人民共和国药典临床用药须知》、《新编药物学》,检索疾病诊治指南等),整理检索结果。

(5) 以书面或口头咨询的方式提供回答。口头交流应尽量放慢语速并使用更容易理解的词汇,对记忆力差的老年患者可给予书面材料。

（6）将咨询问题、信息来源和回答情况加以记录（完成咨询记录单并签名）。

3. 带教老师组织学生进行小组讨论,点评咨询过程中的问题,总结并提出修改意见。

4. 成绩评定。

实训路径示意图见实训图 6-1。

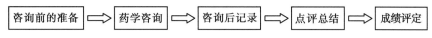

实训图 6-1　患者药学咨询实训路径示意图

【实训考核】

1. 对实训内容在班级组织一次汇报和答辩,各组同学在预先充分讨论的基础上推选 1 名代表参加,其他同学做补充。

2. 指导老师在汇报和答辩结束时进行点评和总结,指出各组在项目完成过程中好的表现和不足之处。

3. 指导老师根据各组在药学咨询过程中的表现,汇报、答辩和回答问题的情况等进行现场综合评分。

【思考题】

1. 药师开展药学咨询需具备哪些基本技能和职业素养?

2. 药学咨询时应注意哪些问题?

3. 讨论医、护、患药学咨询的异同点。

第六章
目标测试

（许杜娟）

第七章

处 方 调 剂

第七章
教学课件

第一节 概 述

一、处方的定义

处方(prescription)是指由注册的执业医师和执业助理医师在诊疗活动中为患者开具的、由取得药学专业技术职务任职资格的药学专业技术人员审核、调配、核对,并作为患者用药凭证的医疗文书。处方包括医疗机构病区用药医嘱单。因此,处方既是医生为预防和治疗疾病而给患者开具的取药凭证,也是药师为患者调配和发药的依据,还是患者进行药物治疗和药品经济核算的原始记录。广义的处方也包括载有药品名称、数量等内容和制备任何一种制剂的书面文件。

二、处方的分类

(一) 处方按其性质分类

1. **法定处方** 系指《中华人民共和国药典》、国家药品监督管理局颁布标准所收载的处方,它具有法律的约束力。

2. **协定处方** 系指医院药学部门与医师根据经常性临床诊疗需要,经协商并报医院药事管理与药物治疗学委员会批准所制定的处方。它可以大量配制与贮备,既能相对稳定工艺,保证质量,又可以减少患者等候调配取药的时间。协定处方药剂的制备须报上级主管部门备案,并只限于本单位使用。

3. **医师处方** 系指医师在为患者诊断、治疗和预防疾病中所开具的用药文书。

(二) 处方按部门分类

分为门诊处方、急诊处方(图7-1)和病区用药医嘱单。

(三) 处方按药品分类

可分为普通处方、麻醉药品和第一类精神药品处方、第二类精神药品处方等(图7-1)。

三、处方的意义

(一) 法律性

医师具有诊断权和开具处方权;药师具有审核、调配处方权。因处方开具或调剂所造成的医疗差错或事故,医师和药师分别负有相应的法律责任。

(二) 技术性

只有经过医药学院校系统专业学习,并经资格认定的医药专业技术人员才能够开具或调剂处方。医师对患者做出明确的诊断后,在安全、有效、经济、适当的原则下开具处方。药学技术人员对处方进行专业审核,确认合格后按医师处方准确调配、发放药品,并进行用药指导,这些都表现出开具或调剂处方的技术性。

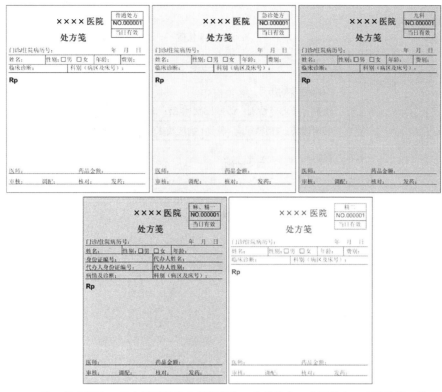

注：从左到右，从上到下依次为普通处方、急诊处方、儿科处方、麻醉及第一类
精神药品处方、第二类精神药品处方。

图 7-1　处方类别

(三) 经济性

处方是药品消耗及药品经济收入结账的凭证和原始依据,也是患者在预防、治疗疾病,包括门(急)诊、住院全过程中用药的真实凭证。

四、处方的结构

处方一般由前记、正文、后记三部分组成(图 7-2),各部分具体包含以下内容。

(一) 前记

包括医疗机构名称,患者姓名、性别、年龄、门诊或住院病历号,科别或病区和床位号,临床诊断,费别,开具日期等。可添列特殊要求的项目。

麻醉药品和第一类精神药品处方还应当包括患者身份证明编号、代办人姓名及身份证明编号。

(二) 正文

以 Rp 或 R(拉丁文 Recipe "请取"的缩写)标示,分列药品名称、剂型、规格、数量、用法用量。

(三) 后记

医师签名或者加盖专用签章,药品金额以及审核、调配、核对、发药药师签名或者加盖专用签章。

五、处方的管理制度

(一) 处方权限的管理

1. 经注册的执业医师在执业地点取得相应的处方权。经注册的执业助理医师在医疗机构开具的处方,应当经所在执业地点执业医师签名或加盖专用签章后方有效。

2. 经注册的执业助理医师在乡、民族乡、镇、村的医疗机构独立从事一般的执业活动,可以在注册的执业地点取得相应的处方权。

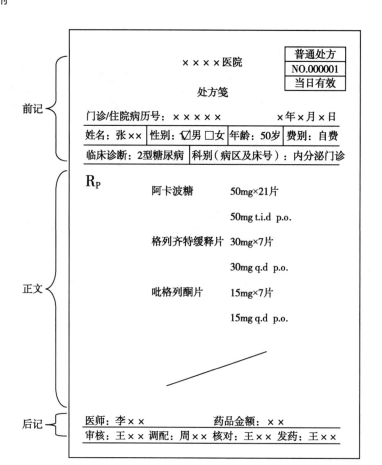

图 7-2　处方的结构

3. 医师应当在注册的医疗机构签名留样或者专用签章备案后,方可开具处方。

4. 医师经过麻醉药品和精神药品使用知识和规范化管理培训、考核合格后,取得麻醉药品和第一类精神药品的处方权。

5. 医师经过抗菌药物临床应用知识和规范化管理的培训、考核合格后,授予相应的抗菌药物处方权。

6. 医师经过抗肿瘤药临床应用知识和规范化管理培训、考核合格后,方可获得抗肿瘤药相应的处方权。

7. 试用期人员开具的处方,应当经所在医疗机构有处方权的执业医师审核、签名或加盖专用签章后方有效。

8. 进修医师由接收进修的医疗机构对其胜任本专业工作的实际情况进行认定后授予相应的处方权。

（二）处方调剂权的管理

1. 取得药学专业技术职务任职资格的人员方可从事处方调剂工作。具有药师以上专业技术任职资格的人员负责处方的审核、核对、发药以及用药指导,药士从事处方调配工作。

2. 药师经过麻醉药品和精神药品使用知识和规范化管理的培训、考核合格后获得麻醉药品和第一类精神药品的处方调剂资格。

3. 药师经过抗菌药物临床应用知识和规范化管理的培训、考核合格后,方可获得抗菌药物调剂资格。

4. 药师经过抗肿瘤药临床应用知识培训、考核合格后,方可获得抗肿瘤药处方的审核和调配资格。

（三）处方的书写规则

处方书写应当符合下列规则。

1. 记载患者一般情况,临床诊断填写清晰、完整,并与病历记载相一致。

2. 每张处方限于一名患者的用药。

3. 字迹清楚,不得涂改;如需修改,应当在修改处签名并注明修改日期。

4. 医师开具处方应当使用经药品监督管理部门批准并公布的药品通用名称、新活性化合物的专利药品名称和复方制剂药品名称。

药品名称应当使用规范的中文名称书写,没有中文名称的可以使用规范的英文名称书写;医疗机构或者医师、药师不得自行编制药品缩写名称或者使用代号;书写药品名称、剂量、规格、用法、用量要准确规范,药品用法可用规范的中文、英文、拉丁文或者缩写体书写,但不得使用"遵医嘱""自用"等含糊不清字句。

药品剂量与数量用阿拉伯数字书写。剂量应当使用法定计量单位:重量以克(g)、毫克(mg)、微克(μg)、纳克(ng)为单位;容量以升(L)、毫升(ml)为单位;国际单位(IU)、单位(U);中药饮片以克(g)为单位。

片剂、丸剂、胶囊剂、颗粒剂分别以片、丸、粒、袋为单位;溶液剂以支、瓶为单位;软膏及乳膏剂以支、盒为单位;注射剂以支、瓶为单位,应当注明含量;中药饮片以剂为单位。

5. 患者年龄应当填写实足年龄,新生儿、婴幼儿写明日、月龄,必要时要注明体重。

6. 西药和中成药可以分别开具处方,也可以开具一张处方,中药饮片应当单独开具处方。

7. 开具西药、中成药处方,每一种药品应当另起一行,每张处方不得超过 5 种药品。

8. 中药饮片处方的书写,一般应当按照"君、臣、佐、使"的顺序排列;调配、煎煮的特殊要求注明在药品右上方,并加括号,如布包、先煎、后下等;对饮片的产地、炮制有特殊要求的,应当在药品名称之前写明。

9. 除特殊情况外,应当注明临床诊断。

10. 开具处方后的空白处画一斜线以示处方完毕。

11. 处方医师的签名式样和专用签章应当与院内药学部门留样备案的式样相一致,不得任意改动,否则应当重新登记留样备案。

知识拓展

药品名称"知多少"

示例:

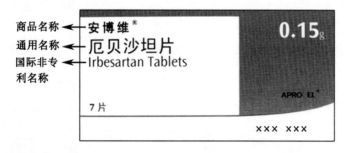

（一）国际非专利名称

国际非专利名称(International Nonpropietary Names,INN)是世界卫生组织(WHO)制定的一种原料药或活性成分的唯一名称,是药物(原料药)的国际通用名称。

（二）中国药品通用名称

中国药品通用名称(China Approved Drug Names,CADN),是由国家药典委员会负责组织制定并报国家药品监督管理局备案的药物名称,是我国药品的法定名称。

（三）商品名称

商品名称是药品生产企业为药品流通所注册并使用的专用名称,其他生产企业的同一制品不可使用此名称。商品名称有助于对不同生产企业生产的同一药品进行区别,但"一药多名"的现象也不利于临床诊疗、学术交流。

因此,《药品说明书和标签管理规定》对药品商品名称的使用进行了严格的限制,同时规定药品包装上的通用名称必须显著标示,单字面积必须大于商品名称的两倍;在横版标签上,通用名称必须在上三分之一范围内显著位置标出(竖版为右三分之一范围内);字体颜色应当使用黑色或者白色。

（四）处方的开具管理

1. 执业(助理)医师应当根据诊断、预防、治疗需要,按照药品说明书中的药品适应证、用法、用量等开具处方。特殊情况需要超剂量使用时,应当注明原因并再次签名。

2. 处方开具当日有效。特殊情况下需延长有效期的,由开具处方的医师注明有效期限,但有效期最长不得超过3天。

3. 处方一般不得超过7日用量;急诊处方一般不得超过3日用量;对于某些慢性病、老年病或特殊情况,处方用量可适当延长,但医师应当注明理由。

麻醉药品、精神药品、医疗用毒性药品、放射性药品的处方用量应当严格按照国家有关规定执行(见本章第六节)。

知识拓展

处方中常见的外文缩写及含义

剂型	用药间隔
Tab.(片剂)	q.d.(每日1次)
Inj.(注射剂)	b.i.d.(每日2次)
Sol.(溶液剂)	t.i.d.(每日3次)
Emp.(硬膏剂)	q.i.d.(每日4次)
Caps.(胶囊剂)	q.2h.(每二小时1次)
Ung.(软膏剂)	q.4h.(每四小时1次)
Syr.(糖浆剂)	q.2d.(每两日1次)
用药途径	q.n.(每晚)
i.h.(皮下注射)	q.o.d.(隔日1次)
i.d.(皮内注射)	q.w.(每周1次)
i.v.(静脉注射)	p.r.n.(必要时服用,可重复)
i.m.(肌内注射)	s.o.s.(需要时服用,用一次)
p.o.(口服)	ad lib(随意服用,任意时间)
i.v. gtt.(静脉滴注)	st. 或 Stat.(立即使用)
用药部位	**用药时间**
a.d.(右耳)	a.c.(饭前服用)
a.l.(左耳)	p.c.(饭后服用)
o.d.(右眼)	int.(两餐之间服用)
o.l.(左眼)	h.s.(睡前服用)

（五）处方的保管与销毁管理

处方由调剂处方药品的医疗机构妥善保存。普通处方、急诊处方、儿科处方保存期限为 1 年，医疗用毒性药品、第二类精神药品处方保存期限为 2 年，麻醉药品和第一类精神药品处方保存期限为 3 年。处方保存期满后，经医疗机构主要负责人批准、登记备案，方可销毁。

六、处方调剂的基本程序

处方调剂（prescription dispensing），是指从患者或病房医护人员处接受（或从 HIS 接收）处方，经过审核、调配、核对后将药品发放至患者（或护士）并进行用药交代和指导以及答复询问的全过程。药师应当凭医师处方调剂药品，非经医师处方不得调剂。药师调剂处方时必须做到"四查十对"：查处方，对科别、姓名、年龄；查药品，对药名、剂型、规格、数量；查配伍禁忌，对药品性状、用法用量；查用药合理性，对临床诊断。

处方调剂一般包括以下过程。

（一）接收处方

药师从患者或病房医护人员处接受（或从 HIS 接收）处方的过程。

（二）审核处方

药师应当认真逐项检查处方前记、正文和后记书写是否清晰、完整，医师的资质是否符合规定，是否使用规定的处方笺书写。药师还应对处方用药的适宜性以及是否存在超常处方进行审核。

如果存在不合理处方时，药师应当告知处方医师，请其确认或者重新开具处方。

（三）调配处方

药师按照处方所列药品名称、剂型、规格和数量逐一调配药品。

（四）包装与贴标签

药师应准确规范地书写药袋或标签，注明患者姓名和药品名称、用法、用量。对需要特殊保存的药品加贴醒目的标签提示患者注意，如"置 2~8℃保存"。

（五）核对与发药交代

药师将调配好的药品与处方信息再次逐一核对，确保无误后在处方上签名或盖章。如发现配方错误时，应将药品退回配方人及时更正。

发药时，药师要核对患者身份信息；向患者交代每种药品的服用方法和特殊注意事项，同一药品有两盒以上时要特别交代，同时应注意尊重患者隐私。

七、智能化调剂

随着医院信息化、自动化建设逐步完善，大大提高了药房的信息化、自动化程度和管理水平。智能药库、单剂量分包机、整盒发药系统、注射剂发药系统、排队管理系统、快速发药系统及智能存取系统等一系列适合医院药房运用的自动化设备（图 7-3），使调剂工作更加智能、高效，将药学专业人员从繁重的体力劳动中解放出来，使其能投入到药学服务工作中去。

（一）单剂量分包机

单剂量分包机是通过读取医院信息系统医嘱信息，将患者一次用药量的口服制剂自动包入同一个药袋内的设备，药袋上印有病区、床号、患者姓名、药品信息、服药日期、服用方法等信息。单剂量分包机与传统的手工摆药相比，具有工作效率高、差错率低、药品污染少等优点，也是目前我国应用最为广泛的药房自动化调剂设备。

（二）快速发药系统

快速发药系统是一套结合自动化控制与计算机管理的盒装药品的自动化储存、出药和发送系统，一般由储药单元、出药单元、传送系统和管理控制单元等构成，主要用于盒装药品的储药、出药。通过

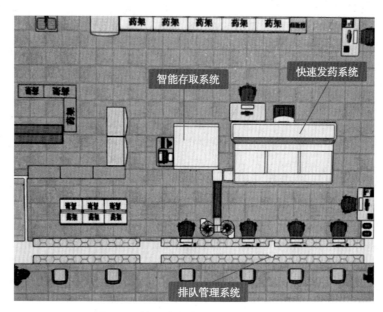

图7-3　某医院自动化门诊药房设计图

与医院信息系统联网,系统在接收到处方信息后,由核心控制系统即刻发出控制指令,使出药模块自动依照处方发送指定品种、数量的药品,可将配好的药品直接发送到窗口,也可将药品发送到任何指定位置,可用于门(急)诊药品调剂,能够减少调剂差错,提高工作效率与质量。

（三）智能存取系统

智能存取系统可用于特殊包装形式的药品,如注射剂、口服液、外用制剂等制剂的存储、发药工作。系统接收到处方信息后自动识别检索出需要发放的药品,按最优路径旋转到相对储位且相应位置指示灯闪烁提示工作人员取药,工作人员取完所需药品后确认完毕。智能存取系统实现了药房调剂模式由"人找药品"到"药品找人"的转变,同时可以对药品进行信息化管理,可用于综合性药房的调剂管理工作。

（四）毒麻药品智能管理系统

毒麻药品智能管理系统一般由管控系统、储药单元、回收单元等组成,可用于医院毒、麻、放、精、贵重或其他特殊管制药品在科室存储、领用、管理等工作。系统可对操作人员进行智能化识别,进行不同级别的权限管理,通过读取处方信息后,自动按照处方信息发放相应数量的药品,对取药过程进行实时监控,并配备回收单元,可用于麻、精药品废贴及空安瓿的智能回收。因此,能够有效提升毒麻药品管理效率与质量,提高用药安全。

第二节　处方审核

处方审核分为处方的形式审核和用药适宜性审核两部分。

一、处方的形式审核

处方的形式审核包括对开具处方医师的资质审核以及处方内容的形式审核。

（一）资质审核

资质审核是指审核处方的合法性,即审核处方医师的处方权限和签名。首先要确定处方是否由本医疗机构授权的医师开具,即处方医师签字或签章是否与本医疗机构内签名留样或者备案的专用签章相符。其次要确定所开药品是否超过该医师的处方权限。比如麻醉药品、第一类精神药品必须由取得麻醉药品和第一类精神药品处方权的医师开具。如果开方医师无相应的处方权限,签名或签章与留样备案的签名和签章不一致,说明该处方不合法。

（二）处方内容的形式审核

处方内容的形式审核即是对"处方书写规范"的审核,药学专业技术人员应当认真逐项检查处方前记、正文和后记书写是否清晰、完整,并确认是否使用规定的处方书写。主要包括以下几个方面。

1. 首先,审核处方类型是否正确,即不同种类药品是否用不同类型的处方开具,如麻醉药品及第一类精神药品处方、第二类精神药品处方、急诊处方、儿科处方、普通处方。其次,审核处方的开具时间是否是当日。超过有效期的处方,需要处方医师更改处方日期并签字盖章或重新开具处方。

2. 审核患者姓名、年龄（新生儿、婴幼儿应写明日、月龄,必要时体重）、科别、临床诊断,正文以及后记是否填写完整,字迹清楚。

3. 审核单张门（急）诊处方开具药品是否超过 5 种,西药、中成药与中药饮片是否分别开具。

4. 医师是否使用药品规范名称开具处方,且药品的剂型、规格、单位、数量等书写清楚、规范。

5. 医师需在处方上写明药品正确的用法、用量,不得使用"遵医嘱""自用"等含糊不清字句。

6. 一般情况下,门诊处方不应超过 7 日用量,急诊处方不应超过 3 日用量,但对于某些老年病、慢性病或特殊情况,处方用量可适当延长,医师注明理由并签字盖章后药师方可调配。特殊药品（麻醉药品、精神药品、医疗用毒性药品、放射性药品）的处方用量必须执行国家相关规定。

处方审核案例分析（图 7-4）

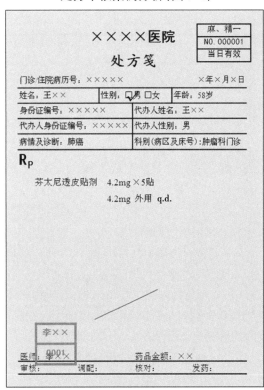

图 7-4　处方一

该患者为首次取药,请审核此处方是否合理,并做发药交代。

分析:①核对是否使用麻醉药品专用处方;②审核处方医生是否有麻醉药品处方权;③用药不适宜处方,应向患者说明稍等,与处方医生联系;④用药频次不正确,应为每 72 小时更换一次本贴剂;⑤处方超量:门（急）诊癌症疼痛患者和中重度慢性疼痛患者芬太尼透皮贴剂应不超过 7 日常用量。

二、用药适宜性审核

药师应当对处方用药适宜性进行审核,审核内容如下。

(一)规定必须做皮试的药物,处方医师是否注明过敏试验及结果判定

《中华人民共和国药典临床用药须知》以及药品说明书规定必须做皮试的药物包括青霉素类抗菌药物(注射和口服剂型)、抗毒素、类毒素及免疫血清、门冬酰胺酶、细胞色素 C、有机碘造影剂等。对于这些必须进行皮试的药物,处方上必须注明皮试结果为阴性后,药师才能调配。

(二)处方用药与临床诊断的相符性

药师应审核处方用药是否与临床诊断相符,处方用药与临床诊断不符主要包括以下两种情况:①临床诊断与药品说明书适应证不符,例如临床诊断为高血压,医师处方开具的是降血糖药;②禁忌证用药,例如伪麻黄碱治疗感冒伴有严重高血压患者,易导致高血压危象。

(三)剂量、用法的正确性

处方上药品用法用量应与药品说明书中推荐的用法用量相一致,儿童用药应按照药品说明书推荐的儿童剂量根据儿童体重或体表面积计算。特殊情况下,药品剂量超出说明书中推荐的给药剂量时,医师须在处方上注明理由并签字盖章。药品用法的审核主要指药品给药频次、给药时间和用药方法是否与药品说明书一致。

(四)选用剂型与给药途径的合理性

首先审核所选药品的剂型是否与其说明书中正确的给药途径相对应,如口服制剂(胶囊、口服液等)是否是口服给药、注射剂是否是注射给药等。其次要审核处方医师开具的药品给药途径是否适宜,因为同种药物,不同的给药途径也可以产生迥异的治疗效果,例如硫酸镁肌内注射可用于治疗子痫,口服可以导泻,而湿敷可以消肿。如果临床诊断是子痫,处方却开硫酸镁口服,则处方医师开具的药品给药途径不适宜。

(五)是否有重复给药现象

审核重复用药主要包括以下三个方面:首先,该处方是否有同一种药物用不同商品名称开具的情况;其次,处方医师是否开了一种药物后又开了含有该药物的复方制剂;最后,处方医师是否同时开具了两种以上的同类药物。

(六)是否有潜在临床意义的药物相互作用和配伍禁忌

1. 审核药物的相互作用　首先,审核是否存在药动学方面的药物相互作用,即处方中两种或两种以上药物合并或序贯使用是否会影响药物的吸收、分布、代谢、排泄,从而使药物发生药动学的改变。其次,审核是否产生了药效学方面的药物相互作用,即是否存在药物效应的协同和拮抗作用,特别要注意因为药物副作用的相加导致的严重不良反应。

2. 审核药物的配伍禁忌　主要审核物理化学配伍禁忌,即药物的体外相互作用,主要指静脉注射或静脉滴注药液及肠外营养液等配制时是否出现沉淀、混浊、变色和活性降低等现象,甚至发生其中一种药物使另一种药物失效的情况。

处方审核案例分析(图 7-5)

请审核此处方是否合理,并做发药交代。

分析:①判断为合理处方;②服药次数与用药时间:阿司匹林肠溶片、辛伐他汀片、氨氯地平片,3 种药物每日服药 1 次,美托洛尔片每日服药 2 次;③阿司匹林肠溶片、辛伐他汀片晚上服用,氨氯地平片晨起后服用,美托洛尔片早上、下午各服药 1 次;④服药期间注意,是否有牙龈、皮肤黏膜出血,黑便等情况,如果有应立即停止用药,并咨询医生或药师;⑤服用辛伐他汀片一定要定期复查肝功能、血脂,如转氨酶水平升高至正常高值 3 倍以上,或用药过程中出现明显的肌痛、肌无力,或血磷酸肌酸激酶高于正常值上限 10 倍以上应停药;⑥定期测血压和心率,当血压低于 90/60mmHg,或心率低于 60 次 /min 时,应停用氨氯地平片、美托洛尔片,复诊或咨询药师。

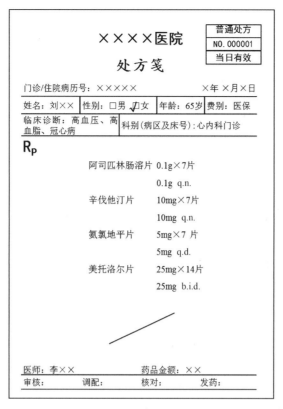

图 7-5 处方二

处方审核案例分析

请审核此处方(图 7-6)是否合理,如何向患者说明并与处方医生沟通?

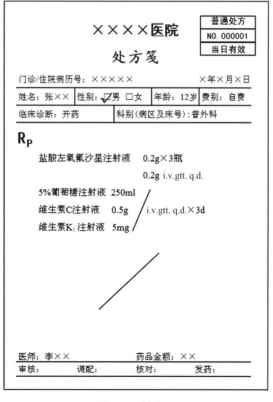

图 7-6 处方三

分析:①判定为不规范、用药不适宜处方,应向患者说明稍等,与处方医生联系;②诊断不明确,不能为"开药";③左氧氟沙星禁用于18岁以下患者;④维生素K₁注射液与维生素C注射液为配伍禁忌,维生素K₁与维生素C混合易出现混浊,维生素K₁为醌式结构,具氧化性,与具有还原性的维生素C配伍,可产生氧化还原反应,使两者疗效减弱。

第三节 处方调配、核对和发药

一、调配

药师应严格按照医师处方正确调配药品,不得擅自更改医师处方药品,并在处方调配后签字或盖章。

(一) 处方调配

药学专业技术人员应按标准操作规程调配处方药品,一般包括以下过程。

1. 按照处方所开具的药品名称、剂型、规格和数量逐一调配药品,并检查每个药品的外观质量(包括澄明度、色泽、形状等)以及有效期。

2. 调配完成后签名或盖章。

3. 调配好一张处方的所有药品后再调配下一张处方,以免发生差错。

(二) 住院医嘱调配

1. 住院医嘱采取每天调配发放长期医嘱,临时医嘱急配急发的方式。按照病区传到药房的医嘱单上的药品名称、剂型、规格、数量和生产厂家逐条调配。调配过程中应检查每个药品的有效期,确认药品外观质量是否合格,调配注射剂时,还需注意瓶身有无开裂、破损,瓶盖有无脱落等现象。

2. 调配完成后签名或盖章。

3. 调配好一张医嘱单的所有药品后再调配下一张医嘱单。

4. 对于有特殊用法和注意事项的药品,药师应加注提示标签或向护士特别说明。

二、核对、发药与标签的书写

(一) 处方核对、发药流程

1. 逐一核对药品,检查药品名称、剂型、规格、数量,生产厂家是否与处方相符,并逐个检查有效期以及药品外观质量是否合格。

2. 发现调配错误时,应将药品退回配方人,并及时更正。

3. 核对药品无误后,确认患者身份,按处方上顺序逐一向患者交付药品。

4. 发药时应用通俗易懂的语言向患者详细说明每种药品的服用方法和特殊注意事项。为避免重复用药,同一药品有两盒以上时须做特别说明。

5. 发药时要耐心回答患者的问题,应关心患者,态度和蔼亲切并注意尊重患者隐私;如患者有较多问题时,建议患者到药学咨询室或药学咨询窗口进行咨询。

6. 发药结束,应提醒患者"您的药齐了,请拿好"。并在处方上确认签字或盖章。

(二) 住院医嘱核对、发药流程

1. 首先核对调配的药品是否摆放在对应科室的发药箱中。

2. 逐一核对药品,检查药品名称、剂型、规格、数量、生产厂家是否与医嘱单相符,并逐个检查有效期以及药品外观质量是否合格,调配注射剂时,还需注意瓶身有无开裂、破损,瓶盖有无脱落等,确认无误后签字;单剂量口服药须核对药袋内药片的形状、大小以及数量是否与口服药袋上标注的药品相符,确认无误后签字。

3. 发现调配错误或药品有破损时,应立刻告知配方人,将药品退回,并及时更正。

4. 核对无误后,由配送人员将药品送至病区,病区护士核对后签字。

（三）标签的书写

1. 尽量在每种药品上分别贴上患者姓名,药品名称、剂型、规格、用法、用量、储存条件和有效期,服药注意事项(如需振荡摇匀后服用、服药时宜大量饮水、餐前、餐后、睡前、驾车司机不宜服用等),调配日期,调配药房的名称、电话等标签,并正确粘贴标签。

2. 服药标签的书写应避免使用专业术语,尽量使用通俗易懂的语言。避免使用克、毫克、毫升等药物规格计量单位,应直接书写服用几片或几包,如"每日 3 次,每次 20mg"。规格如为每片为 20mg 时,应写成"每日 3 次,每次 1 片"。

3. 一些生物制品以及微生态制剂有特殊的储存条件,应交代患者放置冰箱保鲜室冷藏保存,并加贴明显的标签提示患者注意,如"置 2~8℃保存"。有特殊注意事项的药品须加贴特殊提示标签,如"每天用药不超过 4 次""服药时宜大量饮水""服药后不宜驾驶机动车"等。外用药还需贴上醒目的外用药标签。

第四节　处　方　点　评

一、概述

（一）处方点评的定义和目的

1. 定义　处方点评(prescription comment)是指根据相关法规、技术规范,对处方书写的规范性及药物临床使用的适宜性(用药适应证、药物选择、给药途径、用法用量、药物相互作用、配伍禁忌等)进行评价,发现存在或潜在的问题,制订并实施干预和改进措施,促进临床药物合理应用的过程。

专项处方点评是医院根据药事管理和药物临床应用管理的现状和存在的问题,确定点评的范围和内容,对特定的药物或治疗特定疾病的药物(如国家基本药物、血液制品、中药注射剂、肠外营养制剂、抗菌药物、辅助治疗药物、激素等临床使用及超说明书用药、肿瘤患者和围手术期用药等)使用情况进行的处方点评。

2. 目的　处方点评是医院持续医疗质量改进和药品临床应用管理的重要组成部分,是提高临床药物治疗学水平的重要手段。实施处方点评制度,能够了解医师所开处方的用药种类、特点,便于及时掌握不合理用药和采取干预措施,以达到提高处方质量,促进合理用药,保障医疗安全的目的。

（二）处方点评的原则

1. 各级医院应当按照卫生部卫医管发〔2010〕28 号文件《医院处方点评管理规范(试行)》,建立健全系统化、标准化和持续改进的处方点评制度,开展处方点评工作,并在实践工作中不断完善。

2. 医院应当加强处方质量和药物临床应用管理,规范医师处方行为,落实处方审核、发药、核对与用药交代等相关规定;定期对医务人员进行合理用药知识培训与教育;制订并落实持续质量改进措施。

3. 处方点评工作应坚持科学、公正、务实的原则,有完整、准确的书面记录,并通报临床科室和当事人。

4. 处方点评小组在处方点评工作过程中发现不合理处方,应当及时通知医疗管理部门和药学部门。

二、不合理处方的判定

不合理处方主要包括不规范处方、用药不适宜处方和超常处方。

（一）不规范处方

（1）处方的前记、正文、后记内容缺项，书写不规范或者字迹难以辨认。

（2）医师签名、签章不规范或者与签名、签章的留样不一致。

（3）药师未对处方进行适宜性审核（处方后记的审核、调配、核对、发药栏目无审核调配药师及核对发药药师签名，或者单人值班调剂未执行双签名规定）。

（4）新生儿、婴幼儿处方未写明日、月龄。

（5）化学药、中成药与中药饮片未分别开具。

（6）未使用药品规范名称开具处方。

（7）药品的剂量、规格、单位、数量等书写不规范或不清楚。

（8）用法用量使用"遵医嘱""自用"等含糊不清字句。

（9）处方修改未签名并注明修改日期，或者药品超剂量使用未注明原因和再次签名。

（10）开具处方未写临床诊断或临床诊断书写不全。

（11）单张门（急）诊处方超过5种药品。

（12）无特殊情况下，门诊处方超过7日用量，急诊处方超过3日用量，慢性病、老年病或特殊情况下需要延长处方用量未注明理由。

（13）开具麻醉药品、精神药品、医疗用毒性药品、放射性药品等特殊管理药品处方未执行国家有关规定。

（14）医师未按照抗菌药物临床应用管理规定开具抗菌药物处方。

（15）中药饮片处方的药品未按照"君、臣、佐、使"的顺序排列，或未按要求标注药品调配、煎煮等特殊要求。

（二）用药不适宜处方

（1）适应证不适宜。

（2）遴选药品不适宜。

（3）药品剂型或给药途径不适宜。

（4）无正当理由不首选国家基本药物。

（5）用法用量不适宜。

（6）联合用药不适宜。

（7）重复给药。

（8）有配伍禁忌或者不良相互作用。

（9）其他用药不适宜情况。

（三）超常处方

（1）无适应证用药。

（2）无正当理由开具高价药。

（3）无正当理由超说明书用药。

（4）无正当理由为同一患者开具2种以上药理作用相同药品。

三、处方点评的方式

（一）处方点评的传统方式

传统的处方点评模式，是按照相关规定采用手工方式进行抽样和点评，并填写"处方点评工作表"（表7-1）。本方式效率低、工作量大、缺乏完善的多层次回顾性的处方监察管理，很难适应工作需求，同时点评的结果存在同质化问题。

表 7-1　处方点评工作表

医疗机构名称：　　　　　　　　　　　　点评人：　　　　　　　　　　　填表日期：

序号	处方号	日期	年龄	诊断	药品品种	抗菌药物(0/1)	注射剂(0/1)	国家基本药物品种数	药品通用名称	药品金额	处方医师	审核调配药师	核对发药药师	是否合理	存在问题	问题(代码)
1																
2																
3																
4																
5																
6																
……																

注：表中抗菌药物、注射剂项中，0 为无，1 为有。

(二) 处方点评的信息化方式

通过现代化的技术手段，建立处方点评的信息化方式，不但可以实时对抽样处方点评，还涵盖了医院所有处方点评细节。因此，有条件的医院应当利用信息技术建立处方点评系统，实现与医院信息系统的联网与信息共享。处方点评的信息化方式具有如下优点：①适时性。按照国家卫生健康委员会的处方点评要求随时可生成处方点评表格。②准确性。根据专业数据库精确地计算出各项点评指标。避免大量的手工操作，并统一点评中的标准。③可追溯性。可以自动追溯到不合理处方，问题处方的科室、医生、事件等详细信息，为以后的责任追溯找到了依据。

(三) 传统方式与信息化方式的结合

虽然信息化处方点评系统有诸多优点，但在实际工作中仍然存在着不能满足个体化医嘱点评的情况。因此，许多医院是将信息化方式和传统方式结合开展处方点评工作，即通过信息化的方式将不合理的处方或医嘱提取出来，再针对不合理的处方或医嘱进行人工点评。

四、药师在处方点评中的作用

医院处方点评工作在医院药事管理与药物治疗学委员会领导下，由医院医疗管理部门和药学部门共同组织实施。医院应当根据本医院的性质、功能、任务、科室设置等情况，在医院药事管理与药物治疗学委员会指导下，建立由医院药学、临床医学、临床微生物学、医疗管理等多学科专家组成的处方点评专家组，为处方点评工作提供专业技术咨询。

医院药学部门成立处方点评小组，负责处方点评的具体工作，因此药师是处方点评的主体。医院药学部门应当会同医疗管理部门，根据医院诊疗科目、科室设置、技术水平、诊疗量等实际情况，确定具体抽样方法和抽样率，其中门(急)诊处方的抽样率不应少于总处方量的 1‰，且每月点评处方绝对数不应少于 100 张；病房医嘱单的抽样率(按出院病历数计)不应少于 1%，且每月点评出院病历绝对数不应少于 30 份。

医院处方点评小组应当按照确定的处方抽样方法随机抽取处方，并按照"处方点评工作表"对门(急)诊处方进行点评；病房用药医嘱的点评应当以患者住院病历为依据，制定适应本院实际情况的点评表格，实施综合点评。

通过随机抽查门诊处方或病房医嘱单进行点评，可了解医生的诊疗习惯和治疗特点，及时发现不规范之处，同时对合理用药与个体化治疗具有非常重要的作用，并且能够改进医疗质量，提高药品临床应用管理和临床药物治疗水平，以及进一步促进医院的医药管理的制度优化，降低患者的医药负担，产生更好的社会和经济效益。总之，药师在处方点评中可以促进规范、科学、合理用药，提高医疗质量。

第五节　处方调剂差错的防范与处理

一、处方调剂差错的防范

(一) 处方调剂差错概述

处方调剂差错(dispensing error)是指在处方调剂过程中发生的过失或错误,并给正常工作、药品管理或患者造成不良影响或损害后果的行为。

根据药品有无发出药房,处方调剂差错分为内部差错和外部差错,其中外部差错根据其影响程度与潜在危险分三类进行管理。一类差错:药已发出,患者或其关系人发现,尚未使用;二类差错:患者已使用,但未造成损害;三类差错:患者已使用,已造成损害。

(二) 处方调剂差错的原因

导致处方调剂差错发生的原因有很多,常见的包括以下几类因素。

1. 客观因素

(1) 取药窗口聚集患者、大厅嘈杂等不良工作环境干扰药师。

(2) 药品摆放位置不合理,如药品未进行分类摆放,或未贴标识。

(3) 药物品种繁多,药品包装相似,药品名称相似,规格相同产地不同等。

2. 药师因素

(1) 药师工作量大。

(2) 药师精神不集中。

(3) 药师专业知识欠缺。

(4) 药师工作态度不严谨或缺乏责任感。

3. 医师因素

(1) 医师处方药品名称书写潦草,导致药品调剂错误。

(2) 医师对药品用法用量、给药途径不熟悉或书写潦草,药师辨认错误造成患者用法用量错误。

4. 医院因素

(1) 缺乏完善的质量持续改进体系而无法从根本上减少处方调剂差错的发生。

(2) 缺乏良好的安全文化氛围。

5. 患者因素　患者取药时,由于心情不佳、烦躁,或者因其他原因着急取药,催促药师发药,干扰了药师的正常工作;或者患者在发药窗口误拿了其他患者的药品。

(三) 处方调剂差错的防范

从导致处方调剂差错的原因出发,坚持"安全第一、预防为主、综合防范"的方针。主要从以下几点进行防范。

1. 改善药师工作环境

(1) 采用大窗口或柜台式发药模式,使患者与药师之间能够面对面地沟通。

(2) 就诊高峰时增加发药窗口,缓解高峰时压力,同时维护好秩序,避免患者在窗口拥挤。

(3) 通过电子叫号系统,可有效避免窗口拥挤无序现象。

2. 合理调整药房内药品的布局

(1) 药品应严格按规定分类摆放,如对药物按药理作用、剂型等分类摆放,并贴有标识。

(2) 药师在药架上摆放药品时,一定要确保药品标签与药架上的标签严格对应。

(3) 同品种不同规格的药品分开摆放;包装相似或读音相似的药品分开摆放,并放有专用警示标签,如易混淆、听似、看似、2 种规格、2 种产地等。

（4）在易发生差错的药品摆放位置上，可加贴醒目的警示标签。

3. 应用自动化调剂设备及信息化流程管理技术

（1）应用单剂量分包机、整盒发药系统、注射剂发药系统及智能存取系统等一系列自动化设备，可提高工作效率，同时减少调剂差错。

（2）引入药品批号条形码信息化流程管理技术。条形码具有使用方便、操作简单、采集信息量大、速度快、准确性高、可靠性强的特点，可用于提高用药准确性。

4. 增强药师的责任感、培养药师爱岗敬业的精神

（1）加强对药师的岗位培训及业务学习，通过培训学习增强药师的责任心及服务意识，可有效减少差错的发生。

（2）提高药师风险意识，定期对差错原因进行统计分析，提出整改措施，如常见的差错相关药品张贴明显的示意图或分类分区管理等。

（3）增强药师工作积极性，如定期评选服务明星，举行调剂技能大赛等。

（4）培养药师良好的工作习惯，树立爱岗敬业的精神。

5. 建立完善的质量持续改进体系

（1）建立组织机构，明确职责：在药学部门全面质量管理小组下设药学工作质量管理小组。制订调配标准操作规程；在处方调剂方面制订切实可行的质量考核指标，如处方差错率是否合格、各科室布局是否合理、药品陈列是否整齐有序、标识是否醒目等。

（2）建立差错处理预案：建立健全预警体系和应急机制，提高预防和处置突发差错事件的能力，预防和减少差错事件造成的损失。

（3）利用质量管理工具改进：管理者可以利用各种质量管理工具减少处方调剂差错，常见的质量管理工具包括全面质量管理、持续质量改进、六西格玛（Six Sigma）、PDCA 循环管理等。

6. 营造医院安全文化氛围　安全文化是以共同的信仰和价值为基础，努力把服务过程中可能引起的患者伤害降至最低的一种工作理念，是所有员工对待医疗安全的共同态度、信仰和价值趋向，是将"安全"提升到最优先地位的一种行为。

这需要从以下几方面努力：①领导能力。医院高层领导的全面参与并承诺安全，同时将其诠释为医院员工的共同价值观和行为准则。②政策和规划。视安全为第一优先考虑的要素，甚至以牺牲生产和效率为代价来全面规划医院安全的各个环节。③员工参与。员工个人能够自由地贡献安全思想并在实践中付之行动，保证员工主动参与安全决策过程。④双向交流。医院内领导与员工之间、员工之间、科室之间的交流应该是频繁和坦诚的。⑤无障碍的报告系统。公开对待缺陷与问题，当出现缺陷时应及时向有关部门报告。⑥学习型组织。崇尚学习型组织，对待问题的态度应是着眼改进系统而不是惩罚个人。

7. 提高患者自我监测意识及药学水平　积极将患者融入到药物治疗的过程中，教育及培训患者对处方调剂差错的识别，及时发现与纠正可能发生或已经发生的处方调剂差错。

二、处方调剂差错的处理

（一）处理原则

1. 快速反应、措施有力　加强调剂处方差错事故应急预案建设，健全应急处置相关工作制度，强化应急处置的建设，通过增强综合性防范性措施，降低调配差错率，同时提高全体药学部审方药师、调配药师的应急能力。

2. 以人为本，降低伤害　对已发生处方调剂差错的，应坚持以人为本的工作原则，减少调剂差错所带来的危害，将保障患者的生命健康作为首要任务，最大程度减少调剂差错造成的患者身体损害。

3. 建立无惩罚自愿上报系统　所有调配差错必须及时向部门负责人报告，内部差错填写"无惩

罚性发药差错事故登记表",外部差错填写"药学部发药差错事故登记表",明确责任,并由部门负责人向药学部主任报告,通过多种途径及时查找患者,与患者联系并更正错误,调换药品,并致歉(如发生严重的不良反应或事故,应及时通报医院主管领导并采取相应措施)。部门负责人应调查差错发生的经过、原因、责任人,分析出现差错危害的程度和处理结果。

（二）各组织机构及职责

1. 科室领导小组职责　在科室主任或小组负责人带领下,负责调剂差错全程协调、指挥、奖惩、评估、总结及改进。

2. 部门质控小组职责

（1）差错发生后,应及时采取补救措施,尽可能减轻差错的后果。及时向小组负责人、科室负责人、医务处及相关领导汇报,以便及时处理减少损失。

（2）发生差错后,当事人未能及时发现,被临床科室检查发现,应主动与临床科室联系,及时采取补救措施,登记差错事故,予以处罚,药品损失由当事人承担。

（3）及时分析导致差错发生的原因,找出防范措施和解决办法,填写"发药差错事故登记表"。

（4）认真学习预防发药差错四大预防机制:药品储存、药品配方、药品发放、管理措施。

（5）妥善处理相关事务。

3. 信息机制　临床药学组、临床资料室负责差错事件中药物信息、临床药学和药物安全性方面的工作。

（1）及时收集整理药物信息,以适当的方式向临床传递合理用药信息。

（2）对于诊疗过错、医药产品缺陷等原因,造成患者死亡、残疾、器官组织损伤导致功能障碍等明显人身损害事件的,要按照医疗质量安全事件进行报告管理。

第六节　特殊药品管理与调配

麻醉药品、精神药品、医疗用毒性药品和放射性药品因其具有特殊的药理、生理作用,如果管理、使用不当将严重危害病患及公众的生命健康乃至社会的利益。为了保证药品合法、安全、合理使用,防止药物滥用造成的危害,依照《中华人民共和国药品管理法》,国家对这类药品实行特殊管理。

一、麻醉药品、精神药品管理与调配

（一）麻醉药品、精神药品管理

1. 管理原则　麻醉药品和精神药品,是指列入麻醉药品目录、精神药品目录的药品和其他物质。按照《中华人民共和国药品管理法》《麻醉药品和精神药品管理条例》《处方管理办法》《医疗机构麻醉药品、第一类精神药品管理规定》《麻醉药品、第一类精神药品购用印鉴卡管理规定》,进行麻醉药品、精神药品的管理和使用。

2. 组织管理与培训

（1）医疗机构应成立麻醉药品和精神药品管理领导小组,全面负责麻醉药品和精神药品的管理;对于麻醉科、手术室等麻醉药品和精神药品使用量大、使用管理环节较多的科室,要重点加强管理,成立以科室负责人为第一责任人的专门工作小组,强化麻醉药品和精神药品日常管理;药学部负责麻醉药品、精神药品的日常管理工作。

（2）医疗机构要把麻醉药品、第一类精神药品管理列入本单位年度目标责任制考核,建立麻醉药品、第一类精神药品使用专项检查制度,并定期组织检查,做好检查记录,及时纠正存在的问题和隐患。

（3）定期对涉及麻醉药品、第一类精神药品管理、药学、医护人员进行有关法律、法规、规定、专业

知识、职业道德的教育和培训。

3. 麻醉药品、精神药品的采购管理

(1) 采购麻醉药品和第一类精神药品必须向所在地的市级卫生行政部门提出申请,填报"麻醉药品、第一类精神药品购用印鉴卡申请表",经审核批准发给"麻醉药品、第一类精神药品购用印鉴卡",凭印鉴卡向定点经营单位按本单位诊疗需要采购。麻醉药品、第一类精神药品购用印鉴卡的有效期三年,有效期满前 3 个月,重新提出申请;项目有变更时,应在 3 日内到市级卫生行政部门办理变更手续。"麻醉药品、第一类精神药品购用印鉴卡"严禁转借他人。

(2) 由麻醉药品和精神药品保管人员根据临床诊疗需求提出购买计划单,经医疗机构主管负责人批准后,由药品采购人员向定点经营单位购买。

(3) 采购麻醉药品和精神药品时应当核实经营单位资质文件、证明,无误后方可采购。

(4) 麻醉药品和精神药品采购不得使用现金交易。

(5) 麻醉药品和精神药品的采购由专人负责。

(6) 麻醉药品和精神药品采购应建立采购档案,内容包括:①定点经营单位合法资质证明;②定点经营单位联系方式;③销售人员身份证明及法人委托书;④经批准的购买计划单。

4. 麻醉药品、精神药品的验收管理

(1) 麻醉药品和精神药品到货后应立即验收,并由指定的两位保管员先后核对实物与采购计划单的一致性。

(2) 保管员会同采购员检查药品名称、剂型、规格、数量、生产厂家、生产日期、批号、有效期,确认外包装完好,封口严密,标签清晰,文字完整,无污染、无渗漏、无破损、无混杂、无启封痕迹;如有一项验收不合格,保管员应拒绝接收。

(3) 麻醉药品、精神药品验收时必须进行严格的数量检查,应按最小单位包装逐支逐瓶验收,确保数量无误后方可入库。

(4) 验收合格,填写验收记录,两名保管员先后签名。

5. 麻醉药品、精神药品的储存管理

(1) 应当设立专库、双锁保险柜或麻醉药品和精神药品智能调配柜储存麻醉药品和精神药品,储存区域设有防盗设施和安全监控系统,应当有 24 小时值班;实行双人双锁管理。

(2) 应当配备专人负责麻醉药品和精神药品保管管理工作,并建立储存麻醉药品和精神药品的专用账册,药品入库双人验收,出库双人复核。参与双人双签的人员应当避免长期由固定人员担任。医疗机构应当制定双人双签人员轮换管理办法,明确轮换周期。

(3) 保管人员应每日检查麻醉药品和精神药品,做到账物相符,账账相符,发现问题及时采取措施,并报告主管负责人。

(4) 保管员严格按照药房的领用申请办理出库手续,认真核对药品名称、剂型、规格、数量、批号、有效期等,并与药房领用人员做好药品实物的交接工作。详细记录药品信息和出库日期并有经手人签字。

6. 麻醉药品、精神药品的使用管理

(1) 麻醉药品、精神药品处方的管理:①医疗机构根据有关规定设计麻醉药品、精神药品专用处方,经分管院长审核,定量印制;②物资库房指定专人管理麻醉药品、第一类精神药品空白处方,处方入库应当场清点,记录起止号码;③物资库房应建立"麻醉药品、第一类精神药品处方领用登记册",记录以下内容:领用日期、领用科室、处方起止号码和数量、领用人签名、发放人签名,各临床科室需要使用麻醉药品、第一类精神药品空白处方时,由各科室到专职管理部门领用,指定专人妥善保管;④专职管理部门、各科室保管的麻醉药品、精神药品空白处方发生失窃时,应迅速向院保卫科报告,失窃空白处方自失窃之时起作废,并及时在院内通告。

（2）麻醉药品、第一类精神药品专用病历的管理：①对门（急）诊需长期使用麻醉药品、第一类精神药品的中、重度慢性疼痛及癌痛的患者，医疗机构需建立麻醉药品、第一类精神药品专用门诊病历；②专用门诊病历由医院统一编号后予以保管，专用于麻醉药品、第一类精神药品的配用，不能用于其他疾病的诊疗和药品的配用；③医院在建立专用门诊病历时，应留存二级以上医院开具的诊断证明、患者身份证明复印件、代办人员身份证明复印件，并要求其签署知情同意书。

（3）医师处方权管理：具有执业医师资格的医师经过有关麻醉药品和精神药品管理和使用知识的培训并考核合格后，取得麻醉药品和第一类精神药品的处方权。具有麻醉药品和第一类精神药品处方权的执业医师方可在本机构开具麻醉药品和第一类精神药品处方，但不得为自己开具该类药品处方。医疗机构应建立"麻醉药品、第一类精神药品处方医师签名（签章）式样备案表"，留样备案表应在医务处及药学部各调剂部门备案保存。

（4）医师的诊疗管理：①医师应遵循《麻醉药品临床应用指导原则》《精神药品临床应用指导原则》使用麻醉药品和精神药品，"保证临床合理需求，严防流入非法渠道"；②具有处方权的医师在为因疼痛需长期使用麻醉药品、第一类精神药品的中、重度慢性疼痛及癌痛患者首次开具麻醉药品、第一类精神药品处方时，应当亲自诊查患者，为其建立专用门诊病历；③医生应当要求长期使用麻醉药品和第一类精神药品的门（急）诊患者每3个月复诊或随诊一次，若发现患者不再需要继续使用的，应及时注销其专用门诊病历；④除需长期使用麻醉药品和第一类精神药品的门（急）诊癌症疼痛患者和中、重度慢性疼痛患者外，麻醉药品注射剂仅限于医院内使用。

（5）处方用量管理：处方用量表见表7-2。

表7-2　处方用量表

药品、剂型		门（急）诊患者	癌痛和中、重度慢性疼痛患者	住院患者
麻醉药品、第一类精神药品	注射剂	一次常用量	≤3日常用量	逐日开具1日常用量
	控缓释制剂	≤7日常用量	≤15日常用量	
	其他剂型	≤3日常用量	≤7日常用量	
哌甲酯（用于治疗儿童多动症、注意缺陷多动障碍）	常释制剂	≤15日常用量		
	缓释制剂	≤30日常用量		
第二类精神药品		一般≤7日常用量；慢性病或某些特殊情况的患者可以适当延长		
二氢埃托啡		一次常用量，仅限于二级以上医院内使用		
哌替啶		一次常用量，仅限于医疗机构内使用		

（6）药师调剂权的管理：药师经过有关麻醉药品和精神药品规范化管理和合理使用知识培训，考核合格后取得麻醉药品和第一类精神药品调剂资格，方可在本机构调剂麻醉药品和第一类精神药品。

（7）药房麻醉药品和精神药品的管理：①专人管理，药房指定专人负责麻醉药品和精神药品的管理；②专用账册，建立专用账册，每日对库存麻醉药品、精神药品进行数量和质量检查，做到日结日清，账物相符，专用账册的保存应当在药品有效期满后不少于五年；③专柜加锁，药房应当配备专用双锁保险柜和必要的防盗设施，药房应设立专用调配窗口，并有醒目标识；④专册登记，建立麻醉药品、第一类精神药品专用处方登记册，药师调配时要及时登记，注明药品批号，确保可追溯，专用处方登记册保存期限为3年；⑤专用处方，麻醉药品、第一类精神药品处方保存三年，第二类精神药品处方保存两年。

（8）临床科室麻醉药品、第一类精神药品的管理：①麻醉药品和第一类精神药品的备用，各病区及手术室应根据医疗实际需要申报备用麻醉药品、第一类精神药品品种、数量，上报医疗机构麻醉药品和精神药品管理领导小组批准，办理相关手续备案，由药房发给备用量，作为各科备用药品；②专人管理,备用麻醉药品和第一类精神药品的病区应指定专人负责麻醉药品和第一类精神药品的账物管理,设立"麻醉药品、第一类精神药品交接班记录本",交班时账物须核准并双签名,确保账物相符;③专柜加锁,配备专用双锁保险柜和必要的防盗设施,不得与其他药品混放;④药品调剂,有备用注射剂的科室凭电脑医嘱单、专用处方和空安瓿领取,无备用药品凭电脑医嘱单和专用处方领药,用后立即交还空安瓿和废贴膜;⑤药品残余液的处理,医院各病区、手术室等使用麻醉药品、第一类精神药品注射剂时,对于未使用完的注射液和镇痛泵中的剩余药液,由医师、药师或护士在视频监控下双人进行倾泻入下水道等处置,并逐条记录;⑥使用过程中的特殊处理,患者拒绝使用已经剖开的麻醉药品和第一类精神药品针剂,除按残余液处理外,还应在处方及"麻醉药品、第一类精神药品临床使用记录单"上写明"患者拒绝使用",患者拒绝使用麻醉药品和第一类精神药品或医师开错,应在当日内退还药房;⑦空安瓿和废贴处理:麻醉药品和第一类精神药品使用后的空安瓿和废贴必须交回药房统一销毁处理,并认真填写"麻醉药品、第一类精神药品临床使用记录单"。

7. 麻醉药品和精神药品销毁管理

(1) 对破损、过期或由患者退回的麻醉药品、精神药品应做好登记,并将破损、过期或由患者退回的药品交至药库,药学部门统一备案后,向所在地卫生行政部门提出申请,在卫生行政部门监督下进行销毁。卫生行政部门接到医院销毁麻醉药品、第一类精神药品申请后,应于5日内到场监督医院销毁。

(2) 对于未使用完的注射液和镇痛泵中的剩余药液,由医师、药师或护士在视频监控下双人进行倾泻入下水道等处置,并逐条记录。相关监控视频保存期限原则上不少于180天。

(3) 回收的麻醉药品、第一类精神药品注射剂空安瓿,应定期审批后销毁,并对销毁做好登记。

8. 医疗机构发生麻醉药品和精神药品盗抢、丢失、骗取、冒领或者以其他方式流入非法渠道时,应当立即采取控制措施,同时立即报告所在地县级公安机关、药品监督管理部门和卫生健康行政部门。

(二) 麻醉药品、精神药品调配管理

1. 门诊及病区药房应配备专人负责麻醉药品和第一类精神药品调配管理。

2. 门诊药房应当设有专用发药窗口,有明显标识。

3. 药剂人员调配处方时首先应核查处方是否为麻醉药品、第一类精神药品专用处方,处方各项内容是否完整,特别是身份证号。

4. 调配麻醉药品和精神药品,调配人员必须认真核对药品名称、规格、数量、批号、有效期,在药袋或标签上注明患者姓名、病历号、药品名称、用法用量,并在处方上签全名。

5. 发药人员必须严格核对患者姓名,药品名称、规格、数量、批号、有效期,认真交代用药方法及注意事项,交代患者下次配药时把贴剂的废膜和空安瓿带回;并在处方上签全名。

6. 除需长期使用麻醉药品和第一类精神药品的门(急)诊癌症疼痛患者和中、重度慢性疼痛患者外,患者在门(急)诊就诊调配麻醉药品注射剂时,药剂人员不发注射剂实物,交代患者到注射室注射。急诊室或门诊注射室护士根据相关依据和空安瓿来门(急)诊药房补领,药剂人员按规定进行空安瓿回收、销毁并详细登记。

7. 药房不得办理麻醉药品和精神药品的退药手续。患者停药后,患者(或患者家属)无偿交回的剩余麻醉药品和精神药品,应办理"患者剩余麻醉药品、第一类精神药品回收凭证",医院按照规定销毁处理,并填写"麻醉药品、精神药品销毁记录表"。

二、医疗用毒性药品管理与调配

毒性药品系指毒性剧烈、治疗剂量与中毒剂量相近,使用不当会致人中毒或死亡的药品。毒性药品分为西药、中药两大类。

知识拓展

医疗用毒性药品品种

医疗用毒性药品共41个品种。其中,中药有28个品种,西药有13个品种。

毒性中药品种:①砒石(红砒、白砒);②砒霜;③水银;④生马前子;⑤生川乌;⑥生草乌;⑦生白附子;⑧生附子;⑨生半夏;⑩生天南星;⑪生巴豆;⑫斑蝥;⑬青娘虫;⑭红娘虫;⑮生甘遂;⑯生狼毒;⑰生藤黄;⑱生千金子;⑲生天仙子;⑳闹羊花;㉑雪上一枝蒿;㉒红升丹;㉓白降丹;㉔蟾酥;㉕洋金花;㉖红粉;㉗轻粉;㉘雄黄。

(注:毒性中药品种系指原药材和饮片,不包含制剂。"红升丹"与"红粉"系同物异名。《中华人民共和国药典》(2020年版)以"红粉"收载。因此实际毒性中药为27种。)

毒性西药品种:①去乙酰毛花苷丙;②洋地黄毒苷;③阿托品;④氢溴酸后马托品;⑤三氧化二砷;⑥毛果芸香碱;⑦升汞;⑧水杨酸毒扁豆碱;⑨亚砷酸钾;⑩氢溴酸东莨菪碱;⑪士的宁;⑫亚砷酸注射液;⑬A型肉毒毒素及其制剂。

(注:除亚砷酸注射液、A型肉毒毒素及其制剂以外的毒性西药品种仅指原料药,不包含制剂。西药品种士的宁、阿托品、毛果芸香碱等包括盐类化合物。)

医疗机构按照《中华人民共和国药品管理法》《医疗用毒性药品管理办法》《处方管理办法》等有关法律法规,进行毒性药品的管理和使用。必须建立健全保管、验收、领发、核对等制度,严防收假、发错,严禁与其他药品混杂,做到划定仓位,专柜加锁并由专人保管。定期盘点,做到账物相符。

药学部门调配毒性药品,必须凭医师签名的正式处方,医师应准确清楚地写明处方全部内容。每次处方剂量不得超过两日极量。

药剂人员对使用毒性药品的处方要加强核对,审查剂量,对不清楚的处方拒绝调配。调配处方时,必须认真负责,计量准确,按医嘱注明要求,并由配方人员及药师以上技术职称的复核人员签名盖章后才可发出。对处方未注明"生用"的毒性中药,当付炮制品。如发现处方有疑问时,须经原处方医师重新审定后再行调配。处方一次有效,取药后处方保存二年备查。

三、放射性药品管理与调配

放射性药品系指用于临床诊断或者治疗的放射性核素制剂或者其标记药物。医疗机构必须获得"放射性药品使用许可证"并按期申请审核换证。必须向持有"企业法人营业执照""放射性药品生产许可证""放射性药品经营许可证"并在有效期内的单位购买放射性药品。放射性药品存放地点必须根据其放射性剂量,置于相适应的防护装置内,以确保对人和环境无影响。

放射性药品仅限于核医学科使用。核医学科必须配备与其医疗任务相适应的并经核医学技术培训的技术人员。非核医学科专业技术人员或未经培训、批准,不得从事放射性药品使用工作。使用放射性药品,必须符合国家放射性核素卫生防护管理的有关规定。

放射性药品使用后的废物(包括患者排泄物),必须按国家有关规定妥善处置。放射性药品的销毁,必须按国家有关规定妥善处理,使其放射性比度达到国家允许标准。

对违反《放射性药品管理办法》的单位或者个人,由县以上卫生健康行政部门,按照《中华人民共和国药品管理法》和有关法规的规定处罚。

放射性药品配制必须遵守放射防护基本原则,正规、合理使用防护用具,安全操作,严防污染。根据诊疗中的需要,按有关公式计算好所要配制药物的浓度、总量和体积,要有第二人核对并作好记录。

四、高警示药品管理与调配

高警示药品是指药理作用显著、迅速,需特殊警示管理,如果使用不当可能对患者造成严重伤害或者死亡的药品。中国药学会医院药学专业委员会于 2015 年发布了《中国高警示药品推荐目录》,并于 2019 年作出修订。

1. 高警示药品目录(表 7-3)

表 7-3　高警示药品目录

编号	名称
22 类高警示药品	
1	100ml 或更大体积的灭菌注射用水(供注射、吸入或冲洗用)
2	茶碱类药物,静脉途径
3	肠外营养制剂
4	非肠道和口服化疗药
5	高渗葡萄糖注射液(20% 或以上)
6	抗心律失常药,静脉注射(如胺碘酮、利多卡因)
7	抗血栓药(包括溶栓药、抗凝血药、糖蛋白 IIb／IIIa 抑制剂和降纤药)
8	口服降血糖药
9	氯化钠注射液(高渗,浓度 >0.9%)
10	麻醉药,普通、吸入或静脉用(如丙泊酚)
11	强心药,静脉注射(如米力农)
12	神经肌肉拮抗剂(如琥珀胆碱、罗库溴铵、维库溴铵)
13	肾上腺素受体激动剂,静脉注射(如肾上腺素)
14	肾上腺素受体拮抗剂,静脉注射(如普萘洛尔)
15	小儿用口服的中度镇静药(如水合氯醛)
16	胰岛素,皮下或静脉注射
17	硬膜外或鞘内注射药
18	对育龄人群有生殖毒性的药品,如阿维 A 胶囊、异维 A 酸片等
19	造影剂,静脉注射
20	镇痛药／阿片类药物,静脉注射,经皮及口服(包括液体浓缩物,速释和缓释制剂)
21	脂质体的药物(如两性霉素 B 脂质体)和传统的同类药物(如两性霉素 B 去氧胆酸盐)
22	中度镇静药,静脉注射(如咪达唑仑)
13 种高警示药品	
1	阿片酊
2	阿托品注射液(规格 ≥5mg／支)
3	高锰酸钾外用制剂
4	加压素,静脉注射或骨髓腔内注射
5	甲氨蝶呤(口服,非肿瘤用途)
6	硫酸镁注射液
7	浓氯化钾注射液
8	凝血酶冻干粉
9	肾上腺素,皮下注射
10	缩宫素,静脉注射
11	硝普钠注射液
12	异丙嗪,静脉注射
13	注射用三氧化二砷

资料来源:中国药学会医院药学专业委员会《中国高警示药品推荐目录》(2019 年版)。

2. 高警示药品分级管理

（1）A级：最高级别，是使用频率高，一旦用药错误，患者死亡风险最高的高警示药品，医疗单位必须重点管理和监护。

1）专柜或专区储存，药品储存处有明显专用标识。

2）药房发放A级高警示药品须使用高警示药品专用袋，药品核发人、领用人须在专用领单上签字。

3）护理人员执行A级高警示药品医嘱时应注明高警示，双人核对后给药。

4）A级高警示药品应严格按照法定给药途径和标准给药浓度给药。超出标准给药浓度的医嘱，医生应加签字。

5）医生、护士和药师工作站在处置A级高警示药品时应有明显的警示信息。

（2）B级：高警示药品使用频率较高，一旦用药错误，会给患者造成严重伤害，但给患者造成伤害的风险等级较A级低。

1）药库、药房和病区小药柜等药品储存处有明显专用标识。

2）护理人员执行B级高警示药品医嘱时应注明高警示，双人核对后给药。

3）B级高警示药品应严格按照法定给药途径和标准给药浓度给药。超出标准给药浓度的医嘱，医生须加签字。

4）医生、护士和药师工作站在处置B级高警示药品时应有明显的警示信息。

（3）C级：高警示药品使用频率较高，一旦用药错误，会给患者造成伤害，但给患者造成伤害的风险等级较B级低。

1）医生、护士和药师工作站在处置C级高警示药品时应有明显的警示信息。

2）门诊药房药师和治疗班护士核发C级高警示药品应进行专门的用药交代。

五、抗菌药物管理与调配

抗菌药物一般是指具有杀菌或抑菌活性的药物，由细菌、放线菌、真菌等微生物经培养而得到的某些产物，或用化学半合成法制造的相同或类似的物质，也可化学全合成。

（一）抗菌药物管理

1. 抗菌药物的采购管理

（1）医疗机构遴选和新引进抗菌药物品种，应当由临床科室提交申请报告，经药学部门提出意见后，由抗菌药物管理工作组审议。抗菌药物管理工作组三分之二以上成员审议同意，并经药事管理与药物治疗学委员会三分之二以上委员审核同意后方可列入采购供应目录。

（2）抗菌药物品种或者规格存在安全隐患，疗效不确定、耐药率高、性价比差或者违规使用等情况的，临床科室、药学部门、抗菌药物管理工作组，可以提出清退或者更换意见，清退意见经抗菌药物管理工作组二分之一以上成员同意后执行，并报药事管理与药物治疗学委员会备案。更换意见经药事管理与药物治疗学委员会讨论通过后执行。清退或者更换的抗菌药物品种或者品规原则上12个月内不得重新进入本机构抗菌药物供应目录。

（3）医疗机构应当严格控制本机构抗菌药物供应目录的品种数量。同一通用名称抗菌药物品种，注射剂型和口服剂型不得超过2种。具有相似或者相同药理学特征的抗菌药物不得重复列入供应目录。

（4）因特殊治疗需要，医疗机构需使用本机构抗菌供应目录以外抗菌药物的，可以启动临时采购程序。临时采购应当由临床科室提出申请。说明申请购入抗菌药物名称、剂型、规格、数量、使用对象和使用理由。经本机构抗菌药物管理工作组审核同意后，由药学部门临时一次性购入使用。医疗机构应当严格控制临时采购抗菌药物品种和数量。同一通用名称抗菌药物品种启动临时采购程序原则上每年不得超过 5 例次,如果超过 5 例次,应当讨论是否列入本机构抗菌药物供应目录。调整后的抗菌药物供应目录总品种数不得增加。医疗机构应当每半年将抗菌药物临时采购情况向核发其"医疗机构执业许可证"的卫生行政部门备案。

2. 抗菌药物临床使用实行分级管理　根据安全性、疗效性、细菌耐药性、价格等因素,将抗菌药物分为三级。

(1) 非限制使用级:是指经长期临床应用证明安全、有效、对细菌耐药性影响较小,价格相对较低的抗菌药物。

(2) 限制使用级:是指经长期临床应用证明安全、有效、对细菌耐药性影响较大或者价格相对较高的抗菌药物。

(3) 特殊使用级:是指具有以下情况之一的抗菌药物。

1) 具有明显或者严重不良反应,不宜随意使用的抗菌药物。

2) 需要严格控制使用,避免细菌过快产生耐药性的抗菌药物。

3) 疗效、安全性方面的临床资料较少的抗菌药物。

4) 价格昂贵的抗菌药物。

3. 医师抗菌药物处方权限管理

(1) 二级以上医疗机构应当定期对医师进行抗菌药物临床应用知识和规范化管理的培训。经培训并考核合格后,方可获得相应的处方权。

(2) 具有初级专业技术职务任职资格的医师,在乡镇、村的医疗机构独立从事一般执业活动的职业助理医师以及乡村医生,可授予非限制使用级抗菌药物处方权。

(3) 具有中级以上专业技术职务任职资格的医师,可授予限制使用级抗菌药物处方权。

(4) 具有高级专业技术职务任职资格的医师,可授予特殊使用级抗菌药物处方权。

4. 抗菌药物的使用管理　为加强医疗机构抗菌药物临床应用管理,规范抗菌药物临床应用行为,提高抗菌药物临床应用水平,对综合性医疗机构抗菌药物的临床应用做出以下规定。

(1) 住院患者抗菌药物使用率不超过 60%。

(2) 门诊患者抗菌药物处方比例不超过 20%。

(3) 急诊患者抗菌药物处方比例不超过 40%。

(4) 抗菌药物使用强度力争控制在每百人天 40DDDs 以下。

(5) 住院患者手术预防使用抗菌药物时间控制在术前 30 分钟至 2 小时(剖宫手术除外)。

(6) Ⅰ类切口手术患者预防使用抗菌药物比例不超过 30%,使用时间不超过 24 小时。

(7) 不使用抗菌药物的手术种类:腹股沟疝修补术、甲状腺疾病手术、乳腺疾病手术、关节镜检查手术、颈动脉内膜切除术、颅骨肿物切除手术、经血管途径介入诊断手术。

(8) 特殊使用级抗菌药物不得在门诊使用。临床应用特殊使用级抗菌药物应当严格掌握用药指征,经抗菌药物管理工作组指定的专业技术人员会诊同意后,由具有相应处方权医师开具处方。

(9) 紧急情况下,医师可越级使用抗菌药物,必须有用药指征记录,并在 24 小时内补办手续。

(10) 医疗机构应当开展细菌耐药监测工作,建立细菌耐药预警机制,并采取下列相应措施。

1) 主要目标细菌耐药率超过 30% 的抗菌药物,应当及时将预警信息通报本机构医务人员。

2) 主要目标细菌耐药率超过 40% 的抗菌药物,应当慎重经验用药。

3) 主要目标细菌耐药率超过 50% 的抗菌药物,应当参照药敏试验结果选用。

4) 主要目标细菌耐药率超过 75% 的抗菌药物,应当暂停针对此目标细菌的临床应用,根据追踪细菌耐药监测结果,再决定是否恢复临床应用。

(二) 抗菌药物调配

1. 药师抗菌药物调剂资格管理　二级以上医疗机构应当定期对药师进行抗菌药物临床应用知

识和规范化管理的培训。经培训并考核合格后,方可获得相应的抗菌药物调剂资格。

2. 调配注意事项   药剂人员在调配抗菌药物处方时,应当特别注意审核以下几点。

(1) 皮试的审核:对含抗菌药物注射剂的处方,尤其是要求做皮试的药物,一定要检查皮试结果是否注明该药物的皮试试验(阴性),不应该以(−)表示,皮试阴性后需要连续使用可以写"续用"或"免皮试";口服抗菌药物一定询问是否有过敏史,以保证患者用药的安全无误。对说明书及有关规定必须做皮试的抗菌药物,要注意处方医师是否注明了过敏试验及结果的判定。

(2) 过敏史的询问:对含头孢菌素类药物的注射剂、口服剂型及其他抗菌药物的处方,首先需要询问患者有无过敏史,对有过敏史患者且又开具了相类似抗菌药物的处方,应当拒绝发药。

六、抗肿瘤药管理与调配

抗肿瘤药是指通过细胞杀伤、免疫调控、内分泌调节等途径,在细胞、分子水平进行作用,达到抑制肿瘤生长或消除肿瘤的药物,一般包括化学治疗药物、分子靶向治疗药物、免疫治疗药物、内分泌治疗药物等。

医疗机构应当严格执行《中华人民共和国药品管理法》《中华人民共和国药品管理法实施条例》《处方管理办法》《医疗机构药事管理规定》《医疗机构处方审核规范》等相关规定及技术规范,加强抗肿瘤药遴选、采购、储存、处方、调配、临床应用和药物评价的全过程管理。

(一) 抗肿瘤药管理

抗肿瘤药临床应用应当遵循安全、有效、经济、适当的原则。医疗机构和医务人员应当以循证医学证据为基础,以诊疗规范、临床诊疗指南、临床路径和药品说明书等为依据,充分考虑药物临床治疗价值和可及性,合理应用抗肿瘤药,以达到治疗肿瘤、提高患者生存率、改善患者生命质量的目的。

1. 抗肿瘤药临床应用实行分级管理   根据安全性、可及性、经济性等因素,将抗肿瘤药分为限制使用级和普通使用级。具体划分标准如下。

(1) 限制使用级抗肿瘤药:具有下列特点之一的抗肿瘤药。

1) 药物毒副作用大,纳入毒性药品管理,适应证严格,禁忌证多,须由具有丰富临床经验的医务人员使用,使用不当可能对人体造成严重损害的抗肿瘤药。

2) 上市时间短、用药经验少的新型抗肿瘤药。

3) 价格昂贵、经济负担重的抗肿瘤药。

(2) 普通使用级抗肿瘤药:除限制使用级抗肿瘤药外的其他抗肿瘤药。

2. 抗肿瘤药的处方权管理   医疗机构应当加强对本机构医师处方权的授予、考核等管理,明确可以开具限制使用级和普通使用级抗肿瘤药处方的医师应当满足的条件,包括医师的专业、职称、培训及考核情况、技术水平和医疗质量等。医师按照被授予的处方权开具相应级别的抗肿瘤药。

3. 抗肿瘤药的采购管理   医疗机构应当建立抗肿瘤药遴选和评估制度,根据本机构肿瘤疾病诊疗需求制订抗肿瘤药供应目录,并定期调整。

(1) 医疗机构抗肿瘤药品种遴选应当以临床需求为目标,鼓励优先选用《国家基本药物目录》《国家基本医疗保险、工伤保险和生育保险药品目录》中收录、国家集中谈判或招标采购,以及国家卫生健康委员会公布的诊疗规范、临床诊疗指南、临床路径涉及的药品。

(2) 因特殊治疗需要,医疗机构确需使用本机构抗肿瘤药供应目录以外抗肿瘤药的,可以启动临时采购程序,由临床科室提出申请,经本机构抗肿瘤药管理工作组审核同意后,由药学部门临时一次性购入使用。

(3) 医疗机构遴选和新引进抗肿瘤药品种,应当由临床科室提交申请报告,由抗肿瘤药管理工作组出具初步意见,经药事管理与药物治疗学委员会讨论通过后执行。

对于临床优势明显、安全性高或临床急需、无可替代的创新药物,医疗机构应当在充分评估的基础上,简化引进流程,及时纳入抗肿瘤药供应目录。

对于存在重大安全隐患、疗效不确定、成本-效果比差或者严重违规使用等情况的抗肿瘤药,临床科室、药学部门、抗肿瘤药管理工作组应当提出清退或者更换意见,经药事管理与药物治疗学委员会讨论通过后执行。清退或者更换的抗肿瘤药品种或者品规原则上12个月内不得重新进入抗肿瘤药供应目录。

4. 抗肿瘤药的使用管理

(1) 医师应当根据组织或细胞学病理诊断结果,或特殊分子病理诊断结果,合理选用抗肿瘤药。原则上,在病理确诊结果出具前,医师不得开具抗肿瘤药进行治疗。

国家卫生健康委员会发布的诊疗规范、临床诊疗指南、临床路径或药品说明书规定需进行基因靶点检测的靶向药物,使用前需经靶点基因检测,确认患者适用后方可开具。

(2) 在尚无更好治疗手段等特殊情况下,应当制订相应管理制度、技术规范,对药品说明书中未明确但具有循证医学证据的药品用法进行严格管理。

特殊情况下抗肿瘤药使用采纳的循证医学证据,依次是其他国家或地区药品说明书中已注明的用法,国际权威学会协会或组织发布的诊疗规范、临床诊疗指南,国家级学会协会发布的诊疗规范、临床诊疗指南和临床路径等。

(3) 首次抗肿瘤药治疗方案应当由肿瘤诊疗能力强的医疗机构或省级卫生健康行政部门按照相应标准和程序遴选的其他医疗机构制订并实施。对于诊断明确、病情相对稳定的肿瘤患者,其他医疗机构可以执行上述医疗机构制订的治疗方案,进行肿瘤患者的常规治疗和长期管理。

5. 抗肿瘤药的管理指标　　医疗机构应当根据各临床科室专业特点,科学设定抗肿瘤药临床合理应用管理指标,定期评估抗肿瘤药合理应用管理情况。

抗肿瘤药临床合理应用管理指标应当包括以下内容。

(1) 抗肿瘤药分级管理制度执行情况。

(2) 限制使用级和普通使用级抗肿瘤药的使用率。

(3) 抗肿瘤药使用金额占比。

(4) 抗肿瘤药处方合理率与干预率。

(5) 抗肿瘤药不良反应报告数量及报告率。

(6) 抗肿瘤药临床应用监测及相关数据上报情况。

(二) 抗肿瘤药调配

1. 抗肿瘤药的调配权管理　　抗肿瘤药处方应当由经过抗肿瘤药临床应用知识培训并考核合格的药师审核和调配。

2. 静脉用抗肿瘤药实行集中调配　　静脉用抗肿瘤药的调配应当设置专门区域,实行相对集中调配,并做好医务人员职业防护。设有静脉用药调配中心的医疗机构,应当按照《静脉用药集中调配技术操作规范》《危害药品调配技术操作规范》进行集中调配。

调配抗肿瘤药的药师必须具有药士及以上专业技术职务任职资格并经过相关的专业知识、操作技能、配置流程及安全防护等培训且考核合格后方可从事抗肿瘤药的集中配置工作,调配后的抗肿瘤药需经过药师复核无误后方可发出。

3. 废弃物管理　　抗肿瘤治疗相关的医疗废物管理应当遵守《中华人民共和国固体废物污染环境防治法》《医疗废物管理条例》《医疗卫生机构医疗废物管理办法》等法律法规规定,做好分类收集、运送、暂存及机构内处置工作,并做好相关工作人员的职业卫生安全防护。

实训项目七　处方审核与调配模拟实训

【实训目的】

1. 通过模拟实训,使学生能够结合理论和实践,掌握处方审核与调配的基本知识和基本技能,培养学生独立观察、分析和解决实际问题的能力。

2. 加强学生对麻醉药品、精神药品管理的认识。

3. 培养学生为患者提供优质药学服务的意识。

【实训条件】　分管教学的院系领导或带教老师与相关医院(附属医院、教学医院)联系,获得对方支持,实地参加该医院门诊药房的调配工作;不具备开展实地实训的学校,可在室内摆设模拟发药台进行实训。

【实训要求】

1. 掌握药品审核、调配标准操作规程;掌握麻醉药品、精神药品使用与管理相关规定。

2. 熟悉药房的工作模式,了解药师的岗位职责。

【实训准备】

1. 设施场地　联系医院门诊药房,利用其门诊窗口开展实训(视学生实训人数而定),也可在室内摆设模拟发药台(1 张调配桌、2 把工作椅、1 个药品货架、电脑及麻醉药品柜)。

2. 人员组织　由本项目带教老师任主持,实训学生、门诊药房药师(每组请一名门诊药房高年资药师任点评老师)和患者(学生扮演)参加。

3. 材料准备　任课教师自拟处方,每组准备合理处方 5 张、不规范处方 5 张、用药不适宜处方10 张;麻醉药品、精神药品处方各 5 张。处方审核、麻醉药品和精神药品管理相关登记表格、用药交代相关贴纸若干。

【实训内容】

1. 按照"四查十对"原则,审方人员分别审核 10 张普通处方,麻醉药品、精神药品处方各 5 张,填写不合理处方沟通登记表。

2. 调配人员根据审方结果,对合格处方进行调配、书写标签,做好核对工作。

3. 发药人员再次复核药品,做好用药交代。

4. 麻醉药品、精神药品调配发药完成时,及时进行麻醉药品、精神药品使用登记,空安瓿或废贴回收登记,做好交接班。

【实训过程】

(一)普通处方

1. 学生 4 人为一个小组,分别担任审方(发药)人员(1 人)、调配人员(1 人)和患者(2 人),实训过程中 4 人轮换角色。

2. 处方审核　按照"四查十对"原则,每名学生对处方的规范性及适宜性逐一进行审核,审查10 张普通处方(视学生实训人数而定),并填写不合理处方沟通登记表。审核要点如下:判断开方医师的资质是否符合规定,不同的药品是否使用规定的处方笺书写,格式及内容是否符合规定;对处方用药的适宜性进行审核。

3. 调配人员根据审方结果,对合格处方进行调配。

4. 发药人员核对患者姓名等身份信息,再次逐一核对药品与处方,确保无误后签名或盖章,向患者交代每种药品的服用方法和特殊注意事项,如发现配方错误时,应将药品退回调配人员,及时更正。

(二)麻醉药品、精神药品处方

1. 学生 4 人为一个小组,分别担任审方(发药)人员(1 人)、调配人员(1 人)和患者(2 人),实训过程中4人轮换角色。

2. 审方人员核查处方是否为麻醉药品、精神药品专用处方,处方医生是否有麻醉药品、精神药品处方权,处方用量是否符合要求,如患者再次取药,须将原批号的空安瓿或用过的贴剂收回。

3. 调配人员根据审方结果,对合格处方进行调配,仔细阅读处方,按照药品顺序逐一调配,注意检查药品规格、数量、批号、有效期,规范书写用药标签,核对无误后签名。调配好一张处方的所有药品后再调配下一张处方。

4. 发药人员核对患者信息,再次复核药品,确认无误后签名,认真向患者交代药品的服用方法和特殊注意事项,如发现配方错误时,应将药品退回调配人员,及时更正。

5. 进行麻醉药品、精神药品使用登记,空安瓿或废贴回收登记,做好交接班。

实训路径示意图见实训图7-1。

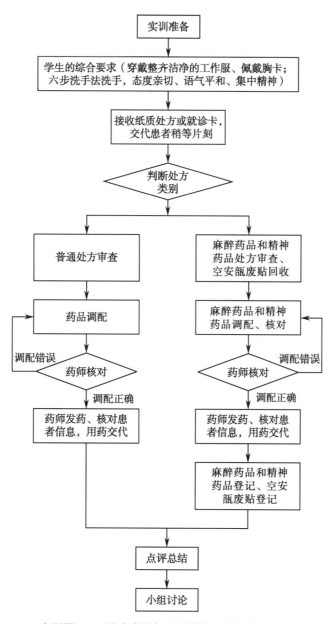

实训图 7-1 处方审核与调配模拟实训路径示意图

【实训考核】

1. 指导老师根据每位同学在实训过程中的表现,依据评分表现场进行综合评分(实训表7-1、实训表 7-2)。

2. 根据评分结果,指导老师进行点评和总结,指出每位学生在项目完成过程中好的表现和不足之处。

实训表 7-1　普通处方审核与调配模拟实训评分表

项目	技能要求	得分
处方审核 (22 分)	正确审核一张处方得 2 分,反之评 0 分,满分 20 分	
	不规范处方或不适宜处方及时与处方医生联系或记录评 2 分,不联系或不记录评 0 分	
处方调配 (40 分)	按照顺序逐一调配评 5 分;不按顺序调配一次扣 1 分	
	药品调配正确评 15 分,多取、少取、取错、漏取一次扣 2 分	
	正确规范书写标签评 5 分,漏写、错写或书写不规范一次扣 1 分	
	调配好一张处方的所有药品后再调配下一张处方评 5 分,反之评 0 分	
	要特殊保存的药品加贴醒目的标签提示评 5 分,反之评 0 分	
	调配完成后签名评 5 分,漏签一次扣 1 分	
用药交代 (33 分)	核对患者姓名,确认患者身份信息评 3 分,漏一次扣 1 分	
	逐一核对药品,保证药品准确并签名得 15 分,没有核对药品评 0 分,核对差错一次扣 2 分,漏签名一次扣 1 分	
	向患者交代药品的服用方法评 5 分,漏交代一次扣 1 分	
	向患者交代用药特殊注意事项每一种药品评 1 分,满分 10 分	
服务礼仪 (5 分)	服务热情、周到、礼貌评 5 分,反之评 5 分以下	
合计		

实训表 7-2　麻醉药品和精神药品处方审核与调配模拟实训评分表

项目	技能要求	得分
处方审核 (17 分)	正确审核一张处方得 2 分,反之评 0 分,满分 10 分	
	不规范处方或不适宜处方及时与处方医生联系或记录评 2 分,不联系或不记录评 0 分	
	若患者为再次取药,须将原批号的空安瓿或用过的贴剂收回,评 5 分,反之评 0 分	
处方调配 (40 分)	按照顺序逐一调配评 5 分;不按顺序调配一次扣 1 分	
	药品调配正确评 15 分,多取、少取、取错、漏取一次扣 2 分	
	正确规范书写标签评 5 分,漏写、错写或书写不规范一次扣 1 分	
	调配好一张处方的所有药品后再调配下一张处方评 5 分,反之评 0 分	
	要特殊保存的药品加贴醒目的标签提示评 5 分,反之评 0 分	
	调配完成后签名评 5 分,漏签一次扣 1 分	

项目	技能要求	得分
用药交代 (38 分)	核对患者姓名,确认患者身份信息评 3 分,漏一次扣 1 分	
	逐一核对药品,保证药品准确并签名得 15 分,没有核对药品评 0 分,核对差错一次扣 2 分,漏签名一次扣 1 分	
	向患者交代药品的服用方法评 5 分,漏交代一次扣 1 分	
	向患者交代用药特殊注意事项每一种药品评 1 分,满分 10 分	
	进行麻醉药品和精神药品登记评 5 分,反之评 0 分	
服务礼仪 (5 分)	服务热情、周到、礼貌评 5 分,反之评 5 分以下	
合计		

【思考题】

1. 处方的含义及意义有哪些?

2.《处方管理办法》要求药师应对处方的适宜性进行审核,审核内容有哪些?

3. 药学专业技术人员调剂处方时必须做到哪"四查十对"?

4. 门(急)诊癌症疼痛患者和中、重度慢性疼痛患者开具的麻醉药品、第一类精神药品各种剂型可开具的最大量为多少?

5. 小组讨论:如何在日常调配工作中做好药学服务工作?

第七章
目标测试

(许杜娟)

第八章

静脉用药集中调配

第一节 概　述

一、静脉用药集中调配的概念

(一) 静脉用药集中调配的含义和背景

静脉用药集中调配,是指医疗机构药学部门根据医师处方或用药医嘱,经药师进行适宜性审核,由药学专业技术人员按照无菌操作要求,在洁净环境下对静脉用药进行加药混合调配,使其成为可供临床直接静脉输注使用的成品输液的操作过程。静脉用药集中调配是药品调剂的一部分。其性质属于"药品调剂"工作,而不是"药物制剂"工作。

静脉用药调配中心(室)(pharmacy intravenous admixture service,PIVAS)是指医疗机构中具有依据药物特性设计的操作环境,按照静脉用药调配的要求,在药学部门的统一管理下,由受过培训的药学技术人员严格按照标准操作程序进行包括肠外营养液、危害药品等静脉用药的混合调配,为临床提供优质的成品输液和药学服务的功能部门。PIVAS 由药学部领导管理,是药学专业技术工作,而不是单纯调配发药,药学技术人员应当参与临床静脉用药调配相关工作。

1969 年世界上第一个 PIVAS 建于美国俄亥俄州立大学医院,美国 93% 的营利性医院和100% 非营利性医院都建有规模不等的 PIVAS,澳大利亚、日本等国家及欧洲的医院也大多建有PIVAS。

我国第一个 PIVAS 于 1999 年在上海市静安区中心医院建立,2002 年 1 月我国颁布的《医疗机构药事管理暂行规定》第二十八条指出:"医疗机构要根据临床需要逐步建立全肠道外营养和肿瘤化疗药物等静脉液体配制中心(室),实行集中配制和供应。"2010 年 4 月,我国颁布了《静脉用药集中调配质量管理规范》,这是我国第一个规范的、权威的国家级静脉用药集中调配质量标准和操作规范。2011 年 3 月,我国颁布了《医疗机构药事管理规定》,这些文件的颁布促使更多的医院建立静脉用药调配中心(室),目前国内已建立"静脉用药调配中心(室)"约 500 家。

(二) 静脉用药集中调配的目的和意义

1. 静脉用药集中调配的目的　药品在生产过程中通过《药品生产质量管理规范》实行质量控制,在流通过程中通过《药品经营质量管理规范》实行质量控制,但在最为重要的药品使用环节上的质量控制尚缺乏有效的管理规范。开展静脉用药集中调配的目的就是加强对药品使用环节的质量控制,保证药品质量体系的连续性,提高患者用药的安全性和有效性,实现医院药学由供应保障型向技术服务型转变,实现以患者为中心的药学服务模式,提升静脉用药治疗水平,提高医院的现代化医疗质量和管理水平。

2. 静脉用药集中调配的意义　①保证药品配制的质量和静脉用药安全;②降低医疗成本,减少药品浪费;③加强职业防护;④提高护理质量;⑤促进合理用药,提高药师服务价值。

知识拓展

　　成品输液:按照医师处方或用药医嘱,经药师适宜性审核,采用无菌操作技术将一种或数种静脉用药品种进行混合调配,可供临床直接用于患者静脉输注的药液。

　　危害药品:能产生职业暴露危险或者危害的药品,即具有遗传毒性、致癌性、致畸性,或对生育有损害作用以及在低剂量下可产生严重的器官或其他方面毒性的药品,包括肿瘤化疗药品和细胞毒性药品。

二、静脉用药集中调配的工作流程

　　静脉用药集中调配应以保障输液质量为核心,根据《静脉用药集中调配质量管理规范》,其调配工作流程如下:临床医师开具静脉输液治疗处方或用药医嘱→用药医嘱信息传递→药师审核→打印标签→贴签摆药→核对→混合调配→输液成品核对→输液成品包装→分病区放置于密闭容器中、加锁或封条→由工人送至病区→病区药疗护士开锁(或开封)核对签收→给患者用药前护士应当再次与病历用药医嘱核对→给患者静脉输注用药。静脉用药调配工作的主要流程:医嘱审核→摆药→摆药核对→配制→成品核对,核心环节是医嘱审核和配制。

(一)处方或用药医嘱审核

　　负责处方或用药医嘱审核的药师应按照《静脉用药集中调配质量管理规范》的要求进行审核,逐一审核患者静脉输液处方或医嘱,确认其正确性、合理性与完整性。对处方或用药医嘱存在错误的,应当及时与处方医师沟通,请其调整并签名。因病情需要的超剂量等特殊用药,医师应当再次签名确认。对用药错误或者不能保证成品输液质量的处方或医嘱应当拒绝调配。

　　处方或用药医嘱审核主要包括以下内容。

　　1. 形式审查　处方或用药医嘱内容应当符合《处方管理办法》《病历书写基本规范》的有关规定,书写正确、完整、清晰,无遗漏信息。

　　目前,临床多采用电子录入医嘱的工作模式,形式审查和软件系统中输液标签或医嘱格式的设计密切相关。如:处方前记和后记的形式审查可通过"有或无"的判断进行提交限制。药师审核的重点是该医嘱是否遗漏重要信息。

　　2. 分析鉴别临床诊断与所选用药物的相符性　药师应通过审核医嘱,评价临床医师是否根据患者病情选择适当的药物进行治疗,即临床诊断与所选用的药物是否相符。例如:高血压患者如果无糖尿病的诊断,在医嘱或处方中就不应该出现降血糖药。

　　3. 确认遴选药品品种、规格、给药途径、用法、用量的正确性与适宜性,防止重复给药。

　　(1)所选药物品种的正确性与适宜性:应根据患者的病情、病理生理等特点选择适当的药物。例如:对于年龄低于18周岁的患者,禁止选用莫西沙星、氧氟沙星等喹诺酮类的药物;如果是诊断为细菌感染的高龄老年患者,氨基糖苷类等肾毒性强的药物不应作为首选药物;如果是中枢神经系统感染,不应选择不易透过血脑屏障的抗菌药物,如大环内酯类药物、第一代头孢菌素等。

　　(2)药品规格的正确性:目前临床使用的许多同一通用名称的药品存在多种规格,开具电子医嘱时可能存在录入失误,导致同一药品的给药剂量出现错误,因此药师应认真审核药品规格。

　　(3)给药途径的正确性:临床常见的给药途径有静脉推注、静脉滴注、口服、肌内注射、吸入给药等。给药途径不同,药物的生物利用度就不同,临床疗效也就不一样,正确的给药途径是保证药物临床疗效的重要因素之一。不同给药途径的药物,其制剂的质量要求与标准也不同,因此在临床使用中,必须按规定的给药方法使用,不能擅自改变给药途径,以保证患者用药安全性和临床疗效。例如:奥美拉唑注射剂有供静脉滴注和供静脉推注2种剂型。供静脉滴注的剂型只能用适当溶媒稀释后静脉滴注使用,不能用于静脉推注,如果将供静脉滴注的奥美拉唑注射剂用来静脉推注,由于溶媒量少,溶液 pH 过高,易引起局部的强烈刺激;而供静脉推注的剂型只能用专用溶媒稀释后静脉推注使用,如果将供静脉推注的奥美拉唑注射剂用超过说明书用量的溶媒溶解稀释后用于静脉滴注,则由于溶液 pH 达不到奥美拉唑稳定所需的 pH,在配制和使用过程中更易出现变色、混浊或产生沉淀。

(4) 用法、用量的正确性:给药剂量、给药频次与药物的临床疗效及不良反应直接相关,药师应根据药品说明书,认真审核药物的用法、用量。例如抗菌药物的给药频次主要取决于其半衰期、药动学和药效学特点及抗生素后效应,头孢菌素类属于时间依赖型抗菌药物,其杀菌效果主要取决于血药浓度超过最低抑菌浓度的时间,大多数头孢菌素类药物半衰期短,一日多次给药临床效果更好,不应使用一天给药一次的用法。但头孢曲松因其半衰期较长,可每天给药一次。

(5) 防止重复给药:目前临床上使用的药品种类繁多,同一通用名称的药品常有多个不同的商品名称,尤其是合并使用复方制剂时,易致重复用药,药师应予以重点审核。

4. 确认静脉用药配伍的适宜性,分析药物的相容性与稳定性　配伍禁忌指同一输液瓶(袋)内2 种或 2 种以上的药物发生水解、氧化、还原等理化性质变化,导致混浊、变色、沉淀或产生肉眼不能直接观察到的微粒等。药师在审核医嘱时,在短时间内发现药物的配伍禁忌比较困难,如果没有明确可配伍的药物,应该建议临床尽量单独使用。例如:盐酸氨溴索注射液不能与 pH 大于 6.3 的其他溶液混合,因为 pH 增加会导致氨溴索注射液产生游离碱沉淀;维生素 C 与维生素 K_1 配伍会发生氧化还原反应。

5. 确认选用溶媒的适宜性

(1) 溶媒的选用主要考虑溶媒和所加药物之间的相容性、稳定性:药物用不适宜的溶媒溶解稀释可能会影响药物制剂稳定性,许多药品说明书中对溶媒种类有明确的规定,药师应严格按药品说明书审核医嘱中的溶媒,保证静脉输液的安全性、有效性。例如:多烯磷脂酰胆碱注射液只能用不含电解质的葡萄糖注射液稀释,如果用氯化钠注射液稀释会产生白色混浊;注射用紫杉醇脂质体只能用 5% 葡萄糖注射液溶解和稀释,不可用生理盐水或其他溶液溶解、稀释,以免发生脂质体聚集。

(2) 选择正确的溶媒后,恰当的溶媒量也是药师审核医嘱时需要关注的问题:有的药物由于自身稳定性差、半衰期很短等原因需要短时间输注。例如:注射用环磷酰胺稳定性较差,宜用生理盐水20~30ml 溶解后静脉注射,且应在配制后 2~3 小时内使用,不应使用大量的溶媒溶解后静脉滴注。有的药物对滴注时间、药物浓度有限制,溶媒量不能太少或太多。例如:万古霉素静脉滴注引起的副作用与药物浓度及输液速度有关,0.5g 的万古霉素临用前先用 10ml 注射用水溶解,再用 100ml 或100ml 以上 0.9% 氯化钠注射液或 5% 葡萄糖注射液稀释,每次静脉滴注时间至少 60 分钟或以不高于10mg/min 的速度给药。快速静脉滴注万古霉素或浓度太高,可能发生血栓性静脉炎或红人综合征等不良反应。

6. 确认静脉用药与包装材料的适宜性　有的药物如尼莫地平可被聚氯乙烯所吸附,应采用非聚氯乙烯材料的输液瓶和输液器。紫杉醇注射液中含脂溶性高的溶剂,采用聚氯乙烯材料的输液瓶或输液器时,会将输液瓶或输液器管材中的增塑剂溶出,不利于患者安全。

7. 确认药物皮试结果和药物严重或者特殊不良反应等重要信息　对于规定必须做皮试的药品,药师应注意审核处方或医嘱中是否注明过敏试验及结果的判定等。

8. 需与医师进一步核实的任何疑点或未确定的内容。

处方审核案例(图 8-1)

定点医疗机构编码:00000000					
科别:消化内科　　病历号 _00001　　　性质:自费　　　××××年××月××日					
姓名	陈××	性别	男	年龄	49岁
临床诊断: 过敏试验:		R: 5% 葡萄糖注射液　　250ml 蔗糖铁注射液　　200mg　　静脉滴注　q.d.×1 钠钾镁钙葡萄糖注射液　　500ml 10% 氯化钾注射液　　13.5ml　　静脉滴注　q.d.×1 　　　　　　　　　　　　　　医师签名(盖章):×××			
金额:×××　审核/调配签名(盖章):×××　核对/发药签名(盖章):×××					

图 8-1　处方

分析:

(1) 该处方缺少临床诊断。

(2) 蔗糖铁注射液溶媒选择不适宜,应选用 0.9% 氯化钠注射液为溶媒。蔗糖铁注射液的 pH 为 10.5~11.0,葡萄糖注射液的 pH 为 3.2~6.5,是酸性溶液,若用葡萄糖注射液作溶媒,会中和蔗糖铁注射液里的氢氧化钠,造成蔗糖铁注射液的不稳定;葡萄糖含醛基具有还原性,会将三价铁还原为二价铁,而血液中的转铁蛋白只能结合三价铁。因此,不能用葡萄糖注射液作溶媒。

(3) 蔗糖铁注射液溶媒量不适宜,200mg 蔗糖铁注射液最多加 200ml 溶媒,可浓不可稀。蔗糖铁注射液是氢氧化铁胶体溶液和蔗糖水溶液的复合注射液,加入电解质时,由于有较多的反离子进入吸附层,使吸附层有较多的电荷被中和,从而使胶粒的电荷减少,扩散层变薄,水化层也随之变薄,胶体粒子就容易凝结,所以胶体的稳定性可因加入过量的电解质而破坏。为保证药液的稳定,不允许将药液配成更稀的溶液。

(二) 摆药与核对

1. 摆药前药师应当仔细阅读、核查输液标签是否准确、完整,如有错误或不全,应当告知审方药师校对纠正。

2. 按输液标签所列药品顺序摆药,按其性质、不同用药时间,分批次将药品放置于不同颜色的容器内;按病区、药物性质不同放置于不同的混合调配区内。

3. 摆药时需检查药品的品名、剂量、规格等是否符合标签内容,同时应当注意药品的完好性及有效期,并签名或者盖签章。

4. 摆药注意事项　①摆药时,确认同一患者所用同一种药品的批号相同;②摆好的药品应当擦拭清洁后,方可传递入洁净室,但不应当将粉针剂西林瓶盖去掉;③每日应当对用过的容器按规定进行整理擦洗、消毒,以备下次使用。

5. 摆药核对　①将输液标签整齐地贴在输液袋(瓶)上,但不得将原始标签覆盖;②药师摆药应当双人核对,并签名或盖签章;③将摆有注射剂与贴有标签的输液袋(瓶)的容器通过传递窗送入洁净区操作间,按病区码放于药架(车)上。

(三) 静脉用药混合调配

1. 调配操作前准备

(1) 在调配操作前 30 分钟,按操作规程启动洁净间和层流洁净台净化系统,并确认其处于正常工作状态,操作间室温控制于 18~26℃、湿度 40%~65%、室内外压差符合规定,操作人员记录并签名。

(2) 接班工作人员应当先阅读交接班记录,对有关问题应当及时处理。

（3）按更衣操作规程,进入洁净区操作间,首先用蘸有 75% 乙醇的无纺布从上到下、从内到外擦拭层流洁净台内部的各个部位。

2. 将摆好药品容器的药车推至层流洁净台附近相应的位置。

3. 调配前的校对　调配药学技术人员应当按输液标签核对药品名称、规格、数量、有效期等的准确性和药品完好性,确认无误后,进入加药混合调配操作程序。

4. 调配操作程序

（1）选用适宜的一次性注射器,拆除外包装,旋转针头连接注射器,确保针尖斜面与注射器刻度处于同一方向,将注射器垂直放置于层流洁净台的内侧。

（2）用 75% 乙醇消毒输液袋（瓶）的加药处,放置于层流洁净台的中央区域。

（3）除去西林瓶盖,用 75% 乙醇消毒安瓿瓶颈或西林瓶胶塞,并在层流洁净台侧壁打开安瓿,应当避免朝向高效过滤器方向打开,以防药液喷溅到高效过滤器上。

（4）抽取药液时,注射器针尖斜面应当朝上,紧靠安瓿瓶颈口抽取药液,然后注入输液袋（瓶）中,轻轻摇匀。

（5）溶解粉针剂,用注射器抽取适量静脉注射用溶媒,注入于粉针剂的西林瓶内,必要时可轻轻摇动（或置振荡器上）助溶,全部溶解混匀后,用同一注射器抽出药液,注入输液袋（瓶）内,轻轻摇匀。

（6）调配结束后,再次核对输液标签与所用药品名称、规格、用量,准确无误后,调配操作人员在输液标签上签名或者盖签章,标注调配时间,并将调配好的成品输液和空西林瓶、安瓿与备份输液标签及其他相关信息一并放入筐内,以供检查者核对。

（7）通过传递窗将成品输液送至成品核对区,进入成品核对包装程序。

（8）每完成一组输液调配操作后,应当立即清场,用蘸有 75% 乙醇的无纺布擦拭台面,除去残留药液,不得留有与下批输液调配无关的药物、余液、用过的注射器和其他物品。

5. 每天调配工作结束后,按照《静脉用药集中调配质量管理规范》规定的清洁消毒操作程序进行清洁消毒处理。

6. 静脉用药混合调配注意事项

（1）不得采用交叉调配流程。

（2）静脉用药调配所用的药物,如果不是整瓶（支）用量,则必须将实际所用剂量在输液标签上明显标示,以便校对。

（3）若有 2 种以上粉针剂或注射液需加入同一输液时,应当严格按药品说明书要求和药品性质顺序加入;对肠外营养液、高危药品和某些特殊药品的调配,应当制定相关的加药顺序调配操作规程。

（4）调配过程中,输液出现异常或对药品配伍、操作程序有疑点时应当停止调配,报告当班负责药师查明原因,或与处方医师协商调整用药医嘱;发生调配错误应当及时纠正,重新调配并记录。

（四）成品输液的核对、包装与发放

1. 成品输液的检查、核对

（1）检查输液袋（瓶）有无裂纹,输液应无沉淀、变色、异物等。

（2）进行挤压试验,观察输液袋有无渗漏现象,尤其是加药处。

（3）按输液标签内容逐项核对所用输液和空西林瓶与安瓿的药名、规格、用量等是否相符。

（4）核检非整瓶（支）用量的患者的用药剂量和标识是否相符。

（5）各岗位操作人员签名是否齐全,确认无误后核对者应当签名或盖签章。

（6）核查完成后,空安瓿等废弃物按规定进行处理。

2. 经核对合格的成品输液,用适宜的塑料袋包装,按病区分别整齐放置于有病区标记的密闭容器内,送药时间及数量记录于送药登记本。在危害药品的外包装上要有醒目的标记。

3. 将密闭容器加锁或加封条,钥匙由调配中心和病区各保存一把,配送工人及时送至各病区,由病区药疗护士开锁或启封后逐一清点核对,并注明交接时间,无误后,在送药登记本上签名。

知识拓展

输液标签:依据医师处方或用药医嘱经药师适宜性审核后生成的标签,其内容应当符合《处方管理办法》有关规定,应当有患者与病区基本信息、医师用药医嘱信息、其他特殊注意事项以及静脉用药调配各岗位操作人员的信息等。

交叉调配:系指在同一操作台面上进行两组(袋、瓶)或两组以上静脉用药混合调配的操作流程。

三、静脉用药集中调配的人员和管理

(一)静脉用药集中调配人员的基本要求

静脉用药集中调配是药品调剂工作的一部分,根据《中华人民共和国药品管理法》的规定,非药学技术人员不得直接从事药品调剂工作,因此其工作人员主要包括各岗位药学人员及从事其他辅助工作的工勤人员。根据《静脉用药集中调配质量管理规范》的规定,静脉用药集中调配人员的基本要求如下。

1. 静脉用药调配中心(室)负责人　应当具有药学专业本科以上学历,本专业中级以上专业技术职务任职资格,有较丰富的实际工作经验,责任心强,有一定管理能力。

2. 负责静脉用药医嘱或处方适宜性审核的人员　应当具有药学专业本科以上学历、5年以上临床用药或调剂工作经验、药师以上专业技术职务任职资格。

3. 负责摆药、加药混合调配、成品输液核对的人员　应当具有药士以上专业技术职务任职资格。

4. 从事静脉用药集中调配工作的药学专业技术人员　应当接受岗位专业知识培训并经考核合格,定期接受药学专业继续教育。

5. 与静脉用药调配工作相关的人员　每年至少进行一次健康检查,建立健康档案。对患有传染病或者其他可能污染药品的疾病,或患有精神疾病等其他不宜从事药品调剂工作的,应当调离工作岗位。

(二)静脉用药集中调配的管理

静脉用药调配中心(室)由医疗机构药学部门统一管理。医疗机构应当制定相关规章制度与规范,对静脉用药集中调配的全过程进行规范化质量管理。

1. 静脉用药调配中心(室)规章制度基本要求

(1) 静脉用药调配中心(室)应当建立健全各项管理制度、人员岗位职责和标准操作规程。

(2) 静脉用药调配中心(室)应当建立相关文书保管制度:自检、抽检及监督检查管理记录;处方医师与静脉用药调配相关药学专业技术人员签名记录文件;调配、质量管理的相关制度与记录文件。

(3) 建立药品、医用耗材和物料的领取与验收、储存与养护、按用药医嘱摆发药品和药品报损等管理制度,定期检查落实情况。药品应当每月进行盘点和质量检查,保证账物相符,质量完好。

2. 静脉用药调配过程管理

(1) 医师应当按照《处方管理办法》有关规定开具静脉用药处方或医嘱;药师应当按《处方管理办法》有关规定和《静脉用药集中调配操作规程》,审核用药医嘱所列静脉用药混合配伍的合理性、相容性和稳定性,对不合理用药应当与医师沟通,提出调整建议。对于用药错误或不能保证成品输液质量的处方或用药医嘱,药师有权拒绝调配,并做记录与签名。

（2）摆药、混合调配和成品输液应当实行双人核对制；集中调配要严格遵守本规范和标准操作规程，不得交叉调配；调配过程中出现异常应当停止调配，立即上报并查明原因。

（3）静脉用药调配每道工序完成后，药学人员应当按操作规程的规定，填写各项记录，内容真实、数据完整、字迹清晰。各道工序与记录应当有完整的备份输液标签，并应当保证与原始输液标签信息相一致，备份文件应当保存1年备查。

（4）医师用药医嘱经药师适宜性审核后生成输液标签，标签应当符合《处方管理办法》规定的基本内容，并有各岗位人员签名的相应位置。书写或打印的标签字迹应当清晰，数据正确完整。

（5）核对后的成品输液应当有外包装，危害药品应当有明显标识。

（6）成品输液应当置入各病区专用密封送药车，加锁或贴封条后由工人递送。递送时要与药物治疗护士有书面交接手续。

3. 静脉用药调配所需药品与物料领用管理

（1）药品、物料的请领、保管与养护应当有专人负责。

（2）药品的请领

1）静脉用药调配中心（室）药品的请领应当根据每日消耗量，填写药品请领单，定期向药库请领，药品请领单应当有负责人或指定人员签名。

2）静脉用药调配中心（室）不得调剂静脉用药调配以外的处方。

3）静脉用药调配中心（室）不得直接对外采购药品，所需的药品一律由药学部门药品科（库）统一采购供应。

（3）药品的验收

1）负责二级药库管理的药师应当依据药品质量标准、请领单、发药凭证与实物逐项核对，包括品名、规格、数量及有效期是否正确，药品标签与包装是否整洁、完好，核对合格后，分类放置于相应的固定货位，并在发药凭证上签名。

2）凡对药品质量有质疑、药品规格数量不符、药品过期或有破损等，应当及时与药品科（库）沟通，退药或更换，并做好记录。

（4）药品的储存管理与养护

1）药库应当干净、整齐，地面平整、干燥，门与通道的宽度应当便于搬运药品和符合防火安全要求；药品储存应当按"分区分类、货位编号"的方法进行定位存放，按药品性质分类集中存放；对高危药品应设置显著的警示标志；并应当做好药库温湿度的监测与记录。

2）药库具备确保药品与物料储存要求的温湿度条件：常温区域10~30℃，阴凉区域不高于20℃，冷藏区域2~8℃，库房相对湿度40%~65%。

3）药品堆码与散热或者供暖设施的间距不小于30cm，距离墙壁间距不少于20cm，距离房顶及地面间距不小于10cm。

4）规范药品堆垛和搬运操作，遵守药品外包装图示标志的要求，不得倒置存放。

5）每种药品应当按批号及有效期远近依次或分开堆码并有明显标志，遵循"先产先用""先进先用""近期先用"和"按批号发药使用"的原则。

6）对不合格药品的确认、报损、销毁等应当有规范的制度和记录。

（5）已建立医院信息系统的医疗机构，应当建立电子药品信息管理系统，药品存量应当与一级库建立电子网络传递联系，加强药品成本核算和账务管理制度。

（6）静脉用药调配中心（室）所用药品应当做到每月清点，账物相符，如有不符应当及时查明原因。

（7）注射器和注射针头等物料的领用、管理应当按本规范的有关规定和参照药品请领、验收管理办法实施，并应当与药品分开存放。

4. 静脉用药调配信息管理　处方或用药医嘱打印成输液标签,并在完成调配操作流程后,自动减去处方组成药品在二级库所存药品数量,做到账物相符,并自动形成药品月收支结存报表。

四、静脉用药集中调配的仪器设备及场所要求

(一) 仪器和设备的基本要求

1. 静脉用药调配中心(室)应当有相应的仪器和设备,保证静脉用药调配操作、成品质量和供应服务管理。仪器和设备须经国家法定部门认证合格。

2. 静脉用药调配中心(室)仪器和设备的选型与安装,应当易于清洗、消毒和便于操作、维修和保养。衡量器具应准确,定期进行校正。维修和保养应当有专门记录并存档。

3. 静脉用药调配中心(室)应当配置百级生物安全柜,供抗生素类和危害药品静脉用药调配使用;设置营养药品调配间,配备百级水平式层流洁净台,供肠外营养液和普通输液静脉用药调配使用。

(二) 静脉用药集中调配的场所要求

1. 静脉用药调配中心(室)总体区域设计布局、功能室的设置和面积应当与工作量相适应,并能保证洁净区、辅助工作区和生活区的划分,不同区域之间的人流和物流出入走向合理,不同洁净级别区域间应当有防止交叉污染的相应设施。

2. 静脉用药调配中心(室)应当设于人员流动少的安静区域,且便于与医护人员沟通和成品的运送。设置地点应远离各种污染源,禁止设置于地下室或半地下室,周围的环境、路面、植被等不会对静脉用药调配过程造成污染。洁净区采风口应当设置在周围 30m 内环境清洁、无污染地区,离地面高度不低于 3m。

3. 静脉用药调配中心(室)的洁净区、辅助工作区应当有适宜的空间摆放相应的设施与设备;洁净区应当设一次更衣、二次更衣及调配操作间;辅助工作区应当含有与之相适应的药品与物料储存、审方打印、摆药准备、成品核查、包装和普通更衣等功能室。

4. 静脉用药调配中心(室)内应当有足够的照明度,墙壁颜色应当适合人的视觉;顶棚、墙壁、地面应当平整、光洁、防滑,便于清洁,不得有脱落物;洁净区房间内顶棚、墙壁、地面不得有裂缝,能耐受清洗和消毒,交界处应当成弧形,接口严密;所使用的建筑材料应当符合环保要求。

5. 静脉用药调配中心(室)洁净区应当设有温度、湿度、气压等监测设备和通风换气设施,保持静脉用药调配室温度 18~26℃,相对湿度 40%~65%,保持一定量新风的送入。

6. 静脉用药调配中心(室)洁净区的洁净标准应当符合国家相关规定,经法定检测部门检测合格后方可投入使用。

各功能室的洁净级别要求:①一次更衣室、洗衣洁具间为 10 万级;②二次更衣室、加药混合调配操作间为万级;③水平式层流洁净台为百级。

其他功能室应当作为控制区域加强管理,禁止非本室人员进出。洁净区应当持续送入新风,并维持正压差;抗生素类、危害药品静脉用药调配的洁净区和二次更衣室之间应当呈 5~10Pa 负压差。

7. 静脉用药调配中心(室)应当根据药物性质分别建立不同的送、排(回)风系统。排风口应当处于采风口下风方向,其距离不得小于 3m 或者设置于建筑物的不同侧面。

8. 药品、物料储存库及周围的环境和设施应当能确保各类药品质量与安全储存,应当分设冷藏、阴凉和常温区域,库房相对湿度 40%~65%。二级药库应当干净、整齐,门与通道的宽度应当便于搬运药品和符合防火安全要求。有保证药品领入、验收、储存、保养、拆外包装等作业相适宜的房屋空间和设备、设施。

9. 静脉用药调配中心(室)内安装的水池位置应当适宜,不得对静脉用药调配造成污染,不设地漏;室内应当设置有防止尘埃和鼠、昆虫等进入的设施;淋浴室及卫生间应当在中心(室)外单独设置,

不得设置在静脉用药调配中心(室)内。

五、药学服务人员在静脉用药集中调配中的职责与作用

(一) 药学服务人员在静脉用药集中调配中的职责

1. 审核岗位职责

(1) 根据静脉用药调配中心(室)负责人的工作安排,负责住院医嘱的审核、调剂复核等工作,对不合理医嘱应及时与临床医师沟通后,做出退回修改或拒绝调配等相应处理,并按规定记录。

(2) 本岗位药师应依据《处方管理办法》等相关技术规范、规定,逐一审核患者静脉输液处方或医嘱,确认其正确性、合理性与完整性。

(3) 医嘱审核合格后打印一式两份标签,一份用于贴输液袋(瓶)上,另一份存档备查。审核药师应在两份标签上签名以示负责。

(4) 负责本岗位实习生、进修生的带教工作。

2. 摆药贴签、摆药核对岗位职责

(1) 在静脉用药调配中心(室)负责人安排下,负责病区医嘱的汇总调配、输液标签分篮、贴签摆药和摆药核对等工作。

(2) 摆药前药师应当仔细阅读,核查输液标签是否准确、完整,如有错误或不全,应当告知审方药师校对纠正,并按规定记录。

(3) 按输液标签所列药品顺序摆药,按其性质、不同用药时间,分批次将药品放置于不同颜色的容器内;按病区、按药物性质不同将药品放置于不同的混合调配区内。

(4) 摆药时需检查药品的品名、剂量、规格等是否符合标签内容,同时应当注意药品的完好性及有效期。

(5) 将输液标签整齐地贴在输液袋(瓶)上,但不得将原始标签覆盖。

(6) 药师摆药应当双人核对,并签名或盖签章。

(7) 负责本岗位实习生、进修生等有关人员的培训、带教工作。

3. 调配岗位职责

(1) 根据静脉用药调配中心(室)负责人的工作安排,负责静脉用药的混合调配工作。

(2) 调配人员应严格遵守《静脉用药集中调配质量管理规范》,调配过程应严格执行消毒和无菌操作规程。

(3) 调配人员在调配前应做好各项准备工作,操作过程中严禁随意离开,确保调配工作的连续性和调配质量。

(4) 调配人员发现输液标签上的不合理或错误医嘱时应拒绝调配,及时告知审核药师,并按规定记录。无审核人、摆药人、核对人签字的标签不得调配。

(5) 调配时注意药品可能存在的相互作用和理化性质的改变,遇到质量问题、配伍禁忌时及时报告上级主管。

(6) 完成调配后应在输液标签上签名确认。应将调配后的成品输液和使用后的空安瓿按相应标签放置,以便核对。

(7) 负责本岗位实习生、进修生等有关人员的培训、带教工作。

4. 成品核对岗位职责

(1) 在静脉用药调配中心(室)负责人安排下,负责对调配完毕的所有成品输液进行复核。核对两份输液标签,查看患者病区、床号、姓名,给药时间是否正确。

(2) 按输液标签内容逐项核对所用输液和空西林瓶与安瓿的药名、规格、用量等是否相符;核对非整瓶(支)用量的患者的用药剂量和标识是否相符。

（3）检查输液袋（瓶）有无裂纹，输液应无沉淀、变色、异物等；进行挤压试验，观察输液袋有无渗漏现象，尤其是加药处。

（4）核对输液标签上各岗位操作人员签名是否齐全，确认无误后核对者应当签名或盖签章。

（5）负责本岗位实习生、进修生等有关人员的培训、带教工作。

5. 仓库管理员岗位职责

（1）在静脉用药调配中心（室）负责人领导下，协助负责人做好药品、物料的请领、保管与养护工作。

（2）协助负责人做好药品的申领、验收、入库、出库、在库养护、退药、盘点等药品管理工作。

（3）严格执行药品的相关管理规定，保证药品质量，做到账物相符。对不合格药品的确认、报损、销毁等应当有规范的制度和记录。

（4）每种药品应当按批号及有效期远近依次或分开堆码并有明显标志，遵循"先产先用""先进先用""近期先用"和"按批号发药使用"的原则。

（5）维护药库设施、设备正常运转，做好药库消防安全。

（6）负责本岗位实习生、进修生等有关人员的培训、带教工作。

（二）药学服务人员在静脉用药集中调配中的作用

1. 药师对医嘱的严格审核，可大大提高静脉用药的安全性和有效性　药师对医嘱的审核质量直接关系到静脉输液的质量、药物的疗效及患者的用药安全。按照传统的用药模式，临床医师开具处方，住院药房的药师按医嘱汇总发药，在缺乏药师审核的情况下，用药错误就得不到纠正。在静脉用药调配中心（室）配备有专门的审核药师，审核药师从用药适应证、给药途径、用法用量、配伍禁忌、药物相互作用、药物相容性及稳定性等方面认真审核医嘱，从药学专业的角度给临床提出建议，既可确保用药安全，又能让药物发挥最大疗效。

2. 药师对静脉用药的规范调配，保证了输液的质量与安全性　按照传统的用药模式，病区护士领药后在病区开放的环境中加药调配，静脉用药被污染的发生率高。在静脉用药调配中心（室），静脉用药调配从病区开放的环境转移至洁净的配制环境中，由受过严格培训的药学人员按无菌操作规程调配药物，大大减少了输液反应的发生率，提高了输液的质量与安全性。

3. 静脉用药集中调配可增强职业防护　调查显示，如果护士在开放的环境中调配危害药品，长期接触悬浮在空气中的危害药物微粒，可能出现疲倦乏力、脱发、血细胞减少等不良反应。而在生物安全柜中按照规定的操作规程对危害药品进行集中调配，可保护调配人员自身的安全，大大减少危害药品对医护人员的职业损害。

4. 开展静脉用药合理应用和安全使用知识的宣教　药师在静脉用药调配工作中，应遵循安全、有效、经济的原则，参与临床静脉用药治疗，宣传合理用药，为医护人员和患者提供相关药物信息与咨询服务。药师可深入临床，利用自己的专业特长积极介入静脉用药的使用过程，从药学专业知识的角度指导静脉用药的正确使用。如某些静脉用药的滴注速度、滴注时间、给药顺序、是否避光及给药时需要特别注意的事项等，进一步提高静脉用药的安全性和合理性。

第二节　静脉用药的无菌调配技术

一、静脉用药调配中心（室）无菌调配技术要求

（一）静脉用药调配中心（室）卫生与消毒基本要求

1. 静脉用药调配中心（室）应当制定卫生管理制度、清洁消毒程序。各功能室内存放的物品应当与其工作性质相符合。

2. 洁净区应当每天清洁消毒,其清洁卫生工具不得与其他功能室混用。清洁工具的洗涤方法和存放地点应当有明确的规定。选用的消毒剂应当定期轮换,不会对设备、药品、成品输液和环境产生污染。每月应当定时检测洁净区空气中的菌落数,并有记录。进入洁净区域的人员数应当严格控制。

3. 洁净区应当定期更换空气过滤器。进行有可能影响空气洁净度的各项维修后,应当经检测验证达到符合洁净级别标准后方可再次投入使用。

4. 设置良好的供排水系统,水池应当干净无异味,其周边环境应当干净、整洁。

5. 重视个人清洁卫生,进入洁净区的操作人员不应化妆和佩戴饰物,应当按规定和程序进行更衣。工作服的材质、式样和穿戴方式,应当与各功能室的不同性质、任务与操作要求、洁净度级别相适应,不得混穿,并应当分别清洗。

6. 根据《医疗废物管理条例》制定废弃物处理管理制度,按废弃物性质分类收集,由本机构统一处理。

（二）静脉用药调配中心（室）清洁、消毒操作规程

1. 地面消毒剂的选择与制备

（1）次氯酸钠:5% 的强碱性溶液,用于地面消毒为 1% 溶液,本溶液须在使用前新鲜配制,处理或分装高浓度 5% 次氯酸钠溶液时,必须戴厚口罩和防护手套。

（2）季铵类阳离子表面活性剂:有腐蚀性,禁与肥皂水及阴离子表面活性剂联合使用,应当在使用前新鲜配制。

（3）甲酚皂溶液:有腐蚀性,用于地面消毒为 5% 溶液,应当在使用前新鲜配制。

2. 静脉用药调配中心（室）清洁与卫生管理其他规定

（1）各操作室不得存放与该室工作性质无关的物品,不准在静脉用药调配中心（室）用餐或放置食物。

（2）每日工作结束后应当及时清场,各种废弃物必须每天及时处理。

3. 非洁净区的清洁、消毒操作程序

（1）每日工作结束后,用专用拖把擦洗地面,用常水擦拭工作台、凳椅、门框及门把手、塑料筐等。

（2）每周消毒一次地面和污物桶:先用常水清洁,待干后,再用消毒液擦洗地面及污物桶内外,15 分钟以后再用常水擦去消毒液。

（3）每周一次用 75% 乙醇擦拭消毒工作台、成品输送密闭容器、药车、不锈钢设备、凳椅、门框及门把手。

4. 万级洁净区清洁、消毒程序

（1）每日的清洁、消毒:调配结束后,用常水清洁不锈钢设备,层流洁净台面及两侧内壁,传递窗顶部、两侧内壁、把手及台面、凳椅、照明灯开关等,待干后,用 75% 乙醇擦拭消毒。

（2）每日按规定的操作程序进行地面清洁、消毒。

（3）墙壁、顶棚每月进行一次清洁、消毒,操作程序同上。

5. 清洁、消毒注意事项

（1）消毒剂应当定期轮换使用。

（2）洁净区和一般辅助工作区的清洁工具必须严格分开,不得混用。

（3）清洁、消毒过程中,不得将常水或消毒液喷淋到高效过滤器上。

（4）清洁、消毒时,应当按从上到下、从里向外的程序擦拭,不得留有死角。

（5）用常水清洁时,只有待干燥后才能再用消毒剂擦拭,保证清洁、消毒效果。

二、静脉用药集中调配的无菌技术操作规程

(一)静脉用药调配中心(室)人员更衣操作规程

1. 进出静脉用药调配中心(室)更衣规程　进出静脉用药调配中心(室)应当更换该中心(室)工作服、工作鞋并戴发帽。非本中心(室)人员未经中心(室)负责人同意,不得进入。

2. 进入10万级洁净区规程(一更)　①换下普通工作服和工作鞋,按六步洗手法洗手并烘干;②穿好指定服装并戴好发帽、口罩。

3. 进入1万级洁净区规程(二更)　①更换洁净区专用鞋、洁净隔离服;②手消毒,戴一次性手套。

4. 离开洁净区规程

(1) 临时外出:在二更室脱下洁净隔离服及帽子、口罩整齐放置,一次性手套丢入污物桶内;在一更室应当更换工作服和工作鞋。

(2) 重新进入洁净区时,必须按以上更衣规定程序进入洁净区。

(3) 当日调配结束时,脱下的洁净区专用鞋、洁净隔离服进行常规消毒,每周至少清洗2次;一次性口罩、手套一并丢入污物桶。

(二)生物安全柜的操作规程

生物安全柜属于垂直层流台,通过层流台顶部的高效过滤器,可以过滤99.99%的粒径0.3μm以上的微粒,使操作台空间形成局部100级的洁净环境,并且通过工作台面四周的散流孔回风形成相对负压,因此,不应当有任何物体阻挡散流孔,包括手臂等。用于调配危害药品的生物安全柜,应当加装活性炭过滤器用于过滤排出的有害气体。

1. 清洁与消毒

(1) 每天在操作开始前,应当使用75%的乙醇擦拭工作区域的顶部、两侧及台面,顺序应当从上到下,从里向外。

(2) 在调配过程中,每完成一份成品输液调配后,应当清理操作台上废弃物,并用常水擦拭,必要时再用75%的乙醇消毒台面。

(3) 每天操作结束后,应当彻底清场,先用常水清洁,再用75%乙醇擦拭消毒。

(4) 每天操作结束后应当打开回风槽道外盖,先用蒸馏水清洁回风槽道,再用75%乙醇擦拭消毒。

2. 生物安全柜的操作与注意事项

(1) 有1~2位调配人员提前半小时先启动生物柜循环风机和紫外线灯,关闭前窗至安全线处,30分钟后关闭紫外线灯,然后用75%乙醇擦拭生物安全柜顶部、两侧及台面,顺序为从上到下、从里到外进行消毒,然后打开照明灯后方可进行调配。

(2) 紫外线灯启动期间,不得进行调配,工作人员应当离开操作间。

(3) 紫外线灯应当定期检测,如达不到灭菌效果时,应当及时更换灯管。

(4) 所有静脉用药调配必须在离工作台外沿20cm,内沿8~10cm,并离台面至少10cm区域内进行。

(5) 调配时前窗不可高过安全警戒线,否则,操作区域内不能保证负压,可能会造成药物气雾外散,对工作人员造成伤害或污染洁净间。

(6) 生物安全柜的回风道应当定期用蒸馏水擦拭清洁后,再用75%乙醇消毒。

(7) 生物安全柜每个月应当做一次沉降菌监测,方法:将培养皿打开,放置在操作台上半小时,封盖后进行细菌培养,菌落计数。

(8) 生物安全柜应当根据自动监测指示,及时更换过滤器的活性炭。

3. 每年应当对生物安全柜进行各项参数的检测,以保证生物安全柜运行质量,并保存检测报告。

（三）水平式层流洁净台的操作规程

1. 物品在水平式层流洁净台的正确放置与操作,是保证洁净台工作质量的重要因素。从水平式层流洁净台吹出来的空气经过高效过滤器过滤,可除去 99.99% 粒径 0.3μm 以上的微粒,并确保空气的流向及流速。用于静脉用药调配操作的水平式层流洁净台的进风口应当处于工作台的顶部,这样可保证最洁净的空气先进入工作台,工作台的下部支撑部分可确保空气流通。此类水平式层流洁净台只能用于调配对工作人员无伤害的药物,如电解质类药物、肠外营养药等。

2. 清洁与消毒

(1) 每天在操作开始前,有 1~2 位调配人员提前启动水平式层流洁净台循环风机和紫外线灯,30 分钟后关闭紫外灯,再用 75% 乙醇擦拭水平式层流洁净台顶部、两侧及台面,顺序为从上到下,从里向外进行消毒;然后打开照明灯后方可进行调配。

(2) 在调配过程中,每完成一份成品输液调配后,应当清理操作台上废弃物,并用常水清洁,必要时再用 75% 的乙醇消毒台面。

(3) 每天调配结束后,应当彻底清场,先用常水清洁,再用 75% 乙醇擦拭消毒。

3. 水平式层流洁净台的操作与注意事项

(1) 水平式层流洁净台启动半小时后方可进行静脉用药调配。

(2) 应当尽量避免在操作台上摆放过多的物品,较大物品之间的摆放距离宜约为 15cm;小件物品之间的摆放距离约为 5cm。

(3) 洁净工作台上的无菌物品应当保证第一时间洁净的空气从其流过,即物品与高效过滤器之间应当无任何物体阻碍,也称"开放窗口"。

(4) 避免任何液体物质溅入高效过滤器,高效过滤器一旦被弄湿,很容易产生破损及滋生真菌。

(5) 避免物体放置过于靠近高效过滤器,所有的操作应当在工作区内进行,不要把手腕或胳膊肘放置在洁净工作台上,随时保持"开放窗口"。

(6) 避免在洁净间内剧烈的动作,避免大声喧哗,应当严格遵守无菌操作规则。

(7) 水平式层流洁净台可划分为 3 个区域:①内区,最靠近高效过滤器的区域,距离高效过滤器 10~15cm,适宜放置已打开的安瓿和其他一些已开包装的无菌物体;②工作区,即工作台的中央部位,离洁净台边缘 10~15cm,所有的调配应当在此区域完成;③外区,从台边到 15~20cm 距离的区域,可用来放置有外包装的注射器和其他带外包装的物体(应尽量不放或少放)。

(8) 安瓿用砂轮切割和西林瓶的注射孔盖子打开后,应当用 75% 乙醇仔细擦拭消毒,去除微粒,打开安瓿的方向应当远离高效过滤器。

(9) 水平式层流洁净台每周应当做一次动态浮游菌监测,方法:将培养皿打开,放置在操作台上半小时,封盖后进行细菌培养,菌落计数。

4. 每年应对水平式层流洁净台进行各项参数的检测,以保证洁净台运行质量,并保存检测报告。

三、肠外营养液的调配

肠外营养液一般包括碳水化合物、氨基酸、脂肪乳、电解质、维生素和微量元素等,并根据特定的混合方式配制而成。某些药理营养素(如谷氨酰胺、ω-3 脂肪酸等)或经过配伍稳定性验证的药物(如胰岛素、H_2 受体拮抗剂等)也可根据需要进行添加。

工业化生产的多腔袋(multi-chambered bag,MCB)也属于肠外营养液,主要包含三腔袋和双腔袋。三腔袋(triple-chambered bag,TCB)是指分别装入脂肪乳、氨基酸和葡萄糖,隔成三个相对独立腔室的软袋,使用时可以挤压软袋,使 3 种液体快速混合成肠外营养混合液。双腔袋(dual-chambered bag,DCB)指分别含有多种氨基酸电解质溶液和葡萄糖电解质溶液,隔成两个相对独立腔室的软袋,使用时可以通过挤压充分混合,为机体提供蛋白质及碳水化合物的肠外营养液。

（一）配制环境及洁净度要求

1. 肠外营养液应集中调配与供应。

2. 各功能室洁净度应满足配液需求并定期验证。

3. 肠外营养液的配制操作应在 B 级（ISO 5）环境中完成。

4. 采用尘埃粒子计数器测定悬浮粒子。

人工配制肠外营养液在《美国药典》（USP）中被定义为中等风险的操作，该操作应在 C 级（ISO 7）环境背景下的 B 级（ISO 5）层流洁净工作台中进行。

参考《药品生产质量管理规范（2010 年修订）》（GMP 2010 版）洁净度级别要求。各功能室的洁净度级别要求：一次更衣室、洗衣洁具间为 D 级（ISO 8）；二次更衣室、配制间为 C 级（ISO 7）；层流洁净工作台为 B 级（ISO 5），见表 8-1。其他功能室应作为控制区域加强管理。

表 8-1 各功能室洁净度级别要求

各功能室	GMP	ISO	每立方米悬浮粒子最大允许数 / 粒	
			粒径≥0.5μm	粒径≥5.0μm
一次更衣室	D 级（静态）	ISO 8	3 520 000	29 000
洗衣洁具间	D 级（静态）	ISO 8	3 520 000	29 000
二次更衣室	C 级（静态）	ISO 7	352 000	2 900
配制间	C 级（静态）	ISO 7	352 000	2 900
层流洁净工作台	B 级（静态）	ISO 5	3 520	29

（二）微生物限度

1. 采用测定沉降菌监测微生物限度。

2. 在测定沉降菌基础上，有条件的可定期测定浮游菌。

3. 各功能室微生物限度应满足配液需求。要求采用沉降菌法来评定洁净室的洁净度（表 8-2）。

表 8-2 各功能室微生物限度要求

各功能室	GMP	ISO	微生物最大允许数	
			沉降菌（φ90mm）/（cfu/0.5h）	浮游菌 /（cfu/m³）
一次更衣室	D 级	ISO 8	10	200
洗衣洁具间	D 级	ISO 8	10	200
二次更衣室	C 级	ISO 7	3	100
配制间	C 级	ISO 7	3	100
层流洁净工作台	B 级	ISO 5	1	10

（三）人员要求

1. 配制肠外营养液的操作人员必须掌握无菌操作技术，定期参加培训与考核。

2. 根据实际条件利用培养基灌装测试对人员的无菌操作进行验证。

3. 参与配制肠外营养液的人员，健康状况应满足配制需求。

配液人员在上岗前应接受专业技术、岗位操作、卫生知识的学习培训，通过考核后方可上岗。定期组织科室内专业知识继续教育培训,每年至少对工作人员进行1次考核,内容包括相关法律法规、标准操作规程与管理制度、无菌操作技术、净化设备使用、相关专业理论知识等。USP第797章规定进行肠外营养液配制操作人员需通过培养基灌装测试验证其无菌操作,保证肠外营养液的配制安全。配液人员每年至少进行1次健康检查。

(四) 调配前的准备

1. 使用有挂钩的水平式层流洁净台,洁净度为百级,温度18~26℃,相对湿度45%~65%,层流风速0.4~0.6m/s。

2. 配制人员的准备(按更衣操作规程) "六步洗手法"洗手,穿洁净服,戴好发帽、口罩和一次性手套。

3. 环境、物品、药品的准备　提前半小时开启净化系统和紫外灯;调配前将所用物品(75%乙醇、砂轮、小方纱、不同规格注射器、一次性静脉营养输液袋等)准备齐全,避免因多次走动而增加污染的机会;用75%乙醇擦拭水平式层流洁净台台面及两侧、消毒输液瓶、西林瓶瓶口和安瓿瓶颈;严格检查静脉营养输液袋的有效期、外包袋、输液袋、输液管道是否密闭、有无破损;核对药品,确保与输注标签一致,并检查澄明度和药品外包装情况,如是否有裂瓶等。

(五) 配制方法

进行肠外营养液配制之前,肠外营养处方必须经药师审核,制订适合医疗机构的配制操作规范。

1. 人工配制

(1) 肠外营养液的配制顺序

1) 将磷酸盐加入氨基酸或高浓度葡萄糖中。

2) 将其他电解质、微量元素加入葡萄糖液(或氨基酸)中,不能与磷酸盐加入同一稀释液中。电解质注射液也可加入0.9%氯化钠注射液或葡萄糖氯化钠注射液中。

3) 用脂溶性维生素溶解水溶性维生素后加入脂肪乳剂中。如处方不含脂肪乳,可用5%葡萄糖溶解并稀释水溶性维生素。复合维生素制剂(同时包含脂溶性和水溶性维生素),可用5%葡萄糖或脂肪乳溶解并稀释(不同制剂的配制操作参照说明书)。

4) 将氨基酸先加入一次性肠外营养输液袋(三腔袋)内,后将葡萄糖、0.9%氯化钠、葡萄糖氯化钠等液体加入三腔袋内混合。

5) 将含钙盐的溶液加入三腔袋内混合。

6) 目视检查三腔袋内有无混浊、异物、变色以及沉淀生成。

7) 完成上述操作后,将脂肪乳剂加入三腔袋中。

8) 应一次性不间断地完成配制操作,并不断轻摇三腔袋,使其混合均匀。配制完毕后,尽可能排净袋中空气,悬挂以观察是否出现开裂、渗漏、沉淀、异物、变色等异常情况。

9) 配制完成的营养液配方用标签表明,包括总容量、成分、建议输注时间和有效期等。

(2) 配制过程中不得将电解质、微量元素直接加入脂肪乳剂内。磷制剂和钙制剂未经充分稀释不能直接混合。

(3) 丙氨酰谷氨酰胺注射液不得作为肠外营养液中唯一的氨基酸来源,应与复方氨基酸注射液合用。鱼油脂肪乳注射液不得作为肠外营养液中唯一的脂肪乳来源,应与脂肪乳注射液合用。如处方没有脂肪乳,为保证稳定性,不应加入脂溶性维生素。

(4) 不推荐在肠外营养液中加入其组成成分之外的其他药品。

对于肠外营养液而言,药师的职责包括正确地审核调配、标识、配制、质控、贮藏、分发及监护。肠外营养液成分复杂,被认为是中等风险的无菌操作,通常采用重力法或自动化配制设备(automated compounding device,ACD)进行配制。肠外营养液的配制必须严格遵循无菌操作,以保证其理化稳定性及微生物检查符合标准。各医疗机构应制定适合自身条件的肠外营养液配制规范。

为减少无机磷酸盐(如复合磷酸氢钾注射液)与钙盐(如葡萄糖酸钙和氯化钙)形成沉淀的可能,应在配制之初加入磷酸盐,最后在加入脂肪乳前加入钙盐。磷制剂和钙制剂未经充分稀释不能直接混合。有条件的尽量选择有机磷酸盐制剂。

脂肪乳具有遮蔽作用,因此应在加入脂肪乳之前对三腔袋进行可见异物目视检查。阳离子容易影响脂肪乳的稳定性,应避免将电解质、微量元素直接加入脂肪乳中。将各组分液体加入至三腔袋时,优先加入氨基酸。因为葡萄糖等酸性药品会降低 pH 和脂肪乳的 Zeta 电位,从而破坏脂肪乳稳定性。氨基酸作为两性分子,具有缓冲作用,应先加入。

肠外营养液成分复杂,不推荐加入肠外营养液成分之外的任何药品,以免生成沉淀或破坏稳定性。

2. 自动化配制设备配制

(1) 以重力法为基础,设定适合的 ACD 限量范围。

(2) 在装配和更换药品时加入使用条码技术验证药品,且需独立的双人核对。

(3) 导管应标记并可追溯。

(4) 如果所需组分剂量小于 ACD 的精度、组分与 ACD 存在不相容(如胰岛素与管)、组分与组分之间存在相互作用且无法间隔,以及 ACD 没有足够的接口,则这些组分不可通过 ACD 配制。

(5) 严格遵守 ACD 厂家的操作说明书。

(6) 医院信息系统(hospital information system,HIS)应直接与 ACD 相连,不得人工转录医嘱;如无法直接相连,须使用固定格式的医嘱模板。

3. 多腔袋的配制

(1) 须严格遵照产品说明书进行包装拆除、溶液混合、储存、输注等操作。混合或添加药品时,需将袋子轻轻翻转 3 次,使溶液充分混合。

(2) 如需添加其他药品,需确保其相容性和稳定性,不推荐在 MCB 中加入肠外营养液组成成分之外的其他药品。

(3) 添加药品时,遵从无菌操作技术。有些 MCB 需将袋内液体混合均匀后再加入其他药品;而有些则需先将葡萄糖和氨基酸混合后添加其他药品,最后再与脂肪乳混合。

(4) 添加少量药品可在病区完成,如添加大容量药品或同时添加多种药品时,应参照人工配制顺序,在配液中心层流洁净台操作。可在袋外预混后通过一次性输液连接管加入 MCB。若添加药品过多,MCB 难以满足患者需求时,需考虑配制 TCB。

(5) 添加药品时将针头自加药口正中缓慢插入,尽可能减少对 MCB 加药口处的穿刺操作,以免漏液,配制好的 MCB 应在室温下 24 小时内完成输注。

(6) 加药量需按各厂家说明书推荐加药剂量和浓度来操作。

肠外营养液配制前需经药师审核;MCB 的包装分为内袋和外袋,之间放置氧吸收剂,如发现外袋破损不得使用;内袋由可剥离封条分隔成独立的腔室进行配制前应按说明书操作,挤压使封条打开,将袋子翻转 3 次使袋内液体充分混合。该操作必须在平整、洁净的平面上进行。

添加其他药品时不得超出肠外营养液组成成分范围。如果 MCB 的加药口在葡萄糖腔室内,可将药品加入葡萄糖腔室,也可在葡萄糖和氨基酸混合好后加入,最后同脂肪乳混合;对于不具备上述条件的 MCB 可以先将各容器内液体混合完全后再加入各类添加剂。每次加药后即刻翻转袋子 3 次避免组分局部高浓度持续时间过长。若添加药品过多容量过大,MCB 难以满足患者需求时,需考虑配制 TCB。

(六) 调配注意事项

1. 肠外营养液中脂肪乳的稳定性　①肠外营养液中一价阳离子(Na^+、K^+)浓度应小于 150mmol/L;二价阳离子(Ca^{2+}、Mg^{2+})浓度应小于 10mmol/L;未经稀释的浓电解质溶液不应与脂肪乳直接接触。

②使用大于5μm的乳滴(PFAT5)作为肠外营养液中脂肪乳稳定性指标,PFAT5应小于0.05%。

2. 肠外营养液中氨基酸的稳定性　①通常认为氨基酸在肠外营养液中自身稳定,且有助于维持肠外营养液的稳定。②精氨酸与蛋氨酸的稳定性受温度与光照影响比较明显。

3. 肠外营养液中维生素的稳定性　①肠外营养液中添加了维生素后,应在24小时内输注完毕。②如24小时内不能完成输注,则维生素应在输注前再行添加。③含维生素的肠外营养液应避免阳光直射。④需按药品说明书要求储存及添加维生素制剂。

4. 肠外营养液中微量元素的稳定性　①肠外营养液中添加微量元素后,应在24小时内输注。②如配制24小时内不输注,则微量元素应在输注前再行添加。③需按药品说明书要求储存及添加微量元素。

5. 磷酸钙沉淀　①优先使用甘油磷酸钠和葡萄糖酸钙作为磷与钙的来源。②如使用无机磷酸盐(如复合磷酸氢钾注射液),使用钙磷相容曲线判断是否可能生成沉淀。③计算钙盐和无机磷酸盐的浓度应按照两者混合时浓度计算而不能按照最终浓度计算。④如需使用无机磷酸盐,但无法保证钙磷相容性时(没有相关的钙磷相容性曲线或其他证据),建议单独输注磷酸盐。

6. 其他沉淀　①不推荐在肠外营养液中额外补充维生素C注射液,以免生成草酸钙沉淀。②使用碳酸氢盐时需警惕碳酸钙沉淀的生成。

7. 其他异物污染　①制定质量控制(quality control,QC)和质量保证(quality assurance,QA)相关制度流程。②选择塑料安瓿包装的肠外营养制剂以减少铝污染。③选择乙烯-乙酸乙烯酯共聚物(EVA)材质的输液袋,避免聚氯乙烯(PVC)材质析出增塑剂(DEHP)。④选择易折安瓿和侧孔针头以减少玻璃碎屑和胶塞落屑。

（七）质量控制与质量保证

1. 质量控制

(1) 开展对肠外营养液成品的质量检测工作。

(2) 至少进行肠外营养液成品检查与目视检查。

(3) 对于发生不良反应或出现不耐受等情况的肠外营养液,进行相关的质量检测。

成品检查：按照标签信息核对药品名称、规格、剂量,确认肠外营养液颜色均一、无可视颗粒,乳剂无破乳分层现象,确认肠外营养液密封无漏液。

目视检查：参照可见异物检查法[《中华人民共和国药典》(2020年版)通则0904],在规定条件下目视可以观测到粒径大于50μm不溶性微粒。肠外营养液在加入脂肪乳前须进行目视检查,不得有可见异物,观察时间应长于20秒。

粒径分布测定：参照粒度和粒度分布测定法[《中华人民共和国药典》(2020年版)通则0982],测定前应使肠外营养液分散体系成稳定状态保证供试品能够均匀稳定地通过检测窗口,《中华人民共和国药典》(2020年版)注射用乳剂质量要求为90%的乳滴粒径应在1μm以下,除另有规定外,不得有大于5μm的乳滴。

不溶性微粒检查：参照不溶性微粒检查法[《中华人民共和国药典》(2020年版)通则0903],包括光阻法和显微计数法。光阻法测定结果通常100ml以上的注射液,每1ml中含粒径10μm及10μm以上的微粒数不得超过25粒,含粒径25μm及以上的微粒数不得超过2粒。

无菌检查：检查全过程严格执行无菌操作,选取硫乙醇酸盐流体与胰酪大豆胨液体作为培养基,取样量为单批次的2%或10个(取较少的),单样本接入培养基的最少量为10%但不少于20ml [《中华人民共和国药典》(2020年版)通则1101]。

热原检查：本法系将一定剂量的供试品,静脉注入家兔体内,在规定时间内,观察家兔体温升高的情况,以判定供试品中所含热原的限度是否符合规定[《中华人民共和国药典》(2020年版)通则1142]。

细菌内毒素检查:利用鲎试剂来检测或量化革兰氏阴性菌产生的细菌内毒素[《中华人民共和国药典》(2020年版)通则1143]。

重力分析法检查:ACD通常采用基于重量的方法混合肠外营养制剂。ACD在肠外营养液混合后,会对组分或最终混合物称重以判断是否超出限度。因此,对于使用自动配制设备的情况或安全范围较窄的药物(如氯化钾和磷酸盐等),使用重力分析法进行质量控制。保证加药过程正确无误。

2. 质量保证

(1) 制定有效的肠外营养液处方审核、配制、无菌操作、成品检查、配制环境监测等制度和流程,并严格遵照。

(2) 定期对操作人员进行培训、继续教育与考核,确保操作人员能够胜任肠外营养液配制的相关工作。

(3) 开展用药监护、用药教育、不良反应报告等临床药学实践工作。

(4) 运用质量管理方法对肠外营养液配制工作进行持续改进。

四、危害药品的调配

(一) 对调配人员的要求

1. 了解危害药品的潜在危险,了解危害药品接触和暴露的主要途径和环节,充分认识做好调配危害药品过程中防护工作的重要性。

2. 掌握调配危害药品设备的使用方法和调配技术。

3. 掌握危害药品意外接触的预防和处理原则。

4. 掌握危害药品溢出的处理程序。

5. 掌握危害药品废弃物品的处理要求。

(二) 对调配人员的保护

1. 接触危害药品的人员应定期体检,每年至少1次,并建立健康档案。

2. 妊娠期与哺乳期妇女不能从事危害药品的调配工作,定期对从事危害药品调配的工作人员进行工作岗位的轮换。

3. 调配人员必须穿戴全套个人防护器材:由非透过性、防静电、无絮状物材料制成的连体制服、工作鞋、防护口罩和眼罩、戴双层手套(里面为聚氯乙烯手套,外面为无粉乳胶手套)。

(三) 危害药品调配的区域和设备

危害药品调配的区域、设备与肠外营养液及其他静脉用药调配的要求不同,应做到以下几点。

1. 一次更衣室、二次更衣室、调配室全部为负压,并与外界保持压力梯度。

2. 调配区域应尽量避免频繁的物流及人员的进出以避免将药物微粒带入周围环境。

3. 在调配区入口应有醒目的标记说明只有授权人员才能进入。

4. 在调配区应有警示标签提醒调配人员应该注意的防护措施。

5. 在调配区应贴有意外接触危害药品时的处理过程。

(四) 调配危害药品过程中可能发生药物接触的途径和环节

1. 调配人员接触药物的三种主要途径　①吸入药物的气雾和小液滴;②药物直接接触皮肤和眼睛吸收(包括外伤,如针刺);③通过受污染的食物、食物容器接触。

2. 药物接触和暴露的六个主要环节　①准备工作;②药物调配;③废弃物丢置;④调配后药物的传递;⑤清除飞溅、溢出液滴;⑥处置药物容器、包装等废物。

3. 各环节可能发生的药物接触事件　①从药瓶中拔出针头;②使用针头、针筒转移药物;③打开安瓿;④从针筒、管子中排出空气;⑤连接物、瓶子或袋子的渗漏和破裂;⑥更换袋子、瓶子和管子;⑦针筒中药物过多(绝不能超过容积的3/4);⑧丢置在准备和使用危害药物过程中用过的材料;⑨清除溅出或溢出的药物。

（五）危害药品的调配注意事项

1. 调配前的准备

（1）在调配前 30 分钟先启动生物安全柜循环风机和紫外线灯,关闭前窗至安全线处,30 分钟后关闭紫外线灯,然后用 75% 乙醇擦拭生物安全柜顶部、两侧及台面,顺序为从上到下、从里到外进行消毒。

（2）在生物安全柜的台面上铺一张一面吸水一面防水的垫布,该垫布在遭溅洒或调配工作结束后立即密闭封装,置于医疗垃圾袋中。

（3）调配前将调配需要的所有药品和器材准备好,尽可能减少对柜内气流的影响。

（4）配制人员的准备（按更衣操作规程）:"六步洗手法"洗手,穿戴好全套个人防护器材。

（5）严格检查药品有无质量问题,核对标签内容与药品是否相符,无标签或标签不清的应拒绝调配。

2. 在生物安全柜中调配危害药品的注意事项

（1）严格按照静脉用药混合调配操作规程和生物安全柜操作规程进行调配。

（2）危害药品调配应当重视操作者的职业防护,调配时应当拉下生物安全柜防护玻璃,前窗玻璃不可高于安全警戒线,以确保负压。

（3）安瓿的操作:轻轻地拍打安瓿使颈部和顶端的药物落于其底部,用乙醇擦拭安瓿的颈部,打开安瓿时要用一块灭菌的纱布包绕着安瓿;如果安瓿内是需要再溶解的干燥物质,应沿安瓿壁慢慢加入溶媒,以避免药物粉末的散出;最好使用带有过滤网膜的针筒。

（4）西林瓶的操作:最好使用具有不沾水性剔除钳;不正当使用开瓶装置会增加受污染的机会。由于玻璃瓶中气压会升高,操作时应尽量小心,避免产生药物的气雾。当针头抽出时,应注意瓶中压力太高会使药液溢出。

（5）所有装有危害药品的容器都必须贴有具警告性质的标签,例如"警告:危害药品,小心轻放"。容器的外表面应当用织物擦过以除去可能的污染,容器的内表面必须用 75% 乙醇擦拭,容器宜适当封口。

（6）危害药品调配完成后,调配好的药品应当及时放入封闭的塑料口袋之中（此过程最好在控制区内完成）。必须将留有危害药品的西林瓶、安瓿等单独置于适宜的包装中,与成品输液及备份输液标签一并送出,以供核查。

（7）调配危害药品用过的一次性注射器、手套、口罩及检查后的西林瓶、安瓿等废弃物,按规定统一处理。

3. 危害药品的溢出处理

（1）少量溢出的处理:少量溢出是指在生物安全柜外溢出体积≤5ml 或剂量≤5mg 的溢出。

1）当发生少量溢出时,首先正确评估暴露在有溢出物环境中的每一个人。如果有人的皮肤直接接触到药物,必须立即用肥皂和清水清洗被污染的皮肤。

2）受训人员应立即清除溢出的少量药物,操作程序:①穿好制服,戴上两层乳胶手套,并用 75% 乙醇消毒乳胶手套,戴上防护面罩。如果溢出药物会汽化,则需要戴上呼吸器。②用小铲子将玻璃碎片移到利器盒中;液体用吸收性强的织物吸干并擦去,固体用湿的吸收性织物擦去。③利器盒、吸收性织物和其他被污染的物品都应丢弃在专门的垃圾袋中。④药物溢出的地方用清洁剂反复清洗三遍,再用清水清洗干净。⑤需反复使用的物品必须在穿戴好个人防护用品的条件下由受训人员用清洁剂清洗两遍,再用清水清洗干净。⑥放有危害药品污染物的垃圾袋应封口,再放入另一个专用的垃圾袋中,封口并等待处理。所有参加清除溢出物人员的防护工作服应集中丢置在专用一次性容器中和专用的垃圾袋中,等待处理。

（2）大量溢出的处理：大量溢出是指在生物安全柜外溢出体积大于 5ml 或剂量大于 5mg 的溢出。

1）当发生大量溢出时，首先正确评估暴露在有溢出物环境中的每一个人。如果有人的皮肤或衣服直接接触到药物，应立即脱去被污染的衣服并用肥皂和清水清洗被污染的皮肤。

2）溢出地点应被隔离出来，应用明确的标记提醒该处有药物溢出。大量溢出必须由受过培训的人员清除，清理程序如下：①必须穿戴好个人防护用品，包括：里层的乳胶手套、鞋套、外层操作手套、眼罩和防护面罩。如果溢出药物会产生汽化，必须戴上呼吸器。②轻轻将吸收性强的织物或防止药物扩散的垫子覆盖在溢出的液体药物之上；轻轻将湿的吸收性垫子或湿毛巾覆盖在粉状药物之上，防止药物进入空气中，然后用湿垫子或毛巾将药物除去。③将所有被污染的物品放入密封危害废物的垃圾袋中。④当药物完全被除去以后，被污染的地方必须先用清水冲洗干净，再用清洗剂清洗三遍，清洗范围应由小到大地进行；清洗剂必须彻底地用清水冲洗干净。所有用于清洁药物的物品必须放在一次性密封的危害废物垃圾袋中。⑤放有危害药物污染物的垃圾袋应封口，再放入另一个放置危害废物的垃圾袋中。所有参加清除溢出物的人员的个人防护用具都应丢置在专用的垃圾袋中和专用的一次性容器中，等待处理。

（3）生物安全柜内溢出的处理

1）生物安全柜内药物的溢出体积≤150ml 时，溢出体积 <5ml 同少量溢出处理，5ml≤溢出体积≤150ml 同大量溢出处理。

2）生物安全柜内药物的溢出体积 >150ml 时，在清除掉溢出药物和清洗完溢出药物的地方后，还应对整个生物安全柜的内表面进行另外的清洁。其处理过程：①戴上工作手套将碎玻璃放入位于安全柜内的利器盒中。②安全柜的内表面，包括各种凹槽之内，都必须用清洁剂彻底清洗；当溢出的药物在一个小范围或凹槽中时，需要额外的清洗（如用肥皂清除不锈钢上的溢出物）。③如果高效过滤器被溢出物污染，则整个安全柜都要封在塑料袋中，直到高效过滤器被更换。

实训项目八　无菌调配技术实训

【实训目的】
1. 了解静脉用药调配中心（室）结构、功能。
2. 熟悉静脉用药集中调配的无菌技术操作规程。

【实训条件】
1. 分管教学工作的带教老师与建设有静脉用药调配中心的医院联系，获得对方支持，在该院静脉用药调配中心进行无菌调配技术的操作训练。
2. 或建立一间静脉用药模拟调配中心进行无菌调配技术模拟实训。

【实训要求】
1. 带教老师提前与建设有静脉用药调配中心的医院联系，就实训内容、安排与对方详细沟通，并制订详细实训计划；建有静脉用药模拟调配中心的学校，可在本校进行无菌调配技术模拟实训，带教老师须准备好实训所需的一次性注射器、消毒用品及药品等物品。
2. 实训学生必须掌握无菌概念，熟悉静脉用药集中调配的无菌技术操作规程、水平式层流洁净台操作规程和配制人员进出洁净区的规程。

【实训准备】
1. 实训学生应了解有关着装、洗手的规定。
2. 实训学生应认真学习静脉用药集中调配的无菌技术操作规程，包括静脉用药混合调配操作规程和水平式层流洁净台操作规程。

【实训内容】　完成以下医嘱的调配工作：注射用复合辅酶 1 支溶于 5% 葡萄糖注射液 100ml。

1. 实训学生按更衣操作规程,进入洁净区。在调配操作前30分钟,按操作规程启动洁净间和水平式层流洁净台净化系统。

2. 在调配前按输液标签核对药品名称、规格、数量、有效期等的准确性和药品完好性。

3. 按水平式层流洁净台操作规程和静脉用药混合调配操作规程进行混合调配。

【实训过程】

1. 以5人为一个小组,在带教老师带领下,到所联系的医院或在静脉用药模拟调配中心进行实训。

2. 在带教老师指导下,学习如何更衣及调配前的准备(包括水平式层流洁净台的启动和消毒以及调配前的核对)。

3. 在带教老师指导下,学习静脉用药的无菌调配操作技术。

4. 调配结束后,组内成员对其他同学的操作进行互评,由带教老师进行现场集中讲评,总结各位同学在操作过程中存在的问题及注意事项。

实训路径示意图见实训图8-1。

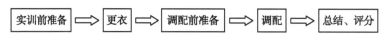

实训图8-1 无菌调配技术实训路径示意图

【实训考核】

1. 组内成员对其他同学的操作进行互评,指出操作过程中存在的问题,进一步加深各位同学对调配操作的认识。

2. 带教老师对每位同学在调配过程中的操作规范性进行点评(主要包括更衣、无菌调配技术、水平式层流洁净台的操作等),总结各位同学在操作过程中存在的问题及注意事项。

3. 围绕静脉用药混合调配操作规程、水平式层流洁净台操作规程的要点进行提问。

4. 指导老师根据各位同学的无菌调配操作技能和回答问题的情况等进行现场综合评分。

【思考题】

1. 以静脉用药调配中心为基础的药学服务包括哪些内容?

2. "开放窗口"的含义是什么?

3. 安全输液的理念包括哪些内容?

第八章
目标测试

（王义俊）

第九章

临床常见疾病的药学服务

第一节 疾病治疗的药学服务原则

第九章
教学课件

一、疾病的药物治疗

药物起源于人类的生产和生活实践,是防治疾病的重要武器。在疾病治疗中药物治疗占据极其重要的地位,是疾病治疗的基本手段。

药物治疗包括从选择药物,确定剂量、剂型和给药途径开始,直至改善疾病状态的全过程。一般,药物治疗可分为体外过程与体内过程。体外过程指药物通过不同的给药途径,从给药部位进入人体内的过程。药物的生物利用度是决定药物吸收的关键因素,与药物制剂本身有关。体内过程包括三个阶段:①药动学阶段。进入体内的药物随血液分布到各器官组织,到达病变部位,使该部位的药物浓度达到能发挥治疗作用的水平并能维持一定的作用时间。②药效学阶段。药物到达靶器官或组织后,通过与组织细胞内受体结合或其他作用途径,发挥药理作用。③治疗学阶段。药物通过药理作用对病变部位或疾病的病理和生理过程产生影响,从而产生治疗作用。药物的治疗学阶段是着眼于疾病,着重于制订合理的给药方案,解决用药过程中的实际治疗问题。

一般,药物的治疗作用取决于药物本身的药理作用和药物作用部位能否达到有效浓度,因此药物选择时,除考虑药物本身的特点外,还需掌握药动学特性,选择能在作用部位达到有效浓度,而又不至于产生毒性作用的药物及其给药方法。此外,药物治疗效果与患者的疾病状态、心理因素、遗传因素等有关。因此,提高药物的疗效应基于疾病、机体与药物三者之间的相互关系,结合患者的具体情况,做出恰当的分析和判断。另外,药物本身具有两重性,使用得当可达到预期的预防或治疗作用,使用不当则会贻误治疗或产生不良反应。

二、药学服务的基本原则

20 世纪中叶,药师的工作主要局限在传统的药物调配和供应。随着医学模式的转变,药学模式也不断调整,对药师的职业水平和素养提出了全新的概念和更高的要求。现代药师不仅仅是药品的供应者和调配者,还应是正确使用药品的守护者。药学服务是药师应用药学专业知识向公众(包括医护人员、患者及家属)提供直接的、负责任的、与药物使用有关的服务,以期提高药物治疗的安全性、有效性、经济性和适当性。药学服务是现代医院药学的工作重点。享有药学服务成为所有药物使用者的权利。实施全程化药学服务也是社会发展的必然要求。药学服务与传统的药物治疗有很大的区别,具有以下基本原则。

1. 药学人员应以合法的方式提供药品,建立一套涵盖药品采购、储存、调配全过程,且切合工作实际、高效合理的管理制度和操作规范。

2. 药学人员应掌握药品可能具有的不良反应,同时还要加强药物不良反应监测,发现任何可能存在的不良反应。

3. 药学人员需要掌握相关的临床医学知识和药物经济学研究方法,向患者提供既经济又能提高生命质量的疾病治疗方案。

4. 医院药师的工作从药品保障供应型向知识技术服务型转变,实现"以药品为中心"向"以患者为中心"的药学服务转型。

5. 药学人员能运用合适的语言,善于加强与患者的沟通,增强患者对药师的信任感。想患者所想,急患者所急,最大限度地保证患者在药物治疗中能获得满意的结果。

三、药学服务路径

药师是医疗团队的重要成员,通过专业训练,能在不同的临床场景中提供广泛的药学服务,有效减少药物不良反应的发生,保障治疗的有效性。药学服务从主要关注药品调配转为以患者为导向的药学服务。在此过程中,标准化服务流程的重要性和必要性得到了越来越多的重视。国际药师联合委员会(Joint Commission of Pharmacy Practitioners,JCPP)发布了药师药学服务路径,旨在促进药师在实践中为患者提供标准化的药学服务,保障药学服务的质量。

药学服务路径主要包括收集、评估、计划、实施和随访五个方面。

1. 收集　收集患者完整的主观和客观信息,全面掌握患者的相关医疗、用药史和疾病状况。收集信息时,可以从多个来源收集和确认,包括患者本人、家属、看护人员及医疗记录等。

2. 评估　基于收集的信息,分析患者治疗方案的安全性、有效性、经济性及适当性,发现治疗过程中存在的问题。

3. 计划　依据评估结果,为患者制订合理的治疗目标,基于循证依据制订个体化治疗方案,解决与药物治疗有关的问题,优化药物治疗。

4. 实施　与治疗团队沟通后实施相应的治疗计划,为患者或看护人员提供用药教育和自我管理的培训,并安排后续随访。

5. 随访　在计划实施后,通过随访持续评估治疗方案,并依据评估结果,实时对治疗方案进行调整。

"以患者为中心"是实施药学服务路径的核心,对药师的综合技能提出了更高的要求。在药学服务过程中,药师应与患者建立有效的沟通,了解患者需求和偏好。同时,药师应与医生、其他药师和医疗专业人员持续保持有效的协作和沟通,以保障为患者提供安全、有效和标准化的服务,确保治疗方案的有效实施。

第二节　慢性阻塞性肺疾病的药学服务

一、概述

(一) 定义

慢性阻塞性肺疾病(chronic obstructive pulmonary disease,COPD)是一种常见的、可预防和治疗的慢性气道疾病,其特征是持续存在的气流受限和相应的呼吸系统症状。COPD 主要累及肺,也可以引起全身的不良反应。COPD 的病因尚未完全阐明,一般认为与显著暴露于有害颗粒或气体相关,遗传易感性、异常的炎症反应以及肺异常发育等众多的宿主因素参与发病过程。未及时控制,可加重疾病严重程度,并导致严重的合并症。

(二) 流行病学、病因和发病机制

1. 流行病学　COPD 是一种严重危害人类健康的常见病,是全球导致死亡的重要病因,严重影响患者的生命质量,给患者、家庭及社会带来沉重的经济负担。2018 年流行病学调查结果显示:我国 40 岁以上 COPD 人群的患病率已达 13.7%,与 2007 年的调查结果(8.2%)相比上升了 67%。世界卫生组织关于病死率和死因的最新预测显示:随着发展中国家吸烟率的升高和全球老龄化加剧,COPD

的患病率在未来 40 年将继续上升,预计 2060 年全球死于 COPD 及其相关疾病的患者将超过 540 万人 / 年。流行病学调查发现:大多数 COPD 患者属于轻、中度气流受限,常无症状或症状隐匿,多数患者未得到及时的诊断和治疗。

2. 病因　引起 COPD 的病因包括个体因素以及环境因素两个方面。

(1) 个体因素:个体的某些遗传因素可增加 COPD 的发病风险,如 α_1 抗胰蛋白酶缺乏与非吸烟者的肺气肿形成有关;个体的气道高反应性和自主神经功能紊乱也可与 COPD 的发病和进展有关。

(2) 环境因素:吸烟为 COPD 重要发病诱因。被动吸烟也可能导致呼吸道症状以及 COPD 的发生。吸烟可损伤气道上皮细胞,使纤毛细胞清除功能下降、黏液分泌增加、支气管平滑肌收缩、肺泡壁破坏、诱发肺气肿形成等,使气流受限、肺功能下降。职业性粉尘及化学物质(烟雾、过敏原、工业废气及室内空气污染等)的浓度过大或接触时间过久,均可导致与吸烟无关的 COPD 发生。空气污染气体如氯、氧化氮、二氧化硫等,对支气管黏膜有刺激且具有细胞毒性作用,空气中的烟尘或二氧化硫明显增加时,COPD 急性发作显著增多。其他粉尘如二氧化硅、煤尘、棉尘、蔗尘等也会刺激支气管黏膜,使气道清除功能受损,为病原体入侵创造条件。烹调时产生的大量油烟和生物燃料产生的烟尘也与 COPD 发病有关。生物燃料所产生的室内空气污染可能与吸烟具有协同作用。呼吸道感染是 COPD 发病和恶化的另一个重要因素,肺炎链球菌和流感嗜血杆菌常为 COPD 急性发作的主要病原菌。病毒也对 COPD 的发生和发展起作用。相关的病毒主要为流行性感冒病毒、腺病毒、鼻病毒和呼吸道合胞病毒等。

3. 发病机制　COPD 的发病机制尚未完全明了。吸烟、烟雾等有害颗粒或气体可引起气道氧化应激、炎症反应以及蛋白酶 / 抗蛋白酶失衡等,以上途径均可引起 COPD。目前普遍认为 COPD 以气道、肺实质和肺血管的慢性炎症为特征,在肺的不同部位有肺泡巨噬细胞、T 淋巴细胞(尤其是 CD8$^+$)和中性粒细胞增加,部分患者有嗜酸性粒细胞增多。激活的炎症细胞释放多种介质,包括白三烯 B_4(LTB_4)、白细胞介素 -8(IL-8)、肿瘤坏死因子 -α(TNF-α)和其他介质。这些介质能破坏肺的结构,促进中性粒细胞炎症反应。除炎症外,肺部的蛋白酶和抗蛋白酶失衡、氧化与抗氧化失衡以及自主神经系统功能紊乱(如胆碱能神经受体分布异常)等也在 COPD 发病中起重要作用。

(三) 临床分级及表现

按照《慢性阻塞性肺疾病全球倡议》(*Global Initiative for Chronic Obstructive Lung Disease*,GOLD)的分级标准,可基于气流受限严重程度进行肺功能评估。该标准以第 1 秒用力呼气容积(forced expiratory volume in one second,FEV_1)占预计值百分比为气流受阻程度的评价指标,将 COPD 患者分为 1~4 级(表 9-1)。

表 9-1　慢性阻塞性肺疾病患者气流受限严重程度的肺功能分级

分级	严重程度	肺功能 (基于使用支气管扩张药后 FEV_1)
1 级	轻度	FEV_1 占预计值 %≥80%
2 级	中度	50%≤FEV_1 占预计值 %<80%
3 级	重度	30%≤FEV_1 占预计值 %<50%
4 级	极重度	FEV_1 占预计值 %<30%

慢性咳嗽通常为 COPD 的首发症状。初起咳嗽呈间歇性,早晨较重,以后早晚或整日均有咳嗽,但夜间咳嗽并不显著。少数病例咳嗽不伴咳痰。也有部分病例虽有明显气流受限,但无咳嗽症状。咳嗽后通常咳少量黏液性痰,部分患者在清晨较多;合并感染时痰量增多,常有脓性痰。气短或呼吸困难是 COPD 的标志性症状,早期仅于劳累时出现,后逐渐加重,以致日常活动甚至休息时也感气短。

喘息和胸闷不是 COPD 的特异性症状。部分患者特别是重度患者有喘息;胸闷通常于劳力后发生,与呼吸费力、肋间肌等容性收缩有关。在疾病的进展过程中,病情严重的患者,可能会发生全身性症状,如体重下降、食欲减退、外周肌肉萎缩和功能障碍、精神抑郁和 / 或焦虑等。合并感染时可咳血痰或咯血。

COPD 早期体征可不明显。随疾病进展,常有以下体征。①视诊及触诊:胸廓形态异常,包括胸部过度膨胀、前后径增大、剑突下胸骨下角(腹上角)增宽及腹部膨凸等;常见呼吸变浅,频率增快,呼气时相延长,辅助呼吸肌如斜角肌及胸锁乳突肌参加呼吸运动;患者不时采用缩唇呼吸以增加呼出气量;呼吸困难加重时常采取前倾坐位。低氧血症者可出现黏膜及皮肤发绀,触诊可有剑突下心脏抬举感,伴右心衰竭者可见下肢水肿、肝脏增大。②叩诊:由于肺过度充气使心浊音界缩小,肺肝界降低,肺叩诊可呈过清音。③听诊:两肺呼吸音可减低,呼气相延长,平静呼吸时可闻干性音,两肺底或其他肺野可闻湿音。心音遥远,剑突部心音较清晰、响亮。此外,合并肺心病时患者可见下肢水肿、腹水和肝大并压痛等体征;合并肺性脑病时偶可引出神经系统病理体征。

二、治疗原则

COPD 的治疗是一个长期的过程,需要患者与医生长期的沟通与合作,给予患者正规、有效、系统的治疗,可减少急性发作。稳定期 COPD 的治疗原则主要是教育和督促患者戒烟,避免和防止粉尘、烟雾和有害气体吸入,学会腹式呼吸和缩唇呼吸锻炼,指导患者合理正确地使用药物,预防病情加重。而 COPD 急性加重期的治疗原则主要是确定 COPD 急性加重的原因,评估严重程度,采取积极有效的综合治疗措施,缓解病情。

（一）总体目标

基于症状和未来急性加重的风险,制订治疗目标。

1. 减轻当前症状　包括缓解呼吸系统症状、改善运动耐量和健康状况。

2. 降低未来风险　包括防止疾病进展、防治急性加重和减少病死率。

（二）非药物疗法

非药物干预是稳定期 COPD 治疗的重要手段,可与药物治疗起到协同作用。非药物治疗方法主要包括:呼吸康复治疗、氧疗、家庭无创正压通气、疫苗接种、外科干预和戒烟等。

1. 呼吸康复治疗　呼吸康复治疗是在全面评估基础上为患者提供个体化的综合干预措施,包括但不限于运动锻炼、教育和行为改变,目的是改善慢性呼吸系统疾病患者的生理及心理状况,并促进健康行为的长期保持。呼吸康复可减轻患者呼吸困难症状、提高运动耐力、改善生命质量、减轻焦虑和抑郁症状、减少急性加重后 4 周内的再住院风险。

2. 氧疗　慢性呼吸衰竭的患者进行长期氧疗(long-term oxygen therapy,LTOT)可以提高静息状态下严重低氧血症患者的生存率,对患者的血流动力学特征、血液学特征、运动能力、肺生理和精神状态都会产生有益的影响。

3. 家庭无创正压通气　家庭无创正压通气治疗稳定期 COPD 患者曾经历过一段时间的争论。近期大样本临床对照研究证实,对于存在严重二氧化碳潴留的重度或极重度 COPD 患者,家庭无创正压通气治疗可以改善症状、降低住院需求和病死率。

4. 疫苗接种　疫苗接种是预防相应病原体感染的有效治疗手段。流感疫苗接种可降低 COPD 患者的严重程度和病死率。对适宜的人群接种流感疫苗、肺炎疫苗等是预防相应病原体感染的有效治疗手段。

5. 外科干预　对患者进行肺移植或外科肺减容术,以及为减少外科肺减容术相关并发症及病死率,而开展经支气管镜的肺减容术。

6. 戒烟　戒烟是所有吸烟 COPD 患者最重要的干预措施之一。戒烟可改善患者症状,减缓肺功能下降速度。医务人员应掌握控烟知识、方法和技巧,将戒烟与 COPD 治疗相结合。

（三）药物治疗

药物治疗的主要目标是改善患者的症状,减慢疾病的进程,降低病情恶化的严重程度,并提高患者的运动耐量。建议根据疾病的严重程度,逐步使用药物治疗。目前临床上用于治疗 COPD 的药物包括支气管扩张药、糖皮质激素、抗菌药、祛痰药和疫苗等。患者对可用的治疗方法可表现不同的反应,治疗须个体化。

三、常用治疗药物

治疗 COPD 的常用药物有支气管扩张药、糖皮质激素、抗菌药、祛痰药和疫苗等。表 9-2 中列举了常用的抗 COPD 药物及其用法用量。

表 9-2　常用的抗 COPD 药物及其用法用量

药物类别	药物名称	用法用量
β_2 受体激动剂	沙丁胺醇	0.1~0.2mg/ 次,吸入,3~4 次 /d
	特布他林	0.25~0.5mg/ 次,吸入,3~4 次 /d
	沙美特罗	25~50μg/ 次,吸入,2 次 /d
M 胆碱受体拮抗剂	异丙托溴铵	40~80μg/ 次,吸入,2~4 次 /d
	噻托溴铵	18μg/ 次,吸入,1 次 /d
茶碱类	氨茶碱	0.125~0.25g/ 次,静脉注射,2~3 次 /d
	多索茶碱	0.2~0.4g/ 次,静脉注射,2 次 /d
糖皮质激素	氟替卡松	250~500μg/d,吸入,1 次 /d
	布地奈德	200~400μg/d,吸入,1 次 /d
	泼尼松	30~40mg/ 次,口服,1 次 /d
	甲泼尼龙	40~80mg/ 次,口服,1 次 /d
抗菌药	阿奇霉素	250mg/ 次,口服,1 次 /d

（一）支气管扩张药

支气管扩张药是控制 COPD 症状的基础一线治疗药物,可使支气管扩张,短期使用可缓解症状,长期规则应用可预防和减轻症状,增加运动耐力。因为吸入给药疗效和安全性更优,故首选吸入治疗。常见的支气管扩张药包括 β_2 受体激动剂、抗胆碱药和茶碱类。

支气管扩张药短效 β_2 受体激动剂（short-acting β_2 agonist,SABA,如沙丁胺醇、特布他林、盐酸丙卡特罗等）、短效抗胆碱药（short-acting muscarinic antagonist,SAMA,如异丙托溴铵）,主要用于轻度稳定期患者。中度或以上稳定期患者应规律使用一种或多种支气管扩张药长效 β_2 受体激动剂（long-acting β_2 agonist,LABA,如沙美特罗、福莫特罗）、长效抗胆碱药（long-acting muscarinic antagonist,LAMA,如噻托溴铵）。

茶碱类药物可解除支气管平滑肌痉挛,在我国的 COPD 治疗中应用较为广泛。茶碱在 5~10mg/L 时有抗感染和免疫调节作用,能减轻支气管对吸入变应原所诱发的炎症反应,长期应用可减低气道高反应性,是目前唯一具有支气管扩张和减轻呼吸道炎症双重效应的支气管扩张药。但茶碱的治疗剂量与中毒剂量相近,超过 15mg/L 时不良反应显著增加,应用时可进行血药浓度监测。与 β_2 受体激动剂支气管扩张药和长效抗胆碱药合并使用时,可选用缓释或控释剂型的茶碱或多索茶碱。

（二）糖皮质激素

糖皮质激素是目前最有效的抗炎药,可多环节阻断呼吸道炎症,是治疗 COPD 的主要手段之一。稳定期的 COPD 患者也可以吸入糖皮质激素进行控制。COPD 急性加重患者应结合吸入性及口服或静脉用糖皮质激素缓解病情。可吸入的糖皮质激素包括氟替卡松和布地奈德等、口服和静脉的激素包括泼尼松和甲泼尼龙等。

COPD 稳定期长期单一应用吸入糖皮质激素治疗并不能阻止 FEV_1 的降低趋势,对病死率亦无明显改善,因此不推荐对稳定期 COPD 患者使用单一吸入糖皮质激素治疗。在使用 1 种或 2 种支气管扩张药的基础上可以考虑联合吸入糖皮质激素治疗。

（三）抗菌药

COPD 急性加重多由细菌感染诱发,故抗菌药治疗在 COPD 加重期治疗中具有重要作用。常用抗菌药:β-内酰胺类、大环内酯类、林可霉素类、喹诺酮类,对于反复急性发作的患者,可以使用大环内酯类药物如阿奇霉素减少急性发作,一般使用时间不宜超过一年。

（四）其他药物

祛痰药及抗氧化剂的应用可促进黏液溶解,有利于气道引流通畅,改善通气功能。常用祛痰抗氧化剂包括乙酰半胱氨酸、羧甲司坦、福多司坦和氨溴索等。此外,免疫调节药、中医药治疗等均有报道,但仍需开展进一步的临床研究明确获益和风险。

四、药学服务要点

（一）药物服务路径

1. 收集　对 COPD 患者制订和实施药学服务,首先必须全面了解患者目前 COPD 分级、治疗史和用药史,并对患者用药情况进行询问和记录。

2. 评估　应根据患者的临床症状、肺功能受损程度、急性加重风险以及合并症/并发症等情况进行综合分析,确定疾病的严重程度,包括气流受限的严重程度、患者健康状况及未来不良事件的发生风险(如急性加重、住院或者死亡等)。患者的评估由临床医生主导,药师应评估患者吸入药物的使用情况,评估患者是否正确使用了吸入装置。

3. 计划　COPD 的治疗能缓解症状和减缓疾病的进展,但无法根治。急性期的治疗是对症治疗,如治疗感染、支气管痉挛、低氧血症等。COPD 常用药物以抗菌药、支气管扩张药、糖皮质激素为主。COPD 急性加重期,特别是咳痰量增多呈脓性时,应积极给予抗菌药和祛痰药,考虑口服糖皮质激素进行治疗。对于稳定期的患者,应按照患者的评估结果制订相应的治疗方案。

4. 实施　COPD 药物联合使用可以提高疗效。对于一种药物无法控制症状的患者应考虑合用不同作用机制的药物。抗胆碱药与 β_2 受体激动剂的联用,可分别作用于副交感神经和交感神经,抗胆碱药扩张中央大气道,β_2 受体激动剂容易进入外周中小气道,到达药物作用靶点,提高疗效。激素可调节 β_2 受体的数量及其与 cAMP 的偶联,减少 β_2 受体的脱敏和耐受,逆转 β_2 受体的下调,β_2 受体激动剂可增加糖皮质激素受体对激素的敏感性。支气管扩张药与糖皮质激素的联用可同时影响气流的不可逆阻塞和气道的异常炎症,减低细菌在呼吸道黏膜的黏附,保护纤毛细胞。茶碱和糖皮质激素联用可提高疗效,减低糖皮质激素抵抗,增强抗炎作用。

同时,应避免药物相互作用。例如,β_2 受体激动剂沙美特罗或福莫特罗与单胺氧化酶抑制药(如异卡波肼)合用时可增加心悸、激动或躁狂发生的危险,应避免合用。又如,西咪替丁、大环内酯类药物、氟喹诺酮类药物和口服避孕药等都可使茶碱血药浓度增加。茶碱与上述药物合用时应进行治疗药物监测,调整给药方案。乙酰半胱氨酸能减弱青霉素、头孢菌素类药物的抗菌活性,不宜与这些药物合用,必要时可间隔 4 小时交替使用。

5. 随访　对所有慢性阻塞性肺疾病患者,都应建立"评估-回顾-调整"的长期随访管理流程。给予初始治疗后,应注意观察患者对治疗的反应,重点评估呼吸困难和急性加重发生情况是否改善,然后根据情况调整治疗方案。

调整药物治疗前,需要评估患者的吸入技术、用药依从性和其他非药物治疗方法(包括肺康复和自我管理教育),识别任何可能影响治疗效果的因素并加以调整。考虑或升级,或降级,或更换吸入装置及药物等,然后重复以上"评估-回顾-调整"管理流程。如果治疗的效果较好,则维持原治疗方案。如果治疗的疗效不佳,则先考虑其疗效不佳是呼吸困难没有改善还是急性加重发生率仍较高,然后针对性地调整治疗方案。调整治疗方案的方法包括:增加现有吸入药物治疗剂量,增加不同机制的吸入药物或口服糖皮质激素类药物等。

(二)药学监护

1. 有效性　支气管扩张药、糖皮质激素和抗菌药是治疗 COPD 的常用药物。通过监测患者的喘息、呼吸情况的改善,肺部的干湿啰音的变化,判断支气管扩张药的有效性。糖皮质激素的疗效主要是控制炎症反应,如患者的喘息、咳嗽、咳痰症状的缓解,肺部干湿啰音的减少。监测抗菌药的有效性主要是监测患者的感染情况,每日体温、咳嗽的情况,痰的颜色、性状、量的多少、黏稠度,心悸、气短的表现,肺部的干湿啰音的部位、性质;经验性治疗 3 天后的血常规白细胞计数和中性粒细胞计数及比例,以及红细胞沉降率的情况;治疗 1 周前后的胸部 CT 和 X 线片的对比,病灶的吸收情况;病原学检查结果和药敏试验结果。

2. 安全性　茶碱类药物的安全范围窄,应用时可严密监测茶碱的不良反应,包括消化道反应、神经系统反应以及药物的相互作用,必要时可监测茶碱的血药浓度。

长期采取糖皮质激素类药物治疗易诱发肾上腺素皮质功能亢进综合征,一般停药后可消退。针对口服或静脉用糖皮质激素引起的常见不良反应,应关注患者血糖、血压等,必要时进行干预。吸入糖皮质激素主要引起局部的不良反应,如咽喉痛、口咽部真菌感染、声嘶。因此,应指导患者在使用吸入糖皮质激素后漱口。

抗菌药可引起过敏,长期应用可引起菌群失调、二重感染等。祛痰药主要引起恶心、呕吐、消化不良等胃肠道症状,用药过程中如出现不良反应,应根据病情及不良反应的程度,及时减量或停药,并积极给予对症处理。表 9-3 中列举了常用抗 COPD 药物的不良反应。

表 9-3　常用抗 COPD 药物及不良反应

药物类别	不良反应
β_2 受体激动剂	心悸、骨骼肌震颤等,吸入剂型的发生率较低
抗胆碱药	口干、咳嗽、局部刺激、吸入相关的支气管痉挛、头痛、头晕
茶碱类	胃肠道症状、心血管症状和多尿,严重者可引起抽搐乃至死亡
糖皮质激素	吸入可引起口咽部念珠菌感染,声音嘶哑或呼吸道不适,大剂量长期吸入或口服可引起骨质疏松、高血压、肾上腺皮质功能抑制等全身不良反应

3. 依从性　患者是否按医嘱正确使用药物对于治疗效果有直接的影响。多次 COPD 急性加重的患者尤应关注患者的用药依从性,包括用药剂量和用药次数,每日定时给药等。药师应该加强对患者的用药教育,寻找患者依从性不佳的原因。通过患者教育及简化药物使用(如选择联合制剂)等方法,改善患者的依从性。

(三)用药教育

为了提高 COPD 患者需长期服药的依从性,药师应及时对患者进行药学教育。向患者讲解COPD 的相关知识,加强患者对医嘱的理解和执行,向患者讲解日常用药的主要功效、使用方法、常见的不良反应等。

COPD 患者通常需要使用多种吸入剂,药师应确保患者能够正确使用不同类型的吸入装置,并正确区分用于暂时控制症状的短效吸入剂和用于长期维持治疗的长效吸入剂。患者应规律使用长效吸入剂,并按需使用短效吸入剂。由于吸烟能够增强茶碱肝代谢,应鼓励患者戒烟,必要时加大用药量来降低疾病的复发率。督促患者远离烟雾、污染气体等引起疾病加重的危险因素。COPD 患者容易出现紧张、焦虑等不良情绪,药师应有针对性地给予心理疏导,提高治疗效果,指导患者每天坚持腹式呼吸及缩唇呼吸训练,有条件者可实施家庭氧疗。临床药师应定期参与门诊随访,为患者提供药学服务。

五、案例分析

案例:患者,男,52 岁,反复咳嗽、咳痰 10 年,冬春季节明显,每年症状持续 1 个月以上,服用左氧氟沙星片能好转。1 年前开始出现活动后气促,缓慢走楼梯到 2 楼气促明显,休息后可好转。肺功能测定提示重度阻塞性通气功能障碍,伴轻中度限制性通气功能障碍、弥散功能障碍。入院诊断为慢性阻塞性肺疾病急性加重期。

分析:患者因慢性阻塞性肺疾病未得到规范化治疗而加重,应采取支气管扩张与抗炎相结合的治疗方式。因此,对患者采取沙丁胺醇吸入,每 6~8 小时 1 次,每次 2.5mg。沙丁胺醇是支气管扩张药,可松弛支气管平滑肌,扩张支气管,缓解气流受限,是慢性阻塞性肺疾病的主要治疗措施,急性加重期应给予雾化吸入。对于加重期的患者,应用布地奈德等用于雾化吸入的糖皮质激素,进行抗炎治疗,解除气道平滑肌痉挛,抑制腺体分泌,缓解气流受限。在患者加重期得到缓解后,应按照患者的病情制订个性化的治疗,降低患者病情急性加重的风险。

第三节   高血压的药学服务

一、概述

(一)定义

高血压是一种以体循环动脉压升高为主要特点的临床综合征。动脉压的持续升高可导致靶器官如心脏、肾脏、脑和血管的损害,并伴全身代谢改变。高血压可分为原发性高血压和继发性高血压两大类。原发性高血压占所有高血压患者的 90% 以上,继发性高血压指的是某些确定的疾病和原因引起的血压升高,约占高血压患者不到 10%。

(二)流行病学、病因和发病机制

1. 流行病学   2017 年美国心脏病学会 / 美国心脏协会(ACC/AHA)指南将成人的高血压的定义从 ≥140/90mmHg 更改为 ≥130/80mmHg,但《中国高血压防治指南(2018 年修订版)》及欧洲心脏学会指南依然将高血压定义为 ≥140/90mmHg。中国人群高血压患病率随年龄增加而显著增高,男性高于女性,北方高南方低的现象仍存在。但目前此种差异正在转变,呈现大中型城市高血压患病率较高的特点。

2. 病因   高钠、低钾膳食是我国人群重要的高血压发病危险因素。中国成年人超重和肥胖与高血压发病关系的随访研究结果发现,超重和肥胖与高血压患病率关联最显著。限制饮酒与血压下降显著相关,减少酒精摄入量能减少心血管疾病的发病风险。此外,长期精神紧张、年龄、高血压家族史、缺乏体力活动,以及糖尿病、血脂异常等也视为是高血压发病的危险因素。

3. 发病机制   高血压发病机制复杂,遗传因素与环境因素通过何种途径升高血压尚不清楚。目前认为高血压发病与交感神经活性亢进、肾素 - 血管紧张素 - 醛固酮系统激活、肾脏钠盐潴留过多、血管重建、内皮细胞功能受损和胰岛素抵抗等有关。

（三）临床分类及表现

根据《中国高血压防治指南(2018 年修订版)》的分类,血压可分为五类:正常血压、正常高值血压、1 级高血压和 2 级高血压和 3 级高血压(表 9-4)。

表 9-4　血压的分级(成年及老年患者)　　　　　　　　　　单位:mmHg

分级	收缩压		舒张压
正常血压	<120	和	<80
正常高值血压	120~139	和 / 或	80~89
高血压	≥140	和 / 或	≥90
1 级高血压	140~159	和 / 或	90~99
2 级高血压	160~179	和 / 或	100~109
3 级高血压	≥180	和 / 或	≥110

高血压在病情发展的不同阶段,临床表现不一。高血压早期一般无症状,常在体检时才被发现。遇精神和劳累时,患者可有头痛、头晕、心悸、健忘、乏力、眼底视网膜细小动脉痉挛等表现。高血压后期血压常持续在较高水平,除上述早期一般症状外,还可出现心、脑、肾等一个或多个器官受损的临床表现。

1. 心脏　长期的高血压可导致高血压心脏病,出现胸闷、气急、咳嗽等症状,严重者可致心肌梗死、心绞痛、冠状动脉血运重建、慢性心力衰竭、心房颤动。

2. 肾脏　持续高血压可致肾动脉硬化,从而引起高血压肾损害,出现多尿、夜尿,尿检时可有少量红细胞、管型、蛋白,尿比重减轻;严重时出现肾衰竭,表现为少尿、无尿、氮质血症或尿毒症。

3. 脑　因脑血管痉挛或硬化,可致患者头痛、头晕加重,出现一过性失明和肢体麻木等,严重者可致脑出血、缺血性脑卒中、短暂性脑缺血发作等。

4. 眼底　可见眼底出血、渗出,视盘水肿。极少数患者病情发展急骤,血压急剧升高,同时伴有剧烈头痛、头晕、恶心、心悸、视力障碍,甚至昏迷、抽搐等,称为高血压危象。

5. 外周血管系统　外周动脉疾病(peripheral arterial disease,PAD)是指除中枢血管和冠状动脉之外的全身其他主要血管,由于狭窄和前向血流减少或中断导致的缺血性疾病,是系统性动脉粥样硬化疾病的一种表现。PAD 多好发于下肢,多数患者临床上无症状或仅为不典型的下肢不适感,然而其会显著增加心、脑血管疾病的风险。患者可表现为间歇性跛行、慢性肢体缺血、急性肢体缺血。

二、治疗原则

（一）总体目标

通过降低血压,有效预防或延迟脑卒中、心肌梗死、心力衰竭、肾功能不全等并发症发生;有效控制高血压的疾病进程,预防高血压急症、亚急症等重症高血压的发生。将血压降低到目标水平可以显著降低心脑血管并发症的风险。除高血压急症和亚急症外,对大多数高血压患者而言,应根据病情,在 4 周内或 12 周内将血压逐渐降至目标水平。

（二）非药物疗法

生活方式干预在任何时候,对任何高血压患者(包括正常高值者和需要药物治疗的高血压患者)都是合理、有效的治疗。其目的是降低血压、控制其他危险因素和临床情况。生活方式干预对降低血压和心血管危险的作用明确,所有患者都应采用。《中国高血压防治指南(2018 年修订版)》推荐如下:

(1) 减少钠盐摄入,每人每日食盐摄入量逐步降至 6g 以下,增加膳食中钾摄入量。

(2) 合理膳食,饮食以水果、蔬菜、低脂奶制品、富含食用纤维的全谷物、植物来源的蛋白质为主,减少饱和脂肪和胆固醇摄入。

（3）推荐将体重维持在健康范围内，使身体质量指数（BMI）18.5~23.9；腰围：男性 <90cm，女性 <85cm。

（4）不吸烟，彻底戒烟，避免被动吸烟。

（5）不饮或限制饮酒。

（6）除日常生活的活动外，增加运动，建议展开每周 4~7 天、每天累计 30~60 分钟的中等强度运动（如步行、慢跑、骑自行车、游泳等），运动形式可采取有氧、阻抗和伸展等，以有氧运动为主，无氧运动作为补充。

（7）减轻精神压力，保持心理平衡。

（三）药物治疗

抗高血压药治疗的时机取决于心血管风险评估水平，在改善生活方式的基础上，血压仍超过 140/90mmHg 和 / 或目标水平的患者应给予药物治疗。药物治疗的基本原则如下。

1. 起始剂量　一般患者采用常规剂量；老年人及高龄老年人初始治疗时通常应采用较小的有效治疗剂量。根据需要，可考虑逐渐增加至足剂量。

2. 长效抗高血压药　优先使用长效抗高血压药，以有效控制 24 小时血压，更有效预防心脑血管并发症发生。如使用中、短效制剂，则需每天 2~3 次给药，以达到平稳控制血压。

3. 联合治疗　对血压≥160/100mmHg、高于目标血压 20/10mmHg 的高危患者，或单药治疗未达标的高血压患者应进行联合降血压治疗，包括自由联合或单片复方制剂。对血压≥140/90mmHg 的患者，也可起始小剂量联合治疗。

4. 个体化治疗　根据患者合并症的不同和药物疗效及耐受性，以及患者个人意愿或长期承受能力，选择适合患者个体的抗高血压药。

5. 药物经济学　高血压需要终身治疗，需要考虑成本和效益。

三、常用治疗药物

目前，一线治疗的常用抗高血压药包括利尿药、血管紧张素转换酶抑制药（angiotensin converting enzyme inhibitor，ACEI）、血管紧张素受体阻滞药（angiotensin receptor blocker，ARB）、钙通道阻滞剂（calcium channel blocker，CCB）和 β 受体拮抗剂。常用药物及其用法见表 9-5。

表 9-5　常用抗高血压药的用法用量及不良反应

药物类别	药物名称	用法用量	不良反应及注意事项
利尿药	氢氯噻嗪	6.25~25mg/ 次，1~2 次 /d	血钾、血钠降低，血尿酸升高。伴糖尿病或糖耐量降低，痛风或高尿酸血症以及肾功能不全者不宜应用利尿药。伴高脂血症者慎用
	呋塞米	20~80mg/ 次，1~2 次 /d	
	螺内酯	20~60mg/ 次，1 次 /d	
血管紧张素转换酶抑制药	卡托普利	25~50mg/ 次，2~3 次 /d	持续性干咳、低血压、高钾血症、血管神经性水肿、皮疹以及味觉障碍
	依那普利	2.5~40mg/ 次，2 次 /d	
血管紧张素受体阻滞药	氯沙坦	25~100mg/ 次，1 次 /d	头晕、与剂量有关的直立性低血压、皮疹、血管神经性水肿、腹泻、肝功能异常、肌痛和偏头痛
	缬沙坦	80~160mg/ 次，1 次 /d	
钙通道阻滞剂	硝苯地平	10~30mg/ 次，2~3 次 /d	头痛、颜面部潮红和踝部水肿。硝苯地平引起反射性心率加快，但若从小剂量开始逐步加大剂量，可明显减少这些反应
	氨氯地平	2.5~10mg/ 次，1 次 /d	

续表

药物类别	药物名称	用法用量	不良反应及注意事项
β 受体拮抗剂	普萘洛尔 美托洛尔 卡维地洛	10~20mg/ 次,2~3 次 /d 25~200mg/d,1~2 次 /d 12.5~25mg/ 次,1~2 次 /d	疲乏和肢体冷感,可出现激动不安、胃肠功能不良等,影响糖代谢、脂代谢以及诱发高尿酸血症。伴有心脏传导阻滞、哮喘、慢性阻塞性肺疾病及周围血管疾病患者禁用;1 型糖尿病患者慎用

（一）利尿药

噻嗪类利尿药通过排钠利尿造成体内钠水平衡,使细胞外液和血容量减少,长期使用由于排 Na^+,使得 Na^+/Ca^{2+} 交换减少,细胞内 Ca^{2+} 水平降低,平滑肌舒张从而减低血压,包括氢氯噻嗪、环戊噻嗪。保钾利尿药作用在肾远端小管和集合小管的皮质部,抑制 K^+、Cl^- 的重吸收。增加 Na^+、Cl^- 排出,起到利尿作用。同时抑制 Na^+-K^+ 和 Na^+-H^+ 交换,使得 Na^+、H^+ 分泌减少,起到保钾作用。保钾利尿药如螺内酯、氨苯蝶啶等。

（二）血管紧张素转换酶抑制药

抑制血管紧张素转换酶活性,降低血管紧张素 II 水平,舒张动脉,常见药物包括卡托普利、依那普利等。该类药物降血压作用明确,对糖脂代谢无不良影响。限盐或加用利尿药可增加降血压效应。

（三）血管紧张素受体阻滞药

阻断血管紧张素 II 与受体亚型 AT_1 结合而发挥降血压作用,常用药物包括氯沙坦、缬沙坦等。该类药物可降低有心血管病史(冠心病、脑卒中、外周动脉病)的患者心血管并发症的发生率和高血压患者心血管事件风险、降低糖尿病或肾病患者的蛋白尿及微量白蛋白尿。

（四）钙通道阻滞剂

阻滞 Ca^{2+} 进入细胞内,降低细胞内 Ca^{2+} 浓度,从而抑制 Ca^{2+} 调节细胞功能,如对心脏的负性肌力、负性频率及负性传导作用和对血管平滑肌的舒张作用。常用药物包括二氢吡啶类(如硝苯地平、氨氯地平、尼莫地平)和非二氢吡啶类(如维拉帕米、地尔硫䓬)。

（五）β 受体拮抗剂

该类药物主要通过抑制过度激活的交感神经活性、抑制心肌收缩力、减慢心率发挥降血压作用。第一代 β 受体拮抗剂普萘洛尔对 $β_1$、$β_2$ 受体无选择性。第二代 β 受体拮抗剂为 $β_1$ 受体高选择性药物,以美托洛尔为代表,第三代具有扩血管效应,亦具有抗氧化作用,以卡维地洛为代表。高选择性 $β_1$ 受体拮抗剂对 $β_1$ 受体有较高选择性,因拮抗 $β_2$ 受体而产生的不良反应较少,既可降低血压,也可保护靶器官、降低心血管事件风险。β 受体拮抗剂尤其适用于伴快速性心律失常、冠心病、慢性心力衰竭、交感神经活性增高以及高动力状态的高血压患者。

四、药学服务要点

（一）药学服务路径

1. 收集　收集以下信息:患者特征(年龄、种族、性别、是否妊娠等),患者病史(既往史、家族史、社会饮食习惯、吸烟史等),当前用药情况和既往抗高血压药使用情况。患者的客观数据,包括血压、心率、身高、体重;实验室检查(血清电解质、血肌酐、血尿素氮等);其他诊断性检查(心电图等)。

2. 评估　评估患者是否存在强治疗指征(如冠状动脉疾病、慢性肾脏病等)、是否有高血压相关并发症(如蛋白尿、视网膜病变等),评估患者未来十年动脉粥样硬化性心血管疾病风险、是否使用可能导致或加重高血压的药物,评估患者的目标血压值是否达到目标值、现行降血压治疗方案的适宜性和有效性及患者是否属于顽固性高血压。

了解患者对自身疾病的认识水平,控制高血压的信心,是否能够接受用药教育。了解患者服用的抗高血压药类型、用法用量等,确定患者是否按时坚持服药,是否有漏服药、换药现象等用药问题。

3. 计划　药师和医生沟通,共同制订降血压治疗方案,能通过非药物治疗控制血压,则不用药物治疗;在不增加药物毒副作用和不良反应的条件下,能单用药物,则不联合用药,尽可能减少服药的种类和剂量,以减轻服药的负担。根据具体情况,可选用一些复方制剂、长效制剂、缓释剂、控释剂等以减少服药的种类及每日服药的次数,从而提高用药依从性。

一线治疗的抗高血压药都可以作为降血压治疗的起始用药和维持用药。抗高血压药选用应根据治疗对象的个体状况,药物的作用机制、药动学特征、不良反应和药物相互作用等,综合考虑以下因素:①是否存在心血管危险因素;②是否存在靶器官损害,是否存在心血管疾病、肾病、糖尿病;③是否有抗高血压药影响的其他疾病;④与治疗其他并存疾病的药物之间有否相互作用;⑤选用的药物是否有减少心血管发病率和死亡率的循证依据;⑥所在地区抗高血压药品种供应与价格,以及患者的支付能力;⑦患者的使用经验和意愿。

轻度高血压患者,经正确生活方式调整之后血压仍超过正常者,开始药物治疗。一般先单独选用 1 种抗高血压药,根据患者不同情况,如患者为中老年人,合并有冠心病或糖尿病,或肾功能有轻度受伤,首选 ACEI 或 ARB,亦可选用 CCB;如患者体质较肥胖,或有轻度心力衰竭,可首选利尿药。要尽量选用长效制剂,既可以减少血压波动,防止凌晨时间的发生,又可提高用药的依从性。强调长期有规律的抗高血压治疗,达到平稳、有效控制的目的。用药过程中,要及时进行血压检测,根据患者治疗反应,及时调整治疗方案。中重度高血压,常需要 2 种或 2 种以上抗高血压药联合治疗。

老年人是多发高血压特殊用药人群之一,应根据老年人身体生理状况,争取家属配合,指导患者家属学会观察病情变化,监督指导患者服药,并做好患者的护理工作,提高用药依从性,保证老年人的身体健康。

药师还须及时监测药物治疗的有效性(例如血压、心血管事件、肾功能)、安全性(特异性的药物不良反应),及时与其他医护人员沟通。

4. 实施　依据与医生讨论的结果,实施相应的治疗计划,对患者进行用药教育(例如治疗目的、饮食和生活方式调整、药物治疗计划),指导患者何时及如何进行血压、心率和体重的自我监测并记录结果。同时对于开始新药物治疗的患者,应向患者进行药物不良反应的宣教,最大限度地提高患者依从性。

5. 随访　高血压患者应按时进行随访,随访的内容主要为药物疗效(血压目标值是否实现)、药物副作用、患者是否有心血管事件和肾损害事件的发生发展、患者的依从性、生活方式评估及建议。每次随访均应查体(检查血压、心率等,超重或肥胖者还应监测体重及腰围)。

(二) 药学监护

1. 有效性　药物干预达到血压降至理想范围,使高血压患者的心血管发病和死亡总危险降低。《中国高血压防治指南(2018 年修订版)》指出,普通高血压患者血压降至 <140/90mmHg;伴有糖尿病,或病情稳定的冠心病、心力衰竭、慢性肾脏病伴有蛋白尿的高血压患者,血压应降至 <130/80mmHg,65~79 岁的高血压患者血压降至 <150/90mmHg,如能耐受,可进一步降至 <140/90mmHg,80 岁及 80 岁以上的高血压患者血压降至 <150/90mmHg。

2. 安全性　服药前向患者讲解药物可能出现的不良反应及其临床表现,使患者用药前有预见性,估计可能发生的不良反应,提前给予预防措施,或者及时就医,采取相应拮抗措施,从而提高用药依从性。表 9-5 中列举了常用抗高血压药的不良反应。根据患者家庭经济状况合理选用价格适当、疗效肯定的抗高血压药,不追求新、贵、进口药物,使患者能长期坚持治疗,提高用药依从性。

3. 依从性　高血压患者确诊后,常需终身药物治疗。因此,用药依从性直接关系到患者的治疗效果。用药依从性差不但可以导致血压控制欠佳、血压波动范围大,还增加了患者的经济负担。患者用药依从性的评价主要包括时间依从性和剂量依从性两方面。及时进行有关疾病的健康教育是提高用药依从性的重要措施。用通俗易懂的语言,深入浅出地及时向患者及家属讲解有关疾病知识,使患者了解疾病特点、常见的并发症及其危害性,提高患者对疾病治疗的认识。

（三）用药教育

制订个体化的教育方案,根据患者的文化水平提供相应的宣传教育和材料。介绍吸烟、酗酒和不良的饮食习惯对血压的危害。引导患者逐步改变不良生活习惯,例如:对吸烟患者开始可以先减少吸烟的数量,逐步过渡到不吸烟,最后到戒烟的阶段。帮助患者建立高血压是可以治疗和控制的信心。药师通过建立患者档案,定期与患者联系,询问服药后血压控制情况,是否有药物不良反应出现,及时发现和解决问题。治疗过程中,向患者解释目前给药方案的目的和意义,解释药品说明书中药物用法用量、不良反应和相关注意事项等（表9-5）。同时应向患者宣教规律测量血压的重要性,鼓励患者进行自我监控。

（四）特殊人群

1. 老年人　在老年患者中,高血压通常表现为单纯收缩期高血压。老年患者对容量不足和交感神经抑制比年轻患者更敏感,这可能会导致直立性低血压。中枢性抗高血压药和 α_1 受体拮抗剂在老年患者中一般应避免或谨慎使用。一线抗高血压药可以安全地用于老年患者,特别是 80 岁及以上的患者。但在初始治疗时,必须使用比平常更小的初始剂量,并根据病情需要适当调整。

2. 儿童和青少年　儿童高血压的诊断根据三次非同日的血压水平进行,三次 SBP 和 / 或 DBP 均≥95mmHg 时诊断为高血压;但一次的 SBP 和 / 或 DBP 达到 2 级高血压分界点时,即可诊断为高血压。对 1 级高血压,强调积极的生活方式干预,如减肥、健康饮食、积极锻炼等;对 2 级高血压的药物治疗从小剂量和单一用药开始,个体化调整治疗方案和治疗时限。ACEI、ARB、CCB 和噻嗪类利尿药都是儿童和青少年可选择的抗高血压药。但应注意 ACEI 或 ARB 有致畸作用。

3. 孕妇　对于妊娠高血压患者,推荐血压≥150/100mmHg 时启动药物治疗,治疗目标为 150/100mmHg 以下。如无蛋白尿及其他靶器官损伤存在,也可考虑血压≥160/110mmHg 时启动药物治疗。妊娠合并轻度高血压时,强调非药物治疗,并积极监测血压、定期复查尿常规等相关检查。

根据现有安全性资料,推荐将拉贝洛尔、长效硝苯地平或甲基多巴作为一线药物。其他 β 受体拮抗剂（非阿替洛尔）和 CCB 也是合理的替代品。胎盘循环降低的患者（先兆子痫或胎儿发育迟缓）,应避免应用利尿药。ACEI、ARB 和直接肾素抑制药都是已知的致畸药物,禁忌使用。

4. 有直立性低血压风险的患者　老年患者（特别是患有单纯性收缩期低血压的患者,或 80 岁及以上的患者）和长期糖尿病、严重的容量不足、压力反射功能障碍、自主神经功能不全以及同时使用引起静脉扩张的药物（α 受体拮抗剂、α/β 受体拮抗剂、硝酸甘油）的患者中直立性低血压的风险大大增加。对于有这些危险因素的患者,抗高血压药,特别是噻嗪类药物、血管紧张素转换酶抑制药或血管紧张素受体阻滞药应该从低剂量开始使用,逐步递增使用。

五、案例分析

案例:患者,男,32 岁。体型偏胖,平时身体健康,无任何不适,体检中发现血压偏高,血压 140/95mmHg,其余一切正常,无既往病史,但有吸烟史 6 年。目前患者有焦虑、紧张情绪,前往医院就诊。被诊断为高血压 1 级、低危,并进行合理治疗和指导。

分析:患者属于高血压 1 级,低危。鉴于健康的生活方式在高血压防治中有重要作用,首先应指导患者:①适度锻炼,争取达到并维持理想体重;②饮食上注意清淡（低盐、低脂、少糖）,多吃水果、高蛋白饮食;③戒烟限酒;④平衡心态,不焦虑、紧张。对轻度高血压患者在采取非药物治疗不能使血压下降至满意水平时,才会选择单一药物治疗,如使用氢氯噻嗪等。

第四节　慢性肾脏病的药学服务

一、概述

(一) 定义

慢性肾脏病(chronic kidney disease,CKD)是指以各种原因引起的慢性肾脏结构和功能障碍(肾脏损害史大于 3 个月),包括病理损伤、血液或尿液成分异常、影像学检查异常或不明原因的肾小球滤过率的下降[eGFR<60ml/(min·1.73m^2)]超过 3 个月。

(二) 流行病学、病因和发病机制

1. 流行病学　2012 年,我国慢性肾脏病患病率为 10.8%;据此推算,我国成人中慢性肾脏病患者约有 1 亿多人。40~50 岁为高发年龄段。慢性肾脏病的防治是世界各国所面临的重要公共卫生问题,患病率呈逐年上升趋势。2011 年美国成人慢性肾脏病的患病率高达 15.1%,终末期肾病的患病率为1 738/百万人口。流行病学资料显示:从 1990 年至 2013 年,慢性肾脏病相关的死亡率增加了 37%,慢性肾脏病已经成为疾病所致伤残引起的"健康寿命损失年"的第 8 位病因。在世界卫生组织 2020 年发布的《2019 年全球健康评估》报告中,慢性肾脏病已跻身全球十大死因之列。

2. 病因　慢性肾脏病患者的病因主要有糖尿病肾病、高血压肾小动脉硬化、原发性和继发性肾小球肾炎、肾小管间质疾病(慢性间质性肾炎、慢性肾盂肾炎、尿酸性肾病、梗阻性肾病等)、肾血管疾病、遗传性肾病(多囊肾病、遗传性肾炎)等。在发达国家和个别发展中国家,原发性肾小球肾炎、糖尿病肾病、高血压肾小动脉硬化是主要病因。慢性肾脏病可无明显临床症状,许多患者直到在某些诱因下短时间急剧加重,甚至进展至终末期才被确诊。

3. 发病机制　目前导致慢性肾脏病进展的机制尚未阐明,可能与以下因素有关。

(1) 肾单位高滤过:慢性肾脏病时,高灌注和高滤过刺激剩余的肾小球系膜细胞,损伤内皮细胞和增加血小板集聚,导致微动脉瘤形成,引起炎症细胞浸润、系膜细胞凋亡增加等,继而肾小球硬化不断发展,导致肾单位进行性丧失。

(2) 慢性肾衰竭患者残余肾单位肾小管高代谢:可导致肾小管萎缩、间质纤维化和肾单位进行性损害。高代谢导致肾小管氧消耗增加和氧自由基增多,小管内液 Fe^{2+} 的生成和代谢性酸中毒引起补体旁路途径激活和膜攻击复合物的形成,都可以导致肾小管 - 间质损伤。

(3) 肾组织上皮细胞表型转化作用:肾小管上皮细胞、肾小球上皮细胞、肾间质成纤维细胞等可转化为肌成纤维细胞,这在肾间质纤维化、局灶节段性或球性肾小球硬化过程中起重要的作用。

(4) 细胞因子和生长因子的作用:肾小球和肾小管间质损伤过程中,内皮素 -1、白细胞介素 -1、单个核细胞趋化蛋白 -1、血管紧张素Ⅱ、肿瘤生长因子 -β$_1$ 等因子均参与其中,并且对细胞外基质的产生起到重要的促进作用。

(三) 临床分类及表现

慢性肾脏病为进展性的慢性疾病。目前,国际公认的慢性肾脏病的分期是依据肾脏病预后质量倡议(Kidney Disease Outcomes Quality Initiative,KDOQI)指南,分为 1~5 期(表 9-6)。

在慢性肾脏病的不同阶段,患者的临床表现不同。慢性肾脏病 1~3 期的患者可以没有任何症状,或仅有乏力、腰酸、夜尿增多等轻度不适;少数患者会出现食欲减退、代谢性酸中毒及轻度贫血;患者进展到慢性肾脏病 4 期以后,上述症状将更加明显;5 期时,患者可出现急性左心衰竭、严重高钾血症、消化道出血、中枢神经系统障碍等,甚至有生命危险。4~5 期的患者的常见临床表现如下:①水、电解质代谢紊乱,且以代谢性酸中毒,水、钠平衡紊乱,钾代谢紊乱,钙、磷代谢紊乱,镁代谢紊乱较常见;②蛋白质、糖类、脂类和维生素代谢紊乱;③高血压、左心室肥厚、心力衰竭、尿毒症性心肌病、心包疾

表 9-6　慢性肾脏病的分期及建议

分期	特征	肾小球滤过率 / [ml/(min·1.73m²)]	防治目标 - 措施
1	肾小球滤过率正常或升高	≥90	慢性肾脏病诊治,缓解症状,保护肾功能
2	肾小球滤过率轻度降低	60~89	评估、延缓慢性肾脏病进展,降低心血管病风险
3a	肾小球滤过率轻度到中度降低	45~59	延缓慢性肾脏病进展,评估、治疗并发症
3b	肾小球滤过率中度到重度降低	30~44	
4	肾小球滤过率重度降低	15~29	综合治疗,透析前准备
5	终末期肾病	<15 或透析	如出现尿毒症,需及时替代治疗

病、血管钙化和动脉粥样硬化等,其中心力衰竭是尿毒症患者最常见的死亡原因;④呼吸过慢、气短、气促,严重酸中毒时,可出现呼吸深长;⑤食欲缺乏、恶心、呕吐;⑥肾性贫血和出血倾向;⑦疲乏、失眠、注意力不集中,其后会有性格改变、抑郁、记忆力减退、判断力降低;⑧肾脏内分泌功能紊乱、糖耐量异常和胰岛素抵抗、下丘脑 - 垂体内分泌功能紊乱,外周内分泌腺功能紊乱;⑨慢性肾脏病患者存在钙、磷等矿物质代谢及内分泌功能紊乱,导致矿物质异常、骨病、血管钙化等临床综合征,即慢性肾脏病 - 矿物质和骨代谢异常。患者可出现肾性骨营养不良,即出现骨钙化和代谢异常,包括高转化性骨病、低转化性骨病和混合性骨病,其中以高转化性骨病最多见。

二、治疗原则

(一)总体目标

慢性肾脏病的治疗目的为通过控制原发疾病,减轻加重因素的治疗,延缓肾功能减退的进展,减少患者的并发症,提高患者的生命质量。已患有慢性肾脏病的患者,要积极采取措施,延缓、停止或逆转慢性肾衰竭的发生,防止进展至终末期肾病。

基本对策:①坚持病因治疗,如高血压、糖尿病肾病、肾小球肾炎等,应坚持长期的合理治疗;②避免和消除肾功能急剧恶化的危险因素;③阻断或抑制肾单位损害渐进性发展的各种途径,保护健存的肾单位。

(二)非药物疗法

1. 营养治疗　营养不良是慢性肾脏病常见的并发症,是慢性肾脏病发生、进展以及心血管事件与死亡的危险因素。慢性肾脏病进展中发生的蛋白代谢异常,尤其是肌肉蛋白质合成和分解异常是导致患者营养不良的重要因素。限制蛋白饮食是治疗的重要环节,以减少含氮代谢产物的生成,减轻症状及相关并发症,甚至可能延缓病情进展;但须保证摄入足够的热量。对于不同分期的慢性肾脏病营养治疗推荐意见见表 9-7 和表 9-8。

2. 改善生活方式　长期慢性肾脏病的患者会导致高血压、贫血、营养不良、心血管疾病等并发症;其中高血压不仅是慢性肾脏病的合并症,同时也是慢性肾脏病发生的重要因素。因此,慢性肾脏病患者控制高血压尤为重要。通过生活干预的方式,可降低未接受透析的慢性肾脏病患者的血压:①建议高血压和慢性肾脏病患者的钠摄入量 <2.3g/d;②建议高血压和慢性肾脏病患者进行中等强度的体力活动,每周累计至少 150 分钟,或达到与其心血管和身体耐受性相适应的水平。

表 9-7   慢性肾脏病 1~2 期患者营养治疗推荐意见

患者病情	营养物	营养治疗推荐意见
慢性肾脏病 1~2 期非糖尿病患者	蛋白质	1. 慢性肾脏病 1~2 期患者应避免高蛋白饮食［>1.3g/(kg·d)］ 2. 非持续性大量蛋白尿的慢性肾脏病 1~2 期患者推荐蛋白质摄入量 0.8g/(kg·d)，不推荐蛋白质摄入量≤0.6g/(kg·d) 3. 对大量蛋白尿的慢性肾脏病 1~2 期患者，建议蛋白质摄入量 0.7g/(kg·d)，同时加用酮酸治疗
	能量	慢性肾脏病 1~2 期患者，建议保证足够热量摄入，同时维持健康体重的稳定
	液体及无机盐	1. 建议早期慢性肾脏病患者，饮食钠摄入量不超过 100mmol/d（钠 2.3g/d 或食盐 6g/d） 2. 推荐患有持续性高钾血症的慢性肾脏病 1~2 期患者，限制饮食钾的摄入量 3. 建议慢性肾脏病 1~2 期患者适量多吃水果和蔬菜，以减少净酸产量
慢性肾脏病 1~2 期糖尿病患者	蛋白质	慢性肾脏病 1~2 期糖尿病患者避免高蛋白质摄入［≥1.3g/(kg·d)］，建议蛋白质摄入量为 0.8g/(kg·d)
	能量	1. 推荐慢性肾脏病 1~2 期糖尿病患者热量摄入为 30~35 kcal/(kg·d)（1kcal=4.184kJ） 2. 对于肥胖的慢性肾脏病 1~2 期糖尿病患者，建议减少热量摄入至 1500 kcal/d 3. 老年慢性肾脏病 1~2 期的糖尿病肾病（DN）患者，可考虑减少至 30kcal/(kg·d)
	钠	慢性肾脏病 1~2 期糖尿病患者，推荐钠摄入量限制在 2.3g/d（相当于食盐 6g/d）以内，但不推荐严格限制钠的摄入（<3g 食盐）

表 9-8   慢性肾脏病 3~5 期患者营养治疗推荐意见

患者病情	营养物	营养治疗推荐意见
慢性肾脏病 3~5 期非糖尿病患者	蛋白质	1. 推荐慢性肾脏病 3~5 期非糖尿病患者限制蛋白质摄入，同时补充酮酸制剂，以降低终末期肾病（ESRD）或死亡风险 2. 推荐慢性肾脏病 3~5 期非糖尿病患者低蛋白饮食［0.6g/(kg·d)］或极低蛋白饮食［0.3g/(kg·d)］，联合补充酮酸制剂
	能量	1. 建议慢性肾脏病 3~5 期非糖尿病患者热量摄入为 30~35kcal/(kg·d) 2. 建议根据患者年龄、性别、去脂体重以及其他因素个体化调整热量的摄入
	钠	1. 推荐慢性肾脏病 3~5 期非糖尿病患者限制饮食中钠的摄入量 <2.3g/d（相当于食盐 6g/d），以降低血压和控制容量 2. 建议慢性肾脏病 3~5 期非糖尿病患者限制饮食中钠的摄入量 <2.3g/d（相当于食盐 6g/d），以降低蛋白尿
	钾	建议慢性肾脏病 3~5 期非糖尿病患者个体化调整饮食中钾的摄入，以保证血钾在正常范围

续表

患者病情	营养物	营养治疗推荐意见
慢性肾脏病 3~5 期非糖尿病患者	磷	1. 推荐慢性肾脏病 3~5 期非糖尿病患者限制饮食中磷的摄入,以维持血磷在正常范围 2. 慢性肾脏病 3~5 期非糖尿病患者进行限磷饮食治疗时,应考虑摄入磷的来源(动物、蔬菜和食品添加剂)
	钙	建议慢性肾脏病 3~4 期非糖尿病患者(未服用活性维生素 D)元素钙的摄入量 800~1 000mg/d(包括食物来源的钙、钙片和含钙的磷结合剂),以维持钙平衡
	代谢性酸中毒	1. 建议慢性肾脏病 3~5 期非糖尿病患者通过增加饮食中水果和蔬菜的摄入,降低机体的净产酸量 2. 推荐慢性肾脏病 3~5 期非糖尿病患者通过补充碳酸氢钠减少机体净产酸量,以延缓残肾功能的下降 3. 建议慢性肾脏病 3~5 期非糖尿病患者血清碳酸氢盐水平维持在 24~25mmol/L
	维生素 D	建议慢性肾脏病 3~5 期非糖尿病患者应用维生素 D_2 或维生素 D_3
慢性肾脏病 3~5 期糖尿病患者	蛋白质	推荐慢性肾脏病 3~5 期糖尿病且代谢稳定的患者蛋白质摄入量为 0.6g/(kg·d),并可补充酮酸制剂 0.12g/(kg·d)
	热量	1. 推荐慢性肾脏病 3~5 期糖尿病患者热量摄入为 30~35kcal/(kg·d) 2. 推荐根据患者年龄、性别、体力活动、目标体重等制订个体化热量摄入量,以维持正常的营养状况
	液体和无机盐	推荐慢性肾脏病 3~5 期糖尿病患者钠摄入量 <2.3g/d(相当于食盐 6g/d)
	磷	推荐慢性肾脏病 3~5 期糖尿病患者调整饮食中磷的摄入,以维持血磷在正常范围
	钙	推荐慢性肾脏病 3~5 期糖尿病患者调整钙元素的摄入,以维持血钙在正常范围
	钾	建议慢性肾脏病 3~5 期糖尿病患者个体化调整饮食中钾的摄入,以保证血钾在正常范围
	维生素和微量元素	建议微量元素仅提供给伴有微量元素缺乏引起的相关症状或生化指标异常的慢性肾脏病 3~5 期糖尿病患者

糖尿病肾病是糖尿病常见的慢性并发症,糖尿病患者中有 20%~40% 的患者发生糖尿病肾病。因此,控制血糖对延缓早期慢性肾脏病的进展非常重要。糖尿病肾病患者应通过控制饮食、运动等方式控制血糖。

血脂异常和高尿酸血症是促进慢性肾脏病进展的重要因素,也是心脑血管病变、肾动脉粥样硬化和靶器官损害的主要危险因素。因此,患者也应通过控制饮食、加强锻炼进行干预。

3. 肾脏替代治疗 终末期的患者应根据肾小球滤过率择期进行肾脏替代治疗,包括血液透析、腹膜透析、肾脏移植。

(三)药物治疗

针对慢性肾脏病患者,应积极对症治疗,及时、有效地控制高血压;降血压药物可采用血管紧张素转换酶抑制药或血管紧张素受体阻滞药,但不宜两者联合使用;严格控制血糖和蛋白尿;积极纠正贫血和钙、磷代谢紊乱,并推荐应用他汀类药物降血脂。

三、常用治疗药物

(一) 控制蛋白尿药物

1. **肾素 - 血管紧张素系统拮抗剂**　ACEI 和 ARB 具有降血压及独立于降血压之外的肾脏保护作用。尿白蛋白 30~300mg/d 的糖尿病合并高血压患者,推荐使用 ACEI 或 ARB。尿白蛋白 >300mg/d 时,无论是否存在糖尿病,均推荐使用 ACEI 或 ARB;目前不提倡联用 ACEI 和 ARB 延缓慢性肾脏病的进展。应用肾素 - 血管紧张素系统(renin-angiotensin system,RAS)拮抗剂时须注意:①避免用于肾动脉狭窄患者;②eGFR<45ml/(min·1.73m^2)患者,宜从小剂量开始;③初始应用或加量时,应在 1~2 周监测 eGFR 和血清钾浓度,若血肌酐较基线值上升幅度 <30%,可继续使用;若超过基线水平 30%,应及时减量或停药并寻找原因;④eGFR<30ml/(min·1.73m^2)时,ACEI 或 ARB 仍具有肾脏保护作用,可不需要终止用药。

2. **糖皮质激素及免疫抑制剂**　多种原发性或继发性肾小球疾病(如膜性肾病或狼疮性肾炎)的发病机制主要由异常免疫反应所介导,需使用糖皮质激素及免疫抑制剂治疗,使蛋白尿持续缓解。常用的免疫抑制剂包括环磷酰胺、环孢素、他克莫司、吗替麦考酚酯、硫唑嘌呤、来氟米特等。根据病理类型和蛋白尿程度,结合患者性别、年龄、体重、是否有生育要求、药物使用禁忌证及个人意愿等,制订个体化的治疗方案。

(二) 抗高血压药

根据患者病情选用合理的抗高血压药:无蛋白尿的慢性肾脏病高血压患者,可选择 ACEI、ARB、CCB 等;有蛋白尿的慢性肾脏病、高血压患者,首选 ACEI 或 ARB;严重高血压患者,可选择 2 种或 2 种以上的抗高血压药联合治疗,但不宜联合使用 ACEI 和 ARB。老年患者应综合考虑年龄、合并症等情况,密切关注降血压治疗相关的不良事件,如电解质紊乱、急性肾损伤、直立性低血压等。

(三) 降血糖药

糖尿病肾病患者宜选择不经过肾脏清除的降血糖药,且优先选择既具降血糖作用、又具肾功能保护的药物。SGLT-2 抑制剂具有肾脏保护作用,如达格列净可减少糖尿病导致的肾衰竭的发生;恩格列净或卡格列净可使心血管高危的 2 型糖尿病患者肾脏事件风险显著下降;卡格列净 100~300mg 每日用于 eGFR≥30ml/(min·1.73m^2)的糖尿病患者可显著提高 eGFR,降低尿酸水平并减少肾脏事件风险。因此,SGLT-2 抑制剂能延缓肾衰竭发生或死亡。此外,部分二肽基肽酶 -4(DPP-4)抑制剂(沙格列汀、利格列汀)和磺酰脲类的格列喹酮亦有独立于降血糖作用外的肾脏保护作用,亦可考虑使用。

(四) 调血脂药

他汀类药物和依折麦布适用于 50 岁以上的慢性肾脏病且未行透析的患者、成人肾移植和开始透析时已使用此类药物的患者。他汀类药物还可用于具有以下一项或多项合并症的 18~49 岁、未行透析的肾移植患者:冠心病(心肌梗死或冠状动脉旁路移植术)、糖尿病、缺血性脑卒中、10 年间发生冠心病风险大于 10%。

(五) 抗贫血药

1. **红细胞生成刺激剂**　临床常用的红细胞生成刺激剂(erythropoiesis-stimulating agent,ESA)是重组人促红素(recombinant human erythropoietin,rHuEPO)。目前,重组人促红素在慢性肾衰竭患者的治疗中是不可缺少的药物。合理使用重组人促红素,既可以纠正慢性肾衰竭患者的贫血、减少患者左心室肥大等心血管并发症的发生,又可以降低患者的住院率和病死率。

2. **铁剂**　慢性肾脏病的贫血患者常伴铁缺乏,铁缺乏是影响红细胞生成刺激剂疗效的主要原因。在使用重组人促红素时,需同时补充铁剂。铁剂的补充首选口服铁剂,常用铁剂包括琥珀酸亚铁、富马酸亚铁、硫酸亚铁。对于严重贫血的患者可考虑静脉输注。静脉用铁剂首选蔗糖铁,其次是葡糖醛酸铁、右旋糖酐铁。

（六）钙调节药物

1. 骨化三醇（活性维生素 D_3） 肾脏病变时，患者常缺乏骨化三醇。补充骨化三醇可抑制骨钙释放，促进骨形成。同时，骨化三醇可抑制甲状旁腺激素分泌，改善肾性骨营养不良和继发性甲状旁腺功能亢进。

2. 碳酸钙 口服碳酸钙可补充钙离子，提高血钙水平。

3. 营养支持药物 补充必需氨基酸，纠正患者体内必需氨基酸/非必需氨基酸比例失调状态，促进蛋白合成，减少氮代谢产物的生成，继而延缓慢性肾衰竭的进展。

4. 清除肠道毒物 临床上常用口服氧化淀粉、活性炭制剂，与毒物结合形成络合物，经肠道排出体外。此类药物主要用于血液透析前的患者，对减轻氮质血症起辅助作用，但不可将其作为治疗的主要手段，应严密监测患者电解质、酸碱平衡和营养状况。

此外，肾功能受损可导致药物的药动学和药效学行为改变，进而引起药物疗效和不良反应发生变化。药师在治疗中应注意：①药物的药动学和药效学特点；②患者的肾功能、肝功能、血清白蛋白、酸碱平衡、电解质代谢紊乱等生理和病理状况；③肾功能不全时，首选肾毒性相对较小的药物；④如果必须使用具肾毒性的药物，应减少药物剂量或延长用药间隔；⑤对于治疗窗相对较窄的药物，条件允许的情况下监测药物浓度；⑥依据患者肾功能减退的程度，调整经肾脏排泄药物的剂量，并关注药物的相互作用；⑦密切观察及时发现药物不良反应并进行处理。

四、药学服务要点

（一）药学服务路径

1. 收集 收集患者慢性肾脏病的病史及合并症，辅助检查结果，主要包括肾功能、肾脏影像学检查的结果。收集患者的用药信息，包括既往用药和现用药的信息。

2. 评估 药师应积极参与评估患者现有的药物治疗方案，评估应侧重于患者是否依据现有指标开展了支持治疗方案，患者现有的药物是否根据最新肾功能进行了剂量调整，是否选择了与慢性肾脏病和肾功能相匹配的药物，以及评估患者治疗中应密切注意的药物禁忌证。此外，应对患者是否按时坚持服药，是否有漏服药、换药，以及需要解决的用药问题进行评估。

3. 计划 药师及时与医师沟通，共同制订慢性肾脏病患者的治疗方案。

（1）一般原则：①纠正酸中毒和水、电解质紊乱，防治高钾血症；②治疗高血压，保护心、肾、脑等靶器官；③治疗贫血，应用重组人促红素；④治疗低钙血症、高磷血症、肾性骨营养不良；⑤防止感染；⑥治疗高脂血症；⑦口服氧化淀粉、活性炭制剂等，增加尿毒症毒素排出；⑧糖尿病肾衰竭患者及时调整胰岛素用量。

（2）特殊人群：应对特殊人群进行个体化治疗。例如，老年人由于机体系统、器官的组织形态和生理功能随年龄增长而发生特征性变化，药物的体内过程受到影响。慢性肾衰竭患者和肾功能不全的老年患者，使用抗菌药时需根据肾功能受损程度、药物排泄途径和血液净化方式等情况，合理选择给药方案。

4. 实施 依据与医生讨论的结果，实施相应的治疗计划，对患者进行用药教育，例如治疗目的、饮食和生活方式调整、药物治疗计划等，指导患者何时及如何进行药物不良反应监测并记录。同时，对于开始新药物治疗的患者，应进行药物不良反应的宣教，最大限度地提高患者依从性。

5. 随访 进行定期随访，监测患者肾功能的变化，及时依照肾功能进行给药方案的调整，并对患者的药物不良反应进行监测。同时应关注和评估患者的依从性和生活方式，进行针对性建议。

（二）药学监护

1. 有效性 慢性肾脏病患者是一类特殊的人群，其中还包括特殊患者如肾移植患者、血液透析患者、腹膜透析患者等。治疗过程中，药师应评估患者的药物治疗效果，监测尿蛋白、尿白蛋白及血浆白蛋白水平,以判断疗效,并积极评估患者的营养治疗情况。对于使用个体化差异较大的药物(如免疫抑制剂)的患者,应监测免疫抑制剂的血药浓度,运用临床药学专业知识,优化治疗给药方案,并与治疗团队成员密切协作,提高药物治疗的有效性。

2. 安全性　在药物治疗过程中,患者肾功能的变化,可导致患者由于药物使用或药物剂量调整不及时而出现药物不良反应。药师应协助临床医师甄别药物不良反应,对已出现药物不良反应的患者进行药学监护。例如,头孢他啶主要经肾排泄,在肾功能正常的患者中半衰期约为 1.93 小时,肾功能受损的患者可延长至 14~30 小时,使头孢他啶在体内蓄积,脑脊液中药物浓度增加,导致患者出现中枢神经系统的不良反应。因此,对于慢性肾脏病的患者,应积极监测药物不良反应,并及时调整给药方案。对于因肾功能而限制使用的药物,应积极寻求其他可替代药物。

3. 依从性　患者的用药依从性对于慢性肾脏病的治疗亦很重要。例如,慢性肾脏病患者的病情易缓解,但难以治愈,容易复发,加之用药疗程长、药物不良反应发生率高,故患者的用药依从性较差,需要开展用药教育,介绍常见药物不良反应及应对措施、自我监护指标、规范治疗的意义以及不按医嘱用药的后果等,提高患者对疾病和治疗方案的认识,加强患者的依从性,积极主动地配合治疗。此外,采取电话随访、发放治疗日记卡等方式,亦可提高患者的用药依从性。

(三)用药教育

建立患者档案资料,定期与患者联系,询问疾病状态,对患者进行合理用药的指导,为患者普及用药知识。例如,免疫抑制剂可与很多药物发生药物相互作用,如他克莫司、环孢素均经肝脏 P450 酶系代谢,故诱导或抑制肝脏 P450 酶系代谢的药物可与他克莫司、环孢素发生相互作用。此外,环孢素是 CYP3A4 酶的抑制剂,可与 CYP3A4 的底物辛伐他汀、洛伐他汀、阿托伐他汀发生相互作用,升高他汀药物的血药浓度,增加肌病风险。因此,若联用环孢素和他汀类药物如辛伐他汀、阿托伐他汀等,须监测患者有无肌肉酸痛,并且选择最低有效剂量。此外,应指导慢性肾脏病患者的饮食,特别对于终末期肾病患者,应限制蛋白饮食,但应保证患者摄入足够的热量。

五、案例分析

案例:患者,男,70 岁。体重 70kg,身高 170cm,既往诊断为慢性肾脏病、高血压,长期服用氨氯地平,5mg/ 次,1 次 /d,定期于肾内科复查,血压波动于 133~145/88~95mmHg。患者复查时,血肌酐为 120μmol/L,肌酐清除率为 50ml/min,血钾 3.85mmol/L,血钠 140mmol/L,血钙 1.92mmol/L,并有蛋白尿。

分析:患者属于慢性肾脏病 3a 期,合并高血压和蛋白尿,因此应考虑将氨氯地平更改为 ACEI 或者 ARB 作为降血压药,在控制高血压的同时控制蛋白尿。同时,患者血钙水平稍低于正常值,可考虑口服钙片补充。

第五节　糖尿病的药学服务

一、概述

(一)定义

糖尿病(diabetes mellitus,DM)是一组由多病因引起的以慢性高血糖为特征的代谢性疾病,由胰岛素分泌和 / 或作用缺陷所致。糖尿病的诊断主要参考患者的空腹血糖值和糖化血红蛋白值。其中,空腹血糖值表示患者当天的血糖控制情况。糖化血红蛋白值代表了患者最近的 2~3 个月的血糖平均水平。糖尿病患者长期的碳水化合物以及脂肪、蛋白质代谢紊乱,可导致多系统损害,引起眼、肾、神经、心脏、血管等组织器官慢性进行性病变、功能减退及衰竭。患者病情严重或应激时可出现急性严重代谢紊乱,如糖尿病酮症酸中毒、高渗性高血糖状态。

（二）流行病学、病因和发病机制

1. 流行病学　糖尿病是一种常见病、多发病,严重威胁人类健康。目前,全世界的糖尿病患病率、发病率和患者数量急剧升高,据国际糖尿病联盟资料显示:全世界糖尿病患者数 2021 年已达 5.37 亿,较 2019 年增加约 7 400 万,增幅达 16%;预计 2045 年全球糖尿病患病总人数将达到 7.83 亿。近 30 年来,随着我国经济的迅速发展、生活方式西方化和人口老龄化,肥胖率上升,我国糖尿病患病率也呈现出快速增长的趋势。1980 年我国成年人糖尿病的患病率为 0.67%,2007 年达 9.7%,2013 年更高达10.9%。2021 年,我国成人糖尿病患者数 1.40 亿,居世界第一位。此外,我国儿童和青少年 2 型糖尿病的患病率明显增加,已成为超重儿童的关键健康问题。

2. 病因和发病机制　糖尿病的病因和发病机制极为复杂,不同类型的糖尿病病因不尽相同,目前糖尿病按照发病机制主要分为 1 型糖尿病和 2 型糖尿病。

（1）1 型糖尿病:1 型糖尿病大多由遗传因素、环境因素(病毒感染、化学毒物和饮食因素)、自身免疫(体液免疫、细胞免疫)共同参与发病。外界环境因素作用于有遗传易感性的个体,激活 T 淋巴细胞介导的自身免疫反应,引起选择性胰岛 β 细胞功能受损,机体胰岛素分泌不足且进行性加重,最终导致糖尿病。1 型糖尿病的患者以胰岛素分泌不足,但对胰岛素高敏感为主要特点,在青少年中多发。

（2）2 型糖尿病:2 型糖尿病是糖尿病中最常见的类型,占所有糖尿病的 90% 以上。2 型糖尿病是遗传因素及环境因素共同作用而形成的疾病。现认为病因和发病机制主要有以下三方面:遗传因素与环境因素的共同作用;胰岛素抵抗和胰岛 β 细胞功能缺陷(胰岛素抵抗、胰岛 β 细胞功能缺陷);胰岛 α 细胞功能异常和胰高血糖素样肽 -1 分泌缺陷。患者病情的发生发展多为早期存在胰岛素抵抗,而胰岛 β 细胞可代偿性增加胰岛素分泌,后期会发展为胰岛 β 细胞无法分泌足够胰岛素以代偿胰岛素抵抗而导致患者进展为糖调节受损和糖尿病。2 型糖尿病患者对胰岛素不敏感。

（3）妊娠糖尿病:妊娠糖尿病在妊娠期间发生,如在妊娠前诊断为糖尿病,则不属于妊娠糖尿病,而是糖尿病合并妊娠。妊娠期间的激素变化导致胰岛素抵抗增加,如果母体不能增加胰岛素分泌以充分补偿来维持正常血糖,则可能发生妊娠糖尿病。患有妊娠糖尿病的女性易患 2 型糖尿病。妊娠糖尿病和 2 型糖尿病可能有许多相同的病因。大多数情况下,葡萄糖不耐受首先出现在妊娠晚期;然而,风险评估和干预应从第一次产前检查开始,诊断和治疗同等重要。

（三）临床分类及表现

糖尿病的基本临床表现为代谢紊乱,即"三多一少",多尿、多饮、多食、体重减轻。

1. 1 型糖尿病具体表现　①常见于 30 岁以前;②患者起病急、病情重,多有典型"三多一少"症状;③血糖显著增高,常出现糖尿病酮症酸中毒;④胰岛素水平很低,胰岛功能基本丧失,患者需要终身应用胰岛素治疗。

2. 2 型糖尿病具体表现　①患者以老年人居多;②患者起病缓慢、没有症状的时间可达数年至数十年;③多数患者肥胖、食欲好、精神体力与常人没有区别,偶有疲乏无力,个别患者可出现低血糖;④患者多于体检时被发现;⑤随病程延长,患者的血糖逐渐升高,可出现糖尿病急性并发症,以高渗性高血糖状态较为多见。

3. 糖尿病的并发症　感染性疾病,微血管病变(糖尿病肾病、糖尿病性视网膜病变、糖尿病心肌病等),大血管病变,神经系统并发症(中枢神经系统并发症、周围神经病变、自主神经病变),糖尿病足,其他病变(如视网膜病变、黄斑病变、白内障、青光眼、牙周炎、皮肤病变等)。

二、治疗原则

（一）总体目标

目前,糖尿病仍然是无法根治的疾病,需终身治疗。糖尿病治疗的近期目标是通过控制高血糖和代谢紊乱,消除糖尿病症状和防止出现急性并发症;糖尿病治疗的远期目标是通过良好的代谢控制,达到预防慢性并发症、提高患者生命质量和延长寿命的目的。

近年来,随着循证医学的发展,糖尿病的治疗已转变为系统管理、以患者为中心的团队管理。团队成员包括全科医师、专科医师、护师、药师、营养师、运动康复师、患者及其家属等。国际糖尿病联合会提出糖尿病患者的综合管理要点为:糖尿病教育、医学营养治疗、运动治疗、血糖监测、药物治疗的"五架马车"。糖尿病患者的综合控制目标见表9-9。

表9-9　糖尿病患者的综合控制目标(《中国2型糖尿病防治指南(2020年版)》)

检测指标	目标值
血糖	
空腹 /(mmol/L)	4.4~7.0
非空腹 /(mmol/L)	≤10.0
糖化血红蛋白(HbA1c)/%	<7.0
血压 /mmHg	<130/80
高密度脂蛋白(HDL)	
男性 /(mmol/L)	>1.0
女性 /(mmol/L)	>1.3
甘油三酯 /(mmol/L)	<1.7
低密度脂蛋白(LDL)	
ASCVD 极高危 /(mmol/L)	<1.8
ASCVD 高危 /(mmol/L)	<2.6
身体质量指数 /(kg/m²)	<24.9
主动有氧活动 /(min/ 周)	≥150

注:ASCVD 为动脉粥样硬化性心血管疾病。

(二) 非药物疗法

1. 营养疗法　糖尿病前期或糖尿病患者应接受个体化的能量平衡计划,目标是帮助患者达到理想的体重,并满足其营养需求,患者的营养计划应由医生、营养师等多学科人员共同参与制订,目标是改善不良的饮食结构。对于肥胖或超重的患者,通过控制总能量摄入,减轻体重 5% 以上。患者应控制碳水化合物,减少高血糖指数的食物摄入(如精制面食、含糖饮料等),限制饱和脂肪酸的摄入,可使用非饱和脂肪酸替代(如鱼油、坚果)。同时糖尿病患者在没有肾功能异常的情况下应保证蛋白质的摄入。消瘦患者要通过均衡营养,恢复并长期维持理想的体重。

2. 运动　运动在 2 型糖尿病患者的管理中占有重要的地位。运动可增加胰岛素的敏感性,有助于血糖控制,还有利于减轻体重、控制炎症、预防疾病、促进心理健康等。患有严重低血糖,急性代谢并发症,以及各种心、肾等器官严重损伤的患者,暂时不宜运动。对于无禁忌证的患者,每周建议进行150 分钟中等强度的运动,如 1 周运动 5 天,每次 30 分钟。即使进行少量的体力活动,如平均每天少于 10 分钟,也是有益的。中等强度的体力活动包括快走、打太极拳、骑车、打高尔夫球、园艺活动,较强的体力活动为舞蹈、有氧健身、慢跑、游泳、骑车上坡;每周最好进行 2 次肌肉训练,如举重训练,训练时阻力为轻或中度;联合进行抗阻运动和有氧运动可以获得更大程度的代谢改善。运动要与患者的年龄、病情、社会、经济、文化背景及体质相适应。养成健康的生活习惯,将有益的体力活动融入日常生活中。活动量大或程度剧烈时,应建议糖尿病患者调整食物及药物,以免发生低血糖。

3. 戒烟　吸烟会增加糖尿病患者的各种并发症(如冠心病)的发生风险,戒烟还能延缓糖尿病肾病的发展。医生及药师应鼓励患者戒烟,对糖尿病患者进行常规教育,告知患者吸烟的危害,从而制定相应的戒烟目标。对于戒烟有困难的患者可以考虑使用尼古丁替代疗法等帮助患者戒烟。

（三）药物治疗

在饮食和运动不能使血糖控制达标时,应及时应用降血糖药治疗。药物治疗要对糖化血红蛋白有明确的控制目标,同时控制患者的血压、血脂、血液流变学指标在正常水平,并确保患者没有急性代谢性并发症、体重稳定、能保持较正常的工作与生活能力。

三、常用治疗药物

1 型糖尿病:1 型糖尿病患者内源性胰岛素绝对缺乏,因此需要接受胰岛素治疗。大多数 1 型糖尿病患者应接受强化胰岛素治疗,每日多次注射或通过胰岛素泵持续皮下胰岛素输注。强化胰岛素治疗中,患者应通过监测血糖值,根据营养摄入、血糖水平、压力和体力活动的动态变化调整治疗方案。自我血糖监测联合强化胰岛素治疗可降低 1 型糖尿病患者的糖化血红蛋白和血糖的大幅波动,可更好地预防低血糖事件。

2 型糖尿病:生活方式干预和使用二甲双胍为 2 型糖尿病患者高血糖的一线治疗措施;生活方式干预是 2 型糖尿病的基础治疗措施,应贯穿于治疗的始终;若无禁忌证,二甲双胍应一直保留在糖尿病的药物治疗方案中。一种降血糖药治疗后血糖不达标者,应采用 2 种甚至 3 种不同作用机制的药物联合治疗,也可加用胰岛素治疗。选择药物时须综合考虑患者的个体情况,患者的糖化血红蛋白目标值、合并症等因素来选择适宜药物。

目前,糖尿病的治疗药物包括胰岛素、口服降血糖药、胰高血糖素样肽 -1（GLP-1）受体激动剂、二肽基肽酶 -4（DPP-4）抑制剂、钠 - 葡萄糖耦联转运体 -2（SGLT-2）抑制剂等。详细的非胰岛素类降血糖药的用法用量及不良反应见表 9-10。

表 9-10　非胰岛素类降血糖药的用法用量及不良反应

药物类别	药物名称	用法用量	不良反应及注意事项
双胍类	二甲双胍	500~2 000mg/d,每日 2~3 次,口服	食欲不振,腹泻,恶心,维生素 B_{12} 缺乏;应注意 eGFR<30ml/(min·1.73m^2) 患者禁用,1 型糖尿病不宜单独使用
磺酰脲类	格列齐特	80~240mg/d,每日 1~2 次,口服	低血糖、体重增加、胃部不适、恶心、呕吐、腹泻,可能增加患者心血管风险;应注意监测肝功能、定时检查血象,1 型糖尿病、儿童糖尿病、孕妇、哺乳期妇女、大手术围手术期患者禁用
	格列喹酮	30~180mg/d,每日 1~2 次,口服	
噻唑烷二酮类	罗格列酮	4~8mg/d,每日 1~2 次,口服	水肿、体重增加、低血糖、胃肠道反应;应注意 1 型糖尿病、孕妇、哺乳期妇女和儿童患者不宜使用
	吡格列酮	15~45mg/d,每日 1 次,口服	
GLP-1 受体激动剂	利拉鲁肽	0.6~1.8mg/d,每日 1 次,皮下注射	恶心、呕吐、腹泻、胰腺炎,可能增加患者甲状腺肿瘤的风险;应注意严重胃肠道疾病及明显肾功能不全者慎用
	艾塞那肽	0.01~0.02mg/d,每日 2 次,皮下注射	
DPP-4 抑制剂	利格列汀	5mg/d,每日 1 次,口服	头痛、超敏反应、肝酶升高、上呼吸道感染、胰腺炎、关节痛,多可耐受;应注意可能增加心力衰竭患者住院风险,尤其是已经存在心脏或肾脏疾病的患者
	阿格列汀	25mg/d,每日 1 次,口服	

续表

药物类别	药物名称	用法用量	不良反应及注意事项
SGLT-2 抑制剂	达格列净	10mg/d,每日 1 次,口服	酮症酸中毒、泌尿生殖系统感染,升高低密度脂蛋白(LDL)、低血压;应注意 1 型糖尿病患者禁用
	恩格列净	10mg/d,每日 1 次,口服	
α- 葡糖苷酶抑制药	阿卡波糖	150~300mg/d,每日 3 次,口服	腹胀、排气增多或腹泻;应注意需在进食第一口食物后立即服用,肝肾功能不全者慎用
	伏格列波糖	0.6mg/d,每日 3 次,口服	
	米格列醇	150~300mg/d,每日 3 次,口服	
格列奈类	瑞格列奈	1.5~12mg/d,每日 3 次,口服	低血糖、体重增加;应注意 1 型糖尿病、儿童糖尿病、孕妇、哺乳期妇女、大手术围手术期患者禁用
	那格列奈	180~360mg/d,每日 3 次,口服	
	米格列奈	30~60mg/d,每日 3 次,口服	

（一）胰岛素

胰岛素是控制高血糖的重要和有效手段。临床上常用的胰岛素可根据作用时长分类。超短效胰岛素:赖脯胰岛素、门冬胰岛素;短(速)效胰岛素:普通(常规)胰岛素;中效胰岛素:低精蛋白锌胰岛素;长(慢)效胰岛素:精蛋白锌胰岛素;超长效胰岛素:甘精胰岛素、地特胰岛素;预混胰岛素:精蛋白锌重组人胰岛素、门冬胰岛素 30/70 等。

胰岛素是人体内唯一的一种降低血糖的激素,可调节糖、脂肪、蛋白质的代谢。1 型糖尿病患者发病时就需要使用胰岛素治疗,并且要终身使用胰岛素。胰岛素可以治疗各种类型的糖尿病。主要的药物不良反应包括过敏反应、低血糖反应、屈光失常、胰岛素水肿等;胰岛素注射过量时可引起低血糖休克。短效胰岛素皮下注射后起效快,但持续时间短,静脉注射可用于抢救糖尿病酮症酸中毒;短效胰岛素和超短效胰岛素主要控制一餐后的高血糖。中长效胰岛素主要提供持续的血糖控制,其中,中效胰岛素因有峰值,可以控制两餐后的高血糖。长效胰岛素无明显的峰值,可以平稳地控制血糖。

（二）双胍类

临床上常用的双胍类药物为二甲双胍。双胍类降血糖药通过抑制肝葡萄糖输出,改善外周组织对胰岛素的敏感性,增加葡萄糖的摄取和利用,继而降低血糖。二甲双胍可激活腺苷一磷酸活化的蛋白激酶(AMPK)信号系统而发挥多方面的代谢调节作用;二甲双胍可改善血脂谱,增加纤溶系统活性,降低血小板聚集性,抑制动脉壁平滑肌细胞和成纤维细胞生长,但不增加体重,因此被认为有助于改善或延缓糖尿病血管并发症。二甲双胍能有效控制血糖,同时引起低血糖的概率极低,因此在我国及许多国家和国际学术组织的糖尿病治疗指南中,二甲双胍均被推荐为 2 型糖尿病患者控制血糖的一线用药。

（三）磺酰脲类

磺酰脲类属于促胰岛素分泌剂。临床上常用的磺酰脲类药物:格列本脲、格列美脲、格列喹酮、甲苯磺丁脲、格列吡嗪、格列齐特等。

磺酰脲类降血糖药可刺激胰岛 β 细胞分泌胰岛素。该类药物作用于胰岛 β 细胞膜上 ATP 敏感的钾离子通道(K_{ATP}),促进钙离子内流及细胞内钙离子浓度增高,刺激含有胰岛素的颗粒外移和胰岛素释放,降低血糖。磺酰脲类促胰岛素分泌的作用不依赖于血糖浓度,其降低血糖作用的前提是机体尚有 30% 以上的有功能的胰岛 β 细胞。

（四）噻唑烷二酮类

噻唑烷二酮类（TZD）属于胰岛素增敏剂。通过激活过氧化物酶体增殖物激活受体γ（PPARγ），噻唑烷二酮类降血糖药可增加靶组织对胰岛素作用的敏感性，改善胰岛素抵抗，继而降低血糖。噻唑烷二酮类降血糖药可改善血脂谱、提高纤溶系统活性、改善血管内皮细胞功能、降低C反应蛋白水平等，对心血管系统具有保护作用。噻唑烷二酮类降血糖药能促进脂肪重新分布，即从内脏组织转移至皮下组织，这可能与其提高胰岛素的敏感性有关。此外，噻唑烷二酮类降血糖药可以改善胰岛β细胞的功能。临床上常用的噻唑烷二酮类为吡格列酮和罗格列酮。

（五）胰高血糖素样肽-1受体激动剂与二肽基肽酶-4抑制剂

人体内的胰高血糖素样肽-1（GLP-1）可以增加胰岛素分泌，抑制胰高血糖素分泌。GLP-1受体激动剂可以刺激GLP-1的分泌。而二肽基肽酶-4（DPP-4）在体内可以水解GLP-1，使用DPP-4抑制剂可以减少GLP-1的水解，使内源性GLP-1水平升高。GLP-1同时还有延缓胃排空，利用中枢性食欲抑制减少进食量，具有显著的降低患者体重的作用。临床上目前使用的GLP-1受体激动剂有艾塞那肽和利拉鲁肽。

DPP-4抑制剂可通过抑制DPP-4活性，而减少GLP-1在体内的失活，升高内源性胰高血糖素样肽-1的水平；DPP-4抑制剂可增强胰岛素分泌，抑制胰高血糖素分泌；DPP-4抑制剂单独使用不增加患者发生低血糖的风险，也不增加患者的体重。目前临床上使用的DPP-4抑制剂可口服给药，主要包括西格列汀、沙格列汀、维格列汀、阿格列汀、利格列汀。

（六）钠-葡萄糖耦联转运体-2抑制剂

钠-葡萄糖耦联转运体-2（SGLT-2）抑制剂通过阻止肾脏将葡萄糖重新吸收回血液，导致尿液中葡萄糖排泄增加，从而降低血糖。目前，一般情况下SGLT-2抑制剂不推荐作为一线治疗药物，可作为二线疗法，与二甲双胍或与其他二线药物联合使用，或作为不能耐受或不能接受一线治疗患者的治疗。但近期研究表明SGLT-2能够有效改善心力衰竭、延缓慢性肾脏病的进展。因此在心力衰竭或慢性肾脏病合并糖尿病的患者中应考虑将SGLT-2作为一线治疗。国内现有3种SGLT-2抑制剂上市，包括卡格列净、达格列净和恩格列净。

（七）α-葡糖苷酶抑制药

食物中淀粉、糊精、双糖（如蔗糖）的吸收需要小肠黏膜刷状缘的α-葡糖苷酶。α-葡苷酶抑制药（AGI）可竞争性抑制各种α-葡糖苷酶，减慢淀粉类分解为葡萄糖的速度，延迟碳水化合物的吸收，继而降低餐后高血糖，并可降低体重。常用的α-葡糖苷酶抑制药包括：阿卡波糖、伏格列波糖、米格列醇。

（八）格列奈类

格列奈类药物是非磺酰脲类促胰岛素分泌剂。格列奈类药物作用于胰岛β细胞膜上的K_{ATP}，但结合位点与磺酰脲类药物不同；格列奈类药物可快速促进胰岛素分泌，吸收起效快、作用时间短，主要通过刺激胰岛素的早时相分泌而降低餐后血糖，亦有降低空腹血糖的作用，于餐前或进餐时服用。常用的格列奈类药物包括：瑞格列奈、那格列奈、米格列奈。

四、药学服务要点

（一）药学服务路径

1. 收集　收集患者的有关糖尿病种类的诊断信息、控制情况，患者病史及合并症。对于1型糖尿病患者应询问其胰岛素策略，对于2型糖尿病患者应侧重于其用药史，有无合并其他慢性疾病。同时应收集患者药物不良反应的相关信息。

2. 评估　药师应积极参与评估患者现有药物治疗方案，依据现有证据和患者的合并慢性疾病评估患者现有的给药方案、治疗目标和不良反应。评估的同时对患者是否按时坚持服药，是否有漏服药、换药现象，以及需要解决的用药问题进行评估。对于使用注射类药物的患者，应评估患者药物使用技巧是否合理。同时药师也应对患者的饮食和运动情况进行评估。

3. 计划　药师及时与医师沟通,共同制订糖尿病患者的治疗方案。对于患者的计划方案应充分考虑患者的其他合并疾病,如合并心力衰竭的患者可优先选用钠 - 葡萄糖耦联转运体 -2(SGLT-2)抑制剂。计划时也应充分考虑患者的经济承受能力和既往药物耐受情况。

4. 实施　依据与医生讨论的结果,实施相应的治疗计划,药师应在实施过程中对患者的生活习惯进行教育,同时对于开始新的药物治疗的患者,应向患者进行药物不良反应的宣教,最大限度地提高患者依从性。同时药师应指导患者如何在家检测血糖,以及如何应对低血糖,通过居家检测血糖,加强患者的自我监控。

5. 随访　糖尿病应进行定期随访,随访的内容主要为检测患者糖尿病的控制情况,包括患者的糖化血红蛋白值,及时依照患者的糖尿病控制情况和不良反应,包括低血糖的发生率对患者进行药物调整,同时可以通过随访关注患者的依从性,进行生活方式评估及建议。

(二) 药学监护

1. 有效性　评价糖尿病治疗的有效性主要通过对患者日常监测血糖的记录和患者的糖化血红蛋白值进行评估。药师按照患者的治疗目标,通过每 3~6 个月的定期随访进行持续的有效性评估。对于未达到治疗目标的患者应及时进行药物调整,进行患者用药教育。

2. 安全性　血糖是应对糖尿病患者监控的安全性指标。药师应通过指导患者用药、调整药物,避免患者产生低血糖事件,并指导患者处理低血糖事件。低血糖按照严重程度可分为:1 级,低血糖警报(3.0mmol/L< 血糖≤3.9mmol/L),可能不会引起症状,但应使用速效碳水化合物进行治疗;2 级,临床显著低血糖(血糖≤3.0mmol/L),需要调整降血糖药剂量;3 级,严重低血糖症,伴认知障碍相关的低血糖症状,需要外部协助才能恢复,可能危及生命。低血糖症与跌倒、受伤、机动车辆事故、生命质量下降、心血管事件、Q-T 间期延长、心律失常等因素,均与死亡风险的增加有关;服用可能导致低血糖的药物的所有患者,都应接受有关低血糖的预防、检测和治疗的教育。

预防低血糖事件是糖尿病管理的重要组成部分,必须教育患者了解低血糖的风险和诱因;并建议患者随时携带速效葡萄糖、糖果或高糖饮料;低血糖发作时,应立即进行自我血糖监测,如果血糖<3.9mmol/L,则患者应立即服用 15g 的碳水化合物(如半杯果汁,3~5 块糖),间隔 15 分钟重复测量,待血糖正常化。患者还可食用含有复杂碳水化合物和蛋白质的零食或膳食,以防止低血糖反复发作;如果患者无意识,应静脉注射葡萄糖,并及时就医。患者随访时,应询问患者发生低血糖的频率、严重程度和时间,是否需要第三方协助,是否需要服用胰高血糖素等。频繁或严重的低血糖患者,应重新评估其治疗方案,以减少低血糖发作。

随访过程中,药师应积极评估患者由于使用相关药物引起的不良反应,如二甲双胍引起的腹泻等,评估患者的症状严重程度,为患者提供必要的支持,必要时可进行药物调整。

3. 依从性　患者的依从性对于糖尿病的长期控制非常重要,由于糖化血红蛋白可以反映患者近 2~3 个月的血糖控制平均水平,因此糖化血红蛋白也可以作为判断患者依从性的参考依据。同时使用患者的自我检测血糖记录,也可以帮助判断患者的用药依从性。对于用药依从性不佳的患者,可以通过患者教育,简化给药方案等方法帮助患者提高依从性。

(三) 用药教育

药师应根据患者需求制订个体化的教育方案,根据患者的文化水平提供相应的宣传教育和材料。药师在用药教育时应介绍吸烟和不良的饮食习惯对糖尿病的影响,向患者传输健康的饮食习惯,引导患者逐步改变不良生活习惯,例如,对肥胖患者开始可以通过使用定量餐盘控制每餐饭量。对于使用皮下注射药物(如 GLP-1 和胰岛素)的患者,药师应该教授患者药物正确的使用和储存方式。药师通过建立患者档案,定期与患者联系,询问服药后血糖控制情况,是否有药物不良反应出现,及时发现和解决问题。治疗过程中,向患者解释目前给药方案的目的和意义,解释药品说明书中药物用法用量、不良反应和相关注意事项等。同时药师应向患者提供测量血糖的指导，以及指导患者处理低血糖。

（四）特殊人群

1. 儿童和青少年　近年来，青春期 2 型糖尿病的患病率呈上升趋势，肥胖和缺乏运动可能是罪魁祸首，但先天遗传易感性也是一个潜在因素。在我国及全球大多数国家，二甲双胍已被批准用于治疗儿童（10~16 岁）2 型糖尿病。与成人的用药指南类似，一些专家建议在没有禁忌证的情况下，可常规使用二甲双胍。但二甲双胍单药治疗的持久性相对较差。利拉鲁肽近期也被批准用于儿童（10 岁及以上）糖尿病，磺酰脲类药物也可用于青少年糖尿病。

2. 老年人　65 岁以上的老年人中，近 25% 患有糖尿病，略多于 50% 处于糖尿病前期。老年人，特别是有功能性残疾和认知障碍的老年人，不太可能改变生活方式，也更容易发生药物不良反应。治疗老年糖尿病患者时，建议采用以患者为中心的方法，根据患者的共病数量和严重程度、肾功能情况、自我护理能力、营养状况、社会支持和预期寿命等制订血糖目标和治疗方案。虽然某些老年人的肾功能下降可能会妨碍二甲双胍的使用，但当肾小球滤过率（eGFR）始终高于 30ml/（min·1.73m^2）时，如果频繁地监测肾功能，则可使用较低剂量的二甲双胍。SGLT-2 抑制剂的疗效随着肾功能的下降而下降，老年人通常对这类药物的代谢减弱；SGLT-2 抑制剂也可能增加排尿频率，引起直立血压变化，增加跌倒风险。磺酰脲类，尤其是长效药物，如格列本脲，更容易引起低血糖，应避免使用。噻唑烷二酮类通常会导致液体潴留，增加充血性心力衰竭的风险。DPP-4 抑制剂通常耐受性良好，不会引起低血糖。α- 葡糖苷酶抑制药通常较为安全，可以使用。GLP-1 受体激动剂不太可能引起低血糖，并且可能会使体重适度减轻，对超重个体有利。此外，老年患者可能更容易出现胃肠道副作用。

3. 孕妇　女性在生育期糖尿病的患病率显著增加，妊娠早期血糖控制不良而导致的严重先天性畸形是婴儿死亡和糖尿病母亲严重发病的主要原因。

妊娠期诊断出的糖尿病称为妊娠糖尿病，所有妇女应在妊娠 24~28 周进行妊娠糖尿病筛查，与妊娠糖尿病相关的不良后果包括出生缺陷、流产、剖宫产、母亲先兆子痫 / 子痫、早产、新生儿低血糖、肩难产、分娩损伤和高胆红素血症。最重要的是进行医学营养治疗，最大限度地减少血糖波动。

对于已经存在 1 型或 2 型糖尿病的患者，仅通过改变生活方式控制血糖的 2 型糖尿病妇女，妊娠确认后即需要转换为胰岛素治疗；以前接受过胰岛素治疗的患者，需要加强该方案，以达到妊娠期间推荐的更严格的治疗目标。在患有 2 型糖尿病或妊娠糖尿病的妇女中，对于胰岛素使用困难或拒绝使用胰岛素的患者，可使用格列本脲或二甲双胍。妊娠糖尿病患者应在分娩后约 6 周进行评估，以确保血糖恢复正常；有妊娠糖尿病病史的女性，发生 2 型糖尿病的终生风险为 30%~50%，应定期筛查。

五、案例分析

案例：患者，65 岁，身体质量指数（BMI）25.6kg/m^2。8 年前诊断为"2 型糖尿病"。予二甲双胍缓释片 2 000mg，每日一次。复诊时患者空腹血糖为 8.5mmol/L，患者自诉最近尝试减重，但效果不明显，故感到苦恼。

分析：患者目前使用二甲双胍进行治疗，糖尿病控制未达到目标，可以考虑增加另一种机制不同的药物。考虑到患者有减重的需求和意愿，因此可以在二甲双胍的基础上增加 GLP-1 激动剂进行治疗。

第六节　癫痫的药学服务

一、概述

（一）定义

癫痫是一种由多种病因引起的慢性脑部疾病，以脑神经元过度放电导致反复性、发作性和短暂性的中枢神经系统功能失常为特征。2014 年,国际抗癫痫联盟(International League Against Epilepsy, ILAE)发布了临床实用性的癫痫定义,癫痫是一种脑部疾病,符合如下任何一种情况可确定为癫痫:①至少 2 次间隔时间超过 24 小时的非诱发性(或反射性)发作;②一次非诱发性(或反射性)发作,并且在未来 10 年内,再次发作风险与两次非诱发性发作后的再发风险相当时(至少 60%);③诊断为某种癫痫综合征。

（二）流行病学、病因和发病机制

1. 流行病学　癫痫是神经内科最常见的疾病之一。在任何年龄、地区和种族的人群中都有发病,但以儿童和青少年发病率较高。近年来,随着人口老龄化,脑血管病、痴呆和神经系统退行性疾病的发病率增加,老年人群中癫痫发病率已出现上升的趋势。2015 年国内流行病学资料显示,我国癫痫的患病率为 4‰~7‰。近年来,国内外学者更重视活动性癫痫的患病率,即在最近某段时间(1 年或 2 年)内仍有发作的癫痫病例数与同期平均人口之比。我国活动性癫痫患病率为 4.6‰,年发病率在 30/10 万左右。据此估算,我国约有 600 万左右的活动性癫痫患者,同时每年有 40 万~60 万例新发癫痫患者。癫痫患者的死亡危险性为一般人群的 2~3 倍。

2. 病因　癫痫可由多种病因引起,不同的患者人群有不同的发病原因,如小儿癫痫大多是由基因或者大脑结构上发育问题引起的,而在成年人中,多由大脑创伤、脑卒中等原因引起。癫痫常见病因大概分为 6 种:①基因;②器质性损伤;③感染;④代谢;⑤免疫;⑥其他。如:先天性疾病(结节性硬化、斯特奇 - 韦伯综合征等)、颅脑肿瘤、颅脑外伤、颅内感染(如各种脑炎、脑膜炎、脑膜脑炎等)、脑血管病(如脑出血、脑梗死等)、变性疾病等,其他系统性疾病如尿毒症、肝性脑病也可以引起发作。

3. 发病机制　癫痫的发病机制仍不完全清楚,常见的机制有神经元的异常放电及扩散分布。神经元异常放电是癫痫的病变基础,而异常放电的原因是离子异常跨膜运动所致,后者的发生常与离子通道结构和功能异常有关。

（三）临床分类及表现

癫痫发作的分类主要依据临床表现和脑电图特征。国际抗癫痫联盟(ILAE)曾多次修订了癫痫发作的分类,2017 年提出了新的可操作的癫痫发作分类(图 9-1)。

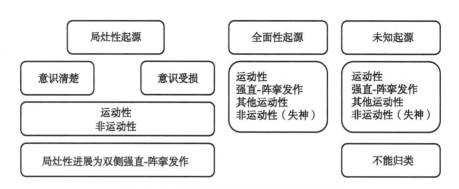

图 9-1　ILAE 2017 年癫痫发作分类基本版

所有癫痫发作类型都具有的临床特征,称之为"共性":即发作性、短暂性、重复性、刻板性。发作性指癫痫突然发生,持续一段时间后迅速恢复,间歇期正常。短暂性指患者发作持续时间非常短,一般数秒钟、数分钟或数十分钟。重复性是指癫痫有反复发作的特征,仅发作一次不能诊断为癫痫。刻板性指每种类型发作的临床表现几乎一致。

癫痫的不同表现类型有不同的特点。运动性癫痫主要症状为运动体征,表现为身体某一部分或一侧肢体抽搐。非运动性癫痫患者则缺乏运动体征。全身强直 - 阵挛发作是典型的癫痫发作类型,表现为意识丧失,双侧肢体的强直后紧接着有阵挛活动的序列活动。失神发作是全身性发作的一种,常见于儿童或青少年,脑电图表现为弥漫性 3Hz 棘 - 慢波,需与复杂部分性发作相区别。复杂部分性发作表现为意识障碍,根据临床表现不同有自动症,对外界刺激无反应,随后出现无目的性的动作,如反复咂嘴、噘嘴、咀嚼、舔舌或反复搓手、解衣扣等动作。部分继发全身性发作表现为先出现部分性发作,随之出现全身性发作。癫痫持续状态是指两次癫痫发作间意识障碍不恢复或持续性发作至少 30 分钟。

二、治疗原则

仅有一次发作,无法确诊癫痫的情况下,无须开始抗癫痫药治疗。而一旦确诊,原则上均应积极进行药物治疗。现有证据显示:大多数癫痫患者的长期预后与发病初期是否得到正规抗癫痫治疗有关。得到早期治疗的患者的发作控制率较高,且停药后的复发率也较低。

（一）总体目标

抗癫痫治疗的总体目标是控制癫痫发作,减少或避免药物不良反应,改善患者的生命质量。对于大多数药物,治疗时应从小剂量开始,逐步增加药物剂量,以达到能有效控制癫痫发作又无明显不良反应为目标。

（二）非药物疗法

癫痫常见的非药物治疗方法有饮食疗法、迷走神经刺激法和手术。饮食疗法指严格的生酮疗法,使用该疗法的患者需要严格禁食糖类,饮食疗法可能对难治性癫痫,尤其是缺乏葡萄糖转运体,无法正常代谢糖类的患者有一定效果。但是因为操作困难,患者常常无法耐受。迷走神经刺激法是指在患者体内植入迷走神经刺激器,间断地刺激神经,一般用于难治性癫痫的患者。手术仅用于很少一部分有反复局限灶癫痫,无法用药物控制的患者,通过切除异常放电的部位达到控制癫痫的目的。总体而言,癫痫治疗以药物治疗为主,非药物治疗通常仅用于药物治疗无法控制的难治性癫痫患者。

（三）药物治疗

国际抗癫痫联盟、中国抗癫痫学会、美国癫痫协会（American Epilepsy Society, AES）等重要学术组织均指出目前癫痫的治疗主要以药物治疗为主,通常情况下第二次癫痫发作后推荐开始使用抗癫痫药。治疗药物的选择和调整需要考虑患者的疾病原因和分类。同时还需要考虑以下因素:禁忌证、可能的不良反应、达到治疗剂量的时间、服药次数及恰当的剂型、特殊治疗人群（如儿童、育龄妇女、老年人等）的需要、药物之间的相互作用以及药物可及性和费用等。选择药物治疗方案时应尽可能依据癫痫综合征类型选择抗癫痫药,如果癫痫综合征诊断不明确,应根据癫痫发作类型作出决定。临床医师可以依据患者的个体情况,利用药动学的原理和方法,调整药物剂量,进行个体化药物治疗。这不仅可提高药物治疗效果,也减少了副作用的发生。

1. 单药治疗　单药治疗是抗癫痫药治疗最基本的原则。70%~80% 新诊断的癫痫患者可通过服用单一药物使发作得以控制。药物选择时,须根据癫痫发作类型和癫痫综合征分类,可参考表 9-11。

表 9-11　根据发作类型选用抗癫痫药参考表

发作类型	首选药	次选药
1. 部分性发作	卡马西平	苯妥英钠、苯巴比妥、丙戊酸钠
2. 全身性发作		
（1）全身强直 - 阵挛性发作	丙戊酸钠	卡马西平、苯妥英钠
（2）强直性发作	卡马西平	丙戊酸、苯妥英钠
（3）阵挛性发作	丙戊酸钠	苯妥英钠、苯巴比妥、卡马西平
（4）失神发作	丙戊酸钠	拉莫三嗪、乙琥胺、氯硝西泮
（5）肌阵挛发作	丙戊酸钠	拉莫三嗪、乙琥胺、氯硝西泮
（6）失张力发作	丙戊酸钠或乙琥胺	氯硝西泮

　　如果一种一线药物已达最大可耐受剂量却仍然不能控制发作,可加用另一种一线或二线药物,至发作控制或最大可耐受剂量后逐渐减掉原有的药物,转换为另一种单药。

　　2. 合理的多药联合治疗　尽管单药治疗有着明显的优势,但仍约有 20% 的患者在两次单药治疗后仍然不能很好地控制发作,此时应该考虑合理的多药联合治疗,即"不增加不良反应而获得满意的发作控制"。联合用药应避免同一作用机制、相同药物不良反应的药物联合应用,以及有显著药动学相互作用的药物联合应用。此外,建议最多不要超过 3 种药物联合使用。

　　3. 长期规律用药　抗癫痫药治疗是预防性用药,故为保证体内血药浓度的稳定发挥最佳疗效,患者应长期规律服药。不按医嘱服药是抗癫痫治疗失败常见的原因之一。应告知患者按时服药的重要性,并要求患者定期随访。

　　4. 减药和停药　何时减药、停药是患者非常关心的问题。现有证据显示:70%~80% 的癫痫患者经药物治疗后发作可以得到控制,其中超过 60% 的患者在撤除药物后仍然无发作。在决定是否停药之前,应由专科医师评估再次发作的可能性,患者不可自行随意减药或停药。

　　停药过程应该缓慢进行,这个时期一般不少于 1 年。多药联合治疗的患者,每次只能撤掉一种药物,并且撤掉一种药物之后至少间隔 1 个月,如仍无发作,再撤掉第二种药物。如果在撤药过程中出现发作,应停止撤药,并将药物剂量恢复到发作前的剂量。

三、常用治疗药物

　　目前,我国临床常用的传统抗癫痫药主要有苯巴比妥、苯妥英钠、卡马西平、丙戊酸钠、地西泮、氯硝西泮、硝西泮、水合氯醛等。新型抗癫痫药包括托吡酯、奥卡西平、拉莫三嗪、左乙拉西坦、唑尼沙胺、加巴喷丁、普瑞巴林等。

　　抗癫痫药的抗癫痫作用可通过下列途径实现:调节钠离子通道、钙离子通道,调节抑制性神经递质 γ- 氨基丁酸(GABA)和兴奋性氨基酸的释放,拮抗兴奋性氨基酸受体。常用抗癫痫药的成人剂量和不良反应见表 9-12。下面介绍常用的抗癫痫药。

表 9-12　常用抗癫痫药的成人用法用量和不良反应

药物	起始剂量	每日常用剂量	目标药物浓度	浓度相关药物不良反应	特异性药物不良反应
苯巴比妥	p.o.:1~3mg/(kg·d)	p.o.:180~300mg	10~20mg/L	嗜睡、认知与行为异常、小脑症状、复视	皮疹
扑米酮	p.o.:100~125mg/d	p.o.:750~2 000mg	5~10mg/L	同苯巴比妥	同苯巴比妥
氯硝西泮	p.o.:1.5mg/d	p.o.:20mg	20~80μg/L	嗜睡、运动迟缓、共济失调、记忆损害	未定
地西泮	p.o.:4~40mg i.v.:5~10mg	p.o.:4~40mg i.v.:5~30mg	10~1 000μg/L	嗜睡、呼吸抑制	未定
苯妥英钠	p.o.:3~5mg/kg	p.o.:500~600mg	10~20mg/L	共济失调、行为改变、头痛、眩晕、嗜睡、认知障碍、复视	皮疹、血常规异常
乙琥胺	p.o.:500mg/d	p.o.:500~2 000mg	40~80mg/L	共济失调、头晕、嗜睡、精神症状	皮疹、血常规异常
卡马西平	p.o.:400mg/d	p.o.:400~2 400mg	4~12mg/L	复视、眩晕、恶心、呕吐、嗜睡	皮疹、血常规异常

续表

药物	起始剂量	每日常用剂量	目标药物浓度	浓度相关药物不良反应	特异性药物不良反应
奥卡西平	p.o.：300~600mg/d	p.o.：2 400~3 000mg	12~30mg/L	嗜睡、头晕、共济失调、恶心、呕吐、低钠	皮疹
拉莫三嗪	合并丙戊酸钠时，25mg 隔天口服；不合并丙戊酸钠时，25~50mg 隔天口服	合并丙戊酸钠时，100~150mg/d；不合并丙戊酸钠时，300~500mg/d	4~20mg/L	复视、眩晕、头痛、共济失调	皮疹
左乙拉西坦	p.o.：500~1 000mg/d	p.o.：3 000~4 000mg	5~40mg/L	嗜睡、行为异常	未定
托吡酯	p.o.：25~50mg/d	p.o.：200~1 000mg	2~25mg/L	注意力下降、震颤、头痛、胃肠道症状、肾结石、认知下降	急性闭角型青光眼、代谢性酸中毒
加巴喷丁	p.o.：900mg/d	p.o.：4 800mg	4~16mg/L	胃肠道症状、头晕、步态不稳、动作增多	足部水肿
丙戊酸钠	p.o.：15mg/(kg·d)(500~1 000mg)	p.o.：60mg/(kg·d)(3 000~5 000mg)	50~100mg/L	肥胖、震颤、嗜睡、肝功能异常	急性肝衰竭、急性胰腺炎
普瑞巴林	p.o.：150mg/d	p.o.：600mg	未定	头晕、视物模糊	足部水肿、肌酸激酶升高
苯丙氨酯	p.o.：1 200mg/d	p.o.：3 600mg	40~100mg/L	头晕、头痛、体重减轻、胃肠道症状	再生障碍性贫血、急性肝衰竭
唑尼沙胺	p.o.：100~200mg/d	p.o.：600mg	10~40mg/L	嗜睡、头晕、认知下降、恶心	皮疹

（一）传统抗癫痫药

1. 丙戊酸钠　丙戊酸钠是一种不含氮的脂肪羧酸类广谱抗癫痫药。该药能增加抑制性神经递质 γ- 氨基丁酸（GABA）向大脑神经的供应，增强 GABA 的作用并能在神经突触后膜模仿 GABA 的效果。丙戊酸钠在体内主要通过肝脏代谢，在 CYP2A6、2B6、2C9、2C19、2E1 的作用下通过葡糖醛酸化。30%~50% 的丙戊酸钠以葡糖醛酸结合物的形式随尿液排出，3% 以原药形式排出。丙戊酸钠是肝药酶抑制剂，可升高主要通过肝药酶代谢的药物浓度，如与卡马西平合用时，可增加其环氧化代谢物的水平。

丙戊酸钠可导致胃肠不适，随餐服用可减少药物对胃的刺激。丙戊酸钠与拉莫三嗪合用可增加严重皮肤反应（如中毒性表皮坏死松解症）的危险性。如必须合用，应密切监测患者临床症状，必要时调整剂量。丙戊酸钠缓释片中间有刻痕，可以掰开服用，但不可嚼碎服用。

2. 卡马西平　卡马西平具有膜稳定作用，为钠 / 钙通道调节药，可阻滞电压及效应依赖性钠通道，减少钠 / 钙透过细胞膜的转运，降低细胞兴奋性，延长有效不应期。还可激动外周苯二氮䓬受体，增强 GABA 的抑制作用。卡马西平在肝内经由 CYP3A4、2C9 代谢为活性的卡马西平 -10,11- 环氧化物及其他 32 种代谢产物。卡马西平以羟基衍生物形式从尿液排出，其中 2% 以原药形式排泄。卡马西平是肝药酶诱导剂,可显著降低主要通过 CYP3A4 代谢的药物浓度。卡马西平可导致胃肠道不适,随餐服药,可减少胃肠道反应。增高的卡马西平和 / 或卡马西平 -10,11- 环氧化物血浆浓度水平,可导致不良反应,如头晕、嗜睡、共济失调、复视等。常见不良反应还包括皮疹、史 - 约综合征等。

(二)新型抗癫痫药

1. 拉莫三嗪　拉莫三嗪主要通过抑制钠离子通道发挥作用,可用于 12 岁以上儿童及成人的单药治疗或 2 岁以上儿童及成人的添加疗法。拉莫三嗪在肠道内迅速而完全地被吸收,没有明显的首关代谢。口服给药后在 2.5 小时达到血浆峰浓度,拉莫三嗪在体内主要代谢为葡糖醛酸结合物,然后经肾脏排出体外。主要不良反应有皮疹、史 - 约综合征,血液学异常(包括中性粒细胞减少症等),神经系统症状如嗜睡、失眠、头晕、头痛、震颤等。

2. 左乙拉西坦　新型抗癫痫药左乙拉西坦属于吡拉西坦的衍生物。该药的抗癫痫作用有其特殊的作用位点。突触囊泡蛋白(SV2A 蛋白)是调节囊泡功能的细胞膜蛋白质。左乙拉西坦与 SV2A 亲和力高,从而可以抑制癫痫发作时海马突发性放电。

本品主要用于成人及 4 岁以上儿童癫痫患者部分性发作的加用治疗。在体内主要经乙酰胺水解酶系水解代谢,且水解代谢不依赖肝脏细胞色素 P450 酶系。该药对肝药酶无抑制或诱导作用,66% 以原药形式从肾脏排泄。水解代谢的主要产物无药理活性,经肾脏排泄。常见不良反应为嗜睡、健忘、共济失调、惊厥、头晕、头痛、消化道不适、食欲减退等。

3. 奥卡西平　奥卡西平是卡马西平的衍生物,作用机制与卡马西平相似,可单独或与其他的抗癫痫药联合使用。适用于成年人和 5 岁以及 5 岁以上儿童原发性全面性强直 - 阵挛发作和部分性发作,伴有或不伴有继发性全面性发作。

奥卡西平经胃肠道吸收后,在芳香基酮降解酶作用下代谢为其主要药理活性的代谢产物 10,11- 二氢 -10- 羟基卡马西平。奥卡西平的肝药酶诱导作用不明显,与其他药物间的相互作用较少。肾功能不全(肌酐清除率 <30ml/min)患者在服用本品时应从初始剂量的一半开始,并缓慢加量,直至达到所需临床疗效。肾功能不全患者增加剂量时,须进行血药浓度监测。其主要不良反应为嗜睡、轻度头痛、恶心、呕吐、运动过度、低钠血症、共济失调和眼球震颤等。

4. 托吡酯　托吡酯是一种单糖磺基衍生物,其抗惊厥作用表现为多重机制。用于成人及 2 岁以上儿童癫痫发作的辅助治疗,包括癫痫单纯部分性发作、复杂部分性发作、全身强直 - 阵挛发作及婴儿痉挛症(又称"韦斯特综合征")。托吡酯口服吸收迅速而完全,在 100~400mg 范围内,其血药浓度与口服药物剂量呈线性相关。该药主要经肾脏排泄(约 80%),半衰期 18~23 小时,主要不良反应有语言障碍、注意力下降、嗜睡、疲乏、头痛、肾结石、体重下降、共济失调等。

四、药学服务要点

(一)药学服务路径

1. 收集　首先收集患者的基本信息,既往病史,癫痫发作的主要症状,是否为首次发作,发作的频率,每次发作的时间,是否有诱因,患者是否有家族史、用药史以及是否进行过癫痫治疗,信息主要来源于患者或家属的主观描述。收集患者的客观指标,包括实验室检查结果,如电解质、血糖值、肝肾功能和血液指标等,患者体征,医疗记录等。

2. 评估　与医生沟通了解患者的癫痫分类,评估患者癫痫治疗的时长,评估患者治疗中的主要问题,如抗癫痫药的疗效,是否有药物不良反应,以及其他抗癫痫治疗的相关问题。

3. 计划　有明确病因者首先行病因治疗,如颅内肿瘤,需手术治疗。无明确病因,考虑药物治疗。根据患者的评估结果和诊疗指南,在可行的治疗方案中选择最利于患者的治疗方案。

选择抗癫痫药应依据癫痫发作类型、患者年龄、患者性别、药物不良反应、患者合并症、药物来源、药物价格等进行个体化治疗。其中最主要的依据是发作类型。根据患者决定是应使用单药治疗还是多药联合治疗,原则是选择药物作用机制不同的 2 种抗癫痫药合用,以避免药物不良反应和提高疗效。选择多药联用时应该注意药物相互作用,根据发作类型可选用的药物参见表 9-11。

4. 实施　首先决定患者的初始剂量和维持剂量,为满足患者需求,应为患者选择合适的剂型和剂量,如胶囊、片剂、注射剂等,儿童可以选择糖浆剂。在患者回家前应对患者进行用药教育,帮助患者了解自己的药物以及如何使用,帮助患者了解药物的副作用。

5. 随访　癫痫患者应按时进行随访,随访的内容主要为药物疗效、药物副作用和药物依从性。同时应该检测患者的生化指标、血液指标、肝肾功能等。

6. 癫痫紧急处理

(1) 有患者癫痫发作时,应该如何处置?

1) 劝阻他人围观。

2) 为避免受伤,尽可能让患者枕在柔软的衣物或其他物品上。

3) 除非患者身处可能有危险的地方(如马路、楼梯等),不要搬动患者。

4) 不要尝试阻止患者的强直和阵挛身体,让其按照自然病程发作。

5) 一般,患者不会咬伤舌头,故不要往患者口中塞入任何物品,否则易损坏牙齿,处理不当还会导致患者窒息。

6) 若发作时间超过 5 分钟,拨打急救电话。

(2) 癫痫发作停止时,应该怎么做?

1) 帮助患者恢复适宜的体姿。

2) 如发现患者呼吸困难,检查喉部是否有异物(如假牙或食物)。

3) 尽可能减少患者的尴尬,如患者发生大小便失禁等,则尽可能以私密方式处理。

4) 陪伴和安慰患者,直至恢复如常。

(二) 药学监护

1. 有效性　根据发作类型,正确选择和使用抗癫痫药,一年无发作,或至少经过三个发作周期无发作(无论发作周期的长短)才能称之为无癫痫发作。尽管采用正确的治疗药物和方案,但大约有三分之一的癫痫患者对抗癫痫药产生耐药反应,称之为耐药性癫痫。在药学监护中,对疗效的评价要通过观察患者的发作情况并记录,这对药物治疗方案的调整至关重要。

2. 安全性　由于多数抗癫痫药存在不同程度的药物不良反应。这些不良反应出现的时间和症状因个体有差异。因此,在开具抗癫痫药时,应告知患者该药的不良反应和如何自我监测。如出现药物过敏如皮疹,应立即停药。在患者用药前和用药期间要注意监测肝肾功能及血常规的变化,用药期间一般每月监测血常规,每 3 个月检查肝肾功能和电解质变化,发现问题及时就医。对于出现的严重且危及生命的药物不良反应,需立即停用可疑药物,换用其他抗癫痫药,并及时对所出现的药物不良反应给予干预和救治。因为抗癫痫治疗要持续数年,因此在治疗中须关注药物的长期不良反应,平衡药物不良反应和疗效间的关系。常见的长期不良反应参见表 9-12。

3. 依从性　可通过患者的自我报告、预约就诊率、续配药记录和发作频率的改变,判断患者的依从性。此外,当怀疑患者依从性不佳时,也可通过对血药浓度、唾液中药物浓度的测定进行评估。

4. 血药浓度监测　抗癫痫药的血药浓度监测是癫痫治疗的重要手段之一。通过血药物浓度的测定,并根据患者的个体情况,利用药动学的原理和方法调整药物剂量,进行个体化药物治疗。不仅能提高药物治疗效果,也可以避免或减少可能产生的药物毒副作用。血药浓度监测时须注意以下事项。

(1) 常规血药浓度监测是指测定规律服用某抗癫痫药达稳态时的血药浓度。

(2) 用常规剂量或超过常规剂量仍不能控制发作时,通过监测可以了解患者是否规律用药、药物代谢是否异常、有无耐药现象等。

（3）当不易区分毒性反应和确定剂量时，特别是对有效量和中毒量接近的药物，通过血药浓度测定可以及时调整药物剂量。

（4）开始疗效尚可，治疗中突然无原因发作频繁时，通过监测可分析原因。

（5）联合应用两个或两个以上抗癫痫药，通过监测可了解药物间的相互作用。

（6）伴发其他疾病（如肝肾、胃肠道疾病和低蛋白血症）时，通过监测可调整药物的剂量。

（7）癫痫持续状态时，尽管已用药物但发作仍不能控制，再次用药时，需了解血药浓度，以决定再次给药剂量和速度。

（8）加服其他药物，通过监测可判断是否影响原抗癫痫药的代谢。

（9）出现特殊的神经精神症状和不自主运动，通过血药浓度监测判断是否药物中毒。

（三）用药教育

1. 依从性　抗癫痫药的治疗需要数年甚至更长的时间，为此提高患者的用药依从性非常必要。如果患者认为发作已经控制，突然停药，则会导致癫痫发作。因此，在用药过程中要不断教育患者，使其坚持规律服用抗癫痫药。鼓励患者书写癫痫日记，记录用药、癫痫发作情况等。晚服或漏服药后的处理：若离原服药时间相近，则应立即服用；若已接近或已到下一次服药时间，绝不可一次服用双倍药量；若超过2次以上漏服药，则应考虑重新开始治疗方案。

2. 药物相互作用　抗癫痫药与其他药物间的相互作用较多，如卡马西平是肝药酶诱导剂，可以降低其他药物的浓度，因此当癫痫患者就诊时，应告知医生正在服用抗癫痫药，以避免药物相互作用对疗效的影响。

3. 日常生活和工作　癫痫患者应避免高空作业、车辆驾驶等需要集中注意力的工作。

（四）特殊人群

1. 儿童　儿童期生长发育快，在标准体重范围内应按千克体重计算每日给药量，新生儿和婴儿发育尚未完全成熟，对药物的代谢和排泄能力差，药物在体内半衰期长，易蓄积中毒，新生儿和婴儿因为身体含有的水分和脂肪比较多，血清白蛋白含量较低，会导致药物分布容积等药动学参数改变，因此新生儿和婴儿往往需要比儿童更低的剂量；幼儿至学龄前期体内药物代谢速率快，半衰期短，往往需要比成人更高的千克体重剂量。由于新生儿及儿童与成人比差距较大，儿童应在药物血浓度监测下根据临床疗效调整剂量。

2. 老年人　老年癫痫患者选择抗癫痫药治疗的基本原则与青年人一致，但在药物选择时，应尽量避免选择与老年人正在服用的药物存在相互作用的药物，也尽可能避免选择具酶诱导或抑制作用的药物，如卡马西平、苯巴比妥等，避免影响疗效。低蛋白血症是老年患者常见的症状，因此，应用高蛋白结合的抗癫痫药（如苯妥英钠、丙戊酸钠）时，应注意治疗药物监测。同时老年患者也面临肌肉流失、体液量下降等情况，也会影响药动学行为，所以老年患者也应进行血药浓度监测，调整药物剂量。

3. 女性　研究表明女性的雌激素变化可能增加对发作的敏感性。部分女性中，月经前期癫痫的风险会升高。因此，在这些女性患者中，可在月经期前，在原有抗癫痫药基础上，临时加用抗癫痫药治疗。同样，绝经后的妇女也有可能更频繁地发生癫痫。此时，可能需要激素替代疗法。

具有酶诱导作用的抗癫痫药，如卡马西平等可能会加速女性雌激素的代谢，导致女性体内雌激素含量减少，出现男性化特征。对于服用短效避孕药的育龄妇女患者，具有酶诱导作用的抗癫痫药可能导致避孕失败，因此应同时考虑采用其他的避孕方式。

4. 孕妇和哺乳期妇女　妊娠期避免使用致畸风险高的抗癫痫药。研究显示：大剂量丙戊酸钠（超过800mg/d）以及联合丙戊酸的多药治疗的致畸风险明显增加。新型抗癫痫药的相关数据报道还比较有限，但近年来的报道发现托吡酯可能会导致新生儿体重过轻和尿道下裂。一般，抗癫痫药剂量越大,患者体内药物浓度越高,使用药物种类越多,致畸的风险越大。

服用抗癫痫药的妇女依然可以哺乳,尽管绝大多数抗癫痫药可以通过乳汁分泌,但是乳汁中的药物浓度相对比较低,但依然需要密切地关注新生儿是否存在烦躁、食欲下降、活动度下降的情况。

五、案例分析

案例:患者,女,68 岁,因发作性意识丧失伴四肢抽搐 10 年,服用苯妥英钠 0.1g,每日 3 次,口服,2 周来发作次数增多,患者自行增加剂量为 0.3g,每日 3 次,加药后患者出现头晕伴行走不平稳,恶心,不能进食。血药浓度监测表明:苯妥英钠为 40mg/L。

分析:本例为苯妥英钠中毒病例,患者因发作次数增多,自行增加剂量,使苯妥英钠药物浓度过高,导致头晕、行走不平稳、恶心等中毒症状。苯妥英钠剂量需减量为 0.3g/d,一周后监测苯妥英血药浓度。本例提示:抗癫痫药治疗须规律服药,患者不可自行增减药量、更改用法或停药。用药过程中须教育患者,使其按医嘱坚持规律服药。

第七节　乙型病毒性肝炎的药学服务

一、概述

(一) 定义

乙型病毒性肝炎,简称"乙型肝炎",是指由乙型肝炎病毒(hepatitis B virus,HBV)引起的肝脏疾病。乙型肝炎通常经过血液传播,致慢性感染,最终可形成肝硬化和肝癌。乙型肝炎是严重危害身体健康的重要传染性疾病。

(二) 流行病学、病因和发病机制

1. 流行病学　乙型肝炎病毒感染是全球性的健康问题,主要流行于亚洲、非洲、欧洲南部和拉丁美洲。不同地区 HBV 感染的流行强度差异很大。我国属 HBV 感染高流行区,传染源主要是 HBV 携带者和乙型肝炎患者。HBV 主要经血液和血液制品、母婴、破损的皮肤和黏膜及性接触传播。根据世界卫生组织 2017 年的报告显示:我国至少有 9 000 万的乙型肝炎患者。

2. 病因和发病机制　乙型肝炎病毒属嗜肝 DNA 病毒科,为部分双链环状 DNA。HBV 侵入肝细胞后,部分双链环状 HBV DNA 在细胞核内,以负链 DNA 为模板延长正链,以修补正链中的裂隙区,形成共价闭合环状 DNA(cccDNA);再以 cccDNA 为模板,转录成几种不同长度的 mRNA,分别作为前基因组 RNA 和编码 HBV 的各种抗原。cccDNA 半衰期很长,很难从肝脏内彻底清除,是慢性乙型肝炎难以治愈和容易复发的根源。

(三) 病毒血清学检测标志物及临床表现

1. 乙型肝炎表面抗原(HBsAg)　是感染 HBV 的一个特异性标志。

2. 乙型肝炎表面抗体(HBsAb)　是一种保护抗体,阳性表示曾经感染过 HBV,已经恢复并具有对 HBV 的免疫力;或是注射乙肝疫苗后产生的抗体,表示具有免疫力。

3. 乙型肝炎核心抗体(HBcAb)　为总抗体,包括 HBcAb IgM 和 HBcAb IgG。阳性提示感染过 HBV,可能为既往感染,也可能为现症感染。

4. 乙型肝炎 e 抗原(HBeAg)　阳性提示有 HBV 的复制。

5. 乙型肝炎 e 抗体(HBeAb)　阳性是既往感染 HBV 的标志。

6. HBV DNA　是 HBV 复制和传染性的直接标志。目前一般采用实时荧光定量 PCR 法检测,结果通常用拷贝 /ml 或 IU/ml 表示(1IU 相当于 5 拷贝)。

各项血清标志物的意义见表 9-13。

表 9-13　HBV 血清标志物及其意义

HBV 血清标志物	急性乙型肝炎	HBV 感染恢复期	慢性乙型肝炎	非活动性携带者	隐匿性乙型肝炎
HBsAg	+	−	+	+	−
HBsAb	−	+	−	−	−/+
HBcAb	−	+	+	+	−/+
HBeAg	+	−	+/−	−	−/+
HBeAb	−	+	−/+	+	−/+
HBV DNA	+	−	+,≥10^5 拷贝 /ml	−,<10^5 拷贝 /ml	+

注:+ 为阳性;− 为阴性。

HBV 感染的潜伏期为 30~160 天,平均为 60~90 天。HBV 感染人体后可造成急、慢性肝炎和无症状携带者,少数可并发重症肝炎。

急性乙型肝炎起病常较隐匿,前驱症状大多不明显。急性期的乙型肝炎症状与一般急性肝炎相同,如乏力、畏食、腹胀、尿色深、肝痛、肝大等与一般急性肝炎相同,伴或不伴黄疸。95% 的成人 HBV 感染可最终痊愈,伴有血清 HBsAg 消失和 HBsAb 出现。

感染 HBV 后,HBsAg 持续 6 个月仍为阳性,称为慢性 HBV 感染。慢性乙型肝炎临床症状呈多样性,轻者可无症状,重者可出现食欲缺乏、恶心、呕吐、腹胀、全身乏力和黄疸。慢性乙型肝炎长期或反复发作,可引起肝脾大、肝病面容、肝掌和蜘蛛痣。

二、治疗原则

(一) 总体目标

乙型肝炎防治的首要任务是预防,通过接种疫苗等方式阻止乙型肝炎病毒的传播。针对感染乙型肝炎的患者,治疗目标:最大限度地长期抑制乙型肝炎病毒的复制,减轻肝细胞炎症坏死及肝纤维组织增生,延缓和减少肝脏失代偿、肝硬化、肝癌及其他并发症的发生,从而改善生命质量和延长存活时间。对于部分适合条件的患者,应追求临床治愈。此外,对于乙型肝炎病毒携带者,治疗目标为预防乙型肝炎病毒的激活。

(二) 药物治疗原则

下列乙型肝炎患者应尽快开始治疗。

(1) 血清 HBV DNA 阳性,GPT 持续异常(> 健康人群高限)且排除其他原因所致者。

(2) 血清 HBV DNA 阳性的代偿期乙型肝炎肝硬化患者和 HBsAg 阳性失代偿期乙型肝炎肝硬化患者。

(3) 血清 HBV DNA 阳性、GPT 正常,有下列情况之一者建议抗病毒治疗:①肝组织学检查提示明显炎症和/或纤维化(G≥2 和/或 S≥2);②有乙型肝炎肝硬化或乙型肝炎肝癌家族史且年龄 >30 岁;③GPT 持续正常、年龄 >30 岁者,建议肝纤维化无创诊断技术检查或肝组织学检查,存在明显肝脏炎症或纤维化;④HBV 相关肝外表现(如 HBV 相关性肾小球肾炎等)。

乙型肝炎的抗病毒治疗应首选强效低耐药的核苷类似物,采用核苷类似物治疗的 HBeAg 阳性患者,应持续治疗至少一年。若治疗一年后,乙型肝炎病毒的 DNA 数量低于定量下限、GPT 恢复正常,且 HBeAg 阳性的慢性乙型肝炎患者在出现血清学转换(HBeAg 消失和 HBeAb 出现)后,应再巩固至少 3 年。治疗期间,应至少每 6 个月进行一次检查,若相关指标依然在正常范围内,且总疗程已达 3 年者,可考虑停药。对于 HBeAg 阴性慢性乙型肝炎患者,HBV DNA 低于检测下限、GPT 恢复正常后,可考虑停药随访。

患者也可采用干扰素进行治疗,采用干扰素的 HBeAg 阳性患者,应至少治疗 24 周,如治疗的 24 周后乙型肝炎病毒的 DNA 数量低于定量下限、GPT 恢复正常且 HbsAg 定量 >$2×10^7$IU/L,建议停用干扰素,改为核苷类似物治疗。对于 HBeAg 阴性慢性乙型肝炎患者,应在治疗 12 周时进行评估,对于使用干扰素有效的患者,一般疗程为 48 周,不宜超过 96 周。

三、常用治疗药物

按化学结构和作用分类,抗病毒药可分为核苷类似物和干扰素两大类。

（一）核苷类似物

该类药物可通过抑制病毒核酸链复制、抑制病毒 DNA 或 RNA 聚合酶、抑制病毒逆转录酶等途径起到抗病毒作用。中国《慢性乙型肝炎防治指南（2019 年版）》推荐恩替卡韦、富马酸替诺福韦酯、富马酸丙酚替诺福韦为首选药物。此外,国内上市药物还有拉米夫定、替比夫定和阿德福韦酯。

1. 拉米夫定　拉米夫定是 L- 核苷类药物,在细胞内磷酸化成为拉米夫定三磷酸盐,以环腺苷酸形式通过 HBV 聚合酶嵌入到病毒 DNA 中,导致 DNA 链合成终止。拉米夫定胃肠道吸收良好,生物利用度 80%~85%,t_{max} 约 1 小时。与食物同服可延迟 t_{max} 并降低 C_{max},但不改变生物利用度,故饭前或饭后服用均可。其三磷酸盐在肝细胞内半衰期为 17~19 小时。研究结果显示:拉米夫定治疗儿童慢性乙型肝炎的疗效与成人相似,安全性和耐受性好,不良反应少,但停药后易复发,长期用药易产生耐药等情况。

2. 阿德福韦酯　目前,临床应用的阿德福韦酯是阿德福韦的前体,在体内水解为阿德福韦。后者是一种非环状腺嘌呤核苷类似物,在细胞内被磷酸激酶转化成具有抗病毒活性的二磷酸盐。该药口服生物利用度为 59%,不受进食的影响,因此,饭前或饭后口服均可。阿德福韦二磷酸盐在细胞内半衰期为 5~18 小时。国内外随机双盲临床试验结果表明:无论对 HBeAg 阳性或是 HBeAg 阴性的慢性乙型肝炎患者,阿德福韦酯可明显抑制 HBV DNA 复制,促进 GPT 复常,改善肝组织炎症坏死和纤维化。此外,另有多项研究结果显示:对发生拉米夫定耐药的代偿期和失代偿期肝硬化患者,联合阿德福韦酯治疗均有效。

3. 恩替卡韦　恩替卡韦是一种环戊烷鸟嘌呤核苷类似物,经口服吸收后,在细胞内磷酸激酶作用下磷酸化成三磷酸恩替卡韦,作用于 HBV DNA 复制、逆转录和 DNA 链合成等环节。同时恩替卡韦还对拉米夫定、阿德福韦酯耐药的病毒株均有较强的抑制作用。恩替卡韦比其他核苷类似物更易被磷酸化,这可能是其对 HBV 有高活性的原因之一。恩替卡韦口服吸收良好,0.5~1.5 小时到达峰浓度,生物利用度高。但是,食物可导致药物吸收延迟,C_{max} 及 AUC 降低,因此恩替卡韦应在餐前或餐后 2 小时后服用。三磷酸盐在细胞内的半衰期为 15 小时,血浆蛋白结合率低,主要在肾脏以原药形式排泄。恩替卡韦不良反应较少,患者耐受度较高。

4. 替比夫定　替比夫定是一种合成的胸腺嘧啶核苷类似物,被粒细胞激酶磷酸化成具有活性的三磷酸盐复合物,对 HBV DNA 聚合酶具有高度选择性。该药口服吸收良好,不受进食影响,生物利用度 >40%,给药后 1~4 小时到达峰浓度。三磷酸盐在细胞内的半衰期为 14 小时。全球多中心临床研究显示:替比夫定抑制 HBV DNA、GPT 复常率、肝组织学应答率均优于拉米夫定。替比夫定的耐药性低于拉米夫定,但高于阿德福韦酯或恩替卡韦,与拉米夫定有交叉耐药性。替比夫定治疗后,可出现 3~4 级血清磷酸肌酸激酶水平的升高,且发生率显著高于拉米夫定和阿德福韦酯。此外,还有肌病的报道,停药后消失。

5. 富马酸替诺福韦酯　富马酸替诺福韦酯是非环状腺嘌呤核苷类似物,口服吸收后,在体内能很快水解为替诺福韦。后者被细胞激酶磷酸化生成具有药理活性的代谢产物二磷酸 - 替诺福韦,从而抑制 HBV 聚合酶和 HIV 逆转录酶,阻止 DNA 链的延伸。替诺福韦酯的化学结构与阿德福韦酯相近,但替诺福韦酯起效更快,抗病毒活性更强。该药与食物同服,生物利用度可增加大约 40%。替诺福韦二磷酸盐在细胞内半衰期约为 10 小时,70%~80% 以原药形式经尿液排出。常见的不良反应为骨密度减少以及肾功能损伤。

6. 富马酸丙酚替诺福韦   富马酸丙酚替诺福韦是一种新型的替诺福韦靶向前体药物,在口服后经代谢生成活性代谢产物二磷酸替诺福韦。与富马酸替诺福韦酯相比,富马酸丙酚替诺福韦对肾功能和骨密度的影响较小。

（二）干扰素

由于 HBV 不直接引起肝细胞损伤,故目前认为乙型肝炎的发病主要与宿主的免疫应答有关。干扰素(interferon,IFN)是受病毒感染的宿主细胞对抗病毒及其核酸所产生的抗病毒蛋白,具有抗病毒和免疫调节的双重作用。

IFN 可分为 α、β、γ 三种。目前用于临床的主要是 IFN-α,即普通干扰素,剂量为 500 万 U,每周3 次或隔日 1 次,皮下注射。IFN-α 与聚乙二醇(PEG)结合,制备成 PEG 化的 IFN。PEG-IFN 由于分子量增加,在体内清除减慢,半衰期可达 40~100 小时,即长效干扰素,包括分子量为 40kD 的 PEG-IFN-α-2a 和 12kD 的 PEG-IFN-α-2b。系统评价表明:HBeAg 阳性患者普通 IFN 治疗 4~6 个月后,HBeAg 血清学转换率、HBsAg 消失率、肝硬化及肝癌的发生率均优于未经 IFN 治疗者。IFN 需在2~8℃冷藏储存。

常用抗乙型肝炎病毒药物的剂量及抗病毒特点见表 9-14。

表 9-14   常用抗乙型肝炎病毒药物的成人用法用量、抗病毒特点及常见不良反应

药物	用法用量	抑制 HBV 强度	耐药率	常见不良反应
干扰素	PEG-IFN-α 2a 每周 180μg PEG-IFN-α 2b 每周 1.0~1.5μg/kg	中	—	流行性感冒样症状,中性粒细胞、血小板减少
拉米夫定	成人 100mg/d	中 - 高度	高	胃肠道反应
阿德福韦酯	10mg/d	低	中	胃肠道反应,血肌酐升高
恩替卡韦	0.5mg/d	高	低	胃肠道反应
替比夫定	600mg/d	高	高	胃肠道反应,肝功能受损
替诺福韦酯	300mg/d	高	低	胃肠道反应,肾功能受损

（三）耐药治疗策略

乙型肝炎病毒是一个高变异的病毒,在逆转录复制过程中,因 RNA 聚合酶和逆转录酶缺乏矫正功能,可使病毒在复制过程中发生一个或多个核苷酸的变异,在抗病毒治疗过程中,也可发生由抗病毒药治疗诱导病毒变异。乙型肝炎病毒耐药高发,导致抗病毒药敏感性下降,这为乙型肝炎病毒的有效治疗带来了挑战。其中以拉米夫定的耐药最为常见,这主要是因为乙型肝炎病毒产生拉米夫定耐药所需的基因突变数较少,且拉米夫定在一些地区广泛使用。为有效避免核苷类似物耐药的发生,抗病毒治疗药物首选强效抗病毒和低耐药发生率的恩替卡韦或替诺福韦酯。如果已经发生耐药,在原来药物的基础上,加用(或换用)无交叉耐药性的药物(表 9-15)。

表 9-15   耐药性治疗策略

耐药性种类	补救措施
拉米夫定	加用阿德福韦酯或替诺福韦酯
阿德福韦酯	加用拉米夫定,或改用替诺福韦酯,或加用或换用恩替卡韦
恩替卡韦	换用或加用阿德福韦酯或替诺福韦酯
替比夫定	加用阿德福韦酯或替诺福韦酯

（四）乙肝疫苗

接种乙肝疫苗是预防 HBV 感染的最有效方法。乙肝疫苗的接种对象主要为新生儿、婴幼儿、15 岁以下的未免疫人群和高危人群。乙型肝炎患者的密切接触者，包括配偶及家庭其他成员应进行乙肝疫苗的接种。

乙肝疫苗全程接种共 3 针，按照 0、1、6 个月程序，即接种第 1 针疫苗后，间隔 1 个月和 6 个月分别注射第 2 及第 3 针疫苗。乙肝免疫的最佳免疫途径是上臂三角肌肌内注射。接种乙肝疫苗后有抗体应答者的保护效果一般可以维持 30 年。对 HBsAg 阳性母亲的新生儿，应在出生后 24 小时内在尽早接种乙肝疫苗的基础上，在另一侧相同部位注射乙型肝炎免疫球蛋白（HBIG）。

四、药学服务要点

（一）药学服务路径

1. 收集　收集患者的基本信息，包括实验室检查如乙型肝炎病毒血清学标志物等，关注是否有输血史、乙型肝炎家族史。另收集患者的抗病毒药用药历史等。

2. 评估　评估患者治疗中的主要问题，包括抗病毒药的疗效，是否有药物不良反应，以及其他抗病毒治疗耐药的相关问题。同时应评估患者的抗病毒药治疗的时长及用药依从性。

3. 计划　对符合药物治疗指征的患者应进行规范的抗病毒治疗。药师应协助医生，根据诊疗指南、患者的评估结果，选择最利于患者的抗病毒方案。选择抗病毒药应根据患者年龄、性别、对治疗的依从性、经济条件、药物不良反应大小等进行个体化治疗。首选耐药率低的药物。如有妊娠计划，患者应选用妊娠期内可安全使用的抗病毒药（如富马酸丙酚替诺福韦）；儿童可选择普通干扰素、恩替卡韦 / 替诺福韦酯进行治疗。经济条件受限、依从性不佳的患者，不推荐首选干扰素治疗；耐药患者可选择联合治疗，选择耐药位点不同的 2 种抗病毒药合用。

4. 实施　根据患者的需求，为患者选择合适的抗病毒药、剂型和剂量。无法吞咽片剂的儿童可以使用粉剂（如富马酸替诺福韦酯粉剂）。应对患者进行用药教育，帮助患者了解服用的药物特点以及使用方法，以及药物的副作用。同时应向患者强调依从性的重要性。

5. 随访　进行抗病毒治疗的乙型肝炎患者应按时进行随访，包括药物的疗效、安全性和依从性。同时应该检测患者的生化指标、血液指标、肝肾功能等。重点关注患者的肌酐清除率、血常规、肝药酶等。详细的随访计划见药学监护。

（二）药学监护

1. 有效性　常规监测转氨酶、胆红素和白蛋白等生物化学指标，治疗前及治疗后每个月 1 次，连续 3 次，以后随病情改善可每 3 个月 1 次。此外，须定期检测病毒学标志物（主要包括 HBV DNA 拷贝数和 HBeAg、HBeAb）：治疗前及治疗开始后 1~3 个月检测 1 次，以后每 3~6 个月检测 1 次。以出现病毒学应答，即血清 HBV DNA 低于检测下限（完全病毒学应答）为佳。

2. 安全性

（1）药物不良反应：干扰素的不良反应发生率高，常见有流感样综合征，表现为发热、寒战、头痛、肌肉酸痛和乏力等，可在睡前注射，或在注射干扰素的同时服用解热镇痛药。其他不良反应还包括食欲减退、脱发，较严重的有中性粒细胞和血小板减少、甲状腺疾病、自身免疫性溶血性贫血和精神病性抑郁等，需定期监测患者血常规、肝功能、甲状腺功能，定期评估患者精神症状等。可根据外周血中性粒细胞、血小板减少程度调整干扰素剂量，严重者需暂停干扰素治疗，对出现明显抑郁症和有自杀倾向的患者，应立即停药并密切监护。对于本身患有精神疾病以及有未完全控制的免疫性疾病患者应禁用。由于有较多的副作用，干扰素通常不会作为首选药物。

拉米夫定不良反应常见的有上腹不适、头晕、乏力、口干、转氨酶增高，少数患者可有血小板减少、磷酸肌酸激酶升高，一般不需停药。单用或与其他核苷类药物合用时，偶有引起乳酸性酸中毒、伴有脂肪变性的严重肝脏肿大甚至死亡的报告。故治疗过程中应监测肝功能及乳酸水平。

阿德福韦酯的常见不良反应常有乏力、头痛、腹痛、恶心、腹泻、食欲缺乏等,另可出现血肌酐轻度上升,原有肾功能减退者血肌酐升高的发生率更高。

恩替卡韦的常见不良反应有头痛、腹痛、鼻炎、乏力、恶心、头晕、腹泻等,血尿、尿糖,血淀粉酶、脂酶、胆红素等增高;偶可发生乳酸性酸中毒和脂肪变性。长期治疗应注意有无诱发肿瘤的可能。

替比夫定不良反应常见的有头晕、头痛、乏力、恶心、腹泻、血清磷酸肌酸激酶升高、咳嗽、流行性感冒,偶见皮疹、血淀粉酶及 GPT 升高。严重不良反应有乳酸性酸中毒、肝大、脂肪变性、肌病、横纹肌溶解症。治疗中应监测肝功能及乳酸水平。为了避免严重肌病的发生,应告知患者如出现肌无力、肌痛等症状时应及时就诊,并根据情况减量或停药。

替诺福韦酯不良反应与阿德福韦酯相似,可引起肾功能损害,导致急性肾衰竭或范科尼综合征(Fanconi syndrome)。治疗中应监测肾功能、肌酐清除率及血磷水平,并避免与其他可能引起肾功能损害的药物(包括阿德福韦酯)合用。此外,该药还可致乳酸性酸中毒或肝功能异常。替诺福韦酯最初用于治疗HIV感染时,有导致骨密度降低的报道。有病理性骨折史或骨质疏松的患者,应监测骨密度。与富马酸替诺福韦酯相比,富马酸丙酚替诺福韦对肾功能和骨密度的影响较小。

(2) 药物相互作用:干扰素可减少经 CYP450 酶系代谢药物的体内代谢,如氨茶碱。此外,干扰素应谨慎地与其他可能引起骨髓抑制的药物合用,如齐多夫定,连用会增加患者发生骨髓抑制的风险。

拉米夫定对 CYP450 酶影响不大,与经肝脏代谢药物间相互作用很小,主要以活性阳离子形式从肾脏排泄,与具有相同排泄机制的药物如甲氧苄啶(TMP)合用可能会降低拉米夫定的排泄速率。

阿德福韦酯对 CYP450 无抑制作用,与拉米夫定、磺胺甲噁唑 - 甲氧苄啶及对乙酰氨基酚无相互作用。与布洛芬 800mg 一日 3 次合用,可使阿德福韦酯的 C_{max} 和 AUC 分别增加 33% 和 23%。与其他核苷类似物或其他抗逆转录病毒药联用,可能增加乳酸性酸中毒和脂肪变性的风险。

替比夫定主要通过肾脏排泄,同时应用影响肾功能的药物可能影响替比夫定的药物浓度;与干扰素合用可能增加周围神经病变的发生,应避免合用。

替诺福韦酯与阿扎那韦、洛匹那韦合用可增加替诺福韦酯血药浓度,需监测替诺福韦酯的不良反应;与去羟肌苷、拉米夫定和阿巴卡韦合用,可出现耐药变异,导致抗病毒治疗失败。

3. 依从性   由于干扰素治疗的不良反应较为突出,患者有时难以坚持治疗;口服核苷类似物抗病毒药的治疗通常需要数年甚至更长的时间,为此提高患者的用药依从性非常必要。患者突然停药或过早地停药会导致乙型肝炎复发以及耐药等问题的出现。密切关注患者治疗依从性问题,包括用药剂量、使用方法、是否有漏服药物或自行停药等情况,确保患者已经了解随意停药可能导致的风险,提高患者依从性。

(三) 用药教育

除了对患者依从性的教育以外,还需告知慢性乙型肝炎患者应定期复查随诊。定期复查病毒学标志物、肝功能;服用替比夫定的患者定期监测肌酸激酶;服用阿德福韦酯、替诺福韦酯的患者,定期监测血磷、血肌酐水平等。

在肝炎活动期需适当休息,恢复后可正常活动,但应避免过度劳累。饮食营养的摄入平衡,增加新鲜蔬菜水果、食用菌类、大豆制品的摄入,减少脂肪和高糖制品的摄入,禁烟,控制体重,避免体重增加过多导致脂肪肝,不推荐使用各种补药和保健食品,生活起居规律。

(四) 特殊人群

1. 儿童   富马酸丙酚替诺福韦适用于青少年,干扰素适用于年龄大于 5 岁的儿童;在不小于 2 岁的儿童中可使用恩替卡韦和富马酸替诺福韦酯。

2. 孕妇   孕妇禁用干扰素。在抗病毒治疗期间意外妊娠者,若使用替诺福韦进行治疗,建议继续妊娠;如使用恩替卡韦,可替换为替诺福韦并继续妊娠;若使用干扰素,则应向孕妇充分告知干扰素的风险,决定是否继续妊娠,若继续妊娠应替换为替诺福韦。

3. 肾功能不全患者　核苷类似物在体内经肾脏排出体外,因此肾功能不全患者可降低药物的排泄,使药物在体内蓄积。肾功能不全患者的剂量可按肌酐清除率调整。肝功能不全患者,如不伴有肾功能减退,则不影响药物的清除。对于慢性肾脏病、肾功能不全或接受肾脏替代治疗的患者,推荐恩替卡韦或富马酸丙酚替诺福韦进行一线治疗。老年患者中常存在肾功能不全,因此需谨慎对待。

五、案例分析

案例:患者,男,65 岁,确诊乙型肝炎四十余年。2000 年患者开始行干扰素治疗 2 年,后改用拉米夫定 100mg/d 抗病毒治疗 1 个月,自行停用抗病毒药。2006 年 3 月因糖尿病入院治疗,发现患者 HBV DNA 为阳性,且伴有 GOT/GPT 升高,诊断为慢性乙型病毒性肝炎。患者因糖尿病控制不佳已发生肾功能不全,肌酐清除率为 60ml/min,为患者开展抗病毒药治疗,富马酸丙酚替诺福韦 25mg/d。患者在糖尿病改善后出院继续进行抗病毒治疗。

分析:本例患者抗病毒治疗不规范,依从性差,自行停药,导致乙型肝炎未得到规范化治疗,转换为慢性乙型肝炎,并存在肝功能异常。患者由于糖尿病继发肾功能不全,需避免使用肾毒性高的抗病毒药,且应注意使用药物的剂量调整。因此,为患者选择了肾功能风险较低的富马酸丙酚替诺福韦。该药在肾功能不全的患者中无须进行剂量调整。该案例提示在慢性乙型病毒性肝炎治疗过程中应加强患者教育和管理,根据患者疾病情况选择适宜药物。

实训项目九(一)　慢性阻塞性肺疾病药学服务实训

【实训目的】

通过对 COPD 患者药学查房或模拟训练,使学生理论和实践相结合,掌握 COPD 患者药学服务的基本内容(如药学服务流程、重点和注意事项)和基本技能(问诊方式和技巧、药学服务记录的书写),培养学生独立开展 COPD 药学服务的能力,树立正确的临床思维方法。

【实训条件】

带教老师与医院联系,获得对方支持,实地参加该医院 COPD 患者的药学查房;不具备开展实地药学查房的学校,可建立一间模拟病房进行模拟查房实训。

【实训要求】

学生必须掌握 COPD 常用治疗药物、治疗方案,以及药学监护的基本知识。带教老师提前筛选典型 COPD 病例,并制订详细实训计划。

【实训准备】

1. 带教老师准备　查房前一天和 COPD 患者积极沟通,熟悉患者的基本情况,查看病史记录和用药记录。制订查房方案,准备好发言和提问。准备药学服务流程和实施具体计划。

2. 实习学生准备　实训学生根据实训要求,查阅相关文献资料,熟悉 COPD 患者药学服务的内容、工作流程和药学服务记录,补充相关知识储备。

【实训内容】

1. 评估 COPD 患者基本病情和合理用药的相关问题。

2. 制订和优化 COPD 药物治疗方案。

3. 制订 COPD 药学监护计划,包括对疗效和不良反应的监测。

4. 对 COPD 患者进行用药教育,给患者提供用药指导和提出合理用药建议。

5. 书写药学查房记录。

【实训过程】

1. 以 5~6 人为一组,在带教老师带领下,到所联系的医院实地参加 COPD 病例的药学服务;或由学生分别扮演临床药师、临床医师、护士、患者、患者家属等进行药学查房情景模拟实训。

2. 查房过程中积极询问患者病情、诊治和用药情况;结合患者的病例和药历,评价药物治疗的有效性、安全性和经济性等,制订和优化药物治疗方案,设计用药监护计划,并对患者进行药学咨询、用药教育和用药指导等药学服务,并对活动内容做详细记录。

3. 查房结束后,带教老师现场集中讲评;参与查房的学生将查房经过、药学服务内容、提出的用药建议等详细记录下来,建立患者药历。在与临床医师沟通后,及时将用药建议反馈给患者。

实训路径示意图见实训图 9-1。

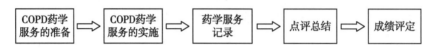

实训图 9-1　慢性阻塞性肺疾病药学服务实训路径示意图

【实训考核】

1. 带教老师对每位学生在 COPD 药学服务过程中的表现进行现场综合评分。

2. 带教老师对学生的药学服务记录的内容进行评分。

【思考题】

1. 临床药师开展 COPD 药学查房需做哪些实训准备工作?

2. 哪些用药教育有助于提高 COPD 患者的用药依从性?

3. 如何联合用药可以增加 COPD 患者药物治疗的疗效?

实训项目九(二)　糖尿病药学服务实训

【实训目的】

1. 通过糖尿病药学查房或模拟实训,使学生理论和实践相结合,掌握糖尿病药学服务的基本知识(工作流程、工作重点、注意事项等)和基本技能(问诊方式、问诊技巧、查房记录的书写等),培养学生独立观察、分析和解决糖尿病药学服务问题的能力。

2. 使学生熟悉糖尿病药学查房的主要内容和制度规范,树立正确的临床思维方法。

3. 使学生了解糖尿病药学查房的模式和意义。

【实训条件】

分管教学的院系领导或带教老师与相关医院(附属医院、教学医院)联系,获得对方支持,实地参加该医院糖尿病的药学查房;不具备开展实地药学查房的学校,可建立一间模拟病房进行模拟查房实训。

【实训要求】

所选糖尿病病例典型,具有教学价值,能给学生留下较深印象,能锻炼其糖尿病药学查房技能。

【实训准备】

1. 查房的组织

(1) 联系开展糖尿病药学查房示范教学的医院及其科室。

(2) 由本项目带教老师主持,实训学生、药师、临床医生和糖尿病患者(或由学生扮演的药师、临床医生和患者)等参加。

2. 查房前准备

(1) 带教老师准备:在病房进行药学服务时,查房前一天准备糖尿病患者病例,并告知患者;获得患者的同意后,方可进行教学。查阅病史记录和用药记录,熟悉患者的基本情况,准备药学服务流程及记录表,准备问题。

(2) 实训学生准备:查阅相关文献资料,熟悉糖尿病患者药学服务的内容、工作流程和药学服务记录。

(3) 如为模拟实训,则须准备糖尿病病例资料,并进行角色安排,进行排练。

【实训内容】

针对糖尿病病例,实地参加糖尿病药学查房或药学查房模拟实训,实训内容如下。

1. 床边查视患者。

2. 进行教学示范。由主持查房者演示,进行规范的问诊,让学生积极参与,检查学生糖尿病药学服务基本技能,纠正其不规范的操作。

3. 现场阅读病历,了解用药问题,讨论药物治疗方案。

4. 进行糖尿病药学查房记录书写,发现、解决、预防潜在的或实际存在的用药问题,给患者提供用药指导和提出合理用药建议。

【实训过程】

1. 以 5~8 人为一个小组,在带教老师带领下,到所联系的医院实地参加糖尿病药学查房;或由学生分别扮演药师、临床医师、护士、患者、患者家属等进行糖尿病药学查房情景模拟实训。

2. 查房过程中,积极询问患者病情、诊治过程和用药情况;结合患者的病历和药历,评价药物治疗的合理性(有效性、安全性、经济性),注意发现和纠正存在的不合理用药问题,防范潜在的药物不良相互作用和药物不良反应,对患者进行药学咨询、用药教育、用药指导等药学服务,并对活动内容做详细记录。

3. 查房结束后,主持人和药师进行现场集中讲评;参与查房的学生将查房经过、药学服务内容、遇到的不合理用药问题、所提出的用药建议等详细记录下来,建立患者药历,将查房记录反馈给医护人员,在与临床医师沟通后,及时将用药建议反馈给患者。

实训路径示意图见实训图 9-2。

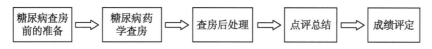

实训图 9-2　糖尿病药学服务实训路径示意图

【实训考核】

1. 对糖尿病实训内容在班级组织一次汇报和答辩,各组同学在预先充分讨论的基础上推选 1 名代表参加,其他同学做补充。

2. 指导老师在汇报和答辩结束时进行点评和总结,指出各组在项目完成过程中好的表现和不足之处。

3. 指导老师根据各组在糖尿病查房过程中的表现、汇报、答辩和回答问题情况等进行现场综合评分。

【思考题】

1. 药师开展糖尿病药学查房需具备哪些基本技能和职业素养?

2. 影响糖尿病治疗效果的因素有哪些?

3. 糖尿病药学查房时应注意哪些问题?

实训项目九(三) 癫痫药学服务实训

【实训目的】

通过对癫痫病例进行药学服务实训或模拟训练,使学生掌握癫痫药学服务的基本内容(如药学服务流程、重点和注意事项)和基本技能(问诊方式和技巧、药学服务的记录),培养学生独立开展癫痫药学服务的能力,培养临床思维。

【实训条件】

分管教学的院系领导或带教老师与相关医院(附属医院、教学医院)联系,获得对方支持,实地参加癫痫患者的药学服务;不具备开展实地药学服务的学校,可建立一间模拟诊室进行模拟药学服务实训。

【实训要求】

所选的癫痫典型病例具有教学价值,能给学生留下较深印象,锻炼学生癫痫药学服务的技能。

【实训准备】

1. 实训的组织 ①联系开展癫痫药学服务的医院及其科室。②由项目带教老师主持,实习学生、临床药师、临床医生和癫痫患者(或学生扮演的临床药师、临床医生、患者)等参加。

2. 实训前的准备 ①带教老师准备:在病房进行药学服务时,应于查房前一天准备癫痫患者病例,并告知患者。获得患者的同意后,方可进行教学。在门诊进行药学服务时,也应在获得患者的同意后,方可进行教学。教学前,应查阅病史记录和用药记录,熟悉患者的基本情况,准备药学服务流程和记录表等。②实习学生准备:查阅相关文献资料,熟悉癫痫药学服务的内容、工作流程和药学服务记录。③如为模拟实训,则须准备癫痫病例资料,并进行角色安排,进行排练。

3. 建议典型病例 儿童患者、育龄妇女患者、多次反复发作的患者、存在不能耐受的药物不良反应的患者。

【实训内容】

在病房或门诊实地参加癫痫药学服务模拟实训。内容如下。

1. 癫痫患者的评估 通过问诊和现场阅读病历,了解癫痫患者的癫痫类型,评估患者的药物治疗方案。

2. 依据患者情况和相关诊治指南,评估及优化抗癫痫药治疗方案。

3. 制订癫痫药学监护计划,包括疗效和不良反应的监测。掌握抗癫痫药的治疗药物监测的意义及结果解读。

4. 向带教老师进行完整的汇报,提出治疗建议以制订药学监护计划。

5. 为癫痫患者提供用药教育、用药指导和用药建议。

6. 记录药学服务的内容。

【实训过程】

1. 分组 以 3~4 人为一组,在带教老师带领下到所联系的医院,实地参加癫痫病例的药学服务;或由学生分别扮演临床药师、临床医师、护士、患者、患者家属等进行癫痫药学服务的情景模拟实训。

2. 患者评估 由学生通过阅读患者病史、用药史、客观指标(实验室检查结果)等,初步收集和评估患者信息,由学生列出问诊时所需询问的问题,并与带教老师进行讨论。再由学生进行问诊,带教老师补充,进一步完善患者信息,重点关注癫痫发作的主要症状,是否为首次发作,发作频率,每次发作的时间,是否有诱因等。基于上述收集的信息,评估患者治疗的有效性、安全性、依从性等相关问题。

3. 药物治疗方案和监护计划的制订 根据患者的评估结果,小组讨论和制订该患者的治疗方案,设计患者的用药监护计划和用药教育的内容,同时应提供完整的随访计划。由小组代表汇报方案,带教老师进行点评和评分。治疗方案及监护计划制订应有循证依据。

4. 患者用药教育 对患者进行用药教育,内容包括服药方法、注意事项、坚持规律服药的重要性、漏服或晚服药后的处理、不良反应自我监测等。

5. 药学服务的记录 药学服务实训结束后,每位实习学生须完成一份完整的药学服务记录。内容应包括完整的患者病史、患者评估,药物治疗与监护计划,患者用药教育及随访计划等。

实训路径示意图见实训图 9-3。

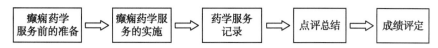

实训图 9-3　癫痫药学服务实训路径示意图

【实训考核】

1. 指导老师根据学生在药学服务过程中的表现,汇报、答辩和回答问题的情况等进行现场综合评分。

2. 每位实训学生完成药学服务记录后,指导老师根据记录的内容进行评分。

【思考题】

1. 如何评估癫痫患者治疗中的不良反应?

2. 为加强患者的依从性,提高药物疗效和减少不良反应,需向患者提供哪些知识?

3. 哪些临床和实验室检查对评估预期疗效、检测和预防不良反应是必需的?

第九章
目标测试

（焦　正　徐　明　宫　建）

第十章

特殊人群的药学服务

第十章
教学课件

第一节 儿童的药学服务

一、儿童的生理特点及对药动学、药效学的影响

依据联合国《儿童权利公约》，儿童系指年龄小于 18 岁的任何人。随着年龄增长，儿童解剖、生理和心理等功能在不同阶段表现出与年龄相关的规律性，因此在实际工作中将儿童年龄分为不同时期：胎儿期指从受精卵形成到出生为止共 40 周；新生儿期指从胎儿娩出脐带结扎开始到 28 天；婴儿期指自出生到 1 岁，包括新生儿期；幼儿期指自 1 至 3 岁；学龄前期指自 3 岁至 6~7 岁入小学前；学龄期指自入小学(6~7 岁)至青春期前；青春期年龄范围一般为 10~20 岁。

不同年龄分期的儿童，其解剖、生理等因素不同，可影响药物的处置过程和疗效，即对药动学和药效学产生影响，因此了解相关知识并用于指导儿童合理用药至关重要。

(一) 儿童生理变化对药动学的影响

1. 药物吸收 药物吸收是指药物从给药部位进入体循环的过程，不同的给药途径具有各自的特点。

(1) 口服给药：除了药物自身的理化性质之外，胃液酸度、胃生理容量、胃排空、肠蠕动、胆盐合成及储备能力等因素均可影响药物的胃肠道吸收。足月新生儿的胃液 pH 为 6~8，接近中性；但出生后 24~48 小时的 pH 下降至 1~3，此后又回升到 6~8，并持续 2 周左右。早产儿由于胃酸分泌功能尚不成熟，出生后 1 周内几乎没有胃酸分泌，胃液 pH 较高，随后酸度逐渐增加，到 3 岁时才达成人水平。总的说来，对酸不稳定的药物，如青霉素、萘夫西林或氨苄西林，在新生儿期口服生物利用度增加；与此相反，弱有机酸药物，如苯巴比妥和苯妥英，由于胃液 pH 高导致其解离型增加，造成吸收相对减少，可能需要使用较大剂量才能达到治疗血药浓度。出生后第 1~10 天新生儿胃的平均生理容量分别为 2ml/kg、4ml/kg、10ml/kg、16ml/kg、19ml/kg、21ml/kg、23ml/kg、24ml/kg、25ml/kg 和 27ml/kg，1 岁儿童为 45ml/kg，成人为 60ml/kg。新生儿幽门括约肌收缩力较强、贲门括约肌收缩较弱，胃排空时间长达 6~8 小时，6~8 月龄时才接近成人水平，因此主要在胃内吸收的药物可较成人吸收更完全。新生儿大、小肠长度之比为 1:6(成人为 1:4)，且肠道蠕动不规则，因此主要在十二指肠中吸收的药物吸收推迟，出现作用较慢。综上因素，新生儿口服药物的吸收量较难预料，胃肠道吸收功能有较大的个体差异。

(2) 胃肠道外给药：除静脉给药外，药物从其他组织和器官(如肌内、经皮和直肠)的吸收，也受发育的影响(表 10-1)。

表 10-1 儿童期不同给药途径药物吸收情况

给药途径	新生儿	婴幼儿	学龄期儿童
口服	不稳定	增加	接近成人
肌内注射	可变	增加	接近成人
经皮给药	增加	增加	接近成人
直肠给药	非常有效	高效	接近成人

1）肌内注射:肌肉血流量随年龄增长而变化,使药物吸收具有可变和不可预测的特点。新生儿皮下脂肪少、注射容量有限,皮下注射吸收不良;同时,新生儿肌肉未完全发育、肌肉血流量不恒定、肌肉收缩效率相对低,可影响新生儿肌内注射药物的吸收速率和程度。因此,肌内注射给药很少用于新生儿,除非遇紧急情况或无法静脉给药时。婴儿期随着肌肉血流量增加,肌内注射给药的生物利用度可类似于学龄期和青春期儿童。

2）经皮给药:药物经皮吸收与药物分子量大小以及脂溶性等因素有关。新生儿和婴儿由于皮肤黏膜娇嫩、角质层薄且含水较多,药物经皮给药吸收增加且吸收速度较快。某些外用药如滴鼻剂、滴眼剂等可能因经皮吸收较多而引起不良反应,特别有炎症或破损时,局部用药过多可使药物因吸收过多而引起中毒。

3）直肠给药:对于呕吐或抗拒服药的新生儿和婴儿,直肠给药因其直肠黏膜薄、血供丰富,吸收迅速,同时可避免肝脏的首过效应,可作为口服的替代给药方式,但有赖于专用药物剂型的开发。例如,婴幼儿无创检查时的镇静催眠,可直肠给予水合氯醛,有研究显示与口服给药的镇静催眠效果相同,且可避免口服刺激性所致的呛咳、呕吐。

2. 药物分布　　儿童药物的分布和转运与体液、体脂、血浆蛋白结合率等有关,其与成年人差异明显。

(1)机体构成变化:体液和体脂的相对变化可改变药物的表观分布容积(V_d)。①体液:胎儿体液总量为体重的94%,早产儿为85%,足月婴儿为80%,1岁时降为70%,仍高于成人的55%~60%。其中,细胞外液与体重比值从新生儿到成年逐渐下降,早产儿细胞外液体积占体重50%,新生儿期为45%,6月龄时为42%,1岁时为35%,均高于成人20%;而细胞内液从生后第一个月到成年基本稳定。例如,氨基糖苷类抗生素主要分布在细胞外液,新生儿和婴幼儿V_d(0.4~0.7L/kg)要高于成年人(0.2~0.3L/kg)。②体脂:新生儿比成人身体脂肪含量低,早产儿的脂肪含量更低,仅占体重的1%,身体脂肪占比随发育过程而增加。同时发育期中枢神经系统的脂质含量高,可影响亲脂性药物(例如普萘洛尔)的分布和药物对中枢神经系统的作用。

(2)血浆蛋白结合率低:药物与血浆蛋白的结合是影响药物分布的重要因素。药物与血浆蛋白结合率取决于它们之间的亲和力(亲和常数)及血浆蛋白量,其中白蛋白是结合容量最大的血浆蛋白。多数血浆蛋白在新生儿期和婴儿期的浓度较低(约80%成人),1岁时达到成人值。有些药物(如头孢曲松)可与血清胆红素竞争白蛋白结合部位,将胆红素置换成为游离胆红素,新生儿的血脑屏障功能不成熟,大量胆红素易进入脑组织引起核黄疸。

(3)血脑屏障的影响:新生儿血脑屏障发育不完善,膜通透性高,使某些药物如镇静催眠药、吗啡类镇痛药等更容易透过血脑屏障,增加药效。这是新生儿、婴幼儿容易出现中枢神经系统反应的重要机制之一。

3. 药物代谢　　药物代谢的主要器官是肝脏。大多数药物需要在肝脏通过药物代谢酶的作用进行氧化、还原、分解,再进一步与葡糖醛酸、乙酰基、硫酸酯、甘氨酸等结合后成为水溶性的代谢产物排出体外。药物的代谢速率取决于肝药酶系统的活性大小。负责大多数药物代谢的酶为CYP1A2、CYP2C9、CYP2C19、CYP2D6、CYP2E1和CYP3A4。许多药物代谢酶随个体发育而变化,一般出生时活性低,在之后的几个月或几年过程中逐渐成熟。新生儿肝重约占体重的36‰,新生儿肝重与成人比较相对较大(成人约2%),但新生儿的药物代谢酶系统发育不成熟,某些酶分泌量不足或完全缺失。催化氧化、还原、水解反应的细胞色素P450酶、细胞色素C还原酶等的活性在新生儿体内较低,某些药物(如地西泮、苯巴比妥、茶碱等)代谢较慢,导致药物的半衰期延长。葡糖醛酸转移酶的活性在新生儿体内很低,特别在新生儿早期体内含量极低,按单位体重计算,其活性只相当于成人的1%~2%,使大部分需和葡糖醛酸结合失活的药物在新生儿体内代谢减慢,半衰期延长,导致药物效应增强,例如,氯霉素在新生儿体内的结合与排出量不到50%,加上肾小球(排出游离氯霉素)、肾小管(排出结合型氯霉素)功能均低下,导致血中的氯霉素浓度增高,可引起循环衰竭,即"灰婴综合征"。

4. 药物排泄 药物排泄的主要途径是肾脏,胆道、肠、肺也可排泄少量药物。药物肾清除过程包括药物的肾小球滤过(glomerular filtration,eGRF)、肾小管主动分泌(active tubular secretion,ATS)和肾小管主动重吸收(active tubular reabsorption,ATR)。与肝药物代谢类似,只有游离(未结合)药物和/或代谢物可以通过正常肾小球滤过和/或经由肾小管转运蛋白分泌或者吸收。新生儿肾清除率受肾单位生理结构和功能不成熟的限制。出生时,足月儿 eGFR 平均为 $2\sim4ml/(min\cdot1.73m^2)$,早产儿更低,eGFR 平均为 $0.6\sim0.8ml/(min\cdot1.73m^2)$。婴幼儿期肾小球滤过率和肾血流量逐步增加,6~12 月龄可达成人水平;肾小管排泄能力也在 7~12 月龄接近成人水平。新生儿肾清除率远低于成人,因此,新生儿使用由肾小球滤过排泄的药物如地高辛、庆大霉素和由肾小管排泄的药物如青霉素等的消除显著延长。例如,早产儿对青霉素类的清除,按体表面积计算仅为 2 岁儿童的 17%。

(二)儿童生理变化对药效学的影响

神经系统:儿童神经系统发育不完善,其胆碱能神经与肾上腺素能神经调节不平衡,血脑屏障功能较差,对各类药物表现出不同反应。如吗啡类对新生儿、婴幼儿呼吸中枢的抑制作用明显;氨基糖苷类抗生素可能造成婴幼儿听力损伤;用大剂量青霉素静脉滴注治疗脑炎,当血药浓度达 0.8 万 ~1.0 万 U/L 时,即可能引起"青霉素脑病",表现为高热、头痛、惊厥等和脑炎相似的症状等。

消化系统:儿童肠管相对较长,消化道面积相对较大,通透性高,吸收率高,药物过量易引起毒副作用。如糖皮质激素可能引起婴幼儿胃溃疡、肠黏膜坏死、回肠穿孔;水杨酸可能引起胃穿孔。婴幼儿时期还易发生消化功能紊乱,消化功能紊乱应选用饮食疗法、抗感染治疗,不宜过早使用止泻剂,以免使肠毒素吸收增加,而加重全身中毒症状。

内分泌系统:儿童期内分泌系统不够稳定,激素类药物可扰乱儿童内分泌,导致甲状腺、甲状旁腺、肾上腺、垂体等功能发生变化,影响生长发育。如糖皮质激素可影响糖、蛋白质、脂肪代谢,长期服药会导致发育迟缓、身材矮小、免疫力低下等。

泌尿系统:新生儿、婴幼儿泌尿系统不成熟,易受药物损害,如氨基糖苷类、头孢噻啶、多黏菌素等。儿童肾脏对水、电解质平衡调节功能差,对影响水、电解质、酸碱平衡的药物特别敏感。

运动系统:儿童期骨骼肌相对柔弱,骺软骨处于不断增生和骨化的过程中,某些药物如喹诺酮类抗菌药可引起关节痛、关节肿胀及软骨损害,影响骨骼发育等。

二、儿童用药的基本原则

儿童生理特点和对药物处置能力的不同,导致儿童用药风险较高。同时,由于存在无证据用药、超说明书用药、缺乏适宜的剂型规格等,儿童用药风险是成人的 3 倍。因此,把握以下原则至关重要。

1. 严格把握用药指征 治疗前应尽可能明确诊断,方能对症下药,保证药物选择的准确性。根据病情选择用药,应考虑到儿童的用药特点。如支气管哮喘可应用肾上腺素类药物解除哮喘,但患有心脏病的儿童则不能选用,这类药物可使心跳明显加快,对心脏不利。

2. 根据儿童生理特点选择适宜的药物剂型和给药途径 婴儿的吞咽能力较差,无法吞服片剂、胶囊等固体制剂,稍有不慎还可误入气管。因此,婴儿最好给予滴剂,幼儿可选择糖浆剂、合剂、混悬剂等液体制剂,同时选择精准的量具,以保证用量准确。学龄儿童可选择片剂或胶囊等。药物制剂应同时考虑药物的色、香、味等,有利于儿童服药。应诱导儿童服药,避免采取硬灌等粗暴方法,口服给药时要防止呕吐。

3. 根据儿童的个体差异,严格掌握用药剂量 儿童处于生长发育期,相比于成人,儿童药动学和药效学都有其特殊性,个体差异大,因此应严格掌握用药剂量。部分药物应用目的的不同,剂量也不同,如阿司匹林肠溶片用于解热镇痛时,8~14 岁儿童用量为 300mg/ 次;若持续发热或疼痛,每 4~6 小时重复给药 1 次;用于川崎病时,开始为 80~100mg/kg,分 3~4 次服用,退热 2~3 日后改为 30mg/kg,分 3~4 次服用,连服 2 个月或更久。故儿童药物剂量应根据患儿的生理特点、病情轻重、药物作用和适用范围,结合临床经验,合理应用。

4. 高度重视儿童用药安全,加强用药监护　儿童用药除了要求疗效好、见效快,更重要的还应确保药物的安全性。儿童作为特殊用药人群,受脏器发育尚未完全等因素影响,对药物较敏感,容易发生药物不良反应。用药期间应密切观察儿童服药后的变化,以免因不良反应造成严重后果。

5. 提高儿童用药依从性　用药依从性指患者对药物的执行程度。在哮喘、癫痫等常见儿童慢性疾病中,用药依从性是影响疗效与预后的关键因素,但其表现往往较差,可能间接导致儿童患者身心健康受损、家庭负担加重、医疗资源浪费等问题,药师在工作中可重点关注。同时,为提高儿童用药依从性,对于口服药尽可能选择不同年龄段儿童适宜的剂型,如幼儿可选择糖浆剂、合剂、混悬剂等液体制剂等,还需特别注意选择适合儿童口味、颜色及半衰期较长的药物,以减少用药次数;对于年长儿童多做诱导工作,尽可能让其主动接受治疗,以提高用药依从性。

三、儿童常见慎用的药物

1. 抗感染药　儿童使用抗感染药的基本原则与成人相似,应该严格掌握用药指征。首次出现药物过敏反应通常在儿童时期,有时可能出现严重过敏反应。以下抗感染药不作为常规推荐:①氨基糖苷类药物,容易引起第八对脑神经损伤;②四环素类药物,可造成在骨组织和牙齿的沉积,引起永久性色素沉着和牙齿变黄;③喹诺酮类药物,可损害儿童的骨关节和软骨组织。值得注意的是,依据我国药品说明书,呋喃妥因、克林霉素是新生儿禁用,磺胺嘧啶、复方磺胺甲噁唑是 2 个月以下婴儿禁用,四环素类是 8 岁以下儿童禁用,喹诺酮类是 18 岁以下儿童禁用。

2. 抗癫痫药　儿童使用抗癫痫药应特别关注长期用药的不良反应,如丙戊酸有肝毒性,尤其婴幼儿更为常见,因此 2 岁以下儿童使用需谨慎;该药还可导致体重增长,并影响卵巢功能,因此青春期女性患儿也需谨慎选用。苯妥英、苯巴比妥等药物可影响认知功能,现已不作为长期抗癫痫治疗的首选药物。托吡酯可致构词障碍、体重减轻,因此对于语言发育期,或有严重营养不良的患儿应该谨慎选用。

3. 镇痛药和解热镇痛药　儿童中枢神经系统对镇痛药作用敏感,应防止此类药物对中枢神经系统的过度抑制。儿童解热镇痛一般推荐布洛芬和对乙酰氨基酚,不常规推荐阿司匹林的水杨酸类药物。解热镇痛药之间也存在交叉过敏反应,如对阿司匹林过敏,使用吲哚美辛等也可能出现过敏。

4. 糖皮质激素　此类药物在儿童患者应用广泛,如哮喘、特异性湿疹、急性白血病、慢性肠炎、风湿性心肌炎、特发性血小板减少性紫癜和肾上腺性征综合征等。糖皮质激素不宜随意使用,更不宜将糖皮质激素作为退热药常规使用。同时,长期使用糖皮质激素类药物可能发生儿童生长发育迟缓、假性脑瘤等,儿童患者使用该类药物需根据疾病及其严重程度,选择品种、给药途径、药物剂量和疗程。

5. 微量元素和维生素　应根据儿童成长需要服用微量元素和维生素,滥用或长期过量服用也会引起毒副作用。维生素 A 中毒,通常由含有维生素 A 的制剂如鱼肝油、维生素 AD 胶丸等滥用引起;中毒症状表现为前囟隆起、脑膜刺激征,以及颅内压增高、皮肤潮红、结膜充血、心率加快等。维生素 D 中毒可表现为衰弱、疲倦、恶心、呕吐、腹泻、便秘、心肌损害和多尿、夜尿以及蛋白尿等。

四、儿童用药剂量的计算方法

儿童用药剂量是药师和医师最为关注的问题,是儿科用药的难点。目前,主要常用的剂量计算方法有以下 4 种。

1. 按体重计算 儿童体重易于测量,因此按体重计算儿童用药剂量是最常用、最简单的方法,目前广泛应用于临床。体重以测得的实际体重为准,对于体重较大的儿童原则上其剂量不应超过成年患者的常用剂量。

$$每日药物剂量(mg/d)=每日每千克体重所需药量[mg/(kg \cdot d)] \times 患儿体重(kg)$$

$$每次药物剂量(mg/次)=每次每千克体重所需药量[mg/(kg \cdot 次)] \times 患儿体重(kg)$$

如果患儿没有实测体重,特别在冬季脱衣不便,实施称量有一定的困难,则可按下列公式估算其体重,视儿童的营养状况适当增减。

$$6月龄前体重(kg)=3+月龄 \times 0.6$$

$$7~12月龄体重(kg)=3+月龄 \times 0.5$$

$$1岁以上体重(kg)=8+年龄 \times 2$$

药物用途或给药途径不同,剂量可能不同,需根据用药目的、给药途径选择相应的剂量。营养不良时对药物敏感性增加,应酌情减量,Ⅰ度营养不良患儿减15%~25%,Ⅱ度营养不良患儿减25%~40%。由于研究方法不同或个体差异,部分药物其剂量可能有不同的文献数值,应进行比较研究后选用,一般情况可选择近期国内权威性的文献,必要时可测定血药浓度后调整。

2. 按体表面积计算 按体表面积计算更能反映全身体液和细胞外液之间的关系,是一种较为合理的计算方法。某些药物,如抗肿瘤药、免疫抑制剂等,可以基于对体表面积(BSA)计算(例如,mg/m^2 分一次或多次给药)。

$$每日药物剂量(mg/d)=每日每平方米所需药量[mg/(m^2 \cdot d)] \times 患儿体表面积(m^2)$$

$$每次药物剂量(mg/次)=每次每平方米所需药量[mg/(m^2 \cdot 次)] \times 患儿体表面积(m^2)$$

原则上儿童患者每日剂量不应超过成年患者的剂量。按体表面积计算方法比较准确,但计算方法比较烦琐。儿童体表面积计算方法有2种。

(1) 根据年龄计算体表面积:体表面积(m^2)=(年龄+5)×0.07

(2) 根据体重计算体表面积:体表面积(m^2)=体重(kg)×0.035(m^2/kg)+0.1(m^2)

上述公式只适合于体重在30kg以内的儿童。体重为30kg的儿童(相当于11岁),体表面积为$1.1m^2$;体重为30kg以上的儿童,每增加5kg,体表面积增加$0.1m^2$,即体重35kg为$1.2m^2$,40kg为$1.3m^2$,50kg为$1.5m^2$;60kg以上,按成人体表面积公式计算。

一般情况下,选择基于体重或体表面积计算可得到相似的药物剂量和血药浓度。表观分布容积(V_d)对应于细胞外液量(即$V_d<0.3L/kg$)药物,可选用体表面积为基础的方法。相反,如果药物的V_d超过外液量(即$V_d \geqslant 0.3L/kg$),可以选择最常用的以体重为基础的方法。值得注意的是,新生儿和婴儿按此方法计算出来的药物剂量与按体重计算出来的药物剂量差异明显,剂量往往偏大,所以不太适合于新生儿和婴儿。

3. 按年龄(岁)计算 此方法根据儿童年龄按照年龄比例推算出药物剂量,简单易行。但缺点是剂量不够准确,仅适用于一般不需要十分准确计算剂量的药物。如某些治疗感冒咳嗽的口服液或糖浆剂可按1~2ml/(岁·次);营养药物、硫酸镁等可按岁数递增。

4. 按成人剂量折算 即根据成人剂量按体重比例折算方法计算儿童剂量,即儿童剂量=成人剂量×儿童体重(kg)/60。但该方法较粗糙,所计算的药物剂量通常偏小,一般不推荐使用。对于新药或缺乏儿童剂量的药物,应系统检索相关文献证据,参考最佳证据资料使用,缺乏证据时应选择其他安全有效的药物,而非直接按此方法折算剂量。

5. 利用儿童的药动学参数计算 此方法主要适用于开展治疗药物监测的药物使用,其可根据儿童药动学研究所得参数来设计临床给药方案,并根据血药浓度测定结果进行调整。目标是使患儿体内的药物浓度在有效治疗范围内而又不引起毒性反应,并能在该范围内维持一定时间。监测指标参数可以是血药浓度,也可以是药物作用指标的变化,例如血压、心率等。

五、药学服务的基本要点

为进一步规范发展药学服务,提升药学服务水平,促进合理用药,国家卫生健康委员会于2021年发布了《医疗机构药学门诊服务规范》等5项规范,结合其在儿童患者的应用,药学服务的基本要点包括以下方面。

1. 儿科药学门诊方面　服务内容包括了解儿童患者信息、评估儿童患者用药情况、提供药学咨询、开展用药教育、提出给药方案调整建议等。

2. 儿童药物重整方面　服务内容主要包括:①入院儿童患者药物重整服务,包括目前正在使用药物,既往使用过的与疾病密切相关药物和保健品的名称、剂型规格、用法用量、用药起止时间、停药原因、依从性等;②转科、出院儿童患者药物重整服务,药师根据转科或出院医嘱,对比正在使用的药物与医嘱的差异,若存在问题,提出改进意见。

3. 儿童用药教育方面　用药教育内容包括药物(或药物装置)的名称、剂型、剂量、给药途径,主要的用药注意事项,用药期间需监测的症状和体征,可能出现的常见和严重不良反应,可采取的预防措施及发生不良反应后应当采取的应急措施,发生用药错误(如漏服药物)时可能产生的结果以及应对措施等。用药教育方式包括语言表述、书面材料教育、实物演示、视频音频教育、宣教讲座、电话或互联网教育等。

4. 儿童药学监护服务方面　服务内容包括给药方案合理性的评估、给药方案疗效监护、药物不良反应监护、药物治疗过程监护、儿童患者依从性监护、解读药物基因检测和治疗药物监测等结果,并根据结果实施药学监护等。

5. 儿童药物遴选方面　除考虑药物的有效性、安全性和经济性外,还应根据不同年龄儿童选择适宜药物剂型和规格。

6. 儿科临床药师配备方面　需配备经规范化培训的儿科临床药师,以提高临床合理用药水平。

第二节　老年人的药学服务

一、老年人的生理特点及对药动学、药效学的影响

《中华人民共和国老年人权益保障法》规定老年人的年龄起点标准为60周岁。正常衰老的表现包括机体器官和系统功能减退,机体组成成分比例改变,各种生理调节功能降低,代偿恢复速度减慢,维持机体内环境平衡稳定能力下降,对生理应激反应的适应性减弱,更容易受到疾病的侵袭等。

药物的临床反应是由包括药动学和药效学在内的一些复杂过程相互作用的结果,衰老相关的生理变化可影响药物的药动学(表10-2)和药效学(表10-3),且由于每个人经历衰老与疾病发展的过程不同,药动学与药效学变化也存在个体差异。

表10-2　老年人主要生理变化和对药动学的影响

药动学过程	生理变化	药动学效应	代表药物
吸收	胃液分泌↓ 胃液 pH↑ 胃肠道蠕动↓ 胃肠道血流↓	吸收能力可能会降低 起效时间可能会延迟	维生素、矿物质等
分布	脂肪比例↑ 体内水分比例↓	高脂溶性药物表观分布容积(V_d)增加 亲水性药物 V_d 降低	苯二氮䓬类、吗啡和胺碘酮、苯妥英钠 庆大霉素、地高辛、锂盐和茶碱

续表

药动学过程	生理变化	药动学效应	代表药物
代谢	肝体积↓ 肝血流量↓ Ⅰ相代谢反应(氧化、还原、水解)↓	高肝提取率药物肝清除率大幅降低	氯美噻唑、右丙氧芬、硝酸甘油、利多卡因、哌替啶和普萘洛尔
排泄	肾小球滤过率↓ 肾小管功能↓ 肾血流量↓	经肾脏排泄的药物蓄积	抗高血压药、贝特类药物、镇静催眠药、抗焦虑药

注:↑代表上升/增加;↓代表下降/减少。

表10-3　在老年人中应用可出现潜在药效学变化的药物种类

药物类别	潜在的药效学问题	备注
抗高血压药	直立性低血压	降血压相加作用 谨慎使用 开始用低剂量
苯二氮䓬类药物	敏感性增加(如嗜睡、意识模糊)	谨慎使用 避免与其他中枢神经系统活性药物合用 用最低耐受剂量
β受体拮抗剂(如普萘洛尔)	β受体响应降低	可能需要更高的拮抗剂的剂量来达到同样的效果
抗凝血药(例如华法林)	药物作用的敏感性更强	使用较低的初始剂量 密切监测INR
利尿药	药物作用的敏感性更强	监测血压和电解质

（一）老年人生理特点对药动学的影响

老年人体内药物的吸收、分布、代谢以及排泄均较普通成年人有所变化。

1. 药物吸收　随着年龄增长,老年人会出现很多可影响药物吸收的生理变化,如胃酸缺乏、胃液pH升高、胃排空减慢、小肠吸收面积减少、胃肠及肝血流量减少等。由于大多数药物经口服给药,上述生理变化可显著影响药物的吸收。

（1）胃酸缺乏和胃液pH升高:老年人胃壁细胞功能减退,胃酸分泌减少,可导致胃液pH升高。胃液pH升高可影响酸性和碱性药物的解离度、脂溶性,进而影响药物吸收。如苯巴比妥、地高辛的吸收速率因胃液pH升高而降低,起效减慢。

（2）胃肠活动程度降低:老年人的胃排空速度减慢,导致口服药物进入小肠的时间延迟,小肠吸收面积减少,导致药物吸收速率降低。最终造成血药浓度达峰时间延迟,峰浓度降低,影响药效的发挥。老年人胃肠蠕动减少,张力提高,并伴随胆汁和肠道消化酶的减少,经常出现便秘、腹泻,也可直接影响药物吸收。

（3）胃肠和肝血流量减少:老年人胃肠及肝血流量较正常成年人减少40%~50%,可导致某些药物首过效应降低,血药浓度与生物利用度升高,如硝酸盐、部分亲脂性β受体拮抗剂(普萘洛尔、拉贝洛尔)。因此,应注意老年人服用普萘洛尔后因血药浓度升高引起的不良反应。

（4）局部血液循环功能减退:老年人局部血液循环功能较差,经皮下及肌内注射给药途径的药物吸收减慢。因此,急症患者宜采用静脉给药,避免皮下及肌内注射。

此外,药物的理化性质,老年人吞咽困难、营养不良,以及对喂食管的依赖等其他因素也会对药物吸收产生影响,因此老年人药物吸收效果往往难以预测。

2. 药物分布　药物分布受机体组成成分、药物与血浆蛋白结合的能力、血容量、血脑屏障功能等多种因素的影响,这些因素会随着衰老而变化。

(1) 机体组成成分:机体组成成分是影响药物分布的重要因素之一。随着年龄增长,人体肌肉量降低,水分比例降低,脂肪比例增加。如与 20 岁的年轻人相比,80 岁的老年人体内水分绝对量或相对量下降 10%~20%(主要是细胞内液的减少)。随着年龄增长,男性体内脂肪组织占比从 18% 增加到 36%,女性体内脂肪组织占比从 33% 增加到 48%。这些变化可导致脂溶性药物在老年人中具有更大的分布容积,而水溶性药物则相反。地西泮等脂溶性药物,在老年人组织分布较广泛,药物作用时间较持久,给药时需适当降低剂量。对乙酰氨基酚、吗啡、哌替啶等水溶性药物,在老年人身体组织中的分布则可能减少。

(2) 药物与血浆蛋白结合能力:虽然年龄本身并不影响药物与血浆蛋白结合的能力,但老年人血浆蛋白浓度较普通成人下降 15%~20%,当营养不良、虚弱或病情严重时下降更为明显。由于血浆蛋白浓度下降,药物与血浆蛋白结合减少,使游离药物比例增加,药物表观分布容积增大。游离药物比例升高可导致药物作用增强,甚至出现药物毒性反应。如老年人按正常剂量使用华法林时,体内华法林游离药物的比例较正常成年人有所升高,使老年人出血风险上升。老年人血浆中 α_1 酸性糖蛋白(α_1-acid glycoprotein,AAG)含量随年龄增长逐渐升高,AAG 主要与碱性药物结合,因此老年人若使用普萘洛尔或利多卡因等碱性药物,会导致游离药物比例降低,影响药效。药物血浆蛋白结合率也会受到药物相互作用的影响。老年人常会使用多种药物,药物之间与血浆蛋白的竞争性结合会改变药物血浆蛋白结合率和分布容积,影响药效甚至发生不良反应,如华法林与保泰松合并使用可引起严重出血。

(3) 血容量:老年人体液总量减少,血容量降低,可能影响某些药物的表观分布容积。这通常取决于药物性质,如安替比林、地西泮、氯氮平、地高辛的表观分布容积随年龄增长而增加,乙醇的表观分布容积则随年龄增长而降低,而硝西泮、华法林、普萘洛尔等药物的表观分布容积不随年龄增长而改变。如果药物在老年患者体内的分布容积减小,意味着较低的给药剂量便能达到目标血药浓度。分布容积增加则代表药物在体内分布更广泛,药物蓄积风险也更高。

(4) 血脑屏障功能:血脑屏障功能会随年龄变化而受损,导致药物更易进入中枢神经系统。此外,衰老还会导致血脑屏障中转运蛋白功能下降,影响药物转运。如老年人血脑屏障内 P 糖蛋白(一种外排泵,P 糖蛋白能排出内源性底物和外源性化学物质以保持脑内环境的稳定,但同时也限制了治疗药物在脑内的浓度)活性降低,导致老年人大脑中药物浓度可能高于普通成年人。

上述因素均可显著影响药物分布,若不考虑这些变化并调整药物剂量,可能会导致药物药效降低或发生药物毒性反应。

3. 药物代谢　衰老过程中的几种生理状态的变化可影响药物在肝脏的代谢。

(1) 肝血流量:随着人体衰老,肝脏的血流量会逐渐减少,相较普通成年人,老年人肝血流量可以下降 20% 到 50%。高肝提取率的药物(如地尔硫䓬、利多卡因、美托洛尔、吗啡和维拉帕米),代谢受肝血流量影响较大,肝血流量降低会导致此类药物肝清除率降低。如与普通成年人相比,老年人体内普萘洛尔和阿米替林的肝清除可能减少 40%。

(2) 肝药酶活性:低肝提取率的药物的代谢受肝药酶活性影响较大,虽然老年人肝药酶活性降低,但其对依赖肝药酶活性代谢的药物的肝代谢能力并不总是降低。因为部分依赖肝药酶活性进行代谢的药物与血浆蛋白间有广泛的结合能力,而血浆蛋白浓度随年龄增长而下降,与血浆蛋白结合的药物比例下降,游离药物比例增加,导致游离部分药物代谢增加,药物总肝清除率增加,药物肝代谢能力增强。因此老年人对某些药物的肝代谢能力会降低(劳拉西泮、吡罗昔康和华法林),对某些药物肝代谢能力增强(布洛芬、萘普生和苯妥英),对某些药物肝代谢能力不变(地西泮、替马西泮和丙戊酸)。

药物在肝脏代谢还受多种其他因素影响,如种族、性别、环境、健康状况等。仅基于肝功能来计算给药剂量的方法并不准确。虽然根据肝功能不能建立精确的剂量计算公式,但老年患者使用经肝脏代谢的药物时,给药剂量应相应减少,通常建议降低经肝脏代谢的药物初始剂量,根据药物的疗效或不良反应调整后续剂量。

4. 药物排泄　老年人肾功能下降,这是肾脏血流量降低、血容量降低以及功能性肾单位减少等几种生理变化共同作用的结果。Davies 与 Shock 分析了 70 位 20~90 岁男性的肾功能,发现样本人群虽未患有明显影响肾功能的疾病,但其中老年人的肾小球滤过率依然降低了 46%,肾小管分泌和重吸收功能降低了 40%。老年人肌酐清除率也随年龄增长而降低,但由于老年人身体肌肉量减少,因此血清肌酐浓度仍可能正常。根据实验室检验结果(如血清肌酐浓度)使用特定公式进行计算可估算患者的肾小球滤过率,评估患者的肾功能,进而调整给药剂量。最常用的是 Cockcroft-Gault 公式和 MDRD 公式,其中基于 Cockcroft-Gault 公式确定的肌酐清除率是目前主要的经肾排泄药物剂量指导标准。

老年人肌酐清除率低于 30ml/min 时应避免使用的药物包括氯磺丙脲、秋水仙碱、复方磺胺甲𫫇唑、格列本脲、哌替啶、呋喃妥因、丙磺舒、螺内酯和氨苯蝶啶。肾功能损害的老年人需要调整剂量的口服药物包括阿昔洛韦、金刚烷胺、环丙沙星、加巴喷丁、美金刚、雷尼替丁、金刚乙胺和伐昔洛韦等。此外一些经由肝脏代谢,主要经肾脏排泄的活性代谢物,如乙酰卡尼、去甲哌替啶和吗啡 -6- 葡萄糖苷酸,由于肾功能减退,会造成药物在体内蓄积。

(二) 老年人生理特点对药效学的影响

老年人生理变化对药效学影响复杂,导致对某些药物“敏感”程度发生变化。原因包括老年人体内药物血药浓度的改变、相关受体数量变化、药物与受体亲和力变化、药物与受体结合后的改变,以及与衰老相关的体内平衡机制的损害。

随着年龄增长,老年人对药物的耐受性差异增大,难以预测相关药物药效的改变,药物不良反应风险增加。如与年轻患者相比,老年人因使用抗胆碱药 / 抗组胺药引起的尿潴留通常更严重。老年人使用抗高血压药(如哌唑嗪)时更易发生首过效应,出现直立性低血压。老年患者对作用于中枢神经系统的药物更加敏感,更易发生如头晕、镇静、癫痫发作等中枢神经系统不良反应。常见作用于中枢神经系统的药物包括苯二氮䓬类、麻醉剂、阿片类镇痛药、抗精神病药、锂盐和抗胆碱药等。此外,因老年人受体敏感度降低,某些作用于特定受体的药物的药效可能会降低,如老年人使用 α 受体拮抗剂的药效较正常人减弱。表 10-3 列出了在老年人中应用药效可能发生改变的药物。

二、老年人用药的基本原则

老年人多有基础疾病,有研究显示,我国 42% 的老年人同时患有 2 种及以上疾病,以高血压、糖尿病、冠心病、脑卒中、慢性呼吸系统疾病组合最为常见,此外身体功能也较正常人下降,生理特点也与普通成人不同,合理用药应遵循以下的用药基本原则。

1. 制订安全、有效的药物治疗方案　应充分考虑老年患者具体病情、生理变化、药动学和药效学改变、潜在药物相互作用、药物不良反应、用药依从性、用药史等多种因素,制订安全、有效、经济的药物治疗计划。老年人用药反应的个体差异比年轻人更为突出,用药要遵循从小剂量开始,逐渐达到适宜的个体最佳剂量。因此针对每一位老年患者,都应考虑:①药物对老年患者是否有效? ②是否有专用于老年患者的给药剂量? ③药物是否存在老年患者特有的药物相互作用? ④是否有在老年人中更明显的药物 - 疾病相互作用? ⑤与同等可替代药物相比,所选药物是否最经济?

2. 避免多重用药　多重用药指对同一个患者同时使用了 5 种以上的药物。研究显示我国老年人药物治疗中常多药合用,包括与其他药物相互作用风险未知的中成药,平均使用药物 9.1 种,多者达 36 种;50% 的老年人同时服用 3 种药物,25% 服用 4~6 种药物。这会增加发生药物相互作用的风险,造成严重的临床后果。联合用药品种越多,药物不良相互作用(adverse drug interaction,ADI)发生率越高。有调查统计显示:合用 5 种药物时 ADI 发生率为 4.2%,合用 6~7 种药物时为 7.4%,合用 11~15 种药物时为 24.2%,合用 16~20 种药物时为 40.0%,而合用 21 种及以上药物时为 45.0%。因此,在临床实践中,应尽量避免多重用药。如无法避免多重用药,应根据各种药物的药动学和时辰药理学,选择药物各自的最佳服药剂量和时间,延长联合用药的时间间隔,在保证疗效的同时,降低药物相互作用的风险。

3. 提高患者依从性　老年人的视力、听力和用药依从性差,在对老年人进行用药教育时,应反复交代药物的用法、禁忌证和注意事项,直至其完全明白;同时老年人的记忆力减退、反应迟钝,容易忘服或误服药物,甚至因药物商品名称不同而导致重复用药的现象也时有发生,因此宜选择每日服药频次较少的药物,书面写清楚用法并交代清楚,有条件可配备单剂量药盒,并叮嘱其亲属或子女督促老年人按时、按量服用。

三、老年人慎用的药物

潜在不适当用药(potentially inappropriate medication,PIM)是一种用于识别潜在不良风险可能超过预期获益的用药的工具,被纳入 PIM 判断标准的药物是一些具有潜在高风险的药物。1991 年,美国老年医学专家 Beers 等首次发表了主要针对门诊和长期照护患者的老年人 PIM 标准,被称为 Beers 标准(Beers Criteria),该标准始于 1991 年,最新版由美国老年医学会(American Geriatrics Society)更新于 2019 年,旨在为医生提供一个可能不适合用于大多数老年人的药物清单。Beers 标准自发布后虽然应用广泛,但由于我国大陆药品市场供应情况及临床诊疗与其他国家和地区存在差异,因此并不能完全满足我国临床诊疗的需求。2017 年中国老年保健医学研究会会同中华医学会老年医学分会等多家学会,组织相关领域专家,采用德尔菲专家咨询法,将遴选出的药物按照专家评分的高低分为高风险药物(老年人应避免使用)和低风险药物(老年人应慎用),并按照用药频度的高低分为 A 级警示药物和 B 级警示药物,形成了《中国老年人潜在不适当用药判断标准(2017 年版)》(表 10-4)。

表 10-4　中国老年人潜在不适当用药判断标准

药物名称	用药风险点 / 使用建议	风险强度
A 级警示药物(用药频度≥3 000)		
神经系统用药		
劳拉西泮、阿普唑仑、苯海索	(1) 神经系统不良反应 (2) 跌倒(劳拉西泮、阿普唑仑) (3) 低血压(劳拉西泮、阿普唑仑) (4) 呼吸抑制(劳拉西泮、阿普唑仑) (5) 半衰期延长(阿普唑仑) (6) 抗胆碱能不良反应(苯海索)	高
二氢麦角碱、艾司唑仑、尼麦角林、唑吡坦	(1) 神经系统不良反应(艾司唑仑、唑吡坦) (2) 跌倒(艾司唑仑、尼麦角林、唑吡坦) (3) 血压异常(二氢麦角碱、尼麦角林) (4) 疗效不确切(二氢麦角碱、尼麦角林)	低
精神药物		
氟西汀	(1) 神经系统不良反应(失眠、头晕、意识不清、烦乱、激越) (2) 低钠血症 (3) 半衰期延长	低

续表

药物名称	用药风险点 / 使用建议	风险强度
奥氮平	(1) 神经系统不良反应(镇静时间延长、认知功能障碍) (2) 锥体外系和抗胆碱能不良反应(帕金森综合征、肌张力减退) (3) 跌倒 (4) 增加精神疾病患者的病死率	低
利培酮、喹硫平	避免用于痴呆患者行为异常的治疗,仅在非药物治疗失败或患者对自己或他人造成威胁时应用	低
解热、镇痛、抗炎与抗风湿药		
萘丁美酮	(1) 避免长期使用,除非其他可选择药物疗效不佳,应同时服用胃黏膜保护剂 (2) 消化道出血、溃疡(年龄 >75 岁,口服或肠外给予糖皮质激素、抗凝血药及抗血小板药物)	高
双氯芬酸、布洛芬	(1) 消化道出血、溃疡 (2) 肝损伤 (3) 肾损害 (4) 高血压	低
心血管系统用药		
利血平(>0.1mg/d,降压 0 号和复方利血平片等)	(1) 神经系统不良反应(镇静、抑郁、嗜睡) (2) 直立性低血压 (3) 胃肠功能紊乱	高
多沙唑嗪	(1) 直立性低血压、脑血管和心血管疾病 (2) 尿失禁 / 排尿障碍 (3) 神经系统不良反应(眩晕、轻微头晕、嗜睡)	高
地高辛(>0.125mg/d)、胺碘酮	严重心律失常(Q-T 间期延长和尖端扭转性心律失常)	低
抗过敏药		
氯苯那敏	(1) 抗胆碱能不良反应(便秘、口干、尿潴留) (2) 神经系统不良反应(镇静时间延长、嗜睡、意识不清、谵妄) (3) 心电图变化(Q-T 间期延长) (4) 老年人过敏反应首选非抗胆碱能抗组胺药	低
内分泌系统用药		
胰岛素	低血糖风险(谨慎增加剂量)	低
血液系统用药		
华法林	(1) 个体差异大,过量易致大出血 (2) 老年人服用药物多,且生理状态改变,可能的相互作用及单药导致的不良反应风险增加 (3) 常规监测凝血指标	低

续表

药物名称	用药风险点/使用建议	风险强度
氯吡格雷	(1) 血液系统不良反应(血小板减少、中性粒细胞减少、胃肠道出血、紫癜、鼻出血、眼部出血、血尿、颅内出血) (2) 神经系统不良反应(头痛、头晕、意识混乱、幻觉)	低
泌尿系统用药		
螺内酯(>25mg/d)	(1) 心力衰竭患者高血钾风险增加,尤其剂量>25mg/d,合并使用非甾体抗炎药、血管紧张素转换酶抑制药、血管紧张素受体阻滞药或补钾制剂 (2) 避免用于心力衰竭或内生肌酐清除率<30ml/min的患者	低
呼吸系统用药		
茶碱	(1) 心脏不良反应(心房纤维化、心房扑动和心动过速等) (2) 神经系统不良反应 (3) 恶心及腹泻(剂量相关性)	低
B级警示药物(用药频度<3 000)		
神经系统用药		
氯氮䓬、硝西泮	(1) 老年人体内半衰期延长(氯氮䓬) (2) 神经系统不良反应(镇静时间延长、嗜睡、健忘、共济失调、认知功能障碍、激越、烦躁不安、幻觉、精神错乱、抑郁) (3) 跌倒和骨折 (4) 低血压 (5) 呼吸抑制	高
巴比妥类(除外苯巴比妥)	(1) 比大多数镇静催眠药更易产生依赖性、耐受性和撤药反应 (2) 神经系统不良反应(意识不清) (3) 跌倒和骨折	高
苯巴比妥	(1) 神经系统不良反应(镇静时间延长、逆转兴奋作用、嗜睡、记忆减退、异常反应、激越) (2) 运动障碍,共济失调 (3) 呼吸抑制	高
氯硝西泮	(1) 神经系统不良反应(镇静时间延长、健忘、认知功能障碍、行为异常、谵妄、抑郁) (2) 呼吸抑制 (3) 共济失调和跌倒	高
地西泮	(1) 老年人体内半衰期延长 (2) 神经系统不良反应(镇静时间延长、嗜睡、健忘、共济失调、认知功能障碍、激越、烦躁不安、幻觉、精神错乱、抑郁) (3) 跌倒和骨折 (4) 低血压 (5) 呼吸抑制	高
苯妥英	(1) 神经系统不良反应(谵妄、震颤、共济失调、眼震) (2) 贫血 (3) 骨软化症 (4) 跌倒	高

续表

药物名称	用药风险点 / 使用建议	风险强度
己酮可可碱	(1) 疗效不确切 (2) 用药风险大于获益 (3) 直立性低血压和跌倒	低
精神药物		
阿米替林、氯丙嗪、多塞平、马普替林	(1) 较强的抗胆碱能不良反应(阿米替林、马普替林、多塞平) (2) 神经系统不良反应(阿米替林、马普替林、多塞平) (3) 过量产生心脏毒性(阿米替林、马普替林、多塞平) (4) 直立性低血压 (5) 跌倒(阿米替林、马普替林、多塞平) (6) 风险大于获益(阿米替林、马普替林、多塞平) (7) 锥体外系不良反应,长期大量服药可引起迟发性运动障碍(氯丙嗪) (8) 次选药物(氯丙嗪)	高
氯氮平	(1) 神经系统不良反应(帕金森样症状、肌张力障碍、镇静) (2) 抗胆碱能不良反应 (3) 粒细胞缺乏症 (4) 心肌炎 (5) 增加精神疾病患者的死亡风险	高
奋乃静、氯奋乃静、氟哌啶醇	(1) 神经系统不良反应 (2) 抗胆碱能不良反应 (3) 直立性低血压 (4) 跌倒 (5) 增加精神疾病患者的死亡风险	低
阿立哌唑	(1) 避免用于痴呆患者行为异常的治疗,仅在非药物治疗失败或患者对自己或他人造成威胁时应用 (2) 增加痴呆患者的脑血管意外及死亡风险	低
氟伏沙明	(1) 恶心、呕吐 (2) 困倦、头晕 (3) 抗胆碱能不良反应	低
舒必利	(1) 锥体外系不良反应 (2) 迟发性运动障碍	低
解热、镇痛、抗炎与抗风湿药		
吲哚美辛	(1) 神经系统不良反应多于其他非甾体抗炎药 (2) 消化道出血、溃疡或穿孔 (3) 肝损伤 (4) 肾损伤	高
联用2种及以上非甾体抗炎药	未见疗效提高,但发生不良反应的风险增加	高
保泰松	(1) 消化道出血、溃疡或穿孔 (2) 血液系统不良反应	高

续表

药物名称	用药风险点/使用建议	风险强度
吡罗昔康	(1) 消化道出血、溃疡或穿孔 (2) 肾损伤 (3) 高血压	高
萘普生	(1) 消化道出血、溃疡 (2) 肾损伤 (3) 高血压	高
酮洛芬	(1) 消化道出血、溃疡或穿孔 (2) 高血压 (3) 肝损伤 (4) 肾损伤	低
依托考昔	(1) 消化道出血、溃疡或穿孔 (2) 存在心血管方面的禁忌证	低
心血管系统用药		
可乐定	(1) 直立性低血压 (2) 心动过缓 (3) 晕厥	高
普鲁卡因胺	(1) 避免作为心房颤动的一线用药 (2) 对于老年患者,控制心率比控制心律可更多获益	高
硝苯地平(常释剂型)	(1) 心肌梗死或中风的风险增加 (2) 低血压 (3) 便秘	低
抗感染药		
加替沙星	(1) 血糖异常改变(高血糖、低血糖) (2) 神经系统不良反应(头晕、痉挛、抽搐、晕厥、意识模糊、昏迷、癫痫、神经异常) (3) 心脏不良反应(心悸、心动过缓、Q-T间期延长)	低
氨基糖苷类抗生素	(1) 肾损害 (2) 耳毒性	低
万古霉素	(1) 皮肤反应 (2) 肝损伤 (3) 肾损伤 (4) 休克、过敏样症状	低
克林霉素	(1) 过敏样反应(过敏性休克、高热、寒战、喉头水肿、呼吸困难) (2) 泌尿系统不良反应(血尿、急性肾损伤)	低
抗过敏药		
异丙嗪、苯海拉明	(1) 抗胆碱能不良反应(口干、视物模糊、胃肠道反应) (2) 神经系统不良反应(镇静、嗜睡、意识障碍) (3) 老年人过敏反应首选非抗胆碱能抗组胺药	低

续表

药物名称	用药风险点／使用建议	风险强度
内分泌系统用药		
生长激素	(1) 体液潴留（水肿、关节痛、腕管综合征） (2) 男性乳房女性化 (3) 空腹血糖受损	高
格列本脲	长效药物，可引起低血糖	低
甲地孕酮	(1) 增加血栓风险 (2) 增加老年患者死亡风险	低
血液系统用药		
噻氯匹定	(1) 防治血栓作用并不优于阿司匹林 (2) 血液系统不良反应（中性粒细胞减少／粒细胞缺乏、血栓性血小板减少性紫癜、再生障碍性贫血、出血倾向）	高
消化系统用药		
莨菪碱类、颠茄生物碱	(1) 疗效不确切 (2) 抗胆碱能作用强 (3) 避免使用（特别是长期使用）	高
西咪替丁	(1) 神经系统不良反应（意识障碍、谵妄） (2) 比其他 H_2 受体拮抗剂更多的相互作用	低
麻醉药与麻醉辅助用药		
哌替啶	(1) 神经系统不良反应（意识不清、谵妄、癫痫发作、镇静） (2) 呼吸抑制 (3) 跌倒	高
吗啡、吗啡缓释片	(1) 使用过量易出现呼吸抑制 (2) 一旦发生呼吸抑制则持续时间长	低
曲马多	(1) 神经系统不良反应（癫痫发作、谵妄、眩晕） (2) 呕吐 (3) 便秘	低
骨骼肌松弛药		
巴氯芬	(1) 跌倒 (2) 神经系统不良反应（健忘、意识障碍、嗜睡、谵妄、头痛、镇静）	低
氯唑沙宗	(1) 难以耐受的抗胆碱能不良反应 (2) 可耐受剂量的疗效不确切 (3) 镇静 (4) 骨折	低
泌尿系统用药		
托特罗定	(1) 抗胆碱能不良反应（便秘、口干、加重青光眼） (2) 神经系统不良反应（谵妄、认知功能障碍）	低

四、老年人常用药物的合理使用

1. 抗高血压药 老年人高血压具有收缩压增高和脉压增大的特点,降血压应针对收缩压,同时避免过度治疗造成低血压。应首选二氢吡啶类钙通道阻滞剂和噻嗪类利尿药,ACEI 和 ARB 也可使用。由于老年患者 β 受体敏感性下降和血浆肾素活性偏低,β 受体拮抗剂疗效不如其他类别药物。使用 β 受体拮抗剂时应采用低初始剂量并缓慢调整剂量,以避免发生低血压和心动过缓。

2. 冠心病治疗药物 老年冠心病患者通常服用多种药物,需警惕药物相互作用。如冠心病患者通常服用调血脂药,老年人对调脂药耐受性降低,不良反应风险上升,治疗期间应监测肝肾功能和肌酸激酶并做相应剂量调整。

3. 心力衰竭治疗药物 使用醛固酮受体拮抗剂可引起高钾血症和肾功能损害,应监测肾功能和电解质。如地高辛治疗窗窄,老年人肝肾功能下降,对其耐受性降低,应减少给药剂量,初始剂量应避免高于 0.125mg,并进行血药浓度监测,根据血药浓度及临床表现调整剂量。

4. 抗凝血药 老年房颤患者常服用华法林抗凝,但由于老年人血浆蛋白含量减少,体内合成凝血因子速率减慢,使用华法林导致自发性出血的风险增高。因此应加强监测 INR 频率,积极调整剂量。同时评估药物相互作用,避免发生药物不良相互作用。对患者进行华法林用药教育,增强对华法林不良反应的了解。

5. 哮喘和慢性阻塞性肺疾病用药 茶碱类药物可缓解气道平滑肌痉挛,老年患者体内茶碱清除率降低,血药浓度可能升高,潜在毒性增加。大环内酯类或喹诺酮类药物能抑制肝药酶 CYP1A2,显著减慢茶碱经 CYP1A2 的代谢,可能造成茶碱中毒。可引起茶碱血药浓度升高,应进行血药浓度监测。

6. 糖尿病用药 老年人糖代谢调节功能减退,对低血糖耐受性差,治疗过程中应避免低血糖,尤其是使用胰岛素时。药物使用应逐渐增加剂量。

五、药学服务的基本要点

近年来,老年人用药问题已引起了社会广泛关注,老年人作为慢性病患病高危人群,需要长期用药,多重用药,而用药不当可影响治疗并造成伤害。对于这一特殊用药群体,应从多方面积极开展药学服务,保障用药安全,促进合理用药。当前国内外老年人常见药学服务模式可概括为以下方面:①审核医嘱,识别潜在老年人用药风险,如"处方瀑布(prescribing cascade,是指将药物不良反应误诊为新发疾病,继而开具很可能没有必要的药物)"、多重用药等。②参与临床查房,协助医生选择对老年人风险小的药物。③为住院患者提供药学咨询、用药教育等药学服务。④开展治疗药物管理,将门诊老年慢性病患者纳入管理,定期随访。⑤进入社区,为社区老年人提供健康教育,提高老年人健康素养。

第三节 妊娠期和哺乳期的药学服务

一、妊娠期药动学的特点

妊娠期是一段特殊时期,药动学和药效学比较复杂。由于胎儿生长发育需要,孕妇体内各器官系统发生一系列适应性的生理改变。生理变化开始在妊娠早期,在妊娠中期达到高峰,这种影响一直持续到妊娠结束。在妊娠期间发生的正常生理变化可能改变药物体内过程并影响药物疗效,需要高度重视药物安全性,谨慎选用治疗药物,更密切地监测药物治疗反应。对于可通过血液或血清浓度测量监测的药物,应在整个妊娠期进行监控。在一般情况下,孕妇用药的药动学同时受母体、胎盘转运、胎儿药动学特点的共同影响。

（一）母体药动学影响因素

以下的药动学因素可影响药物或其代谢物的有效浓度：①母体对药物的吸收、分布、代谢和排泄；②药物经胎盘的转运和代谢；③药物经胚胎或胎儿分布、代谢和排泄；④由胎儿从羊水中对药物的再吸收和吞咽。

1. 药物吸收　口服药物的吸收与药物的生物利用度有关。妊娠期间胃酸分泌减少，而黏液分泌量增加，导致胃内 pH 升高，影响弱酸和弱碱性药物的解离，从而影响药物的吸收。在妊娠期间，肠蠕动减小以及皮肤和肺血流量增加导致药物经肠、皮肤和肺吸收的变化。这些生理变化使口服药物吸收变慢，吸收的峰值延迟和偏低。妊娠期间尤其是妊娠早期，孕妇容易出现恶心、呕吐等胃肠道症状，也可减少药物从胃肠道的吸收。妊娠期心输出量和潮气量增加，导致通气量和肺血流量增加，这些变化可促进肺吸收，给药时必须考虑这些因素，如妊娠期使用氟烷、异氟烷和甲氧氟烷等麻醉药时，通常应减少剂量。

2. 药物分布　孕妇血容量增加 35%~50%，到妊娠 32~34 周，血容量将增加到 4 700~5 200ml，血细胞比容增加 20%~30%，体重增加 10~20kg。血浆增加多于红细胞增加，血液稀释，心输出量增加，导致妊娠期药物分布容积显著增加，许多药物的峰浓度下降，且由于消除速率增加，药物的稳态血药浓度降低。妊娠期体液的增加，显著增加了药物可分布的容积。在妊娠期间身体脂肪的增加，可能会增加脂溶性药物容积分布。由于以上影响，在没有其他药动学补偿的条件下，若希望获得相同的治疗效果，孕妇的药物剂量应高于非孕妇。

3. 药物与血浆蛋白结合　在妊娠期间血浆白蛋白浓度降低，未结合的药物易于转运到各房室，增加了具有高度蛋白结合能力的药物容积分布。例如，与酸性药物（如苯妥英钠和阿司匹林）结合的白蛋白，浓度减小至 10g/L。同时妊娠期很多蛋白结合部位被内源性皮质激素和胎盘激素占据，导致药物与血浆蛋白结合能力下降，游离性药物比例增加，药效增强。这些药物包括地西泮、苯妥英钠、苯巴比妥、利多卡因、哌替啶、地塞米松、水杨酸、普萘洛尔等。

4. 药物代谢　妊娠期肝脏血流灌注增加，理论上可增加药物的肝代谢。雌激素和孕激素水平的增加可改变肝药酶的活性，导致一些药物消除加大和另外一些药物的积累。孕酮诱导 CYP 酶活性增加，可导致肝脏对一些药物如苯妥英钠的代谢速率加快。而孕酮和雌二醇对 CYP 酶的竞争性抑制作用，导致药物如茶碱和咖啡因的肝内代谢速率降低。此外，妊娠期高雌激素水平使胆汁在肝脏淤积，导致药物如利福平从胆道系统的排出减慢。

5. 药物排泄　在妊娠期间，母体血浆体积、心输出量和肾小球滤过增加了 30%~50% 或更高，这可能降低经肾清除的药物的浓度，如注射用硫酸镁、地高辛等。但妊娠晚期仰卧位时肾血流量减少可使经肾排出的药物作用延长。若孕妇采取侧卧位，可促进药物经肾排泄。出现妊娠高血压的孕妇由于肾功能受损，可导致药物排泄减慢和降低，造成药物在体内的蓄积。表 10-5 总结了妊娠期药物的药动学变化。

表 10-5　妊娠期药物的药动学变化

药动学	相应变化	药动学	相应变化
吸收		代谢	
肠胃蠕动	↓	肝脏酶活性	（CYP2D6/CYP3A4）↑
肺功能	↑		（CYP1A2）↓
皮肤的血液循环	↑		
分布		排泄	
血浆量	↑	肾小球滤过	↑
体内水分	↑		
血浆蛋白	↓		
脂肪沉积	↑		

注：↑代表上升 / 增加；↓代表下降 / 减少。

（二）药物在胎盘的转运

胎盘是连接胎儿与母体组织、实现母体与胎儿间物质交换的器官。对胎儿有保护及营养作用，具有代谢和内分泌等生理功能。胎盘是母体和胎儿之间药物传递的器官，大部分药物通过扩散从母体经胎盘进入胎儿体内。药物进入胎儿体内的速度和程度，既取决于药物的理化性质（如脂溶性、电荷、分子量和药物与蛋白质的结合程度），也与胎盘的结构、功能及药物在孕妇体内的分布有关。

1. 胎盘的药物转运　被动转运是胎盘最主要的转运方式。药物按物理化学性质，被动地从细胞膜的高浓度一侧向低浓度一侧移动，不消耗能量。药物转运速度与膜表面积和膜厚度有关。药物分子可借助于载体系统通过胎盘转运，需消耗能量。一些氨基酸、水溶性维生素、电解质（K^+ 和 Na^+）以及免疫球蛋白等以这种方式通过胎盘。

2. 药物通过胎盘的影响因素　许多因素影响药物通过胎盘，如药物的脂溶性、分子大小、药物离子化程度、药物的血浆蛋白结合能力、胎盘的结构功能状态及血流量等。小分子药物比大分子药物扩散速度快。分子量小于 500 的药物容易穿过胎盘，而较大的分子（分子量 600~1 000）转运较慢。分子量大于 1 000 的药物，如胰岛素和肝素，没有显著量的胎盘转运。亲脂性药物，如阿片类药物和抗生素，比水溶性药物如肝素更容易穿过胎盘。强解离型药物一般不易通过胎盘。药物与血浆蛋白结合率的高低与通过胎盘的药量成反比。药物与血浆蛋白结合后分子量变大，不易通过胎盘。如甲氧西林和双氯西林的蛋白结合率分别为 40% 和 90%，前者通过胎盘速度更快。妊娠期间母体血浆白蛋白逐渐减少，而胎儿白蛋白增加，这可能导致某些与蛋白质结合的药物在胎儿中有较高的浓度。胎儿 pH 略低于母体 pH，使弱碱性药物更容易穿过胎盘。这些药物一旦进入胎儿循环中，药物分子的电离程度更大，不太可能扩散回母体循环。大多数关于跨母体和胎盘屏障的药物传输研究关注的是妊娠末期，在妊娠的早期阶段的药物转运知之甚少。

3. 胎盘血流量对药物转运的影响　胎盘血流量可明显影响药物经胎盘的转运。如合并先兆子痫、糖尿病的孕妇或患感染性疾病的孕妇，其胎盘可发生病理组织变化，使胎盘的转运及渗透发生改变。其结果是可使正常情况下不易通过胎盘屏障的药物变得容易通过。

（三）胎儿的药动学特点

胎儿由于各器官处于发育阶段，与成人相比，药物在胎儿体内的药动学有很大的差别。

1. 药物吸收　胎儿的药物吸收主要取决于药物由脐静脉通过胎盘到达胎儿体内的过程。大多数药物经胎盘转运进入胎儿体内，少数药物可以经羊膜转运进入到羊水中。羊水中含蛋白质少，药物主要以游离型存在。胎儿在妊娠 8~11 周开始吞饮羊水，羊水中的药物可经胎儿皮肤吸收或被胎儿经胃肠道吸收。从胎儿尿中排出的药物，也可能经胎儿吞饮羊水而重新进入胎儿体内，形成羊水 - 肠道循环。有些经胎盘转运进入脐静脉的药物，在进入胎儿全身循环之前可经肝代谢，产生首过效应。

2. 药物分布　药物在胎儿体内分布发生改变的主要因素是胎儿发育过程中身体组成和血液循环中蛋白质的变化。从胎儿开始发育到妊娠终止，胎儿体液量下降，由占体重的 95% 降至 75%；而体内脂肪则逐渐增加，由 0.5% 上升到妊娠结束时的 12%。这些变化可以改变亲脂性和亲水性药物的分布。胎儿血浆蛋白质含量较低，造成药物游离型浓度升高。胎儿肝、脑等器官相对较大，血流量大。药物进入脐静脉后，有 60%~80% 经血流进入肝脏，造成肝脏内药物分布较高。胎儿血脑屏障发育尚不完善，造成药物比较容易进入中枢神经系统。此外，妊娠中期胎儿有 1/3~2/3 脐静脉血可绕过肝脏经静脉导管分流，可促进未经代谢的有活性的药物直接到达心脏和中枢神经系统。

3. 药物代谢　虽然肝脏是胎儿药物代谢的主要器官，但由于胎儿肝脏中代谢酶的缺乏，对药物的代谢能力低，造成胎儿药物半衰期长于母体。某些药物的胎儿血药浓度高于母体，如孕妇服用巴比妥、镁盐和维生素类，胎儿体内的药物浓度可比母体高一至数倍。胎儿肝内 I 相代谢反应的酶类活性存在差别,氧化酶反应活性最高,还原和水解酶活性次之。从妊娠 12~16 周起,胎儿肝脏可对某些药物如氯丙嗪等进行氧化代谢,但代谢能力低于成人。妊娠早期,胎儿肝脏缺乏催化药物Ⅱ相代谢反应的酶类,对诸如水杨酸盐、巴比妥类药物解毒能力差,可导致药物中毒。多数药物经胎儿体内代谢后活性下降,但某些药物代谢后期代谢产物毒性上升,如苯妥英钠在胎儿肝脏内经 CYP 酶代谢为对羟苯妥英钠,代谢物可干扰叶酸代谢,竞争核酸合成酶,呈现致畸作用。尤其合用苯巴比妥时,CYP 酶被诱导,造成苯妥英钠的代谢增强,加强了致畸作用。

4. 药物排泄　肾脏是胎儿药物排泄的主要器官,并且在胎龄 12 周左右开始发挥作用。胎儿肾脏排泄药物的方式也是肾小球滤过和肾小管转运。但由于胎儿肾小球滤过率低,肾脏排泄药物功能差,容易引起药物及其代谢物在胎儿体内的蓄积。如氯霉素和四环素从胎儿体内排泄远比母体慢,孕妇反复大量用药可引起药物蓄积而损害胎儿。妊娠晚期,虽然胎儿肾脏结构和功能基本成熟,但经肾脏排泄的药物或代谢物进入羊水后,可被重新吸收返回胎儿血液,然后经胎盘转运至母体,因此胎盘也是胎儿体内药物排泄的重要器官。药物排泄与药物脂溶性有关,脂溶性低的代谢物不易通过胎盘屏障,造成药物代谢产物在胎儿体内的蓄积,如地西泮的代谢物去甲基地西泮可蓄积在胎儿肝脏,此外在胎儿发育过程中也存在一些特殊的药物排泄通道,从而影响药物到达胎儿体内的作用部位,比如含有蛋白质和盐的肺液可以从胎儿气管排出。

二、哺乳期药动学的特点

药物从血浆转运至母乳主要依靠被动扩散。在初乳期(产后 3~4 天),乳腺上皮细胞之间存在空隙,较大的分子和细胞(如白细胞)可通过间隙从母体血液进入母乳。在产后 1~2 周后,乳汁分泌量增大,乳腺细胞的间隙逐渐闭合,此时,药物通过乳腺上皮细胞进入乳汁,依靠细胞膜两侧非电离的、未结合的药物形成浓度梯度被动扩散。药物须溶解在上皮细胞的外脂膜中,然后穿过细胞,溶解在上皮细胞的外脂膜中,穿过对面的细胞膜,然后进入乳汁。

以下几个药物参数影响着药物在乳汁中的转运:①药物分子量。分子量大的药物,如单克隆抗体、胰岛素等不太可能转运至母乳中,而分子量小的药物更容易转运至母乳中。但当母体发生乳腺炎和其他感染时,会影响正常情况下紧密的细胞连接,允许大分子物质穿过乳腺上皮细胞进入乳汁。②药物 pK_a。乳汁平均 pH 为 7.09,低于血浆(约 7.2),因此弱碱性药物在血浆中呈游离状态,更容易进入乳汁,而弱酸性药物(如青霉素)在血浆中的浓度高于乳汁中的浓度。③药物脂溶性。脂溶性高的药物通常以非电离形式存在,更容易通过脂质膜扩散。④蛋白结合率。蛋白结合率低的药物以游离形式存在,更容易进入乳汁。通常血浆蛋白结合率 >85% 的药物不容易对婴儿造成影响。⑤半衰期。药物乳汁浓度与血药浓度呈正相关,乳汁中的药物可沿浓度梯度逆行扩散回到母体血液中,半衰期短的药物更容易在乳汁中清除。⑥口服生物利用度。口服生物利用度低的药物不容易被婴儿摄入,如氨基糖苷类、奥美拉唑、肝素等。此外,药物转运也受乳汁量、乳汁成分、喂养模式等因素影响。

三、妊娠期及哺乳期用药的基本原则

妇女在妊娠期或哺乳期出现妊娠合并症或并发症时,不可避免地需要药物治疗,几乎所有的药物都可能通过胎盘屏障及母乳进入胎儿或婴儿体内,胚胎或胎儿药物或代谢物的浓度可以高于母体,对其带来风险。治疗过程应权衡药物使用的利弊,降低患者对药物的担心所带来的治疗障碍。若孕妇患有严重疾病,如哮喘、糖尿病、癫痫或特定传染性疾病,无论妊娠与否都应进行治疗;与此相反,避免使用非必需药物如镇咳药、高剂量的维生素和矿物质,因为药物的潜在风险大于其未经证实的获益。妊娠期合理用药应从可能妊娠的时期开始,遵循以下基本原则。

1. 育龄妇女在给药前必须询问妊娠的可能,或是否计划妊娠。

2. 有急、慢性疾病的妇女应在孕前进行治疗,应待治愈后或在医师的指导监护下妊娠。

3. 有慢性病育龄妇女必须考虑在治疗期间妊娠的可能性。治疗应首选已被证明妊娠期安全的药物。如果必须使用有致畸风险的药物,应实施有效的避孕措施。

4. 必须用药时应首先核实孕周,严格控制剂量和持续时间。应选择最小治疗剂量、最短持续时间,可单一用药的不合并用药。

5. 在妊娠早期应尽量避免使用药物(包括非处方药),若需治疗可等待致畸高敏感期过后。

6. 一般情况下,应优先选择那些被证实无风险的已经被使用了数年的药物,这些药物通常对孕妇治疗效果更安全,胎儿耐受性好。相反,应尽量避免使用新上市的药物,这些药物往往存在未知的风险和治疗优势。

7. 中药并非意味着安全无毒。相反,中药往往成分复杂,应仔细参看药物说明,或向药师、中医医生咨询。

8. 可免疫预防的疾病最好在孕前接种疫苗。使用活疫苗或减毒活疫苗后,应避免短期内妊娠。妊娠期禁用活疫苗,除非孕妇暴露于该疾病的易感风险超过了免疫对母体和胎儿的危害。

9. 若疾病本身可比适当的药物治疗造成更大的胎儿中毒的风险,如糖尿病和严重精神疾病,这些情况下,应评估个体相关的病情和治疗的风险。

四、妊娠期及哺乳期合理用药

(一) 妊娠期合理用药

孕妇在妊娠期间一般会询问药物对胎儿的影响,然而关于处方药物的风险和疗效信息通常不足。很多孕妇认为妊娠期间使用任何药物都会伤害胎儿发育,这个观念可能导致孕妇终止妊娠或拒绝妊娠期必要的药物治疗。药物对胎儿发育的影响取决于药物理化性质、剂量、疗程、给药途径、暴露时间、母亲与胎儿的基因结构和生物遗传易感性等。在相同致畸剂量,短暂暴露很少致畸,而长期慢性暴露致畸风险显著增加,因此妊娠期用药尽可能缩短用药时间。通常暴露剂量越大,对胚胎和胎儿的危害越大,由于胚胎对有害因子较成人敏感,当暴露剂量尚未对母体有明显影响时,可能已经对胚胎产生不良影响。因此,需要综合考虑和分析用药的时间长度和暴露剂量。

1. 妊娠期用药危险性评估　妊娠期用药危险性分级系统一直是评估药物妊娠期使用危险性的重要工具。全球现有 3 个国家妊娠期用药危险性分级(美国、澳大利亚及瑞典),但其中美国食品药品管理局(FDA)的妊娠期用药危险性分级系统最常用。FDA 根据药物对动物和人类所具有不同程度的致畸危险,将药物分为 A、B、C、D、X 五类,供临床选择妊娠期安全用药参考。A 和 B 类药物通常被认为是安全的;C 类药物并没有被明确证明对胎儿有害,但需要谨慎使用;D 类药物经人体研究证明对胎儿有风险,但治疗的益处有可能大于风险,仅在妇女生命受到威胁或患有严重疾病非用不可时方可使用;X 类药物是有致畸作用的药物,已妊娠或可能妊娠的妇女禁用。但这一分级系统也有其局限性,如未考虑药物在妊娠的不同时期、用药剂量、用药疗程不同的影响,分类过于简单,不能帮助医生解释药物在妊娠期使用的风险。2015 年 FDA 发布了新的妊娠标记和分类系统:废除危险性分级系统,根据人类研究、动物实验和药理研究证据,阐述妊娠期用药危险性。每种药物的说明包括:①妊娠期使用说明(包括分娩过程注意事项);②哺乳期使用说明(包括哺乳期妇女注意事项);③备孕期间男、女使用说明。

2. 用药时的胎龄　受精后,胚胎和胎儿发育分为三个主要阶段:胚胎前期、胚胎期和胎儿期。

(1) 胚胎前期(0~14 天):受精后 2 周内,受精卵着床前后,药物对胚胎影响为"全或无"。"全"表现为胚胎早期死亡导致流产,"无"则为胚胎继续发育,不出现异常。

(2) 胚胎期:受精后 14~56 天,胚胎器官分化发育阶段,胚胎开始定向分化发育,受到有害药物作用后,即可能产生形态上的异常而出现畸形,称为"致畸敏感期"。如神经组织于受精后 15~25 天,心脏于21~40天,肢体和眼睛于24~46天易受药物影响。

(3) 胎儿期:受精57天以后,胎儿生长、器官发育、功能完善阶段,仅有神经系统、生殖器官和牙齿仍在继续分化,特别是神经系统分化、发育和增生在妊娠晚期和新生儿期达最高峰。在此期间受到药物作用后,由于肝药酶结合能力差及血脑通透性高,易使胎儿受损,还可表现为胎儿生长受限、低出生体重和功能行为异常。

(二) 哺乳期合理用药

1. 药物对泌乳的影响　泌乳主要由催乳素(prolactin,PRL)控制,但受到许多激素复杂的调控。妊娠期PRL浓度逐渐增加,但高浓度的雌孕激素阻断了PRL对乳腺上皮细胞的作用而抑制了乳汁的分泌。分娩后头三天孕激素显著下降促发了乳汁的生成和分泌。分娩3~4天后婴儿对乳房的吮吸对维持泌乳必不可少。乳头的感觉信号传至下丘脑,刺激腺垂体释放PRL,神经垂体释放缩宫素。PRL促进乳汁的生成及分泌,而缩宫素促使乳腺腺泡及导管内的肌上皮细胞收缩,从而射出乳汁(泌乳反射)。PRL的生成及释放取决于对下丘脑催乳素释放抑制因子(prolactin release inhibiting factor, PIF)的抑制。PRL的分泌主要由多巴胺释放神经元调控。刺激腺垂体前叶PRL分泌细胞的多巴胺受体可抑制PRL的释放。

2. 评估婴儿暴露量的重要参数

(1) 乳药/血药值:乳药/血药值[milk/plasma(M/P)RATIO,简称"M/P值"],即乳汁中药物的平均浓度与母体血浆中药物的平均浓度的比值,该比值越小,药物进入乳汁的量越少。一般认为M/P值<1的药物在哺乳期使用安全。然而使用M/P值存在比率不恒定的局限。研究人员证明,M/P值会受到取样时间、单次给药与多次给药、给药途径和哺乳阶段等因素的影响。

(2) 相对婴儿剂量:世界卫生组织提出使用相对婴儿剂量(relative infant dosage,RID)评估婴儿暴露量。其计算公式如下。

$$母乳中药物浓度 = 血浆中药物浓度 × M/P 值$$
$$婴儿摄入量[mg/(kg·d)]= 母乳中药物浓度 × 母乳体积$$
$$RID\%= 婴儿摄入量[mg/(kg·d)]/母亲摄入量[mg/(kg·d)]×100$$

研究中常使用10%作为RID的临界值,通常认为RID小于10%的药物在哺乳期可安全使用。然而RID在使用时存在以下局限:①母亲的用药剂量可能在一定范围内变化,导致RID变化。②婴儿随年龄变化,摄入母乳的量会产生变化,而这一变化在RID的计算中无法体现。③未考虑活性代谢物。

五、药学服务的基本要点

开展妊娠期及哺乳期药学服务对保障母体和胎儿的用药安全性十分必要。当前国内外妊娠期及哺乳期的药学服务模式可概括为:①在产科病房为医生提供药学服务,指导医生选择妊娠期、哺乳期安全性高的药物;②在产科病房为患者提供药学服务,包括处理患者的药学咨询,进行妊娠期及哺乳期用药教育;③开展妊娠期及哺乳期药学咨询门诊;④建立孕妇学校,举办妊娠期及哺乳期用药知识讲座;⑤处方审核,提供药品信息等工作。

第四节　肝肾功能不全患者的药学服务

一、肝肾功能不全对药动学、药效学的影响

多数情况下,药物需先通过肝脏进行生物转化,生成极性更强的代谢物,才可通过肾脏排泄机制从血液循环中有效清除。人体大部分组织中均分布着药物代谢酶,其中肝脏的药物代谢酶种类最多

且含量最高。药物通过肾脏的消除主要包括三个途径:肾小球滤过、肾小管分泌和肾小管重吸收。当肝肾功能不全时,药物代谢酶、肾小球滤过、肾小管分泌和肾小管重吸收等均可能受到影响,药动学和药效学也会发生相应变化。

（一）肝功能不全对药动学和药效学的影响

1. 肝功能不全对药动学的影响

（1）对药物吸收的影响:肝功能不全时,部分重要的药物代谢酶活性降低,主要经肝脏代谢的口服药物首过效应减少,生物利用度增加。例如在肝硬化患者中,镇静催眠药氯美噻唑的生物利用度增加了 10 倍以上。肝硬化患者体内药物清除率降低,外加生物利用度的增加,可能会导致浓度-时间曲线下面积（area under the concentration-time curve,AUC）大幅增加,因此需要降低给药剂量,例如,卡维地洛用于肝硬化患者时的剂量应该是正常剂量的五分之一。

（2）对药物分布的影响:药物吸收进入体循环后,不同程度地与血浆蛋白可逆结合,经体循环转运至各器官组织。当肝功能不全时,白蛋白和 α_1 酸性糖蛋白合成减少,胆红素等内源性化合物积聚并抑制部分药物与血浆蛋白结合,从而导致部分药物血浆蛋白结合率下降,血液中结合型药物减少,游离型药物增加,使药物的作用增强,不良反应也可能相应增加。药物蛋白结合率越高,受影响越显著。与急性肝病（如急性病毒性肝炎）相比,慢性肝病（如肝硬化）对药物蛋白结合率的影响更明显。

（3）对药物代谢的影响:药物从血液摄取到肝细胞,然后代谢并排泄到胆汁中,是许多药物消除的重要环节。肝脏内在清除率（CL_{int}）代表肝脏从血液中清除游离药物的能力,它取决于代谢酶活性和胆管膜及肝血窦转运体活性。当肝功能不全时,肝细胞绝对数量减少,且存活的肝细胞功能改变导致代谢酶活性降低。此外,由于肝血窦毛细血管化,肝脏对药物的摄取能力受损,进一步导致肝药物代谢能力受损。

（4）对药物排泄的影响:晚期肝脏疾病常并发肾功能不全。伴有肾功能不全的晚期肝硬化患者,一些主要在肾脏以原型排泄的药物排泄减少,如利尿药呋塞米和布美他尼、H_2 受体拮抗剂西咪替丁、抗癫痫药左乙拉西坦等。在晚期慢性肝病患者中,不仅主要经肝脏清除的药物需要调整剂量,对主要经肾脏清除的药物也有必要调整剂量。

2. 肝功能不全对药效学的影响

（1）与机体对药物反应性相关的药效学变化:肝功能不全时,机体对药物的反应性会发生变化,包括对药物反应性降低和反应性增高 2 种情况。①反应性降低:肝硬化患者对 β 受体拮抗剂和利尿药反应性降低。研究表明,肝功能不全的程度与异丙肾上腺素变时效应敏感性的降低密切相关,晚期肝硬化患者单核细胞内 β 受体密度降低,因此,肝硬化患者对 β 受体拮抗剂反应性减弱,如普萘洛尔和美托洛尔;研究表明,肝硬化患者对利尿药（呋塞米、氨苯蝶啶、托拉塞米等）的反应性降低,相比健康人群,肝硬化患者需要更高浓度的利尿药来排出等量的钠。②反应性增高:患者对阿片类镇痛药、非甾体抗炎药（nonsteroidal anti-inflammatory drug,NSAID）、抗焦虑药、镇静药和抗凝血药的反应性增高。如严重肝病患者,吗啡、巴比妥类和苯二氮䓬类药物仅给予正常人用量的 1/3~1/2 剂量,就可引起明显的脑电图异常。在肝硬化失代偿期和严重肝炎患者中,其他中枢抑制药,如氯丙嗪、哌唑嗪、异丙嗪等也存在类似的情况。此外,肝硬化患者对 NSAID 的肾脏不良反应更加敏感,研究表明,NSAID 可能会导致肝硬化腹水患者的肾衰竭。肝衰竭并发弥散性血管内凝血（disseminated intravascular coagulation,DIC）时,机体对肝素、华法林等抗凝血药的敏感性增高,剂量稍有不当,便可能导致大出血,其原因可能是肝脏利用维生素 K 合成凝血因子的能力降低,作用增强。

（2）与药动学改变相关的药效学变化:肝功能不全的患者,除了对药物反应性改变外,药动学改变也可能导致药效学变化。血浆蛋白结合率下降是严重肝功能不全的常见特征,常导致游离血药浓度升高,从而增强药效。

（二）肾功能不全对药动学和药效学的影响

1. **肾功能不全对药动学的影响**　肾功能不全时,肾血流量、肾小球滤过率、肾小管分泌以及肾小管重新吸收功能会发生变化,从而影响药物的药动学和药效学。肾功能不全时药动学变化的程度取决于药物自身特性和肾脏疾病的类型及严重程度,主要表现在以下几个方面。

（1）对药物吸收的影响:轻、中度肾功能不全对药物吸收的影响较小,但晚期慢性肾脏病（chronic kidney disease,CKD）患者出现严重的胃肠道症状时,药物的吸收速率将减慢,吸收量减少。严重肾功能不全时,肾脏排泄功能下降,血液和胃内氨浓度上升,胃液 pH 升高。胃液 pH 升高时,酸性药物的解离度变大,因此导致口服药物生物利用度降低。此外,尿毒症会导致消化道出现水肿,从而减少药物的吸收。而某些药物由于肾功能不全会导致首过效应降低,生物利用度上升,如 β 受体拮抗剂。

（2）对药物分布的影响:肾功能异常对药物血浆蛋白结合率的影响取决于药物的特性。弱酸性药物通常只与血浆白蛋白结合,肾功能障碍时,弱酸性药物与血浆白蛋白结合降低;弱碱性药物通常与 α_1 酸性糖蛋白结合,也常与白蛋白和脂蛋白结合,肾功能障碍时,弱碱性药物与 α_1 酸性糖蛋白结合率可能不变（如普萘洛尔）,也可能降低（如地西泮、吗啡等）。

药物在体内的分布主要用表观分布容积表示,可根据体内药物含量除以血药浓度计算得到,它主要受药物的脂溶性和蛋白结合率的影响。蛋白结合率大或水溶性的药物分布容积较小,而蛋白结合率小或脂溶性的药物分布容积较大,因为当某些药物血浆蛋白结合率降低时,游离型药物增多,药物更容易分布在组织中,导致药物表观分布容积增大。也有很多药物的表观分布容积无明显变化,而地高辛的表观分布容积不仅未增加反而减少。肾衰竭时,患者体液增多,药物分布容积增大,血药浓度降低,但同时药物的蛋白结合率下降,游离药物浓度增加,故临床上很难判断肾衰竭对药物分布影响的结果。

（3）对药物代谢的影响:肾功能不全时,主要经肝脏代谢而消除的药物其消除速度也会发生变化。首先,肾皮质内也有活性微粒体氧化酶系统参与药物的生物转化,当出现肾衰竭时,药物的还原和水解反应速率减慢,生物转化效率降低。此外,肾衰竭还会通过影响药物的蛋白结合率而影响药物在肝脏的代谢,例如经氧化反应（Ⅰ相代谢反应）代谢的药物,肾功能不全时患者血浆白蛋白浓度下降,蛋白结合率变低,游离型药物比例增加,从而导致肝脏代谢药物能力增强。例如,苯妥英蛋白结合率约 90%,在肾功能不全患者中显著降低,苯妥英游离型药物部分,从肾功能正常时的 10% 增加到约 20% 或更多,结果增加了肝脏清除,从而总浓度降低。此变化改变了苯妥英总血药浓度和预期毒性作用之间的关系。因此,对慢性肾脏病患者,总苯妥英浓度的有效浓度参考范围从常规的 10~20mg/L 下调到 4~8mg/L。由于无论患者肾功能是否正常,苯妥英游离型药物有效浓度范围均为 1~2mg/L,因此建议对慢性肾脏病患者进行苯妥英个体化治疗时监测游离型药物浓度。肾功能不全时,药物经 Ⅱ 相代谢反应如葡糖醛酸结合和硫酸结合反应代谢几乎不受影响,但经乙酰化代谢的药物消除速度减慢。

肾功能不全时,肾脏本身的代谢能力也会降低。如亚胺培南,在肾脏中可被脱氢肽酶水解,肾功能不全时,肾脱氢肽酶活性随之降低,因此肾功能不全患者使用亚胺培南时应调整剂量。

（4）对药物排泄的影响:和前面 3 个环节相比,肾功能不全对药物排泄的影响最为显著。除部分药物经肝胆系统清除外,绝大多数药物主要以原药形式或代谢产物的形式通过肾脏排泄。肾脏药物清除是肾小球滤过、肾小管分泌和肾小管重吸收的平衡,肾小球滤过率（glomerular filtration rate,GFR）则是排泄能力的常见综合评价指标。肾小球滤过取决于分子大小（分子量 <10 000 时可经肾小球滤过）、电荷和蛋白结合（蛋白结合增加时清除率降低）。肾功能不全时,机体对主要经肾脏排泄的药物排泄能力减弱,是肾单位受损、肾小球滤过率降低的直接结果。

2. **肾功能不全对药效学的影响**　慢性肾功能不全可影响机体对药物的反应性,即使药物的药动学未发生显著改变。常见以下情况。

(1) 对中枢神经抑制药更敏感,如镇静催眠药和麻醉性镇痛药。

(2) 对心脏传导抑制药敏感性增加。尿毒症患者常伴有电解质紊乱及酸碱平衡失调,如低血钾,可降低心脏传导性,因而增加洋地黄类、奎尼丁、普鲁卡因胺等药物的传导抑制作用。

(3) 会增加抗凝血药的作用。研究表明,依诺肝素钠清除率随着肾功能下降而降低。

(4) 可影响抗高血压药的疗效。肾功能不全可导致高钾血症和胆碱酯酶活性下降,从而导致抗高血压药疗效变化。

(5) 会减弱呋塞米的药效。慢性肾衰竭时,机体对呋塞米的反应性减弱,须通过加大剂量增加血药浓度,从而使足量的药物到达作用部位。

(6) 可能增加非甾体抗炎药的不良反应。非甾体抗炎药具有滞留钠的作用,肾功能不全者使用可能会出现体液容量过剩、水肿和心力衰竭。此外,使用阿司匹林或其他非甾体抗炎药更易出现消化道出血。

二、肝肾功能不全患者用药的基本原则

1. 肝功能不全患者用药的基本原则　①定期检查肝功能,及时调整治疗方案;②注意药物相互作用,特别应避免肝毒性药物联用;③肝功能不全而肾功能正常的患者可选用肝毒性小,可通过肾脏排泄的药物;④初始用药宜小剂量,必要时监测血药浓度,实施个体化给药方案;⑤禁用或慎用可诱发肝性脑病的药物。

2. 肾功能不全患者用药的基本原则　①定期检查肾功能,根据肾功能情况调整治疗方案;②避免或减少使用肾脏毒性大的药物;③注意药物相互作用,应特别避免肾毒性药物联用;④肾功能不全而肝功能正常者可选用具有双通道排泄的药物;⑤必要时监测血药浓度,设计个体化给药方案。

三、肝肾功能不全患者慎用的药物

1. 肝功能不全患者慎用的药物

(1) 抗凝血药,如低分子量肝素,肝功能不全患者使用低分子量肝素出血风险增加。

(2) 可诱发肝性脑病的药物,如麻醉性镇痛药,往往会引起深度中枢抑制;噻嗪类利尿药,如呋塞米、依他尼酸,在治疗腹水时可造成低血钾和代谢性碱中毒,增加氨的产生,易诱发肝性脑病,使用期间应注意补钾,或与保钾利尿药联用。

(3) 具有潜在肝毒性的药物,如 NSAID,部分抗感染药(磺胺类、呋喃类、氟喹诺酮类、部分 β- 内酰胺类、四环素类、抗结核药、唑类抗真菌药),免疫抑制剂(环孢素等)。

(4) 主要经肝脏代谢和肝胆系统排泄的药物,如大环内酯类、克林霉素和林可霉素等。

(5) 可致肝细胞损害的中草药,如密陀僧、川楝子、苍耳子、贯众、黑面叶、红毒茴、金果榄等。

2. 肾功能不全患者慎用的药物　肾功能不全患者应慎用有肾毒性的药物。表 10-6 展示了常见的肾毒性药物,使用这些药物时应充分考虑患者的肾功能,并评估是否需要调整给药方案。

四、药学服务的基本要点

对于肝肾功能不全患者的药学服务,基本要点可概括为以下几点:①为临床医生提供药学服务,共同制订肝肾功能不全患者的最佳给药方案;②为患者提供药学服务,回答患者的用药问题,向患者及患者家属积极进行关于肝肾功能不全时使用药物相关知识的健康宣教;③处方审核和医嘱审核,识别潜在的用药风险,如肝毒性、肾毒性、肝性脑病、出血等风险;④开展治疗药物管理,将慢性肝肾功能不全患者纳入管理,定期随访,并必要时对患者开展治疗药物监测。

表 10-6　肾毒性药物

药物	预防出现肾毒性的管理措施
ACEI、ARB	在肾脏灌注不足时停止使用
氨基糖苷类 阿米卡星 庆大霉素 妥布霉素	如果可能的话选择其他药物治疗 监测药物浓度 避免每日多次给药 如果肌酐水平升高应停止给药
抗真菌药 两性霉素 B	缓慢输注,保持体内水分充足 使用脂质体制剂
抗病毒药 阿昔洛韦、西多福韦、膦甲酸钠、茚地那韦	避免负荷剂量 肾功能不全时调整剂量 治疗期间应补充水分
钙调磷酸酶抑制剂 环孢素 他克莫司	测量血药浓度 避免相互作用的药物 考虑使用雷帕霉素靶蛋白(mTOR)抑制剂
化疗药物 顺铂 异环磷酰胺	强迫利尿和水化
静脉注射免疫球蛋白 (含有蔗糖的产品)	输液速率 <3mg 蔗糖 /(kg·min) 避免放射造影 避免含有蔗糖的产品 水化
锂盐	测量血药浓度 防止脱水 避免同时使用噻嗪类药物
非甾体抗炎药	避免使用 肾血流灌注不足期间停止使用
磺胺类药物	液体的摄入量 >3L/d; 监测尿结晶 如果尿液中出现结晶,可碱化尿液(pH>7.15)

第五节　特殊职业人员的药学服务

一、运动员、驾驶员等特殊职业人员应慎用的药物

(一) 运动员

"运动员慎用"是针对体育运动过程中可能影响运动员的运动能力,若服用违反兴奋剂管理规定、可导致不良体育事件等的兴奋剂药物的安全警示。《世界反兴奋剂条例》(以下简称《条例》)指出使用兴奋剂是指发生了《条例》条款 2.1 至条款 2.11 中规定的一项或多项违规行为。普通患者使用含兴奋剂的药物,只要按说明书和医嘱服用应较安全,但针对运动员这种特殊人群存在风险,会影响运动员的运动能力、损害身心健康以及违背公平竞争的体育精神。

兴奋剂违规的情况包括运动员使用了禁用的物质和方法。《世界反兴奋剂条例》的国际标准中禁用清单包含 9 种禁用物质和 1 种仅禁用于特殊项目的物质。

1. 9种禁用物质　《世界反兴奋剂条例》中的9种物质包括刺激剂、麻醉剂、大麻(酚)类、糖皮质激素、蛋白同化制剂、肽类激素、生长因子、相关物质和模拟物、β₂受体激动剂、激素及代谢调节剂、利尿药和掩蔽剂。

(1) 刺激剂:赛内禁用所有刺激剂,包括所有光学异构体。刺激剂包括作用于中枢神经系统和作用于心血管和呼吸系统的物质。作用于中枢神经系统的刺激剂可增加兴奋性,提高攻击性,通过提高肌肉效率和减少疲劳感进行更长时间的高强度运动。作用于心血管和呼吸系统的刺激剂,可加快心率、升高血压和增加肌肉血流量,扩张呼吸道,增加肺通气量。

(2) 麻醉剂:赛内禁用清单所列麻醉剂,包括其光学异构体。麻醉剂类药物的镇痛作用,可提高痛阈,抑制疼痛感觉的中枢部位,使痛感减轻或药效期间无痛感,以延长运动时间;还可以利用其镇静作用,消除焦虑、紧张、不安等不良情绪。使用麻醉剂还能产生欣快感或心理刺激,造成假想和错觉。

(3) 大麻(酚)类:赛内禁用清单所列大麻(酚)类。大麻(酚)类可以使大脑和身体的活动缓慢下来。

(4) 糖皮质激素:赛内禁用所有口服、静脉注射、肌内注射或直肠用糖皮质激素。糖皮质激素能刺激骨髓造血功能,使红细胞和血红蛋白含量增加;提高中枢神经系统的兴奋性,出现欣快、激动等。

(5) 蛋白同化制剂:赛内和赛外禁用所有蛋白同化制剂。蛋白同化制剂可促进蛋白质的合成,减少蛋白质的分解,增加肌肉块头和力量,在主动或被动减体重时保持肌肉体积,增强耐力,增强进攻性,使耐受力增强。

(6) 肽类激素、生长因子、相关物质和模拟物:赛内和赛外禁用所有肽类激素、生长因子、相关物质和模拟物。肽类激素、生长因子、相关物质和模拟物具有广泛的生理作用,影响细胞生长和激素分泌,滥用此类药物可引起人体内分泌系统功能紊乱。使用促红细胞生成素后能使红细胞和血红蛋白的水平升高,增加氧运输能力而提高耐力;生长激素可增加机体蛋白质合成和促进细胞生长;男性使用人绒毛膜促性腺激素(HCG)时,可掩盖使用睾酮而造成的睾酮/表睾酮的比例失常;胰岛素可增加耐力。

(7) β₂受体激动剂:赛内和赛外禁用清单所列β₂受体激动剂。禁用所有选择性和非选择性β₂受体激动剂,包括所有光学异构体。β₂受体激动剂不仅有拟交感胺作用,还有很强的合成代谢作用,可以增加肌肉重量。

(8) 激素和代谢调节剂:赛内和赛外禁用芳香酶抑制剂、抗雌激素作用物质,和激活素受体ⅡB活化抑制剂类、代谢调节剂类物质。激素和代谢调节剂可调节各组织细胞的代谢活动来影响人体生理活动,包括影响机体的代谢、生长和发育。

(9) 利尿药和掩蔽剂:赛内和赛外禁用清单所列利尿药和掩蔽剂,及其他具有类似化学结构或类似生物效应的物质。

2. 特殊项目禁用物质　《世界反兴奋剂条例》规定的仅禁用于特殊项目的物质为β受体拮抗剂。除非有特殊说明,β受体拮抗剂仅在赛内禁用。β受体拮抗剂能降低血压、减慢心率。β受体拮抗剂在耐力性项目中,会严重地降低运动员能力,并不能有效提高运动成绩,所以国际奥林匹克委员会只在部分体育项目中禁用β受体拮抗剂。

2022年国家体育总局、国家卫生健康委员会等发布《2022年兴奋剂目录公告》,规定禁用物质分为7类共367种:①蛋白同化制剂品种(87种);②肽类激素品种(68种);③麻醉药品品种(14种);④刺激剂(含精神药品)品种(79种);⑤药品类易制毒化学品品种(3种);⑥医疗用毒性药品品种(1种);⑦其他品种(115种)。

3. 未列入《兴奋剂目录》,但禁用的物质　包括以下类别。

(1) 与《兴奋剂目录》中列举的蛋白同化制剂具有相似化学结构或相似生物作用的物质;以及未列举的其他蛋白同化制剂。

(2) 与《兴奋剂目录》中列举的肽类激素、生长因子、相关物质和模拟物具有相似化学结构或相似生物作用的物质。作用于肌肉、肌腱或韧带组织,影响蛋白质的合成/分解、血管结构、能量利用、再生能力或纤维类型转换的生长因子。

（3）《兴奋剂目录》其他品种中尚未列举的其他芳香酶抑制剂，选择性雌激素受体调节剂，抗雌激素作用物质和调节肌抑素功能的制剂。

（4）与《兴奋剂目录》定义的属于"特定物质"的特定刺激剂具有相似化学结构或相似生物作用的物质。

（5）作为缺氧诱导因子稳定剂，如钴化合物、氙气禁用。

（6）所有天然的和合成的大麻（酚）类物质赛内禁用，包括任何大麻制品、所有模拟四氢大麻酚效果的合成大麻（酚）。

（7）关于糖皮质激素禁用的说明：自 2022 年 1 月 1 日起，在赛内期间，若糖皮质激素给药途径为注射则禁用。注射给药途径包括：静脉注射、肌内注射、关节周围注射、关节内注射、腱鞘周围注射、腱鞘内注射、硬膜外注射、鞘内注射、囊内注射、病变部位注射（如瘢痕组织）、皮内注射和皮下注射。

（二）驾驶员

近年来，因用药后驾驶而导致的交通事故频繁发生，这种在药物影响下驾驶车辆简称"药驾"。药驾的危害不容小觑，有的药物服用后会引起头晕、嗜睡、倦怠、大脑思维迟钝、反应能力降低；有的药物服用后会引起动作协调能力降低；有的药物服用后会引起视力、听力下降，注意力不集中等。这些不良反应对于驾驶员这种特殊人群来说后果严重，所以驾驶员在选择药物时需要特别谨慎。驾驶员慎用的药物大致分为抗感冒药、镇静催眠药、抗抑郁药、抗组胺药、镇痛药、抗菌药物、抗高血压药和其他药物。

1. 抗感冒药　抗感冒药是最常见、最易引起驾驶意外的药物，在日常生活中最易接触到，应用也最广泛。如复方盐酸伪麻黄碱、复方氨酚烷胺、酚氨咖敏等，服用后可引起头晕、乏力、嗜睡等症状。还有一些治疗上呼吸道感染的中成药，如维 C 银翘片、氨咖黄敏等均含有抗组胺药成分，服药后可引起不同程度的不良反应，包括眩晕、视物模糊、乏力、嗜睡、倦怠、注意力分散和反应迟钝等。

2. 镇静催眠药　镇静催眠药是一类通过抑制中枢神经系统而达到缓解过度兴奋和引起近似生理性睡眠的药物。常用药物有地西泮、艾司唑仑、苯巴比妥等。服药后会引起头晕、目眩、乏力、嗜睡。成瘾后戒断症状明显，表现为激动、失眠、焦虑，甚至惊厥。

3. 抗抑郁药　服用丙米嗪、多塞平可引起视物模糊、疲倦、昏睡，超剂量服用可引起共济失调、走路不稳症状。帕罗西汀、氟西汀、艾司西酞普兰、舍曲林等可引起判断、思维和驾驶功能障碍以及注意力不集中、嗜睡、震颤、眩晕、头痛、情绪不稳、意识模糊。文拉法辛、度洛西汀等可引起眩晕以及疲乏、激动、焦虑和视物模糊等。

4. 抗组胺药　苯海拉明、异丙嗪、马来酸氯苯那敏、赛庚啶等抗组胺药对中枢神经系统有一定的抑制作用，常有嗜睡、眩晕、乏力、反应迟钝等不良反应。抗组胺药对安全驾驶造成威胁的原因，在于它对中枢神经抑制作用明显，使人反应力下降，甚至引起嗜睡。近年来有不少第二代抗组胺药问世，如氯雷他定、西替利嗪等，尽管其对中枢神经系统影响较低，但对有些人也可能引起嗜睡、眩晕等不良反应，症状较轻，应谨慎使用。

5. 镇痛药　镇痛药吗啡、可待因、羟考酮、哌替啶、美沙酮、芬太尼等常有明显中枢抑制作用，如眩晕、头晕、虚弱、无力乃至视力改变等反应，药物不耐受患者接受单剂量的美沙酮即可引起镇静、反应时间延长和视觉损害等不良反应，且损害程度与剂量呈正相关。

非甾体抗炎药，如布洛芬、萘普生、塞来昔布、美洛昔康等，偶尔可引起嗜睡、眩晕、头晕、警觉性降低、视物模糊等不良反应。

6. 抗菌药物　氨基糖苷类，主要不良反应是耳毒性、肾毒性。长期应用氨基糖苷类药物，如链霉素、庆大霉素、卡那霉素等,可使前庭神经和蜗神经损伤,引起头晕、视力减退、眩晕、恶心、呕吐等不良反应。

喹诺酮类,如诺氟沙星、氧氟沙星、环丙沙星、氟罗沙星等可引起中枢神经系统毒性,轻症者表现为失眠、头晕、头痛、烦躁等,重症者出现抽搐、惊厥等。

大环内酯类,如克拉霉素可引起头痛、眩晕、幻觉、定向力障碍等不良反应。

7. 抗高血压药　作用于中枢神经系统的药物可乐定和钙通道阻滞剂硝苯地平、氨氯地平均可引起头痛、眩晕、疲劳、嗜睡;强效利尿药呋塞米、弱效保钾利尿药螺内酯的不良反应为耳毒性,表现为眩晕、耳鸣、听力减退;血管紧张素受体阻滞药缬沙坦、氯沙坦可对神经系统产生影响,引起头痛、头晕、乏力、疲劳、嗜睡、震颤、感觉异常等症状;血管紧张素转换酶抑制药卡托普利、福辛普利可引起头痛、头晕、疲劳、感觉异常。

8. 其他药物

(1) 抗心绞痛药:硝酸甘油、硝酸异山梨酯、肾上腺素、β受体拮抗剂普萘洛尔、钙通道阻滞剂硝苯地平可引起搏动性头痛、眩晕,大剂量硝酸甘油可引起眼压升高,可使血管扩张致升高眼压而引起视物模糊、头晕、乏力等。

(2) 镇咳药和平喘药:枸橼酸喷托维林、可待因可引起嗜睡。非麻醉性镇咳药苯佐那酯可导致镇静、眩晕、眼部灼烧感等。平喘药如沙丁胺醇、左沙丁胺醇、沙美特罗、福莫特罗等 β_2 受体激动剂可导致心率加快、眩晕、心律失常、神经质、肌肉或骨骼疼痛、疲乏、眩晕等。

(3) 消化系统用药:抗溃疡药物西咪替丁、雷尼替丁有嗜睡、眩晕反应。镇吐药甲氧氯普胺,胃动力药多潘立酮均可引起乏力、头痛、头晕、嗜睡等症状。甲氧氯普胺对个别人还可引起锥体外系反应。

(4) 降血糖药:格列齐特、格列美脲、吡格列酮等服用后有时可引起低血糖,出现头晕、乏力、倦怠、困倦、意识错乱、注意力不集中等一系列严重不良反应。

(5) 调血脂药:吉非罗齐、普罗布考、他汀类对神经系统有影响,可引起感觉异常、头晕、头痛、反应迟钝、焦虑、紧张等不良反应。

(6) 抗病毒药:利巴韦林、阿昔洛韦可引起视觉异常、疲倦、头痛。金刚烷胺可引起幻觉、意识错乱、眩晕、嗜睡和抑郁等。

(7) 眼科用药:加替沙星滴眼液、妥布霉素滴眼液、氧氟沙星滴眼液、庆大霉素滴眼液、红霉素滴眼液用药后偶见眼睛局部有刺激症状;奥洛他定滴眼液、依匹斯汀滴眼液用药后眼部有烧灼或刺痛感,并可引起充血、咽炎、鼻炎。

二、运动员、驾驶员等特殊职业人员用药指导

(一) 运动员

运动员用药与普通患者不同,用药不当会影响其运动生涯和比赛结果,为此,美国、加拿大、英国相关机构联合开发了全球药物在线参考网站,为世界各国运动员、教练员、科研人员及管理人员提供药物合理使用查询。美国、加拿大、英国、澳大利亚等国家的体育机构也通过提供网站、文件、卡片等方式指导运动员合理用药。

国内体育研究者和管理者已发布《运动员常用治疗药物使用指南(2020 版)》,指导运动员用药。从 2005 年至今,已完成对该指南的 14 次编辑修订工作。

除常规药学服务外,针对运动员的药学服务重点包括:①充分了解患者信息,鉴别患者的运动员身份,协助医师为运动员患者制订个体化治疗方案。②针对运动员慎用药物,处方系统应设置醒目的提醒标识;医疗机构药事委员会应制订运动员使用慎用药物的流程,如医师应解释说明该类药物属于慎用药物,并请运动员患者签署知情同意书;药师在接收到含有运动员慎用药物的处方及知情同意书后,再次审核是否存有可替代药物及运动员所处的状态(赛前、赛内或赛后),若符合合理用药要求,方

可调剂运动员慎用药物。③当必需使用某些运动员慎用药物时,若可申请治疗用药豁免,药师应协助提供处方复印件等;若不属于治疗用药豁免范围之内,药师应告知运动员患者用药对兴奋剂检测结果的影响。当必需使用某些可能发生骨骼肌肉系统不良反应等影响运动员身体功能的药物时,应告知运动员患者。④建议运动员慎用自备药物,部分属于禁用清单中的药物在其药品包装盒甚至药品说明书的"注意事项"中均没有明确的"运动员慎用"标识,所以建议运动员用药之前咨询医师或药师,不擅自使用药物。⑤部分运动员慎用药物为赛内禁用,因存在药物代谢个体差异,为保证运动员用药安全,赛前亦不建议使用,赛后可以使用。

(二) 驾驶员

随着现代人生活水平逐渐提高,驾车外出已十分平常,交通事故时有发生。在镇静催眠药使用过程中,临床医师开方或药师发药时均会告知药物不良反应及注意事项,所以此类药物影响驾驶员驾驶的现象较少见。但其他类药物可能因调剂药师未能仔细询问其职业,未做到个体化用药指导,从而造成驾驶员用药误区,酿成交通事故。

除常规药学服务外,针对驾驶员的药学服务重点包括:①考虑驾驶员职业的特殊性,制订个体化给药方案,将易产生嗜睡、眩晕、视物模糊等不利驾驶的药物,用同类无此不良反应的药物替代。②开展用药教育,当发放可能影响驾驶的药物时,应特别提醒患者,以提高患者用药的安全性。③说明书中常缺失驾驶员用药信息,所以建议驾驶员用药之前咨询医师或药师,不擅自使用药品。

实训项目十　儿童、老年人、孕妇(选择其一)用药指导与用药教育模拟实训

【实训目的】
1. 了解儿童、老年人、孕妇这三类特殊人群的心理特点和沟通交流中的特殊要求。
2. 熟悉针对三类特殊人群开展患者用药教育的方式和内容。
3. 熟悉三类特殊人群用药指导与用药教育的注意要点。

【实训条件】　模拟在医院或社区的药学咨询窗口或病房进行特殊人群的用药指导和用药教育服务。实训现场应配备必要的药学工具书、药品信息查询软件等,供学生快速查询相关信息。带教老师列出儿童、老年人、孕妇三个方向的选题各一个,每组选择一个选题,每5~8名学生组成一组,学生分饰药师与患者。

【实训要求】
1. 用药指导和用药教育的方式　应涉及语言教育、书面教育、实物演示等多种形式。
2. 用药指导和用药教育的内容　应涉及药物的用法用量、特殊剂型药物的使用与储存、药物相互作用、用药期间注意事项等多方面内容。
3. 体现特殊人群的用药指导和用药教育的特点　①儿童:儿童适宜剂型的使用,儿童用药安全性及其与成人的差异,药物对生长发育的影响,不同年龄段药物吸收、分布、代谢的差异;②老年人:确保用药依从性的方法,机体退行性变化对药物吸收、分布、代谢的影响,药物选择与普通成人的差异;③孕妇:妊娠期用药的安全性、不同孕周药物对胎儿的影响、哺乳期用药的注意事项。

【实训准备】　指导老师事先依据真实病例设置实训案例,可在参考选题中选择相应案例或准备其他能体现特殊人群用药特点的案例,并准备相应药物。通过抽签等方式,分配案例。参考选题如下。
1. 儿童　婴幼儿腹泻药物的选择与使用、热性惊厥的预防与处理。
2. 老年人　老年患者高血压、糖尿病、慢性阻塞性肺疾病药物的选择与使用。

3. 孕妇　妊娠期细菌性阴道病、妊娠糖尿病的药物选择与使用。

实训学生依据所选案例,结合所选人群的病理生理特点及药动学、药效学特点,及患者使用药物的相关属性拟订用药指导与用药教育要点,利用实训场地提供的信息工具,逐一寻找要点所对应的知识点,以书面形式写出用药指导与用药教育计划书。

学生应针对患者人群特点,选择最恰当的用药指导与用药教育方式。如对儿童患者,应更多地选择实物演示方式,或借助适当的纸质宣传材料,辅助交流。对老年患者,仅依靠语言教育可能无法使其掌握药物的用法用量,导致误服、漏服,可采用书写用药教育单的方式提醒患者药物作用、服用方法、注意事项等。

【实训内容】

1. 了解咨询对象相关信息,包括年龄、疾病诊断、本次医嘱、既往用药史、过敏史等。如针对热性惊厥的患儿,应向患儿家属询问患儿的年龄、性别、体温,惊厥的临床表现、发作的次数、持续时间,血常规、CRP 等实验室检查结果,脑电图等辅助检查结果,临床诊断,既往用药情况、临床效果。此外,还可在与患者的交流中有意识地了解患者对药物治疗的认知程度和认识态度,若患者认识正确或积极则加以肯定,反之则通过用药教育减少患者疑虑、提高患者依从性。

2. 选择对患者最适合的教育形式与内容。教育形式包括语言教育、书面教育、实物演示教育等。语言教育可以一对一进行,也可以面向一个小群体展开专题讲座;书面教育可以借助纸质宣教材料,如个体化的用药教育单或针对某一群体的用药宣传手册。用药教育单可以包括患者的姓名、性别、年龄、床号及所服用药物的名称、用法、用量及注意事项等信息,以提醒患者勿错服、漏服。对于老年患者,还可以嘱咐其家属督促检查,提高用药的安全性和有效性。

教育内容应根据所选患者群体进行有针对的选择,内容可包括药物的药理作用、适应证、用法用量、疗程、潜在不良反应及处理方式,药品储存方法等,并应关注疾病相关的预防措施,饮食、运动等生活方式的指导和建议,应注意用通俗易懂的语言向患者解释上述内容,切忌使用过于专业的用语。若患者用药涉及特殊剂型药品,如缓控释制剂、吸入制剂等,应详细交代使用方法,确保患者正确用药。此外,对于易发生相互作用的药物、安全范围较窄的药物、化疗药物等特殊药品,学生应单独列举出来为患者进行用药指导。

例如,对热性惊厥的患儿家属开展用药指导与用药教育时,主要注意如下要点①解热镇痛药的选择与使用:基于儿童用药的安全性,对乙酰氨基酚、布洛芬(3 月龄以上)为首选。不推荐常规使用阿司匹林、吲哚美辛、尼美舒利等药物。剂型尽量选择口感好、分量准确的口服溶液剂,口服困难者可考虑直肠栓剂。使用指征为体温 >38.2℃,或患儿感觉明显不适。若持续发热,间隔 4~6 小时可重复用药 1 次,24 小时内不得超过 4 次。②物理降温的方法:温水擦浴,可与解热镇痛药配合试用。③镇静药物的使用:患儿下次出现发热时考虑预防使用。用药时机结合病史,如某些患儿在高热时发生,某些患儿在体温刚开始上升时发生。若并非每次发热必然发生惊厥,且发生次数极少,可以不用。应注意家庭备药。④惊厥发作时的处理:使患儿平躺,保持呼吸通畅,观察发作类型和发作持续时间,可用手机等录像以供医生判断,发作时间超过 5 分钟立即就医。⑤不同类型热性惊厥的预后。通常预后良好,多数在 5~6 岁后不再出现惊厥。对于复杂性热性惊厥有发展为癫痫倾向者,可考虑使用抗癫痫药。

3. 用药指导与用药教育结束后,学生应对过程做详细记录并存档。

【实训过程】

1. 以 5~8 人为一个小组,模拟在医院或社区的药学咨询窗口或病房进行特殊人群的用药指导和用药教育服务。

2. 向患者发放相关疾病的宣传材料,与患者进行面对面交流。

3. 在交流过程中,按照以下步骤开展用药指导:了解患者相关信息、选择适合的教育形式与内容开展用药教育,详细记录用药指导和用药教育服务过程。

4. 实训结束后,带教老师进行现场集中讲评。

实训路径示意图见实训图 10-1。

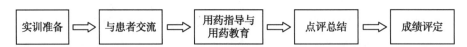

实训图 10-1　特殊人群用药指导与用药教育模拟实训路径示意图

【实训考核】

1. 在班级组织一次汇报和答辩,各组同学在充分讨论的基础上推选 1 名代表参加,汇报答辩各组针对实训选题提出的用药教育计划书,组内其他同学可做补充。

2. 指导老师在学生汇报和答辩结束之后进行点评与总结,指出各组在项目完成过程中的优点以及需要改进的地方。

3. 指导老师根据各组在用药教育过程中学生的实际表现,汇报、答辩和回答问题的情况等进行现场综合评分。

【思考题】

1. 儿童、老年人、孕妇这三类患者的药动学特点与合理用药有什么关系?

2. 药学人员针对儿童、老年人、孕妇开展用药指导与用药教育时,应重点关注的教育内容和主要采用的教育形式是什么?

第十章
目标测试

（张伶俐　孙树森）

第十一章

药品不良反应

第一节 概　述

第十一章
教学课件

一、药品不良反应的概念

药品不良反应（adverse drug reaction，ADR）：正常剂量的药物用于预防、诊断、治疗疾病或调节生理功能时出现的有害的和与用药目的无关的反应。根据中华人民共和国卫生部2011年5月4日发布的《药品不良反应报告和监测管理办法》第八章第六十三条，药品不良反定义为合格药品在正常用法用量下出现的与用药目的无关的有害反应。药品不良反应包括副作用、毒性反应、后遗效应、变态反应、继发反应和特异质反应等。药品不良反的这一定义排除了由于药物质量、有意或意外的用药过量、药物滥用、不依从用药和用药差错所引起的有害反应，与药物质量事故和医疗事故有本质的区别，特指药物所致机体发生的反应，是伴随正常药物治疗的一种风险。

副作用（side effect）：药物按正常用法用量使用时出现的与药物的药理活性相关，但与用药目的无关的作用。副作用是药物固有的药理活性所产生的，其原因在于药理作用的低选择性。

毒性反应（toxic reaction）：药物引起机体组织（器官）的危害性反应，包括严重功能紊乱和组织病理变化。药理作用强、治疗剂量与中毒量较为接近的药物容易引起毒性反应。肝肾功能不全者、老年人及儿童易发生毒性反应。

后遗效应（after effect）：停药后血药浓度已降至最低有效浓度以下时残存的生物效应。后遗效应的时间因人而异，可长可短、危害轻重不一。

变态反应（allergic reaction）：亦称"超敏反应（hypersensitivity）"，是指药物或药物体内代谢产物刺激机体而发生的免疫反应。临床主要表现为过敏性皮疹、血管神经性水肿、过敏性休克、哮喘等。这种反应的发生与药物剂量无关或关系不大，极小剂量亦可发生。根据其变态反应发生速度不同，分为速发型（包括Ⅰ、Ⅱ、Ⅲ型）和迟发型（Ⅳ型）两类。药物生产分离纯化过程残留的杂质亦可引起此类反应。

继发反应（secondary reaction）：由于药物的治疗作用所引起的不良后果，它不是药物本身的药理作用所致，而是主要作用后的间接结果。如长期应用广谱抗生素致正常肠道菌群失调而引起二重感染。

特异质反应（idiosyncratic reaction）：由于少数用药者有先天性遗传异常，机体缺乏某种酶，药物在体内代谢受阻所致的反应。临床主要表现为患者对于某些药物特别敏感，用药后出现了与正常人不同的有害反应。

药物依赖性（drug dependence）：周期或连续用药所引起的心理或生理或两者兼有的对药物的依赖状态，精神依赖性是指患者对药物在精神意识上的渴求，以获得服药后的特殊快感，精神依赖性的产生与药物种类和个性特点有关。躯体依赖性是指反复使用药物使中枢神经系统发生了某种生化或生理变化，以致需要药物持续存在于体内，一旦停止使用，即会出现阶段综合征的症状，轻者全身不适，重者出现抽搐，可危及生命。

停药综合征（withdrawal syndrome）：因停药不当而引起的"反跳现象""戒断现象""停药危象"等，

统称为"停药综合征"。这是由于长期使用某些药物后,机体产生了适应性,如果突然停药则机体的调节功能失调而发生紊乱,导致临床症状反跳、病情加重。

致癌(carcinogenesis)、致畸(teratogenesis)和致突变(mutagenesis):是药物所致的3种特殊毒性,均为药物和遗传物质或遗传物质在细胞内表达发生的相互作用的结果。这些特殊毒性在用药早期不易被发现。

药物不良事件(adverse drug event,ADE):药物治疗过程中所发生的任何不良的医疗卫生事件,这个不良事件与用药在时间上相关联,但不一定与用药有因果关系。药物不良事件和药品不良反应含义不同。一般来说,药品不良反应因果关系已确定,而药物不良事件则因果关系尚未确定,尚需要进一步评估。为了最大限度地降低人群的用药风险,本着"可疑即报"的原则,对有重要意义的药物不良事件也要进行监测,并进一步探讨与药物的因果关系。

信号(signal):报告与药物可能有因果关系的一种不良事件的信息,这种可能的因果关系在以前是未知的,或者是在文献中未能完全证实的。

在全球,药品不良反应真正受到广泛重视是在20世纪60年代初期,震惊世界的"反应停"事件发生后。当时一种治疗妊娠反应的药物沙利度胺(thalidomide,又名"反应停")大量使用,结果造成数以万计的海豹肢畸形婴儿出生的药害大灾难。为此,WHO于1968年制定了一项国际药物监测合作试验计划,1970年在日内瓦设立永久性组织WHO药物监测中心(WHO Drug Monitoring Center),1978年迁至瑞典乌普萨拉(Uppsala),称之为"WHO国际药物监测合作中心"(WHO Collaborating Center for International Drug Monitoring)。1997年更名为"乌普萨拉监测中心"(Uppsala Monitoring Center,UMC)。目前,全球主要国家均加入WHO国际药物监测合作计划(WHO Programme for International Drug Monitoring),向WHO全球数据库提交药品不良反应报告。

我国ADR监测工作始于20世纪80年代初期。1983年国家卫生部起草了《药品毒副反应报告制度》,1985年《中华人民共和国药品管理法》开始实施,2001年新修订的《中华人民共和国药品管理法》开始实施,2004年卫生部、国家食品药品监督管理局联合颁布《药品不良反应报告和监测管理办法》,2011年国家修改并颁布新版《药品不良反应报告和监测管理办法》。这些法律法规的实施,为我国ADR监测工作奠定了重要的法律基础,明确了我国ADR报告制度,使ADR监测工作进入法制化轨道。2020年7月,国家药监局下发《关于进一步加强药品不良反应监测评价体系和能力建设的意见》,强调始终把确保人民群众健康权益放在首位,坚持科学化、法治化、国际化、现代化的发展方向和职业化、专业化的建设要求,持续加强药品不良反应监测评价体系建设,不断提高监测评价能力,全面促进公众用药安全。

二、药品不良反应的分类

药品不良反应(ADR)有多种分类方法。

(一) 传统分类

1. A类药品不良反应　又称"剂量相关性不良反应"。A类药品不良反应是由药物本身或其代谢物所引起的,是药品固有药理作用过强所致,通常具有明显的剂量相关性,其特点是可以预测,与常规的药理作用相关,停药或减量后症状很快减轻或消失,在人群中发生率高,死亡率低。药物的副作用和毒性反应属A类药品不良反应。

2. B类药品不良反应　又称"剂量不相关性不良反应",是与药品的正常药理作用完全无关的一种异常反应,通常与药物剂量无关,其特点是一般很难预测。B类药品不良反应细分为药物异常性和患者异常性2种。药物异常性包括药物的降解产物、药物中的杂质、药物制剂辅料(各种脱色剂、增溶剂、稳定剂、赋形剂、防腐剂等)引起的异常作用;患者异常性包括高敏性体质和特异性遗传体质。B类药品不良反应发生率低,死亡率高。药物的变态反应、特异质反应属B类药品不良反应。

3. C 类药品不良反应　A 类和 B 类药品不良反应之外的异常反应称为 C 类药品不良反应。这类不良反应一般在长期用药后出现,潜伏期较长,没有明确的时间关系,难以预测。

（二）根据不良反应发生程度分类

根据药品不良反应的严重程度,将其分为轻度（mild）、中度（moderate）、重度（severe）、严重（serious）四个等级。

1. 轻度不良反应　是指有症状出现,但很轻微,例如消化道不适、轻微头痛、疲乏、全身不适等；不影响正常功能,一般不需特别处理。

2. 中度不良反应　是指症状稍重,有明显的不适,但能耐受,不影响日常活动,例如大面积的皮疹、视觉障碍、肌肉震颤、排尿困难、认知障碍、血液成分（白细胞、血糖等）改变,需要减量 / 撤药或作特殊处理。

3. 重度不良反应　是指症状较重,影响正常生活,患者难以忍受,需要停药或对症处理,例如严重肝功能异常、心律失常、严重变态反应等。

4. 严重不良反应　是指症状严重,危及患者生命,致死或致残,须即刻停药并紧急处理,例如肝衰竭、严重心律失常等。

（三）根据不良反应发生的机制分类

新的不良反应分类方法把不良反应分为 9 类,即 A、B、C、D、E、F、G、H、U 类。

1. A 类反应（augmented reaction,扩大反应）　是药物对人体呈剂量相关的反应,它可根据药物或赋形剂的药理学作用模式来预知。

2. B 类反应（bugs reaction,过度反应或微生物反应）　即药物导致某些微生物生长引起的不良反应。

3. C 类（chemical reaction,化学反应）　其不良反应取决于药物或赋形剂的化学性质而不是药理学作用。

4. D 类（delivery reaction,给药反应）　其不良反应是因药物特定的给药方式而引起的。

5. E 类（exit reaction,撤药反应）　通常所说的撤药反应是生理依赖的表现。

6. F 类（familial reaction,家族性反应）　其不良反应仅发生在那些由遗传因子决定的代谢障碍的敏感个体中。

7. G 类（genotoxicity reaction,基因毒性反应）　表现为药物引起人类的基因损伤。

8. H 类（hypersensitivity reaction,过敏反应）　是 A 类反应后最常见的不良反应。

9. U 类（unclassified reaction,未分类反应）　为机制不明的反应。

三、药品不良反应的发生原因

国际医学科学组织委员会（Council for International Organizations of Medical Sciences,CIOMS）推荐区分药品不良反应的发生率为五个层级：十分常见（≥10%）,常见（1%~<10%）,偶见（0.1%~<1%）,罕见（0.01%~<0.1%）,十分罕见（<0.01%）。几乎所有的药物都可能引起不良反应,只是反应的程度和发生率不同。临床应用的药物种类繁多,用药途径不同,患者体质又因人而异,因此药品不良反应发生的原因也是错综复杂的。

常见的药品不良反应诱发因素有药品因素、机体因素及用药方面的因素三类。药品因素包括药物的药理作用、理化性质、剂量、剂型、杂质、制剂辅料、与其他药物相互作用等因素,机体因素包括患者的年龄、性别、种族、遗传、病理状态、心理状态等因素,用药因素包括给药方法和联合用药。因此,同一药品在不同年龄、不同性别、不同种族、不同适应证、不同共存疾病的患者中的不良反应可能表现不尽相同。

（一）药品因素

1. 药物的药理作用　药物在体内的药理作用应具有选择性。当一种药物对机体的多个组织器官均有作用时,若其中一项为治疗作用,其他作用就成为不良反应。这类不良反应为药物固有的活性所致,通常难以避免。比如常用的强效 5-HT 再摄取抑制剂帕罗西汀(paroxetine)增加突触间隙递质浓度、激活边缘系统 5-HT$_{1A}$ 受体而发挥治疗抑郁症的作用,但同时激活大脑皮质 5-HT$_{2A}$ 受体,引起焦虑、失眠,抑制性功能。

2. 药物的理化性质　理化性质是药品不良反应产生的重要因素,如阿司匹林分子结构中含有羧基而显酸性,口服对胃黏膜有刺激作用;又如氨茶碱分子结构中含有氨基,水溶液呈碱性,静脉注射时可引起血管刺激。

3. 药物的剂量　药物的剂量越大或者用药时间越长,发生不良反应的可能性越大。如长期大量使用肾上腺皮质激素可引起医源性肾上腺皮质功能亢进症,诱发或加重感染,诱发或加重消化性溃疡、骨质疏松、肌肉萎缩,也可使创口愈合迟缓。

4. 药物的剂型　同一药物往往有多种剂型。由于制造工艺和用药方法的不同,往往影响药物的吸收与药物的体内暴露,增加或降低药物的生物利用度,导致发生不同的药物不良反应。

5. 药物的杂质　由于技术原因,药物在制剂生产过程中常残留微量杂质,这些杂质虽在限量范围内,但也可引起不良反应。例如氯贝丁酯中的杂质对氯苯酚是发生皮炎的原因,氨苄西林中的杂质蛋白是发生药疹的原因。值得注意的是,原研药与仿制药之间,同种药物不同生产厂家之间,药物可因制剂生产工艺不同,杂质除去率不同,导致不良反应发生率不同。

6. 药物的制剂辅料　药物制剂生产过程中使用的各种辅料添加剂如崩解剂、赋形剂、黏合剂、溶剂、润滑剂、稳定剂、增溶剂、着色剂及内包装材料等微量高分子物质有时也会引起不良反应。例如原先用于苯妥英钠片制剂的赋形剂为碳酸钙,生产企业将其改换为乳糖。因碳酸钙与苯妥英钠分子间形成可溶性复盐,减少了苯妥英钠的吸收。而乳糖与苯妥英钠分子间无此作用,替换之后结果导致同等剂量的苯妥英钠片口服吸收增加 20%~30%,癫痫患者用药后产生严重不良反应。

(二) 机体因素

1. 年龄　儿童(≤14 岁)正处于机体生长发育期,中枢神经系统、消化系统等尚未发育完全,功能不健全,肝脏对药物的解毒作用和肾脏对药物的排泄能力低下,肝药酶系统发育不成熟,因而很容易发生药品不良反应。例如儿童对中枢抑制药、影响水盐代谢及酸碱平衡的药物非常敏感。而老年人(≥65 岁)药品不良反应发生率高与多种因素有关,老年人心、肝、肾、中枢神经系统等器官或系统功能随着年龄增加伴有生理性衰退,血浆蛋白水平相对低下、脂肪增加、体液相对减少、肝肾功能减退、药物代谢排泄能力降低、靶器官对药物敏感性增加。这些均能诱发老年人药品不良反应的发生。

2. 性别　一般而言,对于药物的不良反应,女性较男性更为敏感。由于男女生理功能不同,女性在月经期和妊娠期对泻药及其他刺激性药物较为敏感,有引起月经过多、流产及早产的风险。但药物性皮炎男性不良反应发生率高于女性。

3. 种族　不同种族因遗传背景不同,药物应用后的疗效和引发的不良反应有相当大的差别。很多药物通过乙酰化途径代谢,如磺胺类药物、异烟肼、普鲁卡因胺、肼屈嗪等。乙酰化有快代谢和慢代谢 2 种类型。黄色人种较多为快乙酰化代谢者,白色人种较多为慢乙酰化代谢者。快乙酰化代谢者服用异烟肼易产生肝损害,但外周神经炎发生率低(3%);慢乙酰化代谢者长期服用异烟肼易产生周围神经炎(23%)。

4. 遗传　不同个体对同一剂量的相同药物有不同反应,这种生物学差异普遍存在。即便是同一种族人群也表现出与药物代谢酶、药物转运体、药物受体等相关的遗传基因多态性,导致这些基因编码的蛋白功能改变,进而影响药物的代谢、药物的效应和不良反应。比如,中国人华法林的起始和维持剂量在不同的个体显示出很大的剂量-效应差异,服用华法林的患者必须密切监测国际标准化比值(international normalized ratio,INR),评估其抗凝强度并动态调整剂量。少数患者的特异性遗传素质使机体产生特异质反应,这种反应非常有害,甚至是致命的。比如,极少数患者应用卡马西平发生特异质反应,主要表现为肝脏损害、血恶病质、多器官超敏反应。卡马西平会引起危险的甚至致命的皮肤反应(史-约综合征和中毒性表皮坏死松解症),尤其在含人白细胞抗原等位基因 *HLA-B*1502* 的患者中更容易发生。

5. 病理状态　用药者的病理状态可影响 ADR,疾病可以造成机体器官功能改变,继而改变药物在体内的药动学和药效学,诱发不良反应。一般人的阿司匹林过敏反应不多见,但慢性支气管炎患者则多见其发生阿司匹林过敏反应。很多疾病影响药物的体内过程,如抑郁症、溃疡病、帕金森病、创伤或手术,便秘患者可使胃排空时间延长,延缓口服药物吸收,易发生不良反应。肝硬化患者药物代谢能力减弱,体内生物半衰期延长,易发生不良反应。肾病患者肾功能减退,许多药物的排泄清除降低,导致药物体内蓄积,易发生不良反应。

6. 心理状态　安慰剂(placebo)一般指由本身没有特殊药理活性的中性物质制成的外形似药品的制剂。安慰剂效应(placebo effect)来自患者心理层面对医务人员医者仁心的尊崇和信任、对其医疗技术水平和治疗方案的同意与肯定、对所接受药物的品牌和质量的认同和接纳。在药师给予患者服用"药物"(安慰剂)后,患者会发生一系列的精神上和生理上的变化,这些变化不仅包括患者的主观感觉,而且也包括患者的许多客观指标,临床可见其"药物"(安慰剂)明显的疗效。与安慰剂效应相对,反安慰剂效应(nocebo effect)则源于患者(特别是重大疾病患者)对真实治疗药物副作用、毒性反应的焦虑、紧张、担忧和恐惧等心境障碍,这些负面信息降低患者的药物治疗依从性,对药物疗效产生消极影响,易发生不良反应。

(三)用药因素

1. 给药方法　给药方法(途径)不同关系到药物的吸收分布,影响药物发挥作用的快慢强弱和持续时间。静脉注射给药,药物直接进入血液循环,可立即产生药效,但也较易发生不良反应。口服刺激性药物可引起恶心呕吐,改为注射途径治疗可避免。

2. 联合用药　2 种或 2 种以上药物同时或序贯使用,药物之间可发生不良相互作用,增加不良反应的发生率。联合用药品种越多,不良反应发生的概率越高。联合用药增加不良反应发生概率的原因很多,其中最常见的原因是药物在体内的相互作用改变了药物在体内的代谢过程,比如一种药物 A 诱导或抑制药物代谢酶,导致联用的另一种药物 B 代谢加速或减慢,则药物 B 血药浓度降低或增加。药物 B 血药浓度增加易诱发不良反应。若是药物 B 血药浓度降低,则为达到和维持疗效必须增加药物剂量,一旦停止联用药物 A(酶诱导剂),若不注意及时回调药物 B 剂量,则药物 B 血药浓度升高,发生不良反应。静脉注射联合用药特别要注意体外配伍禁忌,否则可因药物配伍不当、溶媒选择不当使药物溶液发生结晶、变色、混浊、沉淀等理化反应,不仅降低药效,而且对人体造成损害。

第二节　药品不良反应监测、报告与评估

一、药品不良反应监测

根据国家药品不良反应监测中心组织编撰、2022 年 3 月 30 日发布的《国家药品不良反应监测年度报告(2021 年)》,2021 年全国药品不良反应监测网络收到"药品不良反应/事件报告表"196.2 万份。1999 年至 2021 年,全国药品不良反应监测网络累计收到"药品不良反应/事件报告表"1 883 万份。多病共存的老年患者通常多重用药,联合用药导致的药物不良相互作用更易发生药品不良反应,且用药种类越多发生率越高。2021 年药品不良反应/事件报告中,65 岁及 65 岁以上老年患者占 31.2%。鉴于药品不良反应的严重性及较高的发生率,许多发达国家从 20 世纪 60 年代先后开始进行药品不良反应监测与报告工作。实践证明,必须建立完善的药品不良反应监测与报告制度,通过对不良反应的监测为药物的安全性提供可靠大数据,并且最大限度减少药品对人体造成的损害。

我国的 ADR 监测工作始于 1983 年国家卫生部起草《药品毒副反应报告制度》,ADR 监测工作进入法制化轨道。2001 年修订的《中华人民共和国药品管理法》,规定我国实行药品不良反应报告制度,药品生产、经营企业和医疗机构必须经常考察本单位所生产、经营、使用的药品质量、疗效和不良反应;发现可能与用药有关的严重不良反应,必须及时向当地省、自治区、直辖市人民政府药品监督管理部门和卫生行政部门报告。2004 年、2010 年卫生部、国家食品药品监督管理局先后颁布《药品不良反应报告和监测管理办法》及修订版。2018 年国家药品监督管理局先后发布《关于药品上市许可持有人直接报告不良反应事宜的公告》和《关于发布个例药品不良反应收集和报告指导原则的通告》。2019 年新版《中华人民共和国药品管理法》经十三届全国人大常委会第十二次会议表决通过,明确"药品上市许可持有人、药品生产企业、药品经营企业和医疗机构应当经常考察本单位所生产、经营、使用的药品质量、疗效和不良反应。发现疑似不良反应的,应当及时向药品监督管理部门和卫生健康主管部门报告"。上述法规的制定和颁布为我国药品不良反应监测工作奠定了重要的法律基础。建立 ADR 报告和监测制度主要就是为了加强药品的上市后监管,规范药品不良反应报告和监测,及时有效控制药品风险,保护公众用药安全。

二、药品不良反应报告

药品不良反应报告和监测,是指药品不良反应的发现、报告、评价和控制的过程。根据《药品不良反应报告和监测管理办法》(以下简称《管理办法》)第十五条之规定,"药品生产、经营企业和医疗机构获知或者发现可能与用药有关的不良反应,应当通过国家药品不良反应监测信息网络报告;不具备在线报告条件的,应当通过纸质报表报所在地药品不良反应监测机构,由所在地药品不良反应监测机构代为在线报告。报告内容应当真实、完整、准确"。

(一) 个例药品不良反应报告

根据《管理办法》要求,针对个例药品不良反应,药品生产、经营企业和医疗机构应当主动收集药品不良反应,获知或者发现药品不良反应后应当详细记录、分析和处理,填写"药品不良反应/事件报告表"并报告。其中,ADR 报告范围包括:①国产药品在新药监测期内的应当报告该药品的所有不良反应,其他国产药品报告新的和严重的不良反应;②进口药品自首次获准进口之日起 5 年内,报告该进口药品的所有不良反应;满 5 年的,进口药品报告新的和严重的不良反应。

其中,新的药品不良反应是指药品说明书中未载明的不良反应。说明书中已有描述,但不良反应发生的性质、程度、后果或者频率与说明书描述不一致或者更严重的,按照新的药品不良反应处理。严重药品不良反应是指因使用药品引起以下损害情形之一的反应:①导致死亡;②危及生命;③致癌、致畸、致出生缺陷;④导致显著的或者永久的人体伤残或者器官功能的损伤;⑤导致住院或者住院时间延长;⑥导致其他重要医学事件,如不进行治疗可能出现上述所列情况的。

在报告时间节点规定上,《管理办法》要求药品生产、经营企业和医疗机构发现或者获知新的、严重的药品不良反应应当在 15 日内报告,其中死亡病例须立即报告;其他药品不良反应应当在 30 日内报告。有随访信息的,应当及时报告。药品生产企业应当对获知的死亡病例进行调查,详细了解死亡病例的基本信息、药品使用情况、不良反应发生及诊治情况等,并在 15 日内完成调查报告,报药品生产企业所在地的省级药品不良反应监测机构。个人发现新的或者严重的药品不良反应,可以向经治医师报告,也可以向药品生产、经营企业或者当地的药品不良反应监测机构报告,必要时提供相关的病历资料。

设区的市级、县级药品不良反应监测机构应当对收到的药品不良反应报告的真实性、完整性和准确性进行审核。严重药品不良反应报告的审核和评价应当自收到报告之日起 3 个工作日内完成,其他报告的审核和评价应当在 15 个工作日内完成。

设区的市级、县级药品不良反应监测机构应当对死亡病例进行调查,详细了解死亡病例的基本信息、药品使用情况、不良反应发生及诊治情况等,自收到报告之日起15个工作日内完成调查报告,报同级药品监督管理部门和卫生行政部门,以及上一级药品不良反应监测机构。

省级药品不良反应监测机构应当在收到下一级药品不良反应监测机构提交的严重药品不良反应评价意见之日起7个工作日内完成评价工作。对死亡病例,事件发生地和药品生产企业所在地的省级药品不良反应监测机构均应当及时根据调查报告进行分析、评价,必要时进行现场调查,并将评价结果报省级药品监督管理部门和卫生行政部门,以及国家药品不良反应监测中心。国家药品不良反应监测中心应当及时对死亡病例进行分析、评价,并将评价结果上报国家药品监督管理局和国家卫生健康委员会。

(二)药品群体不良事件报告

药品群体不良事件,是指同一药品在使用过程中,在相对集中的时间、区域内,对一定数量人群的身体健康或者生命安全造成损害或者威胁,需要予以紧急处置的事件。根据《管理办法》要求,针对药品群体不良事件,药品生产、经营企业和医疗机构获知或者发现药品群体不良事件后,应当立即通过电话或者传真等方式报所在地的县级药品监督管理部门、卫生行政部门和药品不良反应监测机构,必要时可以越级报告;同时填写"药品群体不良事件基本信息表",对每一病例还应当及时填写"药品不良反应/事件报告表",通过国家药品不良反应监测信息网络报告。

在报告时间节点规定上,《管理办法》要求:药品生产企业获知药品群体不良事件后应当立即开展调查,详细了解药品群体不良事件的发生、药品使用、患者诊治以及药品生产、储存、流通、既往类似不良事件等情况,在7日内完成调查报告,报所在地省级药品监督管理部门和药品不良反应监测机构;同时迅速开展自查,分析事件发生的原因,必要时应当暂停生产、销售、使用和召回相关药品,并报所在地省级药品监督管理部门。

设区的市级、县级药品监督管理部门获知药品群体不良事件后,应当立即与同级卫生行政部门联合组织开展现场调查,并及时将调查结果逐级报至省级药品监督管理部门和卫生行政部门。省级药品监督管理部门与同级卫生行政部门联合对设区的市级、县级的调查进行督促、指导,对药品群体不良事件进行分析、评价,对本行政区域内发生的影响较大的药品群体不良事件,还应当组织现场调查,评价和调查结果应当及时报国家药品监督管理局和国家卫生健康委员会。对全国范围内影响较大并造成严重后果的药品群体不良事件,国家药品监督管理局应当与国家卫生健康委员会联合开展相关调查工作。

此外,药品经营企业发现药品群体不良事件应当立即告知药品生产企业,同时迅速开展自查,必要时应当暂停药品的销售,并协助药品生产企业采取相关控制措施。医疗机构发现药品群体不良事件后应当积极救治患者,迅速开展临床调查,分析事件发生的原因,必要时可采取暂停药品的使用等紧急措施。药品监督管理部门可以采取暂停生产、销售、使用或者召回药品等控制措施。卫生行政部门应当采取措施积极组织救治患者。

(三)境外发生的严重药品不良反应报告

根据《管理办法》要求,针对进口药品和国产药品在境外发生的严重药品不良反应(包括自发报告系统收集的、上市后临床研究发现的、文献报道的),药品生产企业应当填写"境外发生的药品不良反应/事件报告表",自获知之日起30日内报送国家药品不良反应监测中心。国家药品不良反应监测中心要求提供原始报表及相关信息的,药品生产企业应当在5日内提交。国家药品不良反应监测中心应当对收到的药品不良反应报告进行分析、评价,每半年向国家药品监督管理局和国家卫生健康委员会报告,发现提示药品可能存在安全隐患的信息应当及时报告。

进口药品和国产药品在境外因药品不良反应被暂停销售、使用或者撤市的,药品生产企业应当在获知后24小时内书面报国家药品监督管理局和国家药品不良反应监测中心。

(四)定期安全性报告

根据《管理办法》要求,药品生产企业应当对本企业生产药品的不良反应报告和监测资料进行定期汇总分析,汇总国内外安全性信息,进行风险和效益评估,撰写定期安全性更新报告。定期安全性更新报告的撰写规范由国家药品不良反应监测中心负责制定。

设立新药监测期的国产药品,应当自取得批准证明文件之日起每满1年提交一次定期安全性更新报告,直至首次再注册,之后每5年报告一次;其他国产药品,每5年报告一次。首次进口的药品,自取得进口药品批准证明文件之日起每满1年提交一次定期安全性更新报告,直至首次再注册,之后每5年报告一次。定期安全性更新报告的汇总时间以取得药品批准证明文件的日期为起点计,上报日期应当在汇总数据截止日期后60日内。

国产药品的定期安全性更新报告向药品生产企业所在地省级药品不良反应监测机构提交。进口药品(包括进口分包装药品)的定期安全性更新报告向国家药品不良反应监测中心提交。

省级药品不良反应监测机构应当对收到的定期安全性更新报告进行汇总、分析和评价,于每年4月1日前将上一年度定期安全性更新报告统计情况和分析评价结果报省级药品监督管理部门和国家药品不良反应监测中心。国家药品不良反应监测中心应当对收到的定期安全性更新报告进行汇总、分析和评价,于每年7月1日前将上一年度国产药品和进口药品的定期安全性更新报告统计情况和分析评价结果上报国家药品监督管理局和国家卫生健康委员会。

(五) 重点药品监测

根据《管理办法》要求,药品生产企业应当经常考察本企业生产药品的安全性,对新药监测期内的药品和首次进口5年内的药品,应当开展重点监测,并按要求对监测数据进行汇总、分析、评价和报告;对本企业生产的其他药品,应当根据安全性情况主动开展重点监测。省级以上药品监督管理部门根据药品临床使用和不良反应监测情况,可以要求药品生产企业对特定药品进行重点监测;必要时,也可以直接组织药品不良反应监测机构、医疗机构和科研单位开展药品重点监测。省级以上药品不良反应监测机构负责对药品生产企业开展的重点监测进行监督、检查,并对监测报告进行技术评价。省级以上药品监督管理部门可以联合同级卫生行政部门指定医疗机构作为监测点,承担药品重点监测工作。

三、药品不良反应评估

(一) 药品不良反应识别判断的主要依据

当患者开始药物治疗而发生不良事件时,医务人员就面临一个挑战:如何识别和判断不良事件与治疗用药物之间的因果逻辑关系。如果肯定存在这种关系,则不良事件可认定为药品不良反应。药品不良反应识别和判断是否正确,决定了目前和将来的治疗药物选择和整体治疗方案。因此,应该严格遵循药品不良反应判断的步骤和思维方法,注重临床证据收集和其他循证医学证据,综合分析做出判断。药品不良反应的识别判断的主要依据包括以下内容。

1. 不良反应在动物实验或临床研究和应用中是否属于已肯定的反应　在已出版的医学文献或药品说明书中列入的药品不良反应信息,是临床识别判断当次不良事件是否是药品不良反应的重要依据。如果当次的不良事件与已报道的药品不良反应特征相符,则非常有利于药品不良反应的判断。已有医学文献亦可能没有完全覆盖有关药物(特别是新上市药物)的所有的药品不良反应,因此在很多时候对药品不良反应的识别和判断仍取决于临床医务人员的独立取证和分析。

2. 不良事件是否发生在所疑药物应用后　药品不良反应的出现应与药物治疗在时间上有合理的先后顺序关系,从用药开始到临床出现不良事件症状的间隔时间为药品不良反应的潜伏期。应特别注意不同药物的不良反应潜伏期各不相同,差异较大。

3. 增减药物剂量时,不良反应是否也随之加重或改善　除了剂量不相关不良反应(如变态反应、特异质反应),多数药品不良反应与用药剂量之间具有相关性。

4. 是否存在去激发和再激发现象　停药(撤药)即为去激发(de-challenge),减少剂量即为部分去激发。一旦认为某药疑似引起不良反应,就应终止药物治疗或减少剂量,继续临床观察不良反应的强度及持续时间。若不良反应消失或减轻,则有利于因果关系判断。当多药联用时,逐一去激发有助于明确是哪一种药物造成的损害。如果去激发后不良反应未见减轻,提示不良反应与疑似药物关系不大,但仍应谨慎对待,因有可能观察时间太短而并不能排除其相关性。再激发(re-challenge)即是再次给予患者疑似药物,观察可疑的不良反应是否再现,进而有力地验证疑似药物与不良反应之间的关联。但是,临床上出于伦理学的考虑,再激发受到限制,尤其是可能对患者造成严重损害的不良反应,绝对禁止再激发。若采用安慰剂进行再激发临床试验出现类似不良反应,则一定程度上可排除疑似药物。

5. 是否由药物以外的可疑因素引起此种反应　有些药品不良反应的临床表现与一些常见病、多发病的症状相同或相似,例如地高辛可引起胃肠道反应,而慢性充血性心力衰竭患者常因胃肠道瘀血出现类似症状,应注意加以区别。

6. 血液或体液中能否检测到可引起毒性的药物浓度　对于治疗窗窄的药物,血液或体液药物浓度的升高与不良反应的发生密切相关,及时采集血液或体液样品检测药物浓度,是识别判断此类浓度依赖性药品不良反应的重要依据。

(二) 不良反应的关联性评价

药品不良反应的发生是一个复杂的过程,引起药品不良反应发生的因素同样复杂多样,这就给药品不良反应的识别判断带来许多困难。

目前,国际上对药品不良反应因果关系的评价有多种方法。我国参照 WHO 国际药物监测合作中心(乌普沙拉监测中心,Uppsala Monitoring Center,UMC)的分级方法,制定了因果关系分析评价的原则和分级方法,按照肯定、很可能、可能、可能无关、待评价及无法评价的 6 级评价标准进行评价,评价依据下面 5 个内容:①用药与不良反应的出现有合理的时间关系;②反应符合该药已知的不良反应类型;③停药或减量后反应消失或减轻;④再次使用可疑药品再次出现同样反应;⑤反应可用合并用药物的作用、患者病情的进展、其他治疗措施来解释。

关联性评价标准:①肯定,符合上述第 1~5 条;②很可能,符合第 1、2、3、5 条;③可能,符合上述第 1~3 条;④可能无关,不符合上述任何一条;⑤待评价,内容不齐,等待补充后再评价,或因果关系难以定论,缺乏文献资料佐证;⑥无法评价,内容缺项太多,因果关系难以定论,佐证材料又无法补充。

第三节　药品不良反应的防治

药物是临床防治疾病的最常用、最基本的治疗手段。正常机体在神经体液系统的调节下,各系统器官功能和代谢维持平衡状态。当各种病因作用于机体时,可引起某些系统器官的功能和代谢发生增强或减弱的改变,形成疾病状态。药物的防治作用是通过药物与机体的相互作用,调节疾病状态下的机体功能和代谢水平,或通过杀灭抑制病原体或恶性肿瘤细胞,或直接补充机体缺乏的激素或维生素物质,使机体恢复正常,从而达到缓解疾病症状、治愈疾病的目的。但是,药物对机体具有利弊二重性,在药物治疗时应权衡利弊,使患者接受药物治疗的预期获益大于药物可能对机体的有害反应,特别是以最小的药品不良反应风险获得最佳的治疗效果即最佳的效益/风险比,实践价值医疗(value-based medicine/health-care)。

一、药品不良反应的预防

1. 详细了解患者的病史,正确对症用药　在正式确定治疗方案和选定治疗药物前,详细了解患者的病史、药物过敏史和用药史,对某药有严重过敏史的患者应该禁用该药;对可能发生严重过敏反应的药物,可以通过皮试等方法来筛查有用药禁忌的患者。

2. 严格掌握药物的用法,实行个体化用药　药物治疗中应严格遵照用法、用量、适应证和禁忌证,根据不同年龄人群患者的生理和病理特点调整药物用法和用量,实行个体化给药。儿童应特别注意(胎儿期、新生儿期、婴儿期、幼儿期、学龄前期、学龄期、青春期)的给药剂量应按照体重或体表面积计算;老年人用药应从最小有效剂量开始,然后逐渐加量,直至最低有效维持量;孕妇或哺乳期妇女选择药物治疗时应参照药品危险等级分类和药品哺乳期安全性的资料慎重选择。

3. 合理决策联合用药,避免不必要的联合用药　联合用药应注意药物的相互作用,只有在必要的情况下才考虑联合用药,可用可不用的药物尽量不用;在必须联合应用时,要兼顾疗效协同增加、避免合用易导致和加重相同不良反应的药物。

4. 密切观察患者的用药反应,注意治疗药物监测　长期服用头孢类、氨基糖苷类等抗生素以及利尿药,应定期检查患者的肝肾功能、电解质及酸碱平衡。服用治疗窗窄、毒性强、服药周期长、服药后个体差异大的药物(如丙戊酸钠、苯巴比妥、卡马西平、苯妥英钠、氨茶碱、地高辛、环孢素、甲氨蝶呤、万古霉素、利奈唑胺等)应定期监测其血药浓度。一旦发生异常反应,应尽快查明原因,及时调整剂量或换药。

5. 提高患者防范意识,及时报告异常反应　患者往往最早发现自身的药品不良反应。因此药师在用药交代时,不仅要向患者介绍药物的药理作用,还应告知可能的药品不良反应,以及如何应对可能出现的不良反应,提高用药的依从性。

二、上市后药品不良反应再评价

一般而言,新药上市前要经过一系列严格的临床前研究和临床试验后才能够被批准上市,但药品上市后并不意味着对其评价的结束。因为上市前的临床试验存在固有的局限性,如样本量小(病例数较少)、研究时间及随访时间短、干预措施单一、研究结局限定,特别是研究对象纳入/排除标准严格、试验对象往往经过层层标准筛选后入组,与上市后实际用药人群有天壤之别,这就导致基于随机对照试验(randomized controlled trial,RCT)产生的药品安全性证据往往限制于"理想条件",并不足以完全保证药物治疗的安全性。

而真实世界(real-world)中药品的使用具有应用人群广泛且异质性大、年龄跨度及健康状况复杂、多重用药、超说明书用药、随访时间长等特点,致使临床试验提供的证据可能无法完全覆盖实际情况下的药品安全性问题,外推性差,在临床上一些发生率较低的罕见的 ADR 和一些需要较长时间才能表现出来的 ADR,在临床试验阶段难以或不能被发现。因此,被正式批准上市的药品,并不意味着其临床评价的结束,而是表明已具备扩大样本对其进行更深入研究的条件。其中,药品上市后药品不良反应再评价是药品上市后再评价的重要内容。

(一) 上市后药品不良反应的监测方法

1. 自发呈报系统　国家或地区设立专门的药品不良反应监察中心,负责收集、整理、分析由医疗机构和药品生产与经营管理企业自发呈报的药品不良反应报告,并反馈相关信息。经由自发呈报系统(spontaneous reporting system)可以及早发现潜在的药品不良反应信号(即关于一种不良事件与某一药品间可能存在因果关系的报告),基于这种信号可以形成假说进行深入研究,并使药品不良反应得到早期预警。事实上,自发呈报是发现罕见药品不良反应的重要途径。国家药品不良反应监测系统官网为 http://www.adrs.org.cn/。

2. 医院集中监测　医疗机构在一定时间和范围内根据集中监测研究目的,详细记录某特定药物的使用和药品不良反应发生的情况。医院集中监测(hospital intensive monitoring)可以是患者源性监测,即以药物为线索了解用药及药品不良反应发生的情况;也可以是药物源性监测,即以药物为线索对一种或几种药物的药品不良反应进行考察。

3. 病例对照研究　病例对照研究(case-control study)是药物流行病学研究的主要方法之一,通过调查一组发生了某种药物不良事件的人群(病例)和一组未发生该药不良事件的人群(对照),了解过去有无使用过(或称暴露于)某一可疑药物的历史,然后比较两组暴露于该药物的百分比(暴露比),以验证该药物与这种药物不良事件间的因果关系。如病例组的药物暴露显著高于对照组,则提示该药物的使用与这种药物不良事件的发生之间有很强的因果联系。

4. 队列研究　队列研究(cohort study)是药物流行病学研究的主要方法之一,将人群按是否使用某种药物分为暴露组与非暴露组,然后对两组人群都同样地追踪随访一定时期,观察在这一时期内两组药物不良事件的发生率,从而验证因果关系的假设。如果暴露组的某药物不良事件的发生率显著高于非暴露组,则说明该药物与这一不良事件的发生有关。队列研究比病例对照研究提供更直接、更有力的因果关系的判断。

5. 记录联结　记录联结(recorded linkage)是充分利用计算机技术和现有的医疗信息资源,通过一种独特的方式把分散在不同数据库里的相关信息(如出生、婚姻、住院史、处方、家族史等)联结起来,以发现与药物有关的不良事件的方法。

6. 处方事件监测　处方事件监测(prescription-event monitoring,PEM)是队列研究方法的一种,非干预性、观察性。通过收集上市后药品处方,由医师询问患者用药反应,从海量数据中挖掘出 ADR 信号,计算其发生率和报告率。PEM 并不干预医师评价每例事件与药物的相关性,因其数据来自真实世界患者的临床用药,而不是经过筛选的特定患者人群,具有真实用药的代表性。PEM 是监测新上市药品使用安全性的有效方法,是自发呈报系统有益的补充。

7. 美国食品药品管理局不良事件报告系统　FDA 不良事件报告系统(FDA Adverse Event Reporting System,FAERS)是一个旨在支持 FDA 对药品和治疗性生物制品上市后监测计划的数据库,它包括了 FDA 收集的所有不良事件信息和用药错误信息,其数据库报告信息结构依据 ICH 发布的国际安全报告指南(ICH E2B),报告中的不良事件和用药错误术语依据《ICH 国际医学用语词典》(MedDRA)进行编码。FAERS 是 FDA 开展活动的重要工具,可发现已上市药品的新的安全问题。当一个药品经 FDA 批准上市后,药品评价与研究中心(Center for Drug Evaluation and Research,CDER)的临床评估员将对 FAERS 中该药品的报告进行评估以监测药品的安全性。一旦发现具有潜在的安全问题,则需进行进一步评估。进一步评估包括利用其他大型数据库展开研究,例如利用警戒系统(sentinel system)中的可及数据。评估后,FDA 将采取相应措施,如更新药品标识信息、限制药品使用、向公众公开最新药品安全信息、极少数情况下撤回药品,以提高药品的安全性,保护公众健康。医学专业人员(如医生、药师、护士等)和消费者(如患者、家庭成员、律师等)在 FDA 网站中 MedWatch 自愿、直接向 FDA 提交不良事件和/或用药错误报告,也可将不良事件和/或用药错误报告提交至药品生产企业。

(二)上市后药品不良反应监测的意义和作用

药品一旦上市,在真实世界、大规模人群开始使用,其安全问题,无论是天然风险还是人为风险,均有可能作为医学安全问题在临床出现。对于这些医学安全问题的快速发现和捕捉,是对其科学判断、有效控制,避免类似事件重复发生的重要基础。通过系统地设立药品不良反应监测体系和深入开展相关工作,才能真正做到早期预警,最大限度地控制和限制安全性问题的扩大。早期预警作用不但表现在对突发事件的应急处理上,更充分体现在日常药品安全信号预警工作中。

上市后药品不良反应的监测必然可以获得更多关于药品在临床实际应用中关于疗效、不良反应、用药情况等方面的信息,对这些信息的掌握是判断临床合理用药情况的基础。

临床医务工作者主动参与药品不良反应监测工作,可以在第一时间内获得某些药品安全性方面的第一手资料,不仅有助于提高对药品不良反应的警惕性和识别能力,同时对其处方用药具有良好的反馈和提示作用。临床医务工作者亦可以通过关注国家官方出版物《药品不良反应信息通报》《药物警戒快讯》获知更多的药品安全性方面的信息,提升其临床合理用药水平,加强药品风险管控。药品风险管控实际上是在对药品的风险效益进行综合评估的基础上,采取适宜的策略与方法,将药品风险降至最低的过程。药品不良反应监测构筑了风险管控的最终防线,是实现药品风险管控最为有效、经济的手段。

三、药品不良反应的处置

(一) 停用可疑药物

在药物治疗过程中,当怀疑出现的病症是由药物引起的而又不能确定为某药时,如治疗允许,最可靠的方法是首先停用可疑药物甚至全部药物。这样处理不仅可以及时终止治病药物对机体的继续损害,而且有助于不良反应的识别。停药后,症状减轻或消失可以提示疾病的药源性。若治疗不允许中断,对于 A 型药品不良反应往往可以通过减量,或者选择一种选择性更高的同类药物;对于 B 型不良反应则通常必须更换药物。

(二) 采取有效的救治措施

多数药品不良反应经过上述处理后均可逐渐消失,恢复正常。对于较严重的药品不良反应和药源性疾病则需采取进一步的措施。

1. 减少药物吸收　药物经皮下或皮内注射于四肢者,可将止血带缚于注射处近心端,以延缓其吸收。对于口服用药者,可用(1∶1 000)~(1∶5 000)高锰酸钾溶液反复洗胃;通过机械刺激咽喉促使呕吐,也可以皮下注射阿扑吗啡 5mg 或口服 1% 硫酸铜溶液 100~200ml 催吐;或使用药用炭吸附药物,同时用导泻剂(如 70% 山梨醇)将药物排出体外。

2. 加速药物的排泄　可使用利尿药配合输液,迫使药物排出体外。通过改变体液的 pH,加速药物的排泄。如弱酸性药物阿司匹林、巴比妥类引起的严重不良反应,可静脉注射碳酸氢钠碱化血液和尿液 pH,促进药物排出。碳酸锂过量中毒时,静脉注射 0.9% 氯化钠注射液有助于锂排出。有条件时,可通过人工透析排出体内滞留的过量药物。

3. 使用解救药物　利用药物的相互拮抗作用降低药物的药理活性,达到减轻或消除药品不良反应的目的。例如:阿托品对抗毛果芸香碱的毒性反应,纳洛酮解救吗啡中毒,鱼精蛋白中和肝素,地高辛抗体片段解救地高辛中毒。这些均属于特异性的解救药物,及时用药,效果极佳。当缺少特异性解救药物时,则可采取对症、支持疗法,为药物不良反应的衰减争取时间。需要强调并非所有的药品不良反应都需要药物的治疗,尤其是轻度的一般性药品不良反应。发生药品不良反应时,过度依赖药物有时会造成更多新的不良反应。

4. 药物过敏反应的抢救　当发生药物过敏性休克时,应立即停止使用此药,并分秒必争地就地抢救,以免延误救治时机。在使用易引起过敏性休克的药物时,应注意做好急救准备。对大多数过敏性休克,最常用的急救药物是肾上腺素,还可加用糖皮质激素,并给予保持气道通畅、吸氧等措施。对皮肤黏膜等过敏反应,可口服氯苯那敏、异丙嗪、苯海拉明等抗过敏药物,还可视情况和需要使用糖皮质激素、皮肤局部治疗等。如继发感染,可给予抗感染药治疗。在使用抗感染药时,要考虑到患者可能处于高敏状态,原发反应可能就是抗生素引起或可能发生交叉过敏反应,应注意选择患者不会过敏的药物谨慎试用,并密切观察;使用的药物种类不宜过多,且不宜随意增加或调换药物,以免出现新的反应导致病情恶化。

四、药源性疾病的防治

药源性疾病(drug induced disease),指当药物引起的不良反应持续时间比较长,或者发生的程度比较严重,造成某种疾病状态或系统器官功能和代谢发生持续性、器质性损害而出现一系列临床症状和体征。与药品不良反应不同,引起药源性疾病并不限于正常的药品用法和用量。引起药源性疾病的因素,除去前述引起药品不良反应的因素外,还包括用药过量、用药差错。用药差错(medication error, ME)是指医生处方、药师药品调剂和配送、护士给药等环节出现的失误,导致用药不当致使患者受损。

常见药源性疾病为药物的变态反应(超敏反应),即异常的、过高的免疫应答,为机体与抗原性物质在一定条件下相互作用,产生致敏淋巴细胞或特异性抗体,如与再次进入的抗原结合,可导致机体生理功能紊乱和组织损害的免疫病理反应,与药物原有效应、药物剂量无关。引起变态反应的抗原性物质称为"变应原"。变应原可以是完全抗原(异种动物血清、组织细胞、微生物、寄生虫、植物花粉、兽类皮毛等),也可以是半抗原,如青霉素、磺胺、非那西汀等药物或生漆等低分子物质都属于半抗原。可以是外源性的,也可以是内源性的。变态反应的临床表现多种多样,可因变应原的性质、进入机体的途径、参与因素、发生机制和个体反应性的差异而不同。变态反应有 4 种类型。

(1) Ⅰ型变态反应:又称"速发型超敏反应(immediate hypersensitivity)",其特点是反应迅速,消退也快,有明显的个体差异和遗传倾向,一般仅造成生理功能紊乱而无严重的组织损伤。由于抗原与抗体(通常是 IgE 抗体,部分 IgG 抗体)在介质释放细胞上相互作用,引起细胞活化,细胞内颗粒的膜与胞膜融合形成管道,使一些活性介质如组胺、5- 羟色胺、慢反应物质 -A(SRS-A)等释放。这些介质能引起平滑肌收缩、毛细血管扩张、通透性增加和腺体分泌增多。根据这些活性物质作用的靶细胞不同,可发生呼吸道过敏反应、消化道过敏反应、皮肤过敏反应或全身性过敏反应。青霉素、链霉素、局麻药可引起Ⅰ型变态反应,表现为过敏性鼻炎、支气管哮喘、过敏性休克、荨麻疹等。

(2) Ⅱ型变态反应:又称"细胞溶解型超敏反应"或"细胞毒型超敏反应",由 IgG 或者 IgM 抗体与靶细胞表面相应抗原结合后,在补体、吞噬细胞和 NK 细胞参与作用下引起的以细胞溶解或组织损伤为主的病理性超敏反应。保泰松、甲苯磺丁脲、甲硝唑等可引起药物性溶血性贫血,即属于此类。

(3) Ⅲ型变态反应:又称"免疫复合物型超敏反应"。它是由中等大小可溶性的抗原抗体复合物沉积到局部或全身毛细血管基底膜,激活补体和在血小板、嗜碱性粒细胞、中性粒细胞参与作用下,引起以充血水肿、局部坏死和中性粒细胞浸润为主要特征的炎症反应和组织损伤。属于Ⅲ型的药源性变态反应主要为反复注射抗原(如狂犬病疫苗、胰岛素)后,局部可出现水肿、出血、坏死等炎症反应。

(4) Ⅳ型变态反应:又称"迟发型超敏反应",为 T 细胞介导的一种病理表现。外用抗生素、抗真菌药等化学药品与皮肤蛋白结合或改变其组成,成为抗原,能使 T 细胞致敏。再次接触该抗原后,T细胞便成为杀伤细胞或释放淋巴因子引起接触性皮炎。

近年来,肿瘤免疫治疗(tumor immunotherapy)在临床应用中成为热门领域。它是一种旨在激活人体免疫系统,希望依靠自身免疫功能杀灭癌细胞和肿瘤组织的抗癌疗法。与以往的手术、化疗、放疗、靶向治疗不同,该方法针对的靶标不是肿瘤细胞和组织,而是人体自身的免疫系统。其中,免疫检查点(immune checkpoint)分子是重要的靶点之一。作为免疫系统中起抑制作用的调节分子,免疫检查点对于维持自身耐受、防止自身免疫反应,以及通过控制免疫应答的时间和强度而使组织损伤最小化等至关重要。免疫检查点分子表达于免疫细胞上,将抑制免疫细胞功能,使机体无法产生有效的抗肿瘤免疫应答,肿瘤形成免疫逃逸。目前研究较多的与肿瘤相关的免疫检查点分子主要有 PD1 和CTLA4。免疫检查点抑制剂(immune checkpoint inhibitor)就是针对相应的免疫检查点研发的一些单抗类药物,其主要作用为阻断表达免疫检查点的肿瘤细胞与免疫细胞之间的作用,从而阻断肿瘤细胞对免疫细胞的抑制作用。

免疫治疗带来的一系列副作用有个统一名称,叫"免疫相关不良事件"(immune-related adverse event, irAE)。大约有 2/3 的患者会出现免疫相关不良事件,大约有 1/7 的患者会发生至少一种≥3 级的不良事件。常见的不良反应包括:皮肤毒性(斑丘疹和瘙痒)、疲乏、免疫性肝炎、免疫性肺炎、免疫性肠炎、免疫性肾炎、甲状腺功能减退。

通常将 irAE 分为四级,分别采用不同的治疗方式。1 级不良事件:对症处理,不推荐使用糖皮质激素,可以继续使用免疫治疗。2 级不良事件:局部应用糖皮质激素或全身应用糖皮质激素

［0.5~1mg/（kg·d）］，可以继续使用免疫治疗。3级不良事件：静脉使用1~2mg/（kg·d）泼尼松，连续使用3天后，症状缓解，泼尼松剂量减半，如果症状没有缓解的患者，可考虑联合使用免疫抑制剂治疗如英夫利西单抗、吗替麦考酚酯以及静脉用免疫球蛋白等进行治疗，此时应暂停免疫治疗，后期是否继续使用免疫治疗须谨慎。4级不良事件：静脉使用泼尼松1~2mg/（kg·d）联合使用免疫抑制剂治疗如英夫利西单抗、吗替麦考酚酯以及静脉用免疫球蛋白等进行治疗，若症状缓解，逐渐减量至1mg（kg·d）维持，后逐步减量，6周左右减量至停药，后期永久停用免疫治疗。

其他药源性疾病表现为药物对机体各个系统和脏器的损害。氯霉素、克林霉素、林可霉素、异烟肼、利福平、氯喹、磺胺类、氟奋乃静、甲睾酮、氯磺丙脲、甲氨蝶呤、别嘌醇等常引起黄疸。磺胺类、四环素类、万古霉素、林可霉素、青霉素类、多黏菌素类、头孢菌素类、氨基糖苷类、甲硝唑、非甾体抗炎药、造影剂、化疗药物、环霉素、青霉胺、碳酸锂可致肾损伤。环磷酰胺、白消安、苯丁酸氮芥等可致出血性膀胱炎。氨基糖苷类抗生素可引起第8对脑神经损害，其中庆大霉素所致者在儿童聋哑病因中占50%以上，尤其是2岁以内儿童的发病率高。呋喃西林、呋喃妥因、异烟肼、链霉素、卡那霉素、甲硝唑、甲巯咪唑、吲哚美辛、长春新碱等可致周围神经炎。

口服给药是临床上最方便、最易被患者接受的给药途径。药物引起的消化系统不良反应多种多样，约占全部药品不良反应的20%~40%。吲哚美辛是目前最常见的致消化系统损害的药物之一，阿司匹林、保泰松、糖皮质激素、利血平、胍乙啶、氯化钾等可致消化道溃疡。多种药物还可能引起血液系统、循环系统、呼吸系统损害。

药源性疾病临床诊断的关键是要明确疑似药物与疾病之间的因果关系。药源性疾病的诊断主要是参考病史、用药史（给药剂量、用药时间与发展时间的关系）、临床表现、病理组织学检查及生化学检查。

防治药源性疾病要重视药源性疾病的危害性，医务工作者及社会各界必须重视药源性疾病的危害性，掌握药源性疾病的诊断和防治方法，及时排除药物的危害，用药过程中严密观察，适时调整治疗方案，减少药源性疾病的发生。要加强药源性疾病的监督与管理工作，严格药品质量的监督和管理，一旦发现假劣药品及药品中毒事故，必须及时向卫生行政部门报告，及时发现和终止药源性疾病。要加强药物安全信息的收集和交流，大力发展临床药学和临床药理学工作，加强药物流行病学研究，收集药物安全信息，提高信息的质量和数量，加速信息的交流，临床医生和药师相互促进、相互配合，共同开展临床用药的监测，指导临床合理用药，针对患者不同病情选用药物及剂量等，避免不合理用药和滥用药，提高临床安全用药水平，减少或避免药源性疾病。

防治药源性疾病当以预防为主，最大限度地降低发生率，一旦发生，需准确诊断及时治疗，基本原则同药品不良反应防治。及时停药去除病因是最根本的治疗措施，因为用药时间、发病时间与预后有着密切关系。应找到致病疑似药物并停用，防止药物蓄积中毒。重症患者须进行对症治疗。加速药物从体内排出，减少药物吸收，清除尚未吸收的药物（催吐、洗胃、导泻等），可通过静脉输液促进已吸收的药物排泄。可使用特异性拮抗剂，拮抗疑似药物的药理活性，阻遏药源性疾病的进展。若不能确定何种药物为致病药，则应视患者自身情况，逐一停用或改用其他药物治疗。

第四节　药品不良反应风险管理与沟通

一、药品不良反应风险管理

（一）风险与药品不良反应风险

风险（risk）是指在某一特定环境下、特定时间段内，某种损失或损害发生的机会和可能性。随着人类社会的发展和认识的进步，风险概念的内涵和外延一般认为应包含四个方面：第一，对于任何事情,风险都是客观存在的;第二,风险的大小与当时特定的环境条件有关,与当事人对事物的期望值有关,具有不确定性;第三,风险通常都会带来一定的损失,具有损害性;第四,科学方法可以评估风险。

医学实践的复杂性、不确定性、多变性,导致疾病诊疗成为绝对的高风险过程,包括诊断风险、手术风险、药品风险等。一种药品在为人们带来预期效益(疗效)的同时,也往往伴随着发生有害作用的潜在风险,其中最主要的风险即药品不良反应(即安全性)风险和有效性风险。药品不良反应风险严重时可造成患者的伤残、危及生命;有效性风险则会延误患者的最佳治疗时机,加重疾病发生发展,引发其他严重后果。此外,由于药品具有与个体生命健康的紧密关联性,随之而来的个体化风险较为复杂,风险程度会因为患者的特异质不同而变化。药品与药品联合应用亦可能存在配伍禁忌和不良相互作用的风险。

作为一个系统工程的产品,药品风险可分为药品源性、使用源性二类。药品源性风险主要是指药品在研发、生产及供应过程中存在的风险,药品内在的意外风险(即药品不良反应);使用源性风险主要是指医务人员(医生、药师或护士)和患者在药品使用过程中产生的人为风险。

医生的药品风险主要存在于处方环节:用药指征不明确,无适应证用药;联合用药存在(配伍、药物相互作用)禁忌,或重复用药;违反禁忌证用药;超说明书用药(超适应证、超剂量、超疗程、超给药途径等);滥用药物或过度使用药物;选择某些特殊药品前未获得患者或家属知情同意;与药师、护士、患者沟通不到位而导致的用药问题等。

药师的药品风险主要存在于调剂环节:处方审核未能及时发现用药问题;调剂差错;对患者缺乏必要且充分的合理用药教育;与医生、护士、患者沟通不到位而导致的用药问题等。

护士的药品风险主要存在于给药环节:患者身份辨析差错;没有按照医嘱执行给药频次或给药间隔;溶媒选择不当;未能在输注下一组药液前按要求冲洗管道;未能注意执行特殊的操作要求如避光使用、限制滴速;与医生、药师、患者沟通不到位而导致的用药问题等。

患者在药品使用中的风险主要与其合理用药知识的健康素养不高、用药依从性差有关。患者缺乏安全用药的相关知识,盲目相信广告,迷信偏方秘方,凭自我经验用药,自行更换药品、改变剂量、停药等,导致治疗中断、失败、药品不良反应的发生率增加,甚至死亡。

(二)药品不良反应风险管理

风险管理是人们对风险进行识别、评估、控制、沟通的过程,目标是以最小的成本对风险实施有效的控制,妥善处理风险所致损失后果。风险管理最初应用于金融行业,后逐步应用于各式产品的研发、制造、销售、售后等环节。药品从其研制、生产、流通、使用等全过程都存在着安全风险因素。20世纪90年代,美国食品药品管理局(FDA)率先在药品领域引入风险管理的思想,出台药品风险管理框架。FDA将药品风险管理定义为"贯穿于药品整个生命周期之中,一个反复持续的管理过程,被设计用于优化药品的风险/收益比"。欧盟的药品风险管理定义是"一系列的预警和干预活动,以确认、描述、阻止或最小化药品的相关风险,包括风险沟通和风险最小化干预活动的有效性评估"。2005年国际人用药品注册技术要求协调会(International Council for Harmonization,ICH)发布ICH Q9《质量风险管理》(*Quality Risk Management*)指导原则,确定了风险管理的基本概念。随后美国和欧盟相继将其纳入药品生产质量管理规范(Good Manufacturing Practice,GMP)认证体系,指导药品生产企业进行药品生产质量风险管理。药品风险管理即是利用多种管理方法来记录、评价药品的有关信息,识别、预防、减少药品相关风险,对药品风险/效应进行综合评价,并采取适宜的监督控制策略和方法来干预药品安全,实现效应风险最优化。实际上,药品风险管理就是药物流行病学理念在药品监督管理层面上的最直接体现,是贯穿于药品全生命周期的一个持续过程。任何一个过程、环节、制度、政策、行为的不当或者相互间的不协调,任何一步技术性或管理学问题,最终都会以药品风险问题彰显。

我国药品风险管理正处于概念认同、完善成熟、最终达成共识的时期。2008年7月,国家食品药品监督管理局(State Food and Drug Administration,SFDA)发布"高风险品种风险管理计划推进行动";

2011 年 3 月,卫生部发布新版 GMP,提出了药品质量风险管理的全新的基本要求。我国药品风险管理正稳步发展。但是,21 世纪以来相继发生了"齐二药"事件、"欣弗"事件、"华联甲氨蝶呤"事件、"长春长生疫苗"事件等,引起了人们对药品安全性的极大关注,提醒我们药品不良反应监管工作任重道远。事实上,药品不良反应风险管理应贯穿于药物研发始终,药物合成、制剂、临床前毒理、临床治疗学、免疫、毒理等医药相关的多个学科领域与其关联,人口学、社会学、经济学等制度设计亦涉及其中。需要国家、药品生产企业、医疗机构、个人共同参与,全面合作管理药品不良反应风险。

二、药品不良反应风险沟通

(一) 风险沟通

风险沟通是个体、群体以及机构之间交换信息和看法的相互作用过程,这一过程涉及多侧面的风险性质及其相关信息,它不仅直接传递与风险有关的信息,也包括表达对风险事件的关注、意见以及相应的反应,或者发布国家或机构在风险管理方面的法规和措施等。在公共卫生健康领域,风险沟通可简言之:发现和传播潜在的或已经出现的健康风险信息,确定传播内容的沟通方式和沟通渠道,以便于患者和医疗卫生专业人士在治疗时使用最佳方案。

药品不良反应风险管理是需要反复评价、不断改进的一种药品安全管理模式,其风险沟通则贯穿风险管理的各个环节,在一定程度上决定着风险管理的最终结果。不恰当的风险沟通会引起公众(患者)的负面情绪,破坏其信心;良好的风险沟通则能够为焦虑的公众(患者)提供信息支持,平复公众(患者)的紧张情绪,鼓励合作,治愈疾病,拯救生命。

药品不良反应风险沟通涉及政府相关部门、药品生产企业、药品流通企业、医疗卫生专业人士和公众(患者)各方。其中,政府相关部门和药品生产企业是药品不良反应风险沟通的主要责任方,而医疗卫生专业人士和公众则是沟通的主要对象。

(二) 美国药品不良反应风险沟通的方法

美国 FDA 一直致力于评估药品不良反应风险。2007 年 6 月,FDA 成立了风险沟通咨询委员会(Risk Communication Advisory Committee)。该委员会的主要职责是:提供更好的用药建议,提供再评估相关实验数据,与相关人员沟通风险 - 效益信息,以便公众可以科学地自行判断和使用药品。

FDA 综合运用多种方法与公众交流药品安全信息,对于具体的沟通对象采用不同的风险沟通方法。FDA 通常在收到药品不良反应风险信息后,根据数据的可靠性、评估的风险等级、事件的严重程度、药品使用与不良反应间的关联度、药品使用范围等因素,综合考虑决定采取何种具体的信息沟通方法(表 11-1)。同时,在互联网时代,公众可以便捷地获得药品的临床使用信息、关于用药错误和医药产品的损害信息。

表 11-1　美国 FDA 药品不良反应风险沟通方法一览表

风险沟通方法	沟通内容	沟通对象
处方药药品标签	安全有效使用该药品的重要基本信息	医疗卫生专业人士
面向患者的处方药标签	安全有效使用该药品的重要基本信息	患者
非处方药(OTC)标签	安全有效使用该药品的重要基本信息	消费者
公共健康咨询	新出现的药品安全事件的信息、建议或其他重要的公共健康信息	公众
患者信息专栏	采用通俗文字的简明的特殊药品重要信息(紧急情况下包括警告信息)	患者、消费者、公众
给医疗卫生专业人士的信函	重要的紧急的药品安全事件的背景、发生信息及临床决策建议	医疗卫生专业人士

（三）我国药品不良反应风险沟通的现状

我国药品不良反应风险管理虽然起步晚，但各级政府和相关机构非常重视药品安全风险沟通，国家颁布了多部法律法规，明确相关部门在药品不良反应风险管理中的主体责任。国家相关部门作为药品安全风险信息沟通链的核心环节，一方面接受各方上报的风险信息并进行评估分析，另一方面需要决定控制策略，针对不同人群发布传递风险信息。我国建立了国家药品不良反应监测系统（http://www.adrs.org.cn/）收集整理药品安全信息，定期发行出版《药品不良反应信息通报》。

总体来说，我国的药品不良反应风险沟通制度尚有待完善，风险沟通还没有自成体系，特别是政府与药品生产企业之间、企业与医疗卫生专业人士之间的沟通渠道还不够健全。此外，作为药品不良反应风险信息的接受者和信息的验证者，我国公众对药品不良反应风险认识普遍不足，未能形成准确及时有效的风险沟通，对出现安全问题的药品往往持全盘否定态度。因此，对公众（患者）进行科学健康素养教育非常必要。

（四）药品不良反应风险沟通的要点

在药品不良反应风险沟通过程中，药师特别要注意应用通俗易懂的语言与患者沟通药品不良反应的风险信息。在用药教育或咨询阶段，药师应告知患者近期正在服用的所有药品名称、用法用量、注意事项、可能会有的不良反应等。在解释已发生药品不良反应时，药师应全面回顾患者病史、既往用药史和药物过敏史，了解此次药品不良反应的发生是否存在用药禁忌、药物不良相互作用、同类药物过敏等，从药品说明书和文献资料中获取患者此次用药是当前药物治疗的最佳方案的循证医学证据，向患者解释药物药理作用的双重性，教育患者正确理解和处理药品不良反应。

实训项目十一（一）　药品不良反应/事件分析与药品不良反应报告撰写实训

【实训目的】

1. 通过医疗机构现场实训，使学生了解药品不良反应/事件发生的一般情况和特点，掌握药品不良反应/事件的相关基本知识，培养学生观察、分析问题的能力。

2. 撰写药品不良反应报告，使学生掌握"药品不良反应/事件报告表"的撰写规范。

【实训条件】

分管教学工作的院系领导或带教老师与相关合作医院联系，获得对方支持，实地调研该医院药品不良反应/事件发生的一般情况；不具备开展实地调研的学校，可建立一间模拟病房进行模拟实训。

【实训要求】

1. 带教老师提前与相关医院联系，就实训内容、安排与对方详细沟通，并制订详细实训计划。

2. 实训学生必须掌握药品不良反应/事件相关理论知识，了解药品不良反应报告格式、撰写要求。

【实训准备】

1. 实训学生根据实训要求，查阅相关资料，补充相关知识储备。

2. 制订合理的调查方案和实施具体计划。

【实训内容】

学生分组进行药品不良反应/事件分析实训。内容包括如下。

1. 床边查视患者，了解患者基本情况。

2. 现场阅读病历，了解用药情况、不良反应/事件主要表现、处理和预后等。

3. "药品不良反应/事件报告表"撰写。

【实训过程】

1. 在带教老师带领下,学生以 8~10 人为一组,到所联系的医院实地进行药品不良反应 / 事件调查;或由学生分别扮演临床药师、医生、护士、患者、患者家属等进行情景模拟实训。并对所调查到的药品不良反应 / 事件基本情况进行分析。

2. 调查过程中积极询问患者基本情况、用药情况、不良反应 / 事件主要表现、处理和预后;进行不良反应关联性评价,并进行详细记录。

3. 调查结束后,参与实训的学生每人填写一份"药品不良反应 / 事件报告表",带教老师进行现场集中讲评。

实训路径示意图见实训图 11-1。

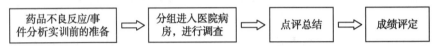

实训图 11-1   药品不良反应 / 事件分析与药品不良反应报告撰写实训路径示意图

【实训考核】

1. 各组学生在预先充分讨论的基础上推选 1 名代表做总体汇报,其他同学做补充。

2. 带教老师在汇报和答辩结束后进行点评和总结,指出各组在实训过程中好的表现和不足之处。

3. 带教老师根据每名同学提交的"药品不良反应 / 事件报告表",以及各组对所调查的药品不良反应 / 事件分析情况等进行综合评分。

实训项目十一(二) 药品不良反应宣教模拟实训

【实训目的】

通过模拟实训,使学生了解与患者进行药品不良反应宣教方法,掌握基本的用药宣教沟通技巧。

【实训条件】

联系附属医院,或建立一间模拟病房进行模拟实训。

【实训要求】

1. 带教老师制订详细的药品不良反应宣教计划。

2. 实训学生必须掌握药品不良反应宣教相关的理论知识和沟通技能。

【实训准备】

1. 实训学生根据实训要求,查阅相关资料,补充相关知识储备。

2. 制订合理的宣教方案和实施具体计划。

【实训内容】

学生分组进行药品不良反应宣教实训。包括以下内容。

1. 床边查视患者,了解患者基本情况。

2. 现场阅读病历,了解用药情况、不良反应 / 事件主要表现、处理和预后等。

3. 进行药品不良反应宣教。

【实训过程】

1. 在带教老师带领下,学生以 8~10 人为一组,到所联系的医院实地进行药品不良反应宣教;或由学生分别扮演临床药师、医生、护士、患者、患者家属等进行情景模拟实训。

2. 宣教过程中积极询问患者基本情况,用药情况,不良反应 / 事件主要表现、处理和预后;宣教之后,参与实训的学生每人填写宣教活动评分表,带教老师进行现场集中讲评。

实训路径示意图见实训图 11-2。

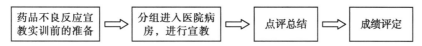

实训图 11-2　药品不良反应宣教模拟实训路径示意图

【实训考核】

1. 各组学生在预先充分讨论的基础上推选 1 名代表做总体汇报,其他同学做补充。

2. 带教老师在汇报和答辩结束后进行点评和总结,指出各组在实训过程中好的表现和不足之处。

3. 带教老师根据每名同学药品不良反应宣教表现进行综合评分。

【思考题】

1. 如何发现和处理住院患者和门诊患者的药品不良反应 / 事件?

2. 哪些患者、哪些药物容易发生药品不良反应 / 事件?

3. 如何在满足知情同意的原则条件下有效开展药品不良反应宣教,提升患者治疗依从性?

第十一章
目标测试

（徐　峰）

第十二章

治疗药物监测与个体化给药

第十二章
教学课件

第一节　治疗药物监测

一、概念及意义

（一）概念

安全性和有效性是药物治疗过程需要重点监护的内容。一般而言,药物的安全性和有效性与药物剂量密切相关,药物剂量不足可导致治疗无效。而用药过量则可能会产生毒性、诱发药源性疾病甚至危及生命。临床研究表明,同一药物即使给药剂量、给药途径相同,但由于个体差异等因素的影响,不同患者的疗效和安全性可存在很大差异。

20世纪60年代,临床研究相继报告了普鲁卡因胺和地高辛的药物效应与其血药浓度的关系。人们发现血药浓度比药物剂量更具有临床意义,可作为药物效应的客观依据,指导临床用药。基于对血药浓度和治疗效果相关性的认识,医务人员可合理选择和使用药物,以获得最大疗效和避免药物不良反应。对于一些安全范围窄、个体差异大或需要长期使用的药物,开展血药浓度监测可有效促进临床安全、有效地应用药物。随着临床药理学、药动学和现代分析检测技术的发展,治疗药物监测(therapeutic drug monitoring,TDM)逐渐崛起,成为药物治疗领域的一门重要新兴学科。

根据2011年国际治疗药物监测与临床毒理学协会(International Association of Therapeutic Drug Monitoring and Clinical Toxicology)的定义,TDM指在药物治疗过程中测定药动学、药效学和疾病进程的相关标志物,并对测定结果进行科学合理的解释,应用于药物治疗的临床决策。标志物一般指外源性药物,也包括因生理或病理性缺乏而进行替代治疗的内源性物质。此外,TDM不仅包括测定体内的药物浓度,还包括应用药动学原理计算药动学参数,结合临床药理学和疾病进程探讨药物剂量、浓度和效应三者的关系,从而拟订最佳的给药方案,提高药物疗效和减少不良反应的发生,达到用药安全有效的目的。

TDM的定义有狭义和广义两种。狭义的TDM指通过测定体内药物浓度调整患者的给药方案,以降低毒副作用或提高疗效。随着对药动学和药效学理论研究的深入,进一步开展了基于血药浓度,结合个体特征参数,来设计给药方案,维持个体的有效治疗浓度的工作。此外,药物的有效性与安全性不仅与体内药物浓度有关,同时受体内药物作用靶点、药物转运体和药物代谢酶及其相关基因差异性的影响。基于遗传药理学理论,国内外陆续开展了药物作用靶点、药物转运体和药物代谢酶的相关基因检测,以此设计或调整给药方案。因此,广义的TDM不仅包含药物浓度测定,还涉及药物基因组学、临床药理学、生物药剂学、药物治疗学、分子生物学、生物统计学等多学科知识。为了更好地提供药学服务,临床药师必须掌握相关理论知识,研究和解释药物个体差异的原因,揭示药物剂量和效应的关系,实施个体化的药物治疗。

（二）意义

早在20世纪60年代,在欧美发达国家临床实验室已常规开展TDM工作。随后,我国在一些有条件的医院也逐步开展了TDM。在保证药物治疗的安全、有效方面,TDM发挥了积极的作用,使临床药物治疗水平迈上了新台阶。特别是20世纪80年代,因器官移植术的日臻成熟和免疫抑制剂的广泛应用,我国的 TDM 迅速发展,药学、检验、临床实验室等多学科的共同参与,形成了一支重要的个体化医学技术力量。TDM 为器官移植、神经疾病(癫痫)、呼吸疾病(哮喘)、心血管疾病的个体化药物治疗提供了科学手段,其重要意义如表 12-1 所示。

表 12-1　治疗药物监测(TDM)的意义

意义	评价
判别依从性	TDM 监测结果显示药物浓度接近零、远低于治疗浓度或者波动大时,提示患者为完全不依从或部分不依从
个体化给药	某些药物的代谢或者消除可受到生理和病理状态的影响,如肝肾功能不全的患者,老年人、儿童、孕妇等特殊人群,可根据 TDM 结果调整给药方案
避免不良事件	TDM 可有效减少不良事件的发生,避免药物中毒
节约医疗支出	TDM 可提高患者的用药安全,进而缩短住院时间,节省医疗支出
探寻药物治疗无效的原因	如果药物对某些患者没有治疗效果,可能是因为吸收不良,或者基因变异导致的药物代谢差异。TDM 可有效识别是否是由于药物暴露不足所致

1. 判别依从性　药物作为疾病的预防性用药(如苯妥英用于预防癫痫发作)时,若患者依从性差,则极易引起严重后果。此时,应通过体内药物浓度的监测,评价患者的依从性。通过治疗药物监测,亦可以加强患者对连续服药必要性的认识,更好地服从药物治疗方案。

尽管依从性的判断可通过患者自我报告、药片计数等方法评价,但是 TDM 对于依从性的评价是更为客观的方法。当药物治疗效果不佳时,可通过测定体内的药物浓度来判断患者的依从性。

2. 个体化给药　除了患者的依从性,药物治疗的安全性和疗效还依赖于诸多因素,包括生物利用度、清除率、是否与食物同服、患者的病理和生理情况、是否吸烟等。患者的基因多态性对于确定药物的体内处置过程、药物效应及安全性也十分重要。据统计在众多药物治疗无效的案例中,30%~60%的案例是上述因素导致的。建立在 TDM 基础上的药物治疗,可通过给药方案的个体化调整,极大地降低治疗失败率。

3. 避免不良事件　TDM 有助于避免因药物相互作用造成的严重不良反应,同时也可降低药物的毒性反应。例如甲硝唑和白消安之间存在药物相互作用,甲硝唑可降低白消安清除率,导致白消安的血药浓度升高。通过监测白消安的药物浓度,减少白消安给药剂量,可以避免白消安的不良反应。

4. 节约医疗支出　TDM 可提高治疗效果,并降低药物毒性和不良反应的发生率,从而节约医疗支出。例如通过对氨基糖苷类抗生素进行治疗药物监测,可显著降低其肾毒性。从药物经济学考虑,对氨基糖苷类进行治疗药物监测的花费远远低于处置肾毒性不良反应的花费,且可缩短平均住院时间。因此,TDM 可降低毒性反应发生的概率,很大程度上节省了医疗支出。

5. 探寻药物治疗无效的原因　常规 TDM 有助于研究药物治疗无效的原因。除了依从性差,其他多种因素也可造成药物治疗无效。例如,服用相同剂量的抗精神病药氨磺必利,有的患者有效,有的患者无效,而治疗无效患者的血药浓度显著低于症状改善患者的血药浓度。为了达到预期的治疗效果,氨磺必利的最佳血药浓度为 100μg/L。氨磺必利的治疗药物监测对于其临床决策的制订具有非常重要的意义。

二、原理及应用范围

(一)原理

药物效应与达到作用部位或受体的药物浓度密切相关,而药物在作用部位或受体的浓度直接与血药浓度有关,因此测定血药浓度可间接地作为衡量药物在作用部位或受体的浓度的指标。

1. 药物效应与靶组织浓度　大多数药物在一定的剂量范围内,药物效应与作用部位的浓度(靶组织浓度)呈正相关。药物的效应包括药物的治疗作用和毒副作用,均通过药物和靶位上的受体等物质间的相互作用产生。这种相互作用符合质量作用定律。因此,药物效应的强弱和持续时间取决于作用部位的药物靶组织浓度。实验表明:普鲁卡因胺在体外心脏灌流试验中,心肌电生理作用与灌流液中普鲁卡因胺的浓度呈正相关,调整药物浓度或停止给药,药理作用相应地变化或消失。理想的TDM应直接监测作用部位的药物浓度,但多数药物的作用部位为人体的组织器官。对于这些部位的取样,在技术上有难度且不易为患者所接受。可以考虑利用血药浓度或其他易于获取的体液药物浓度作为靶组织浓度的替代指标,调整剂量和药物的效应。

2. 血药浓度与靶组织浓度　血液中的药物在药物体内过程中起着枢纽作用,除局部用药外,绝大多数药物都是由血液循环转运到受体部位,与受体结合产生药物效应。同时,进入体内的药物经由血液循环分布到肝脏和肾脏,经代谢或排泄消除。研究发现,药物在体内达分布平衡时,虽然血液和组织器官部位的药物浓度往往并不相等,但对绝大多数药物,特别是以被动转运方式分布的药物,其血药浓度与组织器官部位的药物浓度的比值则是恒定的,即血药浓度与组织器官部位的药物浓度之间存在着相关性。

(二) 应用范围

个体对药物的耐受程度有所不同。通过 TDM 测定血药浓度或其他体液浓度,并应用药动学理论制订、调整剂量,实施个体化的精准用药。但对于安全范围大或可以直接通过疗效观察的药物治疗,可无须实施 TDM。

1. 须行治疗药物监测的药物

(1) 治疗指数低、安全范围窄、毒副作用大的药物:一些药物的治疗浓度范围和中毒浓度十分接近,极易发生中毒。如地高辛的治疗浓度范围是 0.8~2.0μg/L,而大于 4μg/L 即为中毒浓度。因治疗浓度与中毒浓度十分接近,血药浓度稍高即可出现严重的毒性作用。

(2) 相同剂量而血药浓度个体差异大的药物:一些药物由于受遗传、环境及病理因素的影响,血药浓度个体差异较大,容易产生严重不良反应,如三环类抗抑郁药阿米替林、锂盐等。

(3) 具有非线性药动学特性的药物:某些药物具有非线性药动学特性,血清或者全血的药物浓度与给药剂量的相关性差,当剂量增加到一定程度时,剂量再稍有增加,血药浓度便急剧上升,极易引起中毒,如苯妥英钠、茶碱等。

(4) 可能发生严重不良事件的药物(如引起住院治疗、不可逆性的器官损伤甚至死亡):进行 TDM可以避免严重不良事件。比如环孢素用于器官移植术后预防排斥反应的发生。由于相关毒性反应发生的滞后,很难以临床疗效判断剂量是否得当。只有通过 TDM 将血药浓度控制在有效浓度范围内,以保证长期用药的有效性和安全性。

常见 TDM 的药物和参考浓度范围见表 12-2。由于患者群体不同,治疗范围也可有较大差异,表 12-2 中的数据仅供参考。

表 12-2　常见的监测药物及其参考浓度范围

药物类别 / 药物	推荐的参考浓度范围	
	谷浓度	峰浓度
抗惊厥药		
建议常规监测		
苯妥英	10~20μg/ml	没有要求
卡马西平	4~12μg/ml	没有要求

续表

药物类别 / 药物	推荐的参考浓度范围	
	谷浓度	峰浓度
苯巴比妥	15~40μg/ml	没有要求
扑米酮	5~12μg/ml	没有要求
丙戊酸	50~100μg/ml	没有要求
氟硝西泮	10~75μg/L	没有要求
需要时监测		
加巴喷丁	2~10μg/ml	没有要求
拉莫三嗪	3~14μg/ml	没有要求
心血管药物		
建议常规监测		
地高辛	0.8~2μg/L	没有要求
普鲁卡因胺	4~10μg/ml	没有要求
乙酰卡尼	4~8μg/ml	没有要求
奎尼丁	2~5μg/ml	没有要求
利多卡因	1.5~5.0 μg/ml	没有要求
需要时监测		
胺碘酮	1.5~2.5μg/ml	没有要求
氟卡尼	0.2~1.0μg/ml	没有要求
美西律	0.5~2.0μg/ml	没有要求
普萘洛尔	50~100μg/L	没有要求
维拉帕米	50~200μg/L	没有要求
妥卡尼	5~12μg/ml	没有要求
抗哮喘药		
建议常规监测		
茶碱	10~20μg/ml	没有要求
咖啡因	5~15μg/ml	没有要求
抗抑郁药		
建议常规监测		
阿米替林	120~150μg/L	没有要求
去甲替林	50~150μg/L	没有要求
多塞平 + 去甲多塞平	150~250μg/L	没有要求
丙米嗪 + 地昔帕明	150~250μg/L	没有要求
锂盐	0.8~1.2mEq/L	没有要求
需要时监测		
氯氮平	200~400μg/L	没有要求
氟西汀 + 去氧氟西汀	300~1 000μg/L	没有要求
舍曲林	30~200μg/L	没有要求
帕罗西汀	20~200μg/L	没有要求

续表

药物类别 / 药物	推荐的参考浓度范围	
	谷浓度	峰浓度
免疫抑制剂		
建议常规监测		
环孢素 *	100~400μg/L	800~1 500μg/L
他克莫司 *	5~15μg/L	没有要求
西罗莫司 *	4~20μg/L	没有要求
依维莫司 *	3~8μg/L	没有要求
吗替麦考酚酯	1~35μg/L	没有要求
抗肿瘤药		
建议常规监测		
甲氨蝶呤	视适应证而定	视适应证而定
需要时监测		
白消安	600~920μg/L	没有要求
氟尿嘧啶	2~3μg/ml	没有要求
抗生素		
建议常规监测		
阿米卡星	<8μg/ml	20~35μg/ml
庆大霉素	<2μg/ml	5~10μg/ml
妥布霉素	<2μg/ml	5~10μg/ml
万古霉素	10~20μg/ml	没有要求
需要时监测		
环丙沙星	0.5~3μg/ml	3~5μg/ml
异烟肼	可能无法检测	5~15μg/ml
利福平	可能无法检测	8~24μg/ml
乙胺丁醇	可能无法检测	2~6μg/ml

注：*表示采用全血测定而非血清或血浆测定。

如表 12-2 所述，根据血药浓度与治疗作用和毒性反应间的关系，可确定药物的参考血药浓度范围及中毒水平，为 TDM 的开展尤其是血药浓度测定结果的解释和判断提供参考依据。但这些血药浓度范围和中毒水平均为群体的平均值。由于个体间靶器官、组织或细胞对药物反应性存在差异，因此在判断和解释 TDM 结果时，须结合患者的具体临床表现及治疗效果。

2. 须行治疗药物监测的场景

（1）长期药物治疗：慢性病患者需要长期使用某些药物时，为避免发生药物蓄积中毒，应定期监测血药浓度，如抗躁狂药碳酸锂。此外，有的药物长期使用可以产生耐药性，还有些药物长期使用可影响药物代谢酶的活性而引起药效变化，当药效发生不明原因的改变时，可通过测定血药浓度判断。

（2）判断药物过量或剂量不足：某些药物的过量中毒表现与其所治疗疾病的症状很类似，而临床难于明确鉴别时，可通过监测血药浓度判断。如普鲁卡因胺治疗心律失常时，过量也会引起心律失常，苯妥英钠中毒引起的抽搐与癫痫发作不易区别等。这些均可通过监测血药浓度加以判断。

（3）特殊给药方案：采用特殊给药方案时，如肿瘤患者使用大剂量的化疗药物时，需要密切监测患者的血药浓度，以防发生严重的毒性反应。

（4）特殊人群：当特殊人群需使用某些药物应注意监测其血药浓度，以确保用药安全。例如肾功能不全患者使用主要经肾排泄的药物（如氨基糖苷类、洋地黄类等），肝功能不全患者使用主要经肝脏代谢的药物（如茶碱等），可造成血药浓度升高而产生毒性反应。

（5）合用多种药物：因治疗需要，合并使用多种药物时，易引起药物间的相互作用，故须对易发生毒性作用的药物进行 TDM。

（6）难以解释的临床表现：如药物治疗效果不佳，怀疑依从性不佳导致的治疗失败，剂量调整情况下出现毒副作用等。

（三）一般原则

药物在血液或其他体液中的浓度很低，应使用高灵敏度、高精密度的微量、超微量分析方法进行 TDM。而采用这些方法，常需消耗一定的人力和物力。滥用 TDM 将会造成不必要的浪费。尽管表 12-2 为临床上 TDM 的药物选择提供了参考，但即使在应用这些药物时，也应结合具体情况，考虑 TDM 的结果对于临床的实际意义后决定是否行 TDM。

实施 TDM 时须考虑以下问题，明确 TDM 的临床意义：①需要 TDM 的药物是否最符合患者的病情需要？例如，当其他抗生素更为有效时，却使用氨基糖苷类抗生素并辅以 TDM 是不合理的。②如果存在可靠易行的临床指标能够判断药物的效应，则测定血药浓度的意义不大。例如，监测血压能更准确、更直接反映抗高血压药的降血压效果，一般临床无须测定抗高血压药的血药浓度。③血药浓度与药物疗效的关系是否适合病情？例如，氨基糖苷类抗生素治疗泌尿系统感染时的疗效并不取决于血药浓度，而是尿药浓度。④是否存在患者或其他因素干扰药动学参数的准确性，导致 TDM 结果的无法解释？例如，截瘫患者使用主要由肾清除的药物时，由于血清肌酐值变异较大，通过血清肌酐值求得的肾清除率并不代表肾功能，故不能根据肾清除率和血药浓度的结果调整剂量。⑤如果疗程较短，患者在治疗期间可能无法受益于 TDM。⑥血药浓度测定的结果是否可提供有用的信息，改变临床决策？

三、实施方法

符合前述 TDM 指征的药物或场景，可考虑实施 TDM。在实施过程中，首先须根据药物的药动学和药效学特点，选用合适的生物样本；其次在药动学和药效学相关理论的指导下，进行适宜的采样；然后应用符合要求的生物样本分析方法，对样品进行预处理和药物浓度测定；最后结合患者个体情况，对监测结果进行合理的分析和解释，制订个体化给药方案或临床决策。以下分别从 TDM 方案设计、样本采集、样本测定、数据处理和结果解释五个方面进行阐述。

（一）方案设计

TDM 的方案设计须结合患者的临床表现以及药物的药动学、药效学特征和相关理论，根据 TDM 的目的，设计科学、完整的 TDM 方案，以确保 TDM 的顺利实施和完成 TDM 的目标。TDM 方案主要包括如下内容。

1. 确认实施 TDM 是否具有适宜的指征：明确 TDM 的目标，如判断依从性、是否药物中毒、调整剂量等。

2. 确定所需测定的生物样品类型：一般多采取血液样品，测定药物的血浆、血清或全血总浓度。特殊情况下亦可测定唾液、脑脊液、尿液等其他体液样品中药物的浓度。

3. 确定适宜的生物样品采集时间、采样量、样品保存方法和预处理方法等。

4. 选择合适的药物浓度检测方法，保证测定结果的准确和可靠。

5. 根据患者自身情况和期望达到的治疗效应,确定有效治疗浓度,并与测定浓度比较,结合药效、毒副作用及其他临床指标,合理解释和应用监测结果。

6. 如有必要,根据药动学和药效学原理,设计或调整给药方案,包括给药途径、剂型、剂量、间隔等。

在实际工作中,一般由临床医生或药师填写 TDM 申请单,除了说明 TDM 的目的、测定的药物,还应填写有关患者生理、病理、用药剂量和时间等详细情况,以供分析结果时参考。

(二) 样本采集

1. 常用标本　TDM 中常用的体液标本包括血液、尿液、唾液、脑脊液和乳汁等,以下简要介绍常用的生物标本类型。

(1) 血液:血液是 TDM 工作中最常使用的标本,包括血浆、血清和全血。一般通过采集静脉血获取。大部分药动学的资料均是通过对血药浓度的研究获取的。一方面是由于大多数药物的血药浓度和靶位药物浓度成比例,与药物效应存在量效关系;另一方面是血液样本也易于采集。

血浆是在全血中加入肝素、草酸盐或枸橼酸盐等抗凝剂,经离心后而得,约为全血量的 50%。肝素是制备血浆时最常用的抗凝剂之一,能阻止凝血酶原转化为凝血酶,从而抑制纤维蛋白原形成纤维蛋白。一般 1ml 的全血需加 0.1~0.2mg 的肝素,血样和抗凝剂应轻轻旋摇至混合均匀,不可剧烈振摇,以避免血细胞破裂产生溶血。

血清则是在血液中纤维蛋白原等凝血因子的影响下,血凝后析出的澄清黄色液体,经离心后获得,其量为全血量的 30%~50%。血凝过程与温度有关。当室温较高时,血凝后 30 分钟内可分离血清。当室温较低时,血凝过程较慢,可将血液置 37℃下,加速血清析出,但此过程必须考虑药物的稳定性。

全血指的是含有抗凝剂的血液。抗凝剂应根据具体的测定要求选择。少数药物的血浆浓度与红细胞中的浓度不成正比或全血浓度能更好地反映药物效应时,需要测定全血浓度,如免疫抑制剂环孢素、他克莫司、西罗莫司等。全血的预处理须注意避免溶血,溶血后血红蛋白等可能会给分析测定带来干扰。

近年来,开展了干血纸片法(dried blood spot)用于全血样本的收集和保存。该法将全血滴加在滤纸片上,干燥后得到干血斑块。经溶剂萃取后,分析干血斑中的待检测组分的方法。干血斑比全血更为稳定,所以其储存及运输成本远低于全血。另外,干血纸片需要采集的样本量较少,因此干血纸片在需要多次采样来进行检测中有着特定的优势。现该法常用于抗癫痫药的检测。

(2) 尿液:尿液中药物浓度的测定可用于药物剂量回收、药物肾清除率、药物体内代谢及生物利用度的研究,也可用于乙酰化代谢和氧化代谢的快、慢型测定等。虽然收集尿液无任何损伤,但在 TDM 的实际工作中甚少以尿液为标本。原因是尿液 pH、尿液生成速率以及肾小管对药物重吸收等因素使得尿液中药物浓度波动较大,其与血药浓度的相关性较差,将尿药浓度的测定结果用于药物效应的解释会遇到较大的困难。但对治疗泌尿系统感染的药物,可产生肾小管损害的药物,监测尿药浓度则更有意义。

(3) 唾液:采集唾液几乎无损伤,易被患者尤其是儿童所接受。与血浆相比,唾液中蛋白量少,唾液中的药物几乎均以游离态存在,并和血浆中游离药物浓度关系密切,较总血药浓度更能反映组织和受体的药物浓度。但是,唾液 pH 在 6.2~7.6 范围波动,唾液 pH 的波动将改变药物在血浆和唾液间的解离度和分配比。唾液药物浓度与血浆游离药物浓度比值出现波动。此外,唾液分泌量及成分受机体功能状态影响,一些扩散慢的药物难以和血液中的药物达分布平衡。

有关唾液药物浓度与药物效应间关系的资料较少,因此以唾液为标本进行 TDM 时,结果的解释和评价多通过建立唾液与血药浓度间的关系,再参考后者的资料进行。例如,应用唾液进行锂盐的 TDM。该药以主动转运的方式进入唾液,唾液浓度可为血浆的 2~3 倍。对于同一个体,药物达稳态浓度后,血液和唾液间的比值相当恒定,故临床可以参考唾液的药物浓度。唾液标本的收集宜在自然分泌状态下进行,或用特制的负压吸管采集。唾液采集后,应立即测定其 pH,以便解释结果时参考。

2. 采样时间 TDM 工作中取样时间对其测定结果的临床价值有较大影响,是开展 TDM 工作必须考虑的基本问题。应根据 TDM 的目的及患者具体情况、药物的给药途径和药物的半衰期等药动学特征,确定取样时间。

一般而言,80% 的样本采集时间为谷浓度时间或达峰浓度时间。一般而言,谷浓度时间指下次给药前即刻,操作时一般允许的采样时间窗为 30~60 分钟。而对于半衰期短的药物,如氨基糖苷类抗生素和咖啡因等,允许的采样时间窗为 <30 分钟。对于半衰期长的药物,不得在下次给药前 5~6 小时采样。

若药物仅在一个较小的浓度范围内有效或易产生毒性,可采集峰浓度(最大血药浓度)的样本。不同药物的达峰浓度时间不同,且与给药途径有关。如服用环孢素微乳制剂,在空腹服药后的 2 小时达峰浓度时采样。

有的药物 TDM 时需同时采集谷浓度时间和达峰浓度时间样本。如氨基糖苷类药物峰浓度用于判断药物的疗效,谷浓度用于判断药物的毒性反应。

由于锂盐和地高辛的吸收和分布时间较长,药物口服后达到分布平衡后,方能取样。锂盐须在给药后 10~12 小时后取样,而地高辛取样时间至少应在给药后 6~8 小时,最佳在 12 小时左右。

此外,对于急性药物中毒的诊断应立即取样测定,并可根据临床需要,在必要时取样,以监测抢救效果。

(三) 样本测定

1. 样品预处理 TDM 工作中,除少数方法可直接应用收集的标本供测定外,大多需进行必要的预处理。预处理的目的是在不破坏待测药物的化学结构的前提下,用适当的方法尽量减少干扰组分,浓缩纯化待测物,以提高检测的灵敏度及特异性,并减少对仪器的损害。预处理的常用方法包括去蛋白、提取和化学衍生化反应。

(1) 去蛋白:TDM 常用的血清(浆)、唾液或尿液等都或多或少地含有蛋白质,并对多种测定方法构成干扰,还可造成仪器的污染和损害。去蛋白的方法有沉淀离心法、层析法、超滤法和超速离心法等。其中以沉淀离心法最为简便快捷。在此过程中,常结合提取的要求,选用合适的酸、碱和有机溶剂,与提取同步进行。由于药物和血浆蛋白的结合,大多是通过离子键、氢键、范德华力等较弱的作用力形成。当使蛋白质变性沉淀时,这种结合也同时被破坏,释放出药物,因此用沉淀离心法去蛋白处理的体液标本,最后测得的药物浓度应是包括游离药物和与蛋白结合的药物两部分的总浓度。显然,若需要单独测定游离药物浓度时,不能采用此法,而应选用层析法、超滤法或超速离心法。这样既可去除蛋白,又不至于使蛋白结合的药物释出。

(2) 提取:为了尽可能选择性地浓缩待测组分,排除其他组分的干扰,提高检测的灵敏度,并改善检测方法的特异性,须对待测组分进行提取。常用的提取方法包括液-液提取法和液-固提取法两种。

1) 液-液提取法:大多数药物都是有机化合物且多为弱酸、弱碱,在不同 pH 的溶液中,药物可发生程度不等的解离。因此,应选用待测物溶解度高、与生物样本不相混溶,也不发生乳化的有机溶剂,并根据待测物的酸碱性和 pK_a,酸化或碱化样本,使待测物尽可能多地以脂溶性高的分子态存在,从而主要分配到有机溶剂中。处理后,可使极性大的干扰成分被排除。离心分离有机相和水相,即可达到提取的目的。若必要,可按上述原理将待测成分再转提到 pH 适当的水相中,进一步排除高脂溶性的干扰物质。此类方法中样本和提取介质均为液相,故称"液-液提取法"。

2) 液-固提取法:又称"固相柱提取法"。根据待测物的理化性质选用合适的常压短色谱柱,如疏水性填料柱,待标本(多经去蛋白处理)通过该柱后,以适当强度的溶剂洗脱,选择性收集含待测组分的洗脱液部分,达到提取目的。此外,也可用强度不同的溶剂分次洗脱,仅收集待测组分含量高的洗脱液。固相提取柱已有商品化产品。回收率稳定、提取特异性佳是该法的优点。

3) 化学衍生化反应:用光谱法和色谱法检测药物时,可根据待测物的化学结构和检测要求,通过化学衍生化反应,特异性地引入显色、发光基团,提高检测的灵敏度和特异性。气相分析时,常需使待测物硅烷化、烷化、卤化和酰化等,以增加待测物的热稳定性和挥发性,改善分离效果和适用于特定的检测器。用高效液相色谱柱前衍生化分离测定手性异构体药物,则需在待测物中引入手性拆分基团。

2. 常用分析测定技术　生物基质中药物浓度的测定技术是 TDM 的重要组成部分。从本质上说,药物都是化学物质,其检测方法均为分析化学的常用技术。但药物在体液中的浓度常很低(mg/L 或μg/L 水平)且所采集的样本量往往较少,需要高灵敏度且稳定的检测方法。同时,待测样本来自临床患者,由于内源性物质、合并用药等因素的存在,样本成分较复杂,要求分析方法具有较好的专一性。此外,为配合临床治疗,检测结果需要快速回报,故应选用分析周期短的方法。因此,TDM 对测定方法的灵敏度、专一性、准确度、精密度和粗放度等均有较高的要求。以下对常用检测技术进行介绍和评价。

(1) 免疫法:一般而言,药物都是半抗原或抗原,可引起过敏反应。若能制备药物相应的特异性抗体,则可根据抗原 - 抗体反应的特异性,应用免疫化学法来检测药物。具体而言,即通过定量加入的少量特异性抗体,与样本中相应的抗原或半抗原性药物产生竞争性结合。通过检测和标记药物与抗体结合的抑制程度,并与标准品比较,实现对样本中的药物的定量。目前,常用的免疫法包括:荧光偏振免疫分析(fluorescence polarization immunoassay,FPIA)、酶联放大免疫测定技术(enzyme-multiplied immunoassay technique,EMIT)和化学发光微粒子免疫法(chemiluminescent microparticle immunoassay,CMIA)等。

免疫法优点是灵敏度高,可达纳克级甚至皮克级的检测水平;所需标本量少,预处理简便,测定快速;分析周期短,可制成商品化试剂盒,并可利用一般生化、荧光自动分析仪进行自动化操作。但是,免疫法易受内源性物质、具相似抗原性或化学结构的其他药物及代谢物的干扰。如地高辛、洋地黄毒苷、地高辛代谢物二氢地高辛,均可与地高辛抗体结合,可使测定值高于实际值。此外,免疫法可测定的药物种类受限,较色谱法少,试剂耗材相对较贵,常无法完成多种药物的测定。但是,鉴于前述优点,免疫法仍是目前 TDM 检测的主要应用技术。

(2) 色谱法:又称"层析法",系通过层析作用,样品中理化性质不同的药物得以分离,再配以合适检测器,可同时完成生物样本中药物的定性、定量分析工作。由于色谱法特异性高,可同时检测同一样本中的不同组分,在 TDM 中得到广泛应用。

薄层色谱法(TLC)是最早发展的色谱技术,虽然不断改进定量点样技术并使用扫描定量,但其灵敏度及重复性仍低于其他色谱法,除用于毒物的检测外,已较少应用。

气相色谱法(GC)和高效液相色谱法(HPLC)采用计算机控制试验条件和数据处理,实现了高效层析分离和检测联机自动化,并可同时完成同一样本中多种药物及其代谢物检测。鉴于 GC 和 HPLC 方法的选择性、灵敏度、准确度和重现性方面的优异表现,常作为评估其他分析测试方法的标准参考方法。此外,高效毛细管电泳(HPCE)技术在手性药物的浓度监测方面具有独特的优势。

近年来发展的气相色谱 - 质谱法(GC-MS)、液相色谱 - 质谱法(LC-MS)、毛细管电泳质谱联用(CE-MS)技术,使色谱分析的检测性能得到进一步提高。随着色谱技术的日趋成熟,其在 TDM 工作中得到了越来越多的应用。

(3) 光谱法:常见方法包括可见光分光光度法、紫外分光光度法、荧光分光光度法,但由于灵敏度低、特异性差的缺点,易受代谢物干扰,这些方法目前已较少采用。而火焰发射光谱法和原子吸收光谱法的特异性及灵敏度均高,可用于金属离子药物的测定,如锂盐、铂盐的测定。

(4) 其他检测方法:抑菌试验曾用于测定体液中的抗菌药物浓度。该方法简便易行,临床细菌室即可开展。但其特异性、灵敏度、重复性均不理想,定量结果易受同时使用的其他抗菌药物的干扰,已较少使用。

通常,大多数须进行 TDM 的药物,均有多种分析方法可供选用。选择检测方法时应首先根据测定药物的有效血药浓度范围,明确检测方法的灵敏度要求;其次,须考虑是否需同时检测多种药物或活性代谢物、可供选用的仪器设备及检测成本等,确定能满足实际要求的检测方法。

3. 质量控制　日常监测过程中,须对实验室监测进行质量控制。这是 TDM 监测数据准确性的保障。保障监测数据准确性,应采用科学的管理手段、明确的操作规程、可靠的检测方法和仪器设备以及高素质的试验人员等。质量控制方法可以分为室内质量控制和室间质量控制。

(1) 室内质量控制:在保障仪器、试剂、人员、方法和流程控制的前提下,对每批次生物样品的测定设质控样品。质控样品一般分为高、中、低三个浓度,可反映该批样品测试的准确性。对于血药浓度较高的药物,如苯妥英、茶碱等,其误差范围可控制在 10%~15%,而对于血药浓度较低的药物,如地高辛、环孢素等,其误差范围可控制在 20%~30%。当质控品的测定值出现异常时,应查找原因,必要时须对样本进行重新测定。

(2) 室间质量控制:旨在比较不同实验室之间测定结果的准确性。其过程常由标准或中心实验室发放质控血清样品,要求各参评实验室在规定的时间内完成测试,并反馈结果。中心实验室对参评实验室的反馈结果,进行统计分析和评价,考核不同分析方法的可靠性以及实验室的工作质量。

(四) 数据处理

TDM 中数据处理主要包括数学模型拟合、药动学参数的求算及给药方案的设计等。常用计算方法和药动学参数介绍如下。

1. 常用计算方法

(1) 房室模型法:房室模型法(compartmental model approach)是根据药物性质及其在体内的处置情况将机体划分为若干房室,在同一房室内的药物处于动态平衡状态。房室作为一个抽象的概念,将体内某些转运性质相近的部位划分为一个房室,常用的房室模型包括一室模型和二室模型。

(2) 非房室模型分析:非房室模型分析(non-compartmental model analysis)一般采用统计矩方法对数据进行计算。相较房室模型而言,因其限制条件相对较少,在药动学研究中被广泛使用。

2. 药动学参数　药动学参数(pharmacokinetics parameter)是反映药物在体内动态变化规律性的一些特征性常数,用于定量描述药物在体内经时过程的药动学特点及变化规律,是临床制订合理给药方案的主要依据。正确理解药动学参数的含义和临床实际意义,对于 TDM 测定结果的解释至关重要。以下是常用的药动学参数的介绍。

(1) 半衰期:半衰期(half-life, $t_{1/2}$)指体内药量或血药浓度下降一半所需要的时间,是反映药物在体内消除快慢的重要指标。常见的是血浆消除半衰期,临床中常根据药物的 $t_{1/2}$ 的长短制订给药方案。相较消除速率常数而言, $t_{1/2}$ 可以更直观地反映药物在机体内的停留时间和蓄积程度,尤其是需多剂量用药的药物,当肝肾功能降低时,会使 $t_{1/2}$ 明显延长,此时就需要及时调整给药方案,避免药物在体内过度蓄积产生不良反应。符合一室模型一级消除药动学的药物的半衰期计算公式: $t_{1/2}=0.693/k$,其中 k 为消除速率常数。

(2) 消除速率常数:消除速率常数(elimination rate constant, k)表示单位时间内机体能消除药物的固定分数或百分比,单位为时间的倒数。如某药的 $k=0.2/h$,表示机体每小时可消除该小时起点时体内药量的 20%,此即一级消除药动学的恒比消除特点。此时虽然单位时间消除的百分比不变,但随着时间的推移,体内药量逐渐减少,单位时间内消除的药量也逐渐减少,而不是恒定不变的,消除速率常数是反映体内药物消除快慢的一个重要参数。必须指出,一个药物的消除速率常数在不同的个体间存在差异,但对同一个体来说,若无明显的影响药物体内过程的生理性、病理性变化,则是恒定的,并与该药的剂型、给药途径、剂量(只要在一级消除药动学范围内)无关。

(3) 表观分布容积:表观分布容积(apparent volume of distribution, V_d)指当药物在体内达到动态平衡后体内药量与血药浓度的比值,是反映药物在体内分布程度的特征参数。V_d值本身并不具有生理学意义,与药物性质、通透性、血浆及组织蛋白结合率等因素有关,可以用于推测药物在机体内的分布情况。

(4) 清除率:清除率(clearance,Cl)指单位时间内药物从体内清除的表观分布容积数。药物的总清除率是包括肝、肾等各器官在内清除率的总和,是反映药物在体内消除情况的另一重要参数。清除率等于消除速率常数与表观分布容积的乘积($Cl = k \times V_d$)。

(5) 峰浓度和峰时间:峰浓度(peak concentration,C_{max})和峰时间(peak time,t_{max})指药物吸收进入体内过程中所达到的最大血药浓度及时间,可以直观地反映药物的作用强度和吸收快慢。

(6) 稳态血药浓度:稳态血药浓度(steady state concentration,C_{ss})指以一定的剂量、一定的给药间隔多次给药后,血药浓度所达到的某一稳定值。药物在体内达稳态后任一时间间隔内将出现相同的血药浓度 - 时间曲线,血药浓度在每个给药间隔内呈周期性变化。临床中理想的维持剂量应使稳态浓度维持在最小中毒浓度与最小有效浓度之间,C_{ss}也是临床 TDM 中重点关注的指标。

(7) 血浆蛋白结合率:血浆蛋白结合率(plasma protein binding rate)指药物在血浆内与血浆蛋白结合的比率。只有游离型药物才能通过细胞膜到达靶组织及其他组织,进而发挥药理活性,并进一步被机体代谢及排泄。在正常情况下,各种药物以一定的比率与血浆蛋白结合,因此可以通过测定药物的总浓度间接了解药物在体内的分布情况,在临床 TDM 工作中采用较多的也是监测血浆或血清中药物的总浓度。但值得注意的是术后、严重烧伤、妊娠、肝肾疾病、合并用药等均会改变药物相对恒定的血浆蛋白结合率值,此时药物总浓度的测定将无法真实地反映游离药物的情况。

(8) 浓度 - 时间曲线下面积:浓度 - 时间曲线下面积(area under the concentration-time curve,AUC)指药物浓度曲线与时间轴间围成的面积,用于反映药物吸收的程度。

(9) 生物利用度:生物利用度(bioavailability,F)指药物或药物中的活性成分被机体吸收进入体循环的速度和程度,通常可分为绝对生物利用度(absolute bioavailability)和相对生物利用度(relative bioavailability)。绝对生物利用度常作为评价口服制剂吸收程度的重要指标,相对生物利用度一般用于比较两种制剂间吸收的差异。

(10) 负荷剂量:负荷剂量(loading dose,LD)是当药物半衰期很长或希望能尽快达到治疗血药浓度水平时,常需要给予负荷剂量以快速达到稳态。负荷剂量多用于某些需迅速起效的药物,如使用替考拉宁或伏立康唑控制感染或使用苯巴比妥治疗癫痫持续发作等。负荷剂量与药物的消除无关,但往往要比后续治疗剂量大。负荷剂量等于目标浓度与表观分布容积的乘积(LD = $C_{target} \times V_d$)。

(11) 维持剂量:维持剂量(maintaining dose,MD)是给予负荷剂量达到有效血药浓度后,还需要继续给予一定的维持剂量以使血药浓度维持在治疗窗内,保证药物疗效的发挥。负荷剂量和维持剂量间并没有一个固定的量比关系,通常情况下维持剂量与给药间隔内被消除的药量相等。维持剂量等于目标浓度与清除率的乘积(MD = $C_{target} \times Cl$)。

(五) 结果解释

血药浓度测定结果的合理解释是 TDM 的关键。对于药师而言,监测结果的解读可体现临床药师工作的深度和价值。在结果分析时应结合患者的生理、病理以及合并用药等情况,对药物浓度监测结果给予具体的分析以及合理的解释,并提出调整给药方案的建议,协助临床医师制订科学合理的个体化给药方案,将 TDM 工作真正融入临床诊疗过程中。在这一过程中,应注重加强药师、医师、护士等医疗团队和患者的沟通与合作,使 TDM 结果的解释符合实际情况并具有可操作性。

监测结果的解读包括解读药物浓度与药物疗效、不良反应之间的关系,解读患者生理、病理状态和合并用药等对药动学和药效学的影响,以及应用药动学和药效学原理,计算个体参数,并设计个体化给药方案。具体过程主要包括以下两方面。

1. 资料收集　掌握必要的临床资料是 TDM 服务临床实践的前提与基础,一般包括患者的生理、病理状态、合并用药、待监测药物的使用过程、药动学参数群体值和有效血药浓度范围、剂量 - 浓度 - 效应的关系及影响因素等,具体如下。

(1) 人口学资料:年龄、体重、身高等。药物在人体内的药动学性质与年龄有关,如表观分布容积(V_d)、半衰期($t_{1/2}$)、血药浓度参考范围等常与年龄有关。体重、身高等与表观分布容积、清除率等参数有关。特殊人群,如老年人、儿童和孕妇等,常具特殊的药动学特征。

(2) 生理、病理情况:包括临床诊断、合并症、肝肾功能、血浆蛋白含量。如肝肾功能受损时,药物从体内的代谢和消除减慢,导致血药浓度升高。当有胃肠道疾病或胃肠道受损伤时,可影响口服药物的吸收,血药浓度下降。当病情危重时,脏器功能、体液容量等在短时间内变化较大,使得药物的药动学性质处于不断变化的状态,需谨慎解释。

(3) 合并用药:在吸收、分布、代谢、排泄或作用靶点上药物与药物可存在相互作用,引起药动学或药效学的变化。合并用药对分析方法也可能存在干扰。此外,患者的个人史如吸烟、饮酒等亦可能与药物发生相互作用,应予以记录。

(4) 药物的使用方法:药物的剂型、剂量、给药途径、给药频次、溶媒、服药时间、采血时间等。

(5) 血药浓度参考范围:血药浓度参考范围在具体情况下可能发生变化。例如,老年患者长期服药时,往往对药物有一定的耐受性,但各脏器因年龄增加会引起的老年性改变,对药物的敏感性增强,可使药物的安全有效范围变得更窄。近年来发现抗癫痫药有效血药浓度范围相差甚大,可能与不同类型的癫痫有关。

(6) 患者的药动学参数:表观分布容积(V_d)、半衰期($t_{1/2}$)、清除率(Cl)、生物利用度(F)、吸收速率常数(K_a)等。在设计个体化给药方案时,药动学参数是计算初始剂量的重要依据。

(7) 患者的依从性:患者的依从性是药物治疗成败的重要影响因素,也是 TDM 结果解读的重要部分。如果患者发生改变剂量、漏服或停服药物的情况,会导致药物浓度异常,应当加强与患者沟通,了解患者真实的用药情况。

2. 结果解读

(1) 实测值与预测值比较:利用上述资料和药动学资料计算药物浓度水平的预测值,比较实际测定值与预测值的异同,分析可能的原因。当实测值与预测值不符时,应提供合理的解释,具体可参考表 12-3。

表 12-3　药物浓度实测值与预测值的比较

结果比较	可能的原因
实测值 > 预测值	患者是否按医嘱用药(用药量增加)
	药物制剂的生物利用度偏高
	蛋白结合率增加,游离型药物减少,影响分布与代谢,以致血药浓度升高
	表观分布容积(V_d)比预计的小
	消除速率下降
实测值 < 预测值	患者是否按医嘱用药(用药量减少)
	药物制剂的生物利用度偏低
	蛋白结合率下降,游离型药物增加,影响分布与代谢以致血药浓度下降
	表观分布容积(V_d)比预计的大
	消除速率增加

（2）求算药动学参数：根据药物浓度的测定值，求算患者个体的药动学参数，并与已知的群体参数值作比较。除了关注实测值与预测值的差异以外，还应观察患者的疗效。当血药浓度在有效范围内时，观察临床上是否表现为有效；当药物暴露和疗效的相关性不佳时，应分析患者的具体情况，主要是药动学或药效学的影响因素等，以确定是否需要修改给药方案。常见场景和处理意见参见表 12-4。

表 12-4　患者的药动学参数与已知值的比较及处理意见

比较结果			处理意见
实测药物浓度（C_p）	临床疗效	患者的药动学参数	
C_p 在有效范围内	有效	与文献一致	给药方案合适，无须修改
C_p 超出有效范围	不佳	与文献不一致	给药方案不合适，需修改；再监测
C_p 超出有效范围	有效	与文献不一致	给药方案合适，待病情有变化时再监测
C_p 超出有效范围	无效	与文献不一致	根据新参数修改给药方案；再监测
C_p 在有效范围内	不佳	与文献一致	修改给药方案，谨慎增加用药剂量，密切观察病情变化

解读 TDM 监测结果的过程中，应注意血药浓度仅是反映药物效应的一个间接指标。血药浓度的监测不能完全取代临床疗效的观察和监测，故不能忽视患者病情和治疗目标的变化，应密切关注患者病情的发生和发展，综合考虑各方面的因素，权衡风险和获益比后，制订合理的给药方案。

第二节　个体化给药

一、概述

（一）概念

传统的用药是参照推荐的平均剂量给药，而实际上不同患者对药物剂量的需求是不同的。采用同一药物剂量的患者，常在疗效和毒副作用方面表现出明显的个体差异。原因可能是多重因素的共同作用影响个体的药动学和药效学过程，如患者的种族、年龄、机体状况、并发症、是否吸烟或酗酒、合并用药等。为了使药物治疗实现安全有效，在临床治疗过程中需要调整给药方案来应对个体差异性。因此，药物治疗学逐渐由群体治疗向个体化治疗方向转变。个体化给药就是药物治疗"因人而异""量体裁衣"，在充分考虑每个患者的生理、病理、遗传因素、合并用药等综合情况的基础上，制订安全、有效、经济、可依从的药物治疗方案。一般，给药个体化主要通过医生的工作经验和实施 TDM 两种手段实现。

1. 医师的工作经验　临床医生可根据临床症状、实验室检查和辅助检查结果等，结合其丰富的临床工作经验判断患者的病情对药物的需求，尽可能使给药方案适合每个具体患者的需要。但仅凭经验调整剂量，具有一定的风险。如苯妥英钠常用剂量为每日 300mg，对部分患者尚不能控制癫痫发作，但对有些患者却已引起中枢神经系统的毒性反应，如果凭临床医师的工作经验用药，难以保证用药的安全、有效。

2. 实施治疗药物监测　以测定的血药浓度作为指标，计算患者个体的药动学参数，然后再根据药动学参数，结合药物的目标疗效，设计合理的给药方案。如上述药物苯妥英钠，可通过 TDM，测定患者的血药浓度，计算患者的个体药动学参数，从而设计制订合理的给药方案，保证药物治疗的安全、有效。

（二）一般原则

个体化给药方案应当遵循安全、有效、经济和可依从的原则。在制订个体化给药方案的过程中，应充分考虑给药方案的安全性和有效性,科学地权衡给药方案的获益和风险,并获得患者的知情同意。首先,要充分掌握各种临床检查和实验室检查资料,应详尽了解患者的生理、病理状况;患者的用药情况;掌握待测药物剂量、血药浓度与效应之间的关系,掌握药动学特征等。在此基础之上,对监测结果做出切合实际的分析、判断,得出专业的结论,制订出符合患者实际的给药方案。其次,要充分认识到血药浓度仅仅是反映药物效应的一个间接指标,有些药物的血药浓度与效应之间并没有明确的相关性,切忌生搬硬套。即使对那些血药浓度与疗效有良好相关性的药物,血药浓度的监测也不能完全取代临床疗效的观察和监测,更不能忽视患者病情的变化。应定期随访,根据变化及时调整给药方案。

个体化治疗方案需要收集多方面的诊疗信息,复杂的检查可增加患者的医疗支出,故应注意简化,保证个体化治疗方案的经济性。例如 TDM 必须在具有临床指征时才考虑实施;又如老年人用药应少而精,尽量减少用药种类。此外,制订个体化给药方案还应注意对患者的支持和关爱,通过心理支持、饮食或运动疗法指导等促进患者自身调节功能,通过鼓励关心患者的精神状态,加强用药教育和病患沟通,提高患者对疾病治疗的依从性和综合疗效。

二、药物基因组学

(一) 概念

药物基因组学(pharmacogenomics)是 20 世纪 90 年代末发展起来的一门基于分子药理学与功能基因组学的新兴学科,以药物效应和安全性为目标,研究药物体内处置过程和药物效应差异的遗传特性,从基因水平研究遗传因素与药物效应多样性间的关系,以及基因突变所致不同个体对同一药物的不同反应,即体内处置、临床效应和安全性的差异性,进而指导新药研制、开发、评价,以及个体化药物治疗方案的设计、修饰、调整。

现代医学和药物基因组学研究证明,遗传因素(基因多态性)是造成药物体内处置过程、药物效应个体差异的主要原因之一。不同的遗传背景、进化过程所形成的基因多态性可致药物效应的多样性,即不同个体对相同药物、同一剂量的体内处置过程和临床效应的差异性,进而导致无效治疗和毒性。近年来,分子生物学、分子遗传学和遗传药理学技术的发展极大地推动了药物基因组学的发展,使人们可更早认识和发现遗传多态性及其与药物效应强弱、药源性疾病发生发展的关系,并进行基因多态性检测,实现以基因型为基础的个体化药物治疗和药物临床评价。

基因多态性(gene polymorphism)是药物基因组学的基础。基因是遗传物质的基础,是 DNA 分子上具有遗传信息的特定核苷酸序列。每个正常基因的序列在不同的人群中绝大多数是相同的,那些由单个碱基的转换或颠倒所引起的单个核苷酸变异在人群中有一定的分布,称之为单核苷酸多态性(single nucleotide polymorphism,SNP)。某些单核苷酸的变异只在疾病情况下出现,而在正常人群中不出现,这种变异属于基因突变。SNP 的不同或基因突变,都可以对基因的功能产生影响。基因只有表达才能发挥功能,基因表达水平的不同,对功能会产生很大的影响。SNP、基因突变、基因调控的变化均可以影响基因的表达水平。通过检测药物代谢酶、药物转运体和药物靶点的基因结构变异或表达变异,可以判断个体中相应蛋白质的功能,从而指导用药。

(二) 研究内容

药物基因组学是对包括药物在内的化学物质(有毒外源物质)反应的遗传多样性研究。其主要内容包括:对药物反应的个体多样性的机制研究;建立决定个体药物反应的蛋白质多样性的数据库;鉴定重要序列的多样性,重点研究对药物反应表现型相关的基因型。其中,基因多态性是药物基因组学的基础和重要研究内容,主要包括药物代谢酶、药物转运体(或蛋白)、药物作用靶受体等基因多态性,以及疾病相关通道的基因多态性。

1. **药物代谢酶的基因多态性**　药物代谢酶是药物体内代谢过程的主要影响因素,尤其是药物消除的限速步骤,可直接影响药物半衰期、清除率等重要的药动学参数,使药物在体内的过程呈多样性。

药物代谢酶基因多态性在人群中普遍存在,目前已发现的药物代谢 CYP 酶通常都有十个或者几十个等位基因,说明了在人群中表现为个体的表型差异的原因。药物代谢酶基因多态性的研究,对于实现个体化给药,减少药品不良反应,提高药效有着积极的作用。

体内药物代谢分为 I 相代谢反应和 II 相代谢反应,参与 I 相代谢反应的酶主要是细胞色素 P450 家族,迄今已知有 57 个家族,17 个亚族,约 221 种酶。目前参与药物氧化代谢最重要的酶为 CYP3A4、CYP2D6、CYP2C9 和 CYP2C19,其次为 CYP1A2、CYP2E1。其中 CYP2C9、CYP2C19 和 CYP2D6 的基因多态性与个体间差异有很大关联性。而 CYP2D6 是最早被发现存在药物氧化代谢遗传多态性的 CYP450 酶,已发现 75 个 CYP2D6 的不同等位基因,它们的变化可直接影响药物的代谢率。

此外,参与 I 相代谢反应的代谢酶基因多态性还包括二氢嘧啶脱氢酶基因(DPYD)、葡糖 -6- 磷酸脱氢酶基因(G6PD)、维生素 K 环氧化物还原酶复合物 1(VKORC1)基因等多种基因多态性。2007 年,FDA 批准了第一款遗传分子检测,该检测根据 CYP2C9 和 VKORC1 基因多态性预测抗凝血药华法林的敏感性,标志了药物基因组学从实验室研究走向实际应用。

参与 II 相代谢反应的酶主要包括硫嘌呤甲基转移酶(TPMT)、N- 乙酰基转移酶(NAT)、谷胱甘肽 -S- 转移酶(GST)、胆红素 - 尿苷二磷酸葡糖醛酸转移酶(UGT1A1)等。编码这些酶的基因中一些重要的多态性将影响这些酶的活性,影响药物在体内的代谢。例如 TPMT 基因中至少有 4 种等位基因的变异体,导致药物代谢的多样性。群体研究表明,人群中约 89% 的人为高 TPMT 活力,约 11% 的人为中等活力,约 0.33% 的人活力极低或缺失。治疗白血病的巯嘌呤在体内主要由 TPMP 代谢,因此治疗时就应按照 TPMP 的活性调整剂量,以免血药浓度达不到治疗要求或药物中毒。

根据药物代谢酶的变异将其分为正常代谢型亦称"快代谢型(EM)、慢代谢型(PM)、中间代谢型(IM)、超快代谢型(UM)"。同一推荐治疗剂量仅适用于占人群大多数的 EM 患者,而对 UM 患者无效,但对 PM 患者却易发生中毒。所以,引入药物基因组学检测,可以降低药品不良反应发生率,提高药物应用的针对性,从而实现个体化给药。

2. 药物转运体(蛋白)的基因多态性 所有药物在体内的转运都有各自的转运机制。转运蛋白通过各自不同的构造特性,决定着影响药物透过各自生物膜的转运能力,最终影响药效。转运体如 ABC 转运蛋白、有机阴离子转运体、有机阳离子转运体的基因多态性对于药物的代谢具有重要的影响,这也是当前药物基因组学研究的新方向。其中 *ABCB1* 基因编码 P- 糖蛋白,而 *ABCB1* 基因的突变可以影响经 P- 糖蛋白代谢的药物在体内的清除,如免疫抑制剂环孢素和他克莫司,抗心力衰竭药地高辛。*ABCB1* 的突变还与抗血小板药物氯吡格雷的疗效有关。

3. 药物作用的靶受体的基因多态性 药物代谢酶和转运体的活性可以决定药物在体内的浓度,而药物作用的靶受体才是决定药物效应的直接因素。药物作用的靶受体包括 β 肾上腺素受体、血管紧张素 II₁ 受体(AT₁ 受体)、血小板 P2Y12 受体、5- 羟色胺受体、表皮生长因子受体(EGFR)等。研究显示,对于 EGFR 基因 19、21 号外显子突变纯合子或突变杂合子患者,使用含吉非替尼等酪氨酸激酶抑制剂的化疗方案可以取得较好疗效,显著延长生存期;无突变者和 20 号外显子 T790M 突变者不推荐使用酪氨酸激酶抑制剂。

4. 药物结合蛋白的基因多态性 与药物结合的血浆蛋白也具有基因多态性,人血清类黏蛋白(ORM)或称 α₁ 酸性糖蛋白,是弱碱性药物在血浆中主要结合的蛋白质。ORM 受控于 2 个紧密连锁的基因座位,*ORM1* 和 *ORM2*。所有人群的 *ORM1* 座位表现为高度基因多态性,而 *ORM2* 座位为单态。不同 *ORM1* 表型蛋白质结构的不同,必然会引起其功能(与血浆中的药物结合)的差异。

5. 疾病相关通道的基因多态性 除药物代谢过程中出现的基因突变外,导致疾病的致病基因本身发生突变也同样会导致机体对药物的反应变化。例如,载脂蛋白 E 基因的突变可改变阿尔茨海默病患者对他克林的反应;胆固醇雌激素转运蛋白多态性影响冠状动脉粥样硬化患者普伐他汀的治疗有效性。另有研究表明:药品不良反应与易倾向于毒性的基因多态性有一定的关联,例如钾通道突变与药物诱导的节律障碍是药物敏感性基因突变的重要来源。

（三）药物基因组学与个体化治疗

患者的体重、年龄、肝肾功能一致的情况下,同一治疗方案对不同的患者在疗效和毒副作用方面仍表现出明显的差异时,应考虑遗传特征的影响。药物基因组学研究开启了个体化治疗的新模式,主要表现为以下几个方面。

1. 某些基因型患者为某种药物治疗不良反应的易感和多发人群　正常个体阿托伐他汀肌酸激酶活性改变与 CYP3A5 基因 A6096G 多态性无关,但肌痛患者 CYP3A5 纯合子(GG)个体肌酸激酶活性明显高于杂合子(AG)个体,揭示携带 CYP3A5 纯合子基因个体,服用阿托伐他汀更易发生肌肉损伤。因此,应根据 CYP3A5 基因型调整阿托伐他汀剂量,避免肌肉损伤等不良反应的发生。

2. 某些基因型患者采用特定治疗方案可更多获益　氯吡格雷是一种新型的抗血小板药物。该药是前体药物,通过 CYP2C19 代谢为活性代谢物从而发挥药理效应。如患者属于 CYP2C19 快代谢型,则推荐使用氯吡格雷。如果患者属于 CYP2C19 慢代谢型,则不建议口服氯吡格雷,可考虑采用替格瑞洛或普拉格雷替代。

3. 根据药物代谢酶、转运体或药物作用靶点的基因多态性选择合适的药物剂量　2005 年 7 月,美国 FDA 批准抗肿瘤药伊立替康说明书中对 *UGT1A1*28* 型患者降低剂量的修改,确立了药物基因多态性监测在临床药物使用以及剂量调整中的重要作用。

应用药物基因组学指导用药还须符合以下原则:患者的基因变异已经被证明可以影响药物疗效或不良反应方可实施;基因检测结果应尊重个人意愿并进行保密。

三、制订个体化给药方案的方法

个体差异的存在是制订个体化给药方案的前提。制订个体化给药的方法应考察个体差异的大小和影响因素,并结合科学的研究方法和实施流程,才能使得个体化给药方案真正做到"因人而异",达到"量体裁衣"的效果。

（一）个体差异的影响因素

1. 生理因素　性别、年龄对药物的体内过程和效应均有影响。不同年龄,尤其是新生儿和老年人对药物的处置和效应与成年人有很大差别。新生儿的器官、组织发育尚不健全,功能尚不完善,药物的体内分布、代谢和排泄有其自身的特点。如新生儿血浆蛋白结合率低,使血浆中苯妥英钠的游离浓度升高,可达成人的 2 倍,又如新生儿血 - 脑脊液屏障发育不完善,脂溶性高的全麻药易透过血脑屏障进入脑内;因新生儿的葡糖醛酸结合酶不足,使用氯霉素易发生灰婴综合征,故新生儿不宜应用。老年人因肝肾功能减退,对许多药物的代谢和消除能力降低,导致血药浓度升高。女性在妊娠、分娩和哺乳期对某些药物的反应有一定的特殊性。

2. 病理因素　病理因素可以改变药物的吸收、分布、代谢和排泄。胃肠道疾病影响口服药物的吸收速率和吸收程度。严重的低蛋白血症如肾病综合征、肝硬化患者中药物蛋白结合率降低,导致苯妥英钠的游离型药物浓度增高;心肌梗死患者的心肌对利多卡因的摄取明显下降,引起血药浓度增高而产生毒性反应;肝炎、肝硬化和脂肪肝等疾病可不同程度地降低肝药酶活性,肾功能不全可使主要经肾脏排泄的药物消除减慢,从而导致半衰期延长、药效增强,甚至产生毒性反应。

3. 遗传因素　如前所述,不同种族或同种族不同个体之间药物代谢酶活性存在先天差异,从而影响代谢药物的能力。肝药酶的遗传多态性具有临床意义的有三大类:氧化代谢酶(如 CYP2D6 和 CYP2C19),*S*- 甲基转移酶和 *N*- 乙酰转移酶(NAT)。例如,地西泮在体内进行的去甲基化代谢具有明显的个体差异,弱代谢者的血药浓度比强代谢者高约 1 倍,血浆消除半衰期可延长 1 倍之多。另外,中国人地西泮的氧化代谢能力为白种人的 50%,故中国人应用地西泮的剂量仅为白种人一半。

4. 药物 - 药物相互作用　药物 - 药物相互作用(drug-drug interaction)指当两种或两种以上的药

物同时应用时,一种药物在体内的吸收、分布、代谢、排泄等过程可能会受到其他药物的影响,使血药浓度发生改变进而影响药效。例如,当多种药物联合应用时,一种药物可以通过改变另一种药物的转运从而影响另一种药物的分布。当药物之间竞争血浆蛋白结合部位时,其中蛋白结合能力较强的药物将占据蛋白结合位点,使其他药物不能得到充分的蛋白结合,游离型药物增加,药物的分布、半衰期、清除等也会随之受到影响。这种相互作用对一些蛋白结合率较高而表观分布容积较低的(主要分布在血浆中)的药物影响尤为显著。因此,应注意那些药效强烈、毒性反应较大、治疗窗较窄的药物,以防止由于药物从结合部位被置换而导致游离药物浓度的大幅增加,进而造成药物效应的改变或不良反应的产生。

5. 食物 - 药物相互作用　食物与药物之间存在物理、化学或药理的配伍变化,并对药物治疗产生影响。食物 - 药物相互作用(food-drug interaction,FDI)表现在药动学和药效学两个方面。药动学方面的作用主要包括食物对药物的吸收、分布、代谢和排泄的影响。相较于药动学,药效学方面的相互作用较少见,如单胺氧化酶抑制药与酪胺食品的相互作用。最常见的 FDI 是食物通过影响药物吸收,导致药效延迟或生物利用度改变而导致治疗失败。这是药品说明书推荐某些药物须饭前服用的原因之一。食物对机体的生理过程(如胃酸的分泌、胃排空、肠蠕动、胆汁分泌等)的影响能改变药物(如氨苄西林、阿奇霉素、他克莫司等)的吸收过程。对少数治疗窗窄的药物而言,峰浓度或生物利用度的波动可能出现中毒反应,如他克莫司。此外,食物中的某些成分可以与药物(如阿仑膦酸和四环素等)发生螯合,影响药物的生物利用度。

某些药物的 FDI 非常复杂,既包含药动学相互作用,也包含药效学相互作用。例如华法林是常用的口服抗凝血药,其抗凝效果极易受食物的影响。高蛋白、低碳水化合物饮食均可降低华法林抗凝效果。食物中蛋白摄入不足可引起低蛋白血症,低白蛋白血症可以导致华法林血浆结合蛋白水平降低,血浆中游离型药物浓度增加,疗效增强,消除加快,容易发生华法林中毒反应。此外,富含维生素 K 的食物(如花菜、卷心菜、豆角、菠菜、豌豆、胡萝卜、番茄、马铃薯等)可抵消华法林对由维生素 K 决定的凝血因子合成的影响,从而降低其抗凝效果。

6. 其他　工作环境中长期接触一些化学物质如多环芳香烃类和挥发性全麻药等可诱导肝药酶的活性,加速药物的代谢;铅中毒可抑制肝药酶活性,减慢药物的代谢。人体的昼夜节律对药物的体内过程也有影响。如口服吲哚美辛,早晨比下午服药的血药浓度明显偏高;与中午相比,血药浓度在早晨 7∶00 服药时高 20%,而 19∶00 服药时低 20%。

(二) 变异

在 TDM 过程中,仅通过测定体内药物浓度,往往无法充分解释引起个体间差异(即变异)的原因。变异可导致相同剂量下产生不同的疗效或不良反应,是个体化治疗的主要原因。应用群体分析方法,可通过建立相应的数理统计学模型,定量分析个体间或个体内药物浓度和疗效差异的来源和影响程度,为患者制订个体化给药方案。

1. 个体间变异、个体内变异和总变异　群体中的总变异即群体参数变异(population parameter variability,PPV),可分为个体间变异(between subject variability,BSV)和个体内变异(within subject variability,WSV)。个体间变异是个体参数与群体参数均值的差异。若对某个体在多个场合下进行了研究,则该个体在某场合的个体参数和多个场合下个体参数均值的差异称为个体内变异。它们之间存在平方和的关系。

$$PPV^2 = BSV^2 + WSV^2 \qquad \text{式(12-1)}$$

个体间变异和个体内变异都包含可预测变异(predictable variability,PV)和随机变异(random variability,RV)。因此,总变异与两者亦存在平方和的关系。

$$PPV^2 = PV^2 + RV^2 \qquad \text{式(12-2)}$$

对变异的定量描述可以用于判断哪些因素是显著的影响因素,判断影响因素对总变异的贡献程度。

2. 研究方法　非线性混合效应模型(nonlinear mixed effect model,NONMEM)是研究群体参数变异的主要方法。该法是一种基于房室模型的群体分析方法,可同时考虑患者的生理、病理以及合用药物等因素的影响,将经典药动学模型、固定效应模型和统计学模型结合起来,通过扩展的最小二乘法,进一步估算出群体药动学参数。

该法具有以下优点:①可分析临床的零散数据,取样点少,利于患者接受,较易开展;②可定量考察患者生理、病理、合并用药等多种混杂因素对参数的影响;③可考察随机变异的影响;④群体参数可以通过同时考察全部的患者获得;⑤群体参数结合个体患者的1~2个血药浓度点,采用最大后验贝叶斯法可估算个体药动学参数,进而计算个体化给药方案。

（三）制订个体化给药方案的方法

1. 稳态一点法　多次用药当血药浓度达到稳态水平时,采样测定血药浓度。若血药浓度与目标浓度相差较大,可根据下式对给药方案进行调整。

$$D_{new}/C_{ss,new}=D_{old}/C_{ss,old} \qquad 式(12\text{-}3)$$

式中,D 是剂量,C_{ss} 是稳态血药浓度,C_{old} 指患者可达当前稳态血药浓度的用药剂量,C_{new} 则指达到预期稳态血药浓度的用药剂量。

该法的优点是采样次数少、快速简单,无须求算药动学参数;缺点是需要达稳态后采样测定浓度。对于半衰期长的药物需耗费较长的时间,且仅适用于具线性药动学特性的药物。对于半衰期($t_{1/2}$)较长或特别短的患者,获得的剂量可能有较大的误差。稳态一点法一般用来推算预测维持剂量。

2. 重复一点法　对于一些药动学参数偏离群体均值较大的患者,往往需要根据其个体药动学参数值来设计给药方案。传统方法要求给药后进行系列时间的采样并测定血药浓度然后进行房室模型拟合,计算个体参数。密集采样的优点是所得参数齐全、准确,缺点是采集的血样较多,患者难以接受,并且分析计算需要较长的时间。重复一点法(repeated one-point method)是“一点法”的改进,只需采血两次,即可求算出与给药方案相关的两个重要参数:消除速率常数(k)和表观分布容积(V_d)。

具体方法是在初次和第二次用药时给予患者两个相同的试验剂量 D,在每一个试验剂量后同一时间,分别取两次血样测定药物浓度。按下述公式求算 k 和 V_d。

$$k=\ln\left[\frac{c_1}{c_2-c_1}\right]/\tau \qquad 式(12\text{-}4)$$

$$V_d=D\cdot e-k\cdot\tau/C_1 \qquad 式(12\text{-}5)$$

$$D_{new}=k\cdot V_d\cdot C_{ss}\cdot\tau/F \qquad 式(12\text{-}6)$$

式(12-6)中,τ 为给药时间间隔,C_{ss} 为欲达到的稳态血药浓度,F 为药物的生物利用度。

该法只适合于初次和第二次给药,而不能在血药浓度达到稳态时使用,且要求两次取血的间隔应等于两次给药的间隔,同时必须在消除相采样取血。另外,当患者有肥胖、水肿、心肌梗死、肝肾功能不全和低蛋白血症等时,V_d 可有较大的变化,而肝肾功能不全时还会引起 k 的变化。这些都会影响计算的结果。在 k 和 V_d 这两个参数中,如果其中一个参数有变化,另一个参数无变化或变化很小,本法仍然适用。

3. 多元线性回归法　通过多元回归理论,分析和筛选药动学-药效学参数的影响因素及其大小。当多元回归分析的影响因素(自变量)与群体参数(因变量)之间呈线性关系时,可用多元线性回归模型表征。

$$Y=b_0+b_1X_1+\cdots+b_kX_k \qquad 式(12\text{-}7)$$

式中,Y 为因变量,即药动学或药效学群体参数;$X_1,X_2\cdots\cdots X_k$ 为自变量,即协变量如体重等,b_0 为常数项,$b_1,b_2\cdots\cdots b_k$ 为系数。

在 TDM 中,多元回归分析常用于浓度-时间曲线下面积(AUC)的计算。该法以密集采样的血

药浓度数据作为建模数据,通过多元线性回归,计算不同时相的浓度观测值的组合,以获得最佳的AUC估算值,计算公式:

$$AUC = M_0 + M_1 \times C_{t1} + M_2 \times C_{t2} + \cdots + M_i \times C_{ti} \qquad 式(12\text{-}8)$$

式中,M_0为一个常量,表示y轴的截距。C_{ti}表示在时间t_i测定的血药浓度。M_i为多元回归分析确认的相关系数。例如免疫抑制剂吗替麦考酚酯的TDM,可采用血药浓度达稳态后,服药后1、2、4小时的血药浓度计算AUC。然后,根据目标AUC,进行等比例折算调整给药方案。

4. 最大后验贝叶斯法

(1)原理:基于TDM监测值和患者的个体生理、病理等特征信息,应用最大后验贝叶斯(maximum a posteriori Bayesian,MAPB)法可进行个体药动学参数估算,该法具有采样灵活、估算准确等优点,得到了越来越多的重视和应用。

MPAB法可基于患者的1~2个实测血药浓度,结合贝叶斯条件概率模型,使下列目标函数式(12-9)取得最小值时,获得准确的个体药动学参数估算值,并进一步优化个体给药方案。

$$OBJ = \sum_{j=1}^{m} \left(\frac{\theta_j - \hat{\theta}_j}{\omega_j} \right)^2 + \sum_{i=1}^{n} \left(\frac{c_i - \hat{c}_i}{\sigma_i} \right)^2 \qquad 式(12\text{-}9)$$

上式中,OBJ为目标函数值,m为药动学参数个数,n为血药浓度点数,θ_j为药动学参数的个体预测值,$\hat{\theta}_j$为药动学参数的群体值,c_i为血药浓度实测值,$\hat{c}_i$为血药浓度的群体预测值,ω_j为个体间变异,σ_i为个体内变异,其中$\hat{\theta}_j$、$\hat{c}_i$、ω_j、σ_i都可用群体研究获取。

(2)一般流程:基于MPAB法,实现个体化给药的一般流程主要包括(图12-1):①根据患者期望和疾病特点,确定药物治疗的目标效应;②根据体内的药物浓度和效应之间的关系(药效学)确定目标浓度;③根据药物浓度和剂量的关系(药动学),结合患者特征,设计给药方案;④评估患者用药后的治疗效果,包括治疗作用和不良反应;⑤若结果满意,达到预期目标效应,则终止治疗,或者维持原给药方案并继续随访疗效;⑥若评估结果偏离预期值,则需测定体内的药物浓度水平;⑦当体内药物浓度

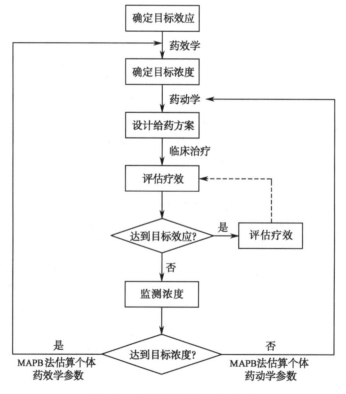

图12-1 个体化治疗干预示意图

与目标浓度不相符时,可结合 MAPB 法估算个体的药动学 - 药效学参数,重新计算给药剂量;⑧若体内的药物浓度达到期望的目标浓度时,则需根据患者的疗效和不良反应的情况重新调整目标浓度,即根据该患者的浓度和效应关系(药效学),应用最大后验贝叶斯法计算患者目标效应所对应的目标浓度,进一步调整给药方案。如此往复,直至患者达到并维持预期的目标效应。

目前,该方法已广泛应用于抗感染药、抗癫痫药、抗肿瘤药、免疫抑制药等治疗领域的给药方案的制订,被多个临床指南或专家共识推荐。

MAPB 法的计算比较复杂,需通过专用的计算软件实现。目前常用的免费计算工具包括:SmartDose、JPKD、NextDose 等,可实现万古霉素、他克莫司等药物的个体化给药方案的设计和调整。

实训项目十二　治疗药物监测与个体化给药实训

【实训目的】

1. 通过实地教学实验或模拟实训,使学生理论和实践相结合,掌握治疗药物监测与个体化给药的基本知识(药动学原理、稳态一点法、重复一点法、多元线性回归法和最大后验贝叶斯法等)和基本技能(分析测定技术、实验记录和报告书写),培养学生独立观察、分析和解决临床实际问题的能力。

2. 使学生熟悉治疗药物监测与个体化给药的主要内容和制度规范,培养临床思维。

3. 使学生了解治疗药物监测与个体化给药的模式(工作流程、工作重点和注意事项)和意义。

【实训条件】

分管教学的院系领导或带教老师与相关医院(附属医院、教学医院)联系,获得院方支持,实地参加该医院相关科室的治疗药物监测项目;不具备开展实地观摩治疗药物监测项目的学校,可建立一间模拟实验室进行模拟血药浓度测定和模拟病例个体化给药实训。

【实训要求】

所选治疗药物监测病例应典型,具有教学价值,能给学生留下深刻印象,锻炼学生实施治疗药物监测,制订个体化给药方案的技能。

【实训准备】

1. 治疗药物监测的组织　①联系开展治疗药物监测示范教学的医院及其临床科室。②由本项目带教老师主持,实习学生、临床药师、临床医生和患者(或学生扮演的临床药师、临床医生、患者)等参加。

2. 治疗药物监测准备　①查房前一天查阅患者病历,查看病史记录和用药史记录,熟悉患者的基本情况(病情、用药情况)。②如果是模拟实训,还应准备好相关病例资料,并进行角色安排。③查阅相关文献资料,制订治疗药物监测的方案和实施计划;根据病例资料,初步判断是否存在治疗药物监测的必要性、血药浓度和疗效的影响因素等。④了解治疗药物监测和个体化给药的工作流程、主要内容和注意事项,准备好发言和提问。

【实训内容】

针对使用抗感染药万古霉素或免疫抑制剂他克莫司的具体病例,实地参加治疗药物监测和个体化给药模拟实训。内容如下。

1. 床边查视患者。以 5~8 人为一个小组,在带教老师带领下,到所联系的医院实地床边查视患者,记录患者现病史、既往病史、过敏史、家族史和个人史、体格检查、实验室检查、临床诊断、用药情况、联系方式等信息。或由学生分别扮演临床药师、医生、护士、患者、患者家属等进行床边查视患者的情景模拟实训。评估患者接受治疗药物监测的必要性。

2. 进行教学示范。由带教老师演示,对治疗药物监测方案设计、血药浓度的测定、药动学参数的计算等整个流程进行集中讲评,让学生积极参与,检查学生提供 TDM 服务的基本技能,纠正不规范的操作。

3. 现场阅读病历,讨论影响血药浓度和疗效的潜在因素,应用治疗药物监测的结果解决用药问题,讨论个体化药物治疗方案。

4. 参与的学生应该规范书写、记录治疗药物监测的整个过程,将治疗药物监测结果和拟定的个体化治疗方案反馈给医护人员,在与医师沟通后,及时将用药建议反馈给患者。

【实训过程】

1. 采样类型和时间　万古霉素一般在达稳态后于给药前半小时内采样,取血浆样本进行测定。

他克莫司主要与红细胞结合,故一般取全血进行测定。同时,该药消除半衰期($t_{1/2}$)一般为 12 小时,达到稳态一般需要 5 个半衰期($5t_{1/2}=5×12h=60h$)。因此,口服他克莫司一般 3 天可以达到稳态血药浓度。对于大多数患者,一般测定他克莫司给药前稳态谷浓度。

2. 血药浓度的测定　万古霉素和他克莫司的测定多采用免疫分析法,可根据免疫分析法的要求进行测定。

3. 用 TDM 结果调整剂量　可采用前述介绍的方法对万古霉素或他克莫司给药方案的设计进行示范教学。

典型病例 1 :患者,男,62 岁,体重 68kg,胶质瘤手术后 3 天出现高热,剧烈头痛和颈部僵硬,进一步根据脑脊液标本诊断为开颅术后脑膜炎。医生使用万古霉素和美罗培南控制感染。患者肌酐清除率为 45.7ml/min(Scr 141.9μmol/L)。初始给药方案为万古霉素每 12 小时 1 000mg 静脉滴注 1h。万古霉素给药 2 天后,于给药前 15 分钟采样,血药浓度监测结果为 26.0mg/L,超出(15~20mg/L)的治疗窗,有肾损伤的风险,请设计和调整给药方案。

典型病例 2 :肾移植患者,男,50 岁,体重 75kg,身高 1.78m,肝功能正常。口服他克莫司胶囊每 12 小时 5mg,目前的稳态血药浓度为 24μg/L,超出了他克莫司的常用治疗范围(全血浓度 5~20μg/L)。请计算稳态血药浓度为 15μg/L 所需的剂量。

4. 将基于 TDM 设计的给药方案反馈给临床　学生应该将治疗药物监测结果和拟定的个体化治疗方案反馈给医护人员和患者。

(1) 学生与医师沟通 TDM 的结果,商量最佳治疗效果需要的血药浓度,解释新的治疗剂量的计算过程。取得医生的认同后,将新的给药方案反馈给护士,征询临床实际操作的可行性。

(2) 学生与患者沟通 TDM 的结果,告知其血药浓度偏高,解释血药浓度偏高对用药安全的影响。将新的给药方案反馈给患者,重点强调用法用量的变更和使用注意事项,教育患者自我监测常见的不良反应。

实训路径示意图见实训图 12-1。

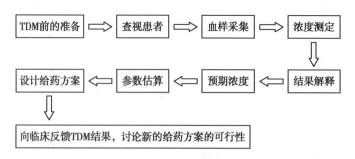

实训图 12-1　治疗药物监测与个体化给药实训路径示意图

【实训考核】

1. 对实训内容在班级组织一次汇报和答辩,各组同学在预先充分讨论的基础上推选 1 名代表参加,其他同学做补充。

2. 指导老师在汇报和答辩结束时进行点评和总结,指出各组在项目完成过程中好的表现和不足之处。

3. 指导老师根据各组在治疗药物监测、制订个体化给药方案过程中的表现,汇报、答辩和回答问题的情况等进行现场综合评分。

【思考题】

1. 临床药师开展治疗药物监测与个体化给药服务时需具备哪些基本技能和职业素养?

2. 如何判断治疗药物监测的必要性?

3. 简述影响血药浓度和疗效的因素。

4. 病例思考题:上述万古霉素案例中,若要尽快使万古霉素的血药浓度下降至 15mg/L,须停药多长时间?

5. 病例思考题:肾移植患者,女,22 岁,体重 67kg,身高 1.65m,肝功能正常,目前患者处于移植后 36 小时,移植肾恢复正常功能。需口服他克莫司。请计算稳态血药浓度为 15μg/L 所需的剂量[已知成人他克莫司的平均清除率为 0.06L/(h·kg)]。

6. 上述患者连续 3 天服用他克莫司胶囊每 12 小时 3mg,目前的稳态血药浓度为 11μg/L。请分析有哪些可能原因导致稳态血药浓度偏低,请计算稳态血药浓度为 15μg/L 所需的剂量,并讨论如何进行个体化给药方案调整与监护。

第十二章
目标测试

(焦 正)

第一节 概 述

临床用药评价是对临床使用的药物在治疗效果、不良反应、给药方案、储存稳定性及药物经济学等方面的客观的、实事求是的评论及估价工作,其结论对指导临床安全、有效、经济和适当用药具有重要意义,评价结果不仅可为临床药物选用提供证据支持,还可为基本药物遴选和卫生决策评估等提供依据。临床用药评价的内容包括药物安全性评价、药物有效性评价、药物经济性评价、用药依从性评价和药物可及性评价等。

一、药物安全性评价

药物安全性是指药物在规定的适应证、用法和用量使用的情况下,对服药者生命安全的影响程度。临床实践中,需要评估药物治疗可能导致的安全性问题,权衡治疗所带来的获益是否大于危害,最终做出临床决策。假如某物质对诊断、治疗疾病有效,但是对人体有致癌、致畸、致突变的严重损害,甚至可能致死,则不能将该物质作为药物使用。

药物上市后,监测与评价其安全性十分重要。尽管药物上市前,已通过动物实验与临床试验评价其安全性,但因为上市前临床试验存在病例数少、研究周期短等局限性,难以发现发生率低或在特殊人群中才会发生的药物安全性问题,上市前即使未发现药物的安全性问题也不足以证明该药物绝对安全。药物可引起多种药源性疾病和/或综合征,严重时可给患者造成不可逆性器官脏器损害,甚至死亡。

药物安全性评价可采取的研究方法包括系统评价、队列研究、病例对照研究、药物不良反应监测、横断面研究、病例报告等。

二、药物有效性评价

药物有效性是指在规定的适应证、用法和用量的条件下,能满足预防、治疗、诊断人的疾病,有目的地调节人的生理功能的要求。药物有效性研究包括动物实验中的药效学研究和人体临床试验中的有效性研究。在药物开发过程中,药物的有效性评价是决定药物最终能否上市的关键之一。只有通过人体临床试验证明药物安全有效后,药物才能最终获准上市。上市后药物的有效性评价是对药物上市后在广泛使用条件下的有效性、长期效应以及可影响疗效的因素(治疗方案、患者年龄与生理状况、联合用药、食物因素等)做出的相应评价。上市后有效性评价可补充上市前临床研究的不足,对现有药品说明书的适应证或功能主治等进行确认,对用法用量进行验证,以及为淘汰临床疗效不确切药物品种提出依据。药物有效性评价可采取多种研究方法,包括系统评价、随机对照试验、队列研究、病例对照研究等。

三、药物经济性评价

药物经济性是指药品所产生的收益与药品寿命周期成本之比。收益是指使用药品所产生的有益或有利结果,可根据需要和可能性将收益具体表示为效益、效果或效用。效益是指以货币形态表现的收益;效果是指以健康效果或药品临床指标表现的收益;效用是指以满足人们在消费医药商品和服务时所感受到的满足程度来表现的收益。药品寿命周期成本是指药品在研究开发、生产、流通及使用全过程中所消耗的资源和付出的代价。药品寿命周期成本既包括固定成本和变动成本、直接成本和间接成本等人们熟知的一般意义上的资源消耗性成本,也包括因使用药品而产生的疼痛(如注射剂的使用)、不便(如静脉滴注带来的行动不便)等通常被忽视的无形成本,以及药品产生的不良反应对人体造成的伤害等特定意义上的成本。药品的经济性由成本和收益两大要素决定,讲求药品的经济性既不是单纯地追求成本最低,也不是单纯地追求收益最大,而是对成本和收益进行综合、全面考虑。

在长期医药卫生实践过程中,人们逐渐认识到对药物进行研究、开发和利用,不仅应该考虑药物的安全性和有效性,还应考虑药物的经济性。在社会经济持续发展形势下,社会医药资源的有限性和人们对医药资源需求的无限性,已成为社会现实生活中不可忽视的矛盾。随着社会发展和进步,医药保健消费亦在不断提高,导致社会和个人沉重的经济负担,这成为世界各国的重大民生问题。因此,如何充分、有效地利用现有医药资源,合理使用社会医药保健费用,是当今社会共同关注的重要问题。20 世纪 90 年代以来,我国开始重视药物经济性研究和应用。药学工作者运用药物经济学分析方法评价药物治疗方案,为合理用药提供依据。1998 年全国药物经济学研讨会上提出了,遴选国家基本药物目录需要运用药物经济性原则,由此推动了我国药物经济学研究和应用,使之成为医药卫生工作关注的重点内容之一。

药物经济性评价是指评估相关药物(治疗方案)对疾病与健康改善的结果与产生的成本情况。通常采用的评价方法有成本 - 效果分析、成本 - 效用分析、成本 - 效益分析和最小成本分析。

四、用药依从性评价

依从性也称为"顺从性"或"顺应性"等,是指患者行为与医嘱的一致性,它反映了患者和医疗工作者之间的关系,对患者使用药物进行干预的依从性即为用药依从性。良好的用药依从性是合理用药的一个重要标准,可增强药物疗效、促进疾病转归,尤其在治疗方案有效的情况下,用药依从性是影响疗效的决定性因素之一。目前,不依从用药现象时有发生,不仅导致不合理用药,还可能降低患者的治疗效果和生命质量,导致发病率和死亡率上升。患者依从性主要受社会经济因素、卫生健康系统因素、条件相关因素、治疗相关因素和患者相关因素的影响。社会经济因素对依从性有显著影响,如贫困、低教育水平、高昂药物费用、缺乏有效的社会支持网络对疾病和治疗造成消极影响。卫生健康系统因素如医疗卫生资源不充足、患者健康教育不充分、不良医患关系、药物短缺等会导致低依从性。条件相关因素是指患者所面临的特定疾病相关的问题,如患者患一种疾病的同时患有抑郁症,药物或酒精滥用等都会严重影响其依从行为。有许多与治疗相关的因素会影响依从性,其中值得注意的有治疗方案的复杂性、疗效、不良反应以及是否有医疗支持手段来处理这些问题。患者相关因素包括患者的资源、知识、态度、身体状态和信念等。

评价用药依从性的方法较多,常用研究方法包括系统评价、随机对照试验、队列研究、横断面调查等。

五、药物可及性评价

药物可及性是指人们获得实现健康所需药物的能力。只有人人可以能够承担的价格安全地、实际地获得适当、高质量以及文化上可接受的药物,并方便地获得合理使用药物的相关信息,才能实现全民健康覆盖。药物的可及包含可获得性和可及性两重含义。首先可获得性代表药物从无到有的过程,包括药物从研发到上市的全过程;其次为药物可及性的含义,包含有可选择的恰当药物、有效和效率的药物供给系统、经济因素和患者健康信息的获取行为。

影响药物可及性因素应从供方、需方视角下进行分析。从供方出发,作为市场经济组织的药物生产、经营企业,企业的利润是重要的,投资成本、市场需求量是企业选择研发、生产和供应药物的两个重要维度。一般而言,企业不愿供应成本高、需求少的品种(如一些罕见病药品)。另外,药物在原料供应、生产、流通等多个环节存在多层次委托代理关系,任一环节发生变动都可能影响药物可及性。常见的影响因素:原料和散装材料短缺、生产故障和监管问题、自愿召回、产品配方或生产企业发生变更、生产企业的生产决策及经济状况、行业整合、药物流通与分配、库存管理、意外增加的需求、临床实践转移、非传统分销以及自然灾害等。从满足需方用药需求出发,可及性的障碍因素包括:患者诊疗信息的获得、医师的技术水平、药物选择的恰当性、用药的及时性、药物的价格水平和患者的收入水平与保障水平等。

药物可及性的评价方法主要参考世界卫生组织(World Health Organization,WHO)、国际健康行动机构(Health Action International,HAI)提出的 WHO/HAI 标准调查法和国家卫健委发布的《药品临床综合评价管理指南(2021 年版 试行)》中介绍的可及性评价方法,从药物可获得性、价格水平和可负担性三个方面进行评价。

第二节　临床用药评价常用的研究方法

本节将介绍评价药物安全性、有效性、经济性、依从性及可及性的几种常见研究方法。研究方法按其设计类型首先分为原始研究和二次研究,原始研究主要介绍随机对照试验、实效性随机对照试验、交叉设计、队列研究、前后对照研究、病例对照研究、描述性研究、横断面研究、模型研究,二次研究则介绍系统评价。

一、原始研究

(一)随机对照试验

1. 随机对照试验概述　随机对照试验(randomized controlled trial,RCT)是采用随机的方法,将合格研究对象分配到试验组和对照组,然后接受相应的干预措施,在相同的条件或环境中,同步地进行研究和观察试验的效应,并用客观的效应指标衡量试验结果。其原理是将研究对象以相同的概率分配进入不同的研究组(试验组和对照组),使其组间的基线特征基本平衡,从而达到组间的可比性(图 13-1)。随机对照试验设计主要注意随机、对照、盲法三点。

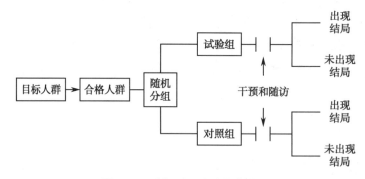

图 13-1　随机对照试验实践模式

2. 随机对照试验特点

(1)随机:实施随机化的原则,是为了防止人为主观因素(研究者和被研究者两个方面)对研究对象选择和分组的干扰,从而避免选择偏倚和混杂偏倚的影响。在科研设计中,随机的形式包括随机抽样和随机分组。在临床科研工作中,由于人力、物力和财力以及时间的限制,不可能将所有的研究对象纳入研究,只能按照需要,将一定数量的研究对象纳入研究,这就要求使用随机抽样的方式,使合格的研究对象具有同等被选择参与研究的机会。抽样后再运用随机分组的方式,使研究对象具有同等的机会进入试验组和对照组。

常用的随机化的方法包括简单随机法、分层随机分配法、区组随机法、系统随机抽样法和多级随机抽样法等。采取何种方法随机选择研究对象以及如何随机分配,都应在研究方案和论文报告中详细交代。

(2) 盲法:盲法可使研究者和被研究者均不知道接受试验的组别和干预措施的具体内容,使观测记录到的临床现象和资料以及分析的结果,都不受主观意愿的影响,能客观记录真实的状态,保证研究结果的真实性,避免测量偏倚及霍桑效应(Hawthorne effect)的影响。盲法一般分为单盲、双盲和三盲。单盲是指受试的研究对象处于盲态,双盲是指执行者和研究受试对象处于盲态,三盲是在"双盲"试验的基础上,加上试验的数据处理、资料分析和评价人员,通常以双盲法居多。

(3) 基线可比性:随机对照试验组间的基线状况,应保持主要临床特点及人口学特征的可比性。样本量足够是保证基线可比性的前提,若样本量不够大则不能保证影响预后的主观因素在组间均衡分布,导致基线不可比。

3. 随机对照试验的应用范围

(1) 安全性评价:随机对照试验是试验性研究的主要类型之一,这类研究中的安全性评价一般作为次要目的。由于不良事件发生率低,观察时间较短,单个随机对照试验的安全性评价存在局限性。此外,随机对照试验的研究对象筛选通常比较严格,与药物实际使用人群可能存在差异。因此,单个随机对照试验常作为安全性评价的辅助证据,大样本、长观察期的随机对照试验可作为安全性评价的主要依据。

(2) 有效性评价:随机对照试验最常用于治疗性或预防性研究,用以评估某一治疗或预防措施(药物、手术、介入治疗、康复措施、筛查方法等)的确切疗效,为医疗决策提供科学依据,是公认的治疗性或预防性研究试验设计的最佳方案,因而称之为药物有效性评价的"金标准"。

有效性评价不一定采用随机对照试验设计,应根据具体疾病和治疗情况进行试验方案的选择。如发病率极低的肌萎缩侧索硬化,采用随机对照试验设计的可行性较低,可选择非随机对照试验设计以满足可行性。

(3) 经济性评价:经济学评价的证据可来自单个随机对照试验,也可来自基于多项随机对照试验的系统评价结果。患者水平的随机临床干预数据包括围绕 RCT 开展的平行经济学研究。广泛采用随机对照试验的数据用于经济分析存在很多问题:①随机对照试验是在控制的理想条件下,评估药物所产生的效果,而经济学评价侧重现实状态多因素作用下的成本和结果;②若随机对照试验采用安慰剂作为对照,经济学评价将缺乏完整的对照组的信息;③研究时限和人群等不符合经济学评价要素的要求。

(二)实效性随机对照试验

1. 实效性随机对照试验概述 实效性随机对照试验(pragmatic randomized controlled trial,pRCT)又称为"实况 / 实用性随机对照临床试验",是指在真实临床医疗环境下,采用随机、对照的方式,比较不同干预措施的治疗结果(包括实际效果、安全性、成本等)的研究,是真实世界研究的重要设计。关键要素是随机化和隐蔽分组,避免选择偏倚。试验组和对照组受试者在相似可比的情况下进行比较分析,从而获得干预措施的净效益。在采取充分的措施避免选择偏倚的情况下,受试者可适当放宽同质性的要求;在无本质变化的情况下,干预措施可调整干预量、干预形式和干预时间以反映临床实际。实效性随机对照试验的条件限制较宽松,满足临床实践需要,这可能引入一定的混杂和偏倚,但通过随机分组提高组间的可比性,减少选择偏倚。

2. 实效性随机对照试验特点 实效性随机对照试验实施地点和条件为真实的临床实践环境;对受试者的要求远不如严格控制筛选条件的传统随机对照试验(解释性随机对照试验),一般对受试者不加特别限制和选择;干预措施的使用也如临床实际中一样的灵活,可根据患者情况进行适当调整,干预时间和结果测量时间也可随病情变化调整。其通过比较相似人群扣除混杂因素后的平均效应量,确定干预措施是否比对照措施更加有效和安全。因此,其获得的干预措施疗效效应量与临床实践完全一样或十分接近,与临床实践的关系是直接的,可据此更加准确地评估疗效和预后,更加利于做出正确的临床决策。

与之相对的是解释性试验(explanatory trial),即我们通常所实行的严格控制试验条件的随机对照试验,"解释性"是指为了达到了解某种干预措施对某种疾病的疗效,必须将所有其他影响因素剥离,尽量减少各种偏倚(bias)和混杂因素(confounding factor)对结果的影响,如严格选择试验实施地点,减少环境带来的影响;严格制订受试者纳入和排除标准,以保证同质性,凡有合并症或任何可能影响疗效评价的健康因素的受试者均须排除;干预措施严格一致,干预期间不能引入任何可能影响疗效的因素,如观测代谢指标的试验众,须严格控制患者生活条件以尽可能保持一致,干预时间应严格一致;由于疾病处于变化中,多数情况下需限定治疗和结果测量时间。但这样获得的只是理想条件下干预措施在单位时间内的疗效效应量,并不一定能反映临床实践中的真实效应量。当把解释性试验的证据应用于临床实践时,必须结合临床实际情况进行综合分析,才可能做出正确的临床决策。因此,其与临床实践的关系是间接的。

3. 实效性随机对照试验应用范围

(1) 安全性评价:实效性随机对照试验关注药品上市后的安全性,着重观察和记录用药后发生的不良事件,不仅可以评价更广泛人群(如老年人和儿童)中的药品安全性,还可以发现药物的慢性的、潜伏的及罕见的不良反应。

(2) 有效性评价:实效性随机对照试验适用于评估干预措施的效果,即在临床实践中实际的效益和治疗价值。在药物获准上市后,实效性随机对照试验可提供实际用药的疗效信息,作为上市前随机对照试验的补充。由于其特点,实效性随机对照试验尤其适用于中医药疗效评价、大样本人群预防性研究等。

(3) 经济性评价:实效性随机对照试验更接近于实际临床应用的结果,与经济性评价侧重现实状态的特点一致。另外,实效性随机对照试验中所采用的对照药是治疗某种疾病的临床常用药品、最低成本药品和/或最有效的药品,这也符合药物经济学评价的要求。在研究中,结果指标的选择兼顾对经济性、临床结果和生命质量的考虑,经济性方面如资源利用、成本 - 效果比等;临床结果方面如病症或死亡率等;生命质量方面如健康相关生命质量、患者对治疗措施满意度等。在不适合或无法采用平行随机临床试验进行数据收集的情况下,如急性的、危及生命的或慢性的、必须终身治疗的疾病等,实效性随机对照试验具有更好的可行性,可满足药物经济学评价要求。

(三) 交叉设计

1. 交叉设计概述　交叉设计(cross-over design)在临床研究中属于一级设计方案,先对两组被观察对象使用两种不同的处理措施,然后将两种处理措施互换,使两组中每例观察对象都能接受到两种处理措施,最后将结果进行对照比较。通常这种研究方法应用于临床慢性病或慢性复发性疾病的治疗性研究中。

交叉设计有两种分组方法,一种是随机交叉设计,另一种是非随机交叉设计。前者可减少人为的偏倚以及药物的顺序效应,但无论采用哪种分组方法,每位受试者都要交叉接受两种不同的治疗措施。交叉设计要求样本量为偶数,最好将条件相近的配对,随机分配受试者接受处理方式的顺序。交叉设计应尽量避免受试者的失访。

交叉设计可分两个处理阶段,两个阶段之间有一个洗脱期(wash-out period),旨在使第一阶段的药物效应完全消失后,再进行第二阶段处理,否则第一阶段的药物效应必然对第二阶段的初期效应产生影响,另一方面也可避免患者的心理效应。洗脱期的长短视不同的处理措施而定,需要结合药物的半衰期,一般来讲至少需要 5 个半衰期的时间。

交叉设计应尽可能采用盲法,使研究者和患者都不知道两个阶段的具体用药,以免产生偏倚。特别是容易使患者在第一阶段使用有效的药物后,便退出试验,这将会严重影响研究结果。因此应注意控制患者退出试验的比例,尽可能使其降低到最低程度。

2. 交叉设计特点

(1) 优点:①节约样本量;②通过患者自身先后比较两种疗效,消除个体差异;③随机分组可避免人为的选择偏倚;④每一个实验对象同时接受实验因素和对照措施(如安慰剂),从医德的观点出发,均等地考虑了每一个患者的利益。

(2) 缺点:①应用范围窄,只能用于慢性复发性疾病的对症治疗;②用药周期较长,患者失访、退出、依从性降低等事件的概率增加。

3. 交叉设计应用范围　因研究观察期间较长,导致依从性下降,失访率较高;且不适用于发病急、病程短的病症,适用范围相对有限,主要集中在慢性疾病的治疗效果观察,特别适合治疗症状或体征在病程中反复出现的慢性疾病的药物筛选,如溃疡病、支气管哮喘和高血压,以及对症治疗或预防药物的效果观察等。

在慢性疾病药物评价中,为更确切比较药物疗效,而又不增加样本量,节约研究成本,可采用交叉设计。该研究方法中要求患者自身比较,可消除个体差异。尤其适用于评价个体差异大的药物,如观察解痉平喘药第 1 秒用力呼气容积(FEV_1)的改变,由于患者间 FEV_1 的差别很大,不同的病例,在两组间无法保持基线平衡,但同一病例的 FEV_1 值反复测定差异不大,此时选用交叉设计比较同病例两种不同解痉平喘药的疗效则最为理想。

(四) 队列研究

1. 队列研究概述　队列研究(cohort study)又称"定群研究""群组研究",是重要的医学研究方法之一,在评价治疗措施的效果、药物的不良反应、影响预后的因素、病因等方面应用较多。尽管队列研究属于非试验性研究,但在循证医学证据等级中为Ⅱ级证据,仅次于随机对照试验,是临床医疗防治措施评价的重要证据来源之一,尤其在安全性评价中是可行性最好的经典研究方法,验证病因假设的能力较强。在采用随机对照试验评价临床治疗可能面临伦理学限制时,有时队列研究是唯一选择。

队列研究是在"自然状态下",根据某暴露因素的有无将选定的研究对象分为暴露组和非暴露组,随访观察两组疾病及预后结果,如发病、治愈、药物反应、生存、死亡等的差异,以验证暴露因素与研究疾病之间有无因果联系的观察分析方法。在随访过程中,研究者可通过调查获得暴露与疾病发生的动态情况。队列研究是在结局发生前开始的,需经过一段时间随访观察后,才能获得结局的发生情况,是一种先有原因存在,再去追寻相应结局是否发生,即由"因"及"果"的研究。

根据研究对象进入队列的时间不同,队列可以分为固定队列和动态队列:前者是研究对象在固定时期或者一个短时期之内进入队列并随访至终止,不加入新成员,适合人群研究;后者是在某时期确定队列后,可随时增加新的观察对象,适合临床研究。依据研究对象进入队列时间和终止观察的时间不同,队列研究分为前瞻性队列研究、回顾性队列研究和双向队列研究。

前瞻性队列研究:研究对象的分组是根据现时的暴露状态确定的,而此时的研究结局还未出现。其特点是资料的偏倚小,结果可信性强,但需要定期随访,观察时间长,浪费时间、人力及物力。

历史性队列研究:又称"回顾性队列研究",研究对象的分组是根据过去某时期是否暴露于某因素而确定的,研究结局在研究开始时可以从历史资料中获得。该方法仍属于前瞻性研究,只是观察时间提前,而非由"果"及"因"的研究。其与前瞻性队列研究相比,节省人力、物力,特别是因为研究开始时所研究的结局已经发生,无须多年随访等待,资料收集及分析可在较短时间内完成。缺点是因资料收集时未受到研究者控制,内容上不一定符合研究要求。

双向队列研究:将前瞻性队列研究与回顾性队列研究结合起来,进行双向队列研究,即在回顾性队列研究之后,继续进行一段时间的前瞻性队列研究。

2. 队列研究的特点   队列研究方法主要用于检验病因和预后假设。使用这种方法可以直接观察到人群暴露于可疑病因后疾病的变化规律和预后假设。通过比较暴露和非暴露人群发病率和死亡率的差别,确定危险因素与疾病的关系以及对预后的评价。队列研究具有以下几个基本特点。

(1) 属于观察法:队列研究属于观察性研究,而非试验性研究。其暴露不是人为给予的,不是随机分配的,而是在研究开始前就已客观存在的,这一点与试验性研究有本质区别。

(2) 设立对照组:队列研究作为一种分析流行病学研究方法,区别于描述流行病学的根本特点就是设立对照组以利于比较。研究对象按是否暴露于某因素进行分组,而非随机分组。对照组的选择有多种方法,对照组可与暴露组来自同一人群,也可以来自不同人群。

(3) 由"因"及"果":在研究过程中先确知其因(暴露因素),再纵向前瞻观察并研究其果(发病或死亡),这一点与试验性研究一致。

(4) 能明确暴露与疾病的因果联系:由于研究者能切实知道研究对象的暴露状况及随后结局的发生,且结局是发生在有确切数目的暴露人群中,所以能据此准确地计算出结局的发生率,估计暴露人群发生某结局的危险度,因而能判断其因果关系。

3. 队列研究应用范围

(1) 安全性评价:由于药物的不良反应是少发事件,RCT 受研究观察的时间及样本量限制,只能发现药物的短期和发生率相对高的不良反应。前瞻性队列研究为研究药物不良反应的最佳研究类型,但需要大样本量及较长的随访期。如乙型肝炎患儿中干扰素的长期应用与精神障碍是否有关?设计时可选择需长期应用干扰素的乙型肝炎患儿为暴露组,以采用其他方法治疗的乙型肝炎患儿为非暴露组,对比两组人群精神障碍发生率的差异。另外,由于队列研究药物与不良反应的因果关系,在药物安全性评价过程中可以根据病例报道、病例分析发现的某药物不良反应线索产生研究假设,进而设计前瞻性队列研究加以验证假设。

(2) 有效性评价:队列研究作为观察性研究,研究者不能主动控制试验干预,亦不能有效地控制若干偏倚因素对研究结局的影响,论证强度弱于 RCT,因此并非防治性研究的最佳研究方法。但可作为 RCT 等试验性研究不可行时的最佳替代方案。

(五) 前后对照研究

1. 前后对照研究概述   前后对照研究是将同一受试对象在应用处理措施或者对照措施后,分别得到的观察性指标进行对比研究。试验过程分为两个阶段,分别使用两种不同的处理措施。试验结束时,将两个阶段的观察效果进行比较。两个阶段的试验结束时,整个治疗性试验才算完成。该研究设计目的是用于比较两种不同的处理措施或治疗方案(图 13-2)。

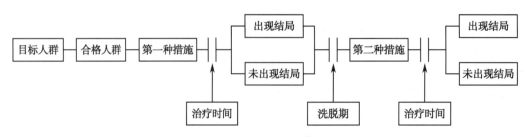

图 13-2   自身前后对照研究实践模式

在前后对照研究的设计方案中,通常有两个相等的治疗阶段,在第一个治疗阶段,使用一般治疗措施(对照方案)或者安慰剂,在第二个治疗阶段则使用新的治疗措施(研究方案),治疗疗程应与前一阶段相同。为了消除第一阶段治疗措施对第二阶段治疗效果的影响,两阶段之间应设计洗脱期,其时间的长短或者洗脱期是否必要,可以根据药物的半衰期、采取的措施、研究的目的而定。

在前后对照研究中,对两阶段治疗措施的安排可采用盲法,也可用随机的方案安排,有助于获得更真实的结论。

2. 前后对照研究特点

(1) 时间不同的两个阶段进行自身对照,在研究过程中,每个受试者均有接触新治疗措施的机会。采用相同病例作为观察对象,因此可消除个体差异,所需样本量小,统计学效率高。

(2) 至少要两种或两种以上的处理措施。在第一个阶段内,可以使用一般治疗措施或者安慰剂,但不能不做处理而只进行临床观察。两个试验阶段观察期或者用药期必须相等,否则会出现结果不可比的现象。

(3) 纳入病种的选择范围受限,只能用于慢性病或慢性复发性疾病。两个试验阶段中,若患者有不同的并发症时,会对结果产生负面影响。

(4) 洗脱期要有明确的规定。洗脱期过长,可能使部分患者病情加重。试验前应根据处理措施的效应与研究的目的确定两阶段之间的洗脱期是否必要以及时间的长短。由于疾病性质与药物作用各不相同,可以依照药物的性能和患者机体情况而定。一般来讲,洗脱期应规定在药物的 5 个半衰期以上。

3. 前后对照研究应用范围　前后对照研究可用于不同治疗药物的有效性评价。前后对照研究的应用与随机对照和交叉设计较类似,多应用于临床治疗研究,比较不同药物治疗的效果。所不同的是,它不是试验前随机分组的结果比较,而是同一研究对象不同试验阶段的疗效对比。前后对照多用于慢性疾病,病程较长或者是慢性复发性疾病的研究,如风湿病、高血压、溃疡等。每个病例必须要经过两个试验阶段,接受两种不同的处理措施,因此,需要相对较长的治疗时间。如小剂量螺内酯治疗糖尿病肾病疗效评价研究中,研究者使用前后对照研究,选择血压、血糖均控制良好,但仍有持续蛋白尿的糖尿病肾病患者 37 例(男性 27 例,女性 10 例),采用原治疗方案治疗 6 个月,观察疗效。经历洗脱期后,加用螺内酯 20mg/d,再治疗 6 个月,比较前后血压、生化指标、蛋白尿及 $TGF-\beta_1$ 排泄。最后评价血压、血糖控制良好的糖尿病肾病患者对小剂量螺内酯的受益状况。

(六) 病例对照研究

1. 病例对照研究概述　病例对照研究是通过病例与对照的对比探讨某暴露因素与疾病之间是否可能存在因果关系。经典病例对照研究是以确诊某特定疾病的现患者作为病例,以未患有该病但具有可比性的个体作为对照,通过询问调查、实验室检查等方法,搜集各种既往可能的危险因素的暴露史,测量并比较病例组与对照组中各因素的暴露比例,经统计学检验,若两组差别有意义,则可认为因素 - 疾病之间存在统计学关联。在评估各种偏倚对研究结果的影响后,再借助病因判定标准推断出某个或某些暴露因素与疾病间的关系,从而达到探索和检验疾病病因假说的目的。如口服华法林抗凝治疗出血并发症危险因素的病例对照研究中,连续选取住院及门诊患者口服华法林治疗中出现出血者为病例组,以口服华法林未发生出血的住院及门诊连续病例为对照组。对可能与华法林出血有关的因素进行调查,结果发现国际标准化比值异常、房颤史和心脏瓣膜换瓣术后可能是华法林治疗中出血的危险因素。

在临床研究中,可选择具有某特征的患者作为"病例组",选择无此特征的患者作为"对照组",然后比较两组患者接受的治疗措施或药物及可能影响疾病特征的因素的差异,从而评价治疗措施或药物的效应。

2. 病例对照研究特点

(1) 该方法与队列研究相比较,所需样本量少,省时、省人力和省物力,可以快速获得结果,因此很适合临床医生在医院内实施,用来探讨疾病的危险因素,评价药物的有效性、安全性及预后因素等。

（2）病例对照研究属于观察性研究，不是试验性研究。需要设立对照组，病例对照研究属于回顾性研究，但回顾性研究并不都有对照组。病例对照研究是由"果"到"因"的研究。"果"指的是疾病或者特征，"因"是指病因或者因素，它是强调由疾病入手，去发现可能导致疾病发生的原因。

（3）病例对照研究的优点是适用于罕见病和慢性病的研究；研究时间短，花费少；可调查多个因素与疾病联系，易出结果。但该方法的缺点是不能直接估计因果关系；暴露信息可能不准确；不适用于罕见暴露的研究；存在选择偏倚。

3. 病例对照研究应用范围　病例对照研究可用于新药上市后的评价。病例对照研究因其有严格的对照，所需样本量少，省时、省力等特点，在评价新药上市后的有效性和安全性有其独特的优势。

（1）有效性评价：评价药物治疗的效果或预后，如是否使用某种药物及不同用药剂量对疾病结局的影响。针对发病率很低的疾病，采用随机对照试验的可行性差，病例对照研究具有更好的适用性。如 Horwit 用改良的病例对照研究评价利多卡因控制心肌梗死后心室颤动的作用，解决了研究 30 多年仍无定论的问题。

（2）安全性评价：研究药物不良反应，即通过比较病例组和对照组对某种可能存在不良反应药物暴露比例，判断该药是否存在不良反应。当高度怀疑某种药物可能存在不良反应时，病例对照研究是验证假设切实可行的方法。

（七）描述性研究

1. 描述性研究概述　描述性研究（descriptive study）是研究者将既成事实的现成临床资料，加以叙述描写、统计分析、得出结论。"横断面研究"是常见的描述性研究方法之一，具体见本节（八）。研究没有对照组，是通过描述与药物有关的时间、地点和人群方面的基本分布特征，建立药物相关因果关系假设，为进一步确认研究打下基础，研究实践模式如图 13-3 所示。如某医院 2009—2010 年应用血管紧张素受体阻滞药治疗 200 例原发性高血压患者（BP≥160/95mmHg），结果为治疗一年后，有 140 例血压降至正常水平（BP<140/90mmHg），有效率为 70%。

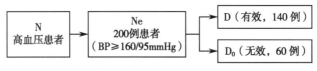

图 13-3　描述性研究实践模式

2. 描述性研究特点

（1）资料已收集，往往是比较原始的或初级的资料，影响因素较多，可在短时期内获得研究结果，为临床常见研究方法。

（2）没有对照组，结果缺乏可比性，研究结论较易受偏倚的影响，重复性差，故论证强度较弱。

（3）对于大型的临床描述性研究的报道，临床发现的某些特殊病例或新发现的严重不良反应，描述性研究仍有一定的重要意义。

（4）识别一种新的疾病或暴露的不良反应的第一个重要线索，以个案报告为例，其作为监测罕见事件的唯一手段，常可激发人们去研究某种疾病或现象。

3. 描述性研究应用范围　在用药评价方面，描述性研究主要用于产生假设，从而为进一步的分析性研究提供基础。

（八）横断面研究

1. 横断面研究概述　横断面研究（cross-sectional study）是在某个时点或较短时间内调查和收集一个特定人群中有关疾病或临床事件的发生状况及相关因素，所以又称为现况研究或现场调查，属于描述性研究方法。横断面研究的研究目的是了解某一疾病或临床事件的发生状况及其影响（暴露）因素,根据不同研究目的可获得不同的结果。如研究在特定时间与特定范围人群中暴露于药物后发生不良反应的分布状态/特点,以便获得药物与不良事件的关系,研究结果仅为风险研究提供假设。横断面研究主要通过普查和抽样调查方式进行,研究目标人群的疾病或临床事件的发生率及其暴露(这里的暴露是指广义的含义,包括诊断和防治措施)状况。横断面研究实践模式见图 13-4。

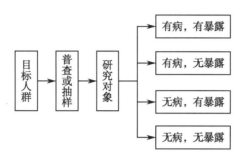

图 13-4　横断面研究实践模式

2. 横断面研究特点

(1) 不设对照组:横断面研究在研究设计和实施过程中,无须设立对照组,调查研究对象在特定时间点的暴露与某种事件的关联。依靠事件(疾病或药品不良反应)发生频率与样本量大的优势,提示某种可能性,为进一步研究奠定基础。

(2) 具有明确的研究时点或时期:横断面研究调查的是某个时点或时期,某人群中疾病与健康状况、暴露和疾病的联系等,反映疾病在某一时间点上的剖面,如全国门诊医疗调查,要求医师报告一星期内处理的门诊患者和处方。

(3) 确定因果关系受限制:横断面研究的研究结果仅能说明暴露与疾病或某种事件之间存在统计学关联,仅为因果分析提供线索,是分析性研究的基础,不能做出因果推断。

(4) 先确定人群再确定个体:横断面研究根据研究目的确定研究人群后,再确定该人群中每个个体在某特定时点上暴露与疾病或某种事件的关联。

3. 横断面研究应用范围　横断面调查广泛用于安全性、依从性及影响因素的研究,其研究的基本思路:在某一特定时间点,采用恰当的抽样方法收集患者的基线资料和感染率、不良反应发生率、依从情况等现状,运用统计学方法,了解安全性和依从性现状以及相关因素,为分析性研究奠定基础。

(1) 安全性评价:横断面研究可用于描述药物安全性的现状及分布特征,描述目标群体中药物不良反应在不同人群、地区和时间的分布情况。比如,调查某年全国各级医院住院患者的不良反应发生率现状及相关的影响因素。

(2) 依从性评价:横断面研究也用于慢性疾病患者用药依从性的现状及影响因素的研究,在某一个时间点,采用相应的抽样方法,收集患者的基线资料和依从性现状,运用统计学方法,了解用药依从性现状并分析影响依从性的相关因素。如有学者用整群随机抽样方法,从唐山市 10 个县中随机整群抽取 2 个县,从 2 个县中各抽取 1 个镇,对镇里符合纳入标准的所有 2 型糖尿病患者,调查患者遵医嘱用药依从性及其影响因素,采用多因素的分析方法,研究结果显示并发症、检测血糖次数、独居、家族史是影响糖尿病患者遵医嘱用药依从性的独立影响因素,有并发症、监测血糖次数多、非独居、无家族史者遵医嘱用药依从性好。

(九) 模型研究

1. 模型研究概述　模型是现实的简化表达,并且能够捕捉现实状况的某些本质和关系(如逻辑关系、定量关系、因果关系等)。不同于单纯的概念性模型(如数学公式),此处的模型尤指用某种功能方程或因素间交互作用的体系来表达一个现实的或假设的系统,即一些文献中所称的"模拟"。模型研究主要被应用于药物经济学评价中,如决策树模型、马尔可夫(Markov)模型、微观模拟模型等。

2. 模型研究特点

(1) 数据包容性。模型研究可纳入各类数据,如临床研究数据、成本、医疗保险数据、生命质量数据等。

(2) 比较灵活性。能间接比较不同的治疗方案。

(3) 分析方便性。可在各类假设条件下寻找对结果影响最大的因素,制定最优市场策略。

(4) 外推长期性。可评价治疗方案的远期效益。

以上特点决定模型具有以下重要作用:当现实试验不可能进行时,模型是最好的替代解决方法。同时,模型可以帮助我们更好地理解和预测正在研究的系统,无论是真实的或假设的。而且,通过敏感度分析,模型可以产生支持或反对假设的一系列证据,帮助研究者了解真实或假设的系统的本质。当必须在不确定条件下做出决策时,模型可以辅助决策、评估不同策略的产出、预测系统随时间变化的情况,据此制定出最佳决策。

模型研究也存在一定的缺陷,包括模型结果的可靠性常受到质疑,建模时使用的数据有多种来源,且大多数会由于所选择的患者和分析方法等的影响而有不同程度的偏倚。模型的另一个普遍问题是缺乏透明性和可解释性,因为决策分析模型的复杂性特点,其常被称作"黑盒子"。然而,大多数复杂问题可通过详细阐述概率、效用、成本以及模型的主要假设而得到解决。需要慎重考虑的问题是模型的参数和假设,不同的选择会使模型产生支持或不支持某个特定决策的偏倚。针对这种缺陷,建议对模型的参数和假设进行敏感度分析,有助于解决分析偏倚的问题。

3. 模型研究应用范围 模型研究主要用于药物经济学评价。有两种最常用的研究模型:决策树模型和马尔可夫模型。

(1) 决策树模型:决策树(decision tree, DT)模型利用药物在不同治疗阶段的治疗效果和成本来构建决策树的各个分支,进而获得药物的总体成本-效果信息。

决策树模型分析的主要步骤是:①根据逻辑关系将分析问题绘制成一个树形图,按照从树梢至树根的顺序,列出所有可能事件的发展过程和概率;②逐步计算各节点治疗选项的潜在健康产出和成本;③通过敏感度分析检验结果的可靠性及假设条件下关键参数的变异,以观察不确定因素在一定范围内变化对预期结果的影响,并以最终的结果作为决策依据。决策树结构如图13-5所示。

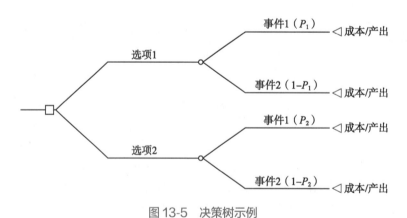

图13-5 决策树示例

决策树中包含一个患者所有可能的临床结局与事件。决策树模型由节点和分支构成,不同的节点代表不同的含义:①"□"代表决策结,放在决策树的左端,是决策树的起点,每个备选方案用从该节点引出的分支表示;②"○"代表机会结,在这一点上实施每一个具体的方案时都能发生一系列受机遇控制的机会事件,从它引出的分支成为概率分支(或状态分支);③"◁"代表结局结,也称"决策终点"，是决策产出值的末端节点。每个机会结可以有多个直接结局，例如某种治疗方案有 3 个结局（治愈、改善、药物毒性致死），则机会结有 3 条分支，结局结放在决策树的右端。

　　除节点与分支外，与决策树模型密切相关的另外两个术语是路径和期望值。决策树当中不同分支的组合决定患者在决策树中通过的路径。患者通过每条路径的概率称为"路径概率"。根据路径概率可以得到每条路径的概率加权结果，将某种决策的所有路径的加权结果求和便得到某种决策的期望值。概率通常来自文献，也可来自现存数据库，或利用原始数据收集或专家判断法获得。期望值通常通过折回（folding back）决策树分支的方法来计算。折回的过程通常是从决策树的末梢（产出）开始，按照从右向左的顺序，把路径概率作为权重，与每个成本或效用相乘，然后把每个路径的所有加权产出进行求和，就得到某种决策的期望值。产出值（如效用）可以从文献、对受试者的直接测量或专家判断中获得。

　　如采用决策树模型评价基于计算机断层扫描（computed tomography，CT）、CT 灌注成像（computed tomography perfusion imaging，CTPI）和磁共振成像（magnetic resonance imaging，MRI）选择脑卒中患者进行溶栓治疗的成本效果。临床效果来源于 2012 年我国一项基于脑卒中登记的大样本研究。根据已发表文献估算≤3 小时溶栓率和 3~6 小时内溶栓率、成本和效用值。结果显示：3 种诊断策略中 CTPI 成本效果最佳，与 CT 相比其增量成本效果为人民币 12 461 元 / 生活质量调整寿命年数（quality adjusted life years，QALY）。

　　（2）马尔可夫模型：马尔可夫模型（Markov model）在医疗决策分析中，尤其适用于模拟慢性疾病的进展。待研究的疾病被划分为不同的状态（马尔可夫状态），并根据各状态在一定时间内相互间的转移概率模拟疾病的发展过程，结合每个状态上的资源消耗和健康结果，通过多次循环运算，估算每个阶段疾病治疗的成本、效果以及获得的 QALY。

　　以图 13-6 为例，患者健康状态会转化为三个截然不同的状态，分别是健康、疾病、死亡。状态间的箭头表示患者在某个周期中可在状态间按箭头方向发生转移，而指向自身的箭头表示患者将仍处于原状态。处于死亡状态的患者不能向其他状态转移。状态间的转换由转移概率决定。分析时间被分割为等长的时间段，成为马尔可夫周期，在每个周期，患者只能出现在唯一的一个状态中。卫生资源的使用应在每个状态下分别进行估算，经过多个周期的运算可以获得长期的卫生成本与健康获益。

　　马尔可夫模型建模的主要步骤：①设立马尔可夫状态，并确定可能的状态转移。②选择合适的马尔可夫周期。马尔可夫周期的长短需要根据临床与分析的需求决定。如果分析时间是终生，则周期可以定为一年。如果时间范围较短，事件发生的频率较大，选择的周期也应短，如月甚至星期。③确定每个周期内各状态间的转移概率。转移概率通常结合相关临床研究及流行病学研究结果进行估计，一般从已发表的文献中获得。对于难以从文献中得到的转移概率，可以应用德尔菲法咨询相关领域的专家（通常需要 7~15 名专家）。④对每个健康状态赋予成本和效用。根据各状态间的转换概率计算出每个循环周期内状态的分布。结合各状态的健康效用值和费用，计算出每个循环周期内的 QALY 和消耗的费用，其中费用和效果估计还应考虑贴现问题。

　　模型的计算方法有矩阵法、队列模型、monte carlo 模拟等，其计算复杂，通常借助计算机软件进行，如 DATA 和 Treeage Pro 软件。

　　以拉帕替尼治疗晚期乳腺癌患者的成本效果分析为例，采用马尔可夫模型评价拉帕替尼的经济性。马尔可夫模型的建立基

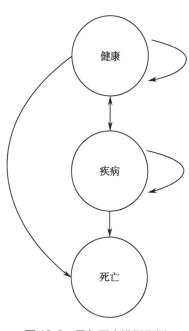

图 13-6　马尔可夫模型示例

于一个真实的临床试验,这个临床试验中患者复查的实际时间间隔为 1.5 个月,故马尔可夫周期选择为 1.5 个月。分析中包含 4 种健康状态,即病情稳定、治疗响应、病情恶化和死亡。同时,模型中的转移概率也主要来源于该临床试验。成本数据来自已有的文献,采用 2007 年的美元价值表示,而不同状态的效用值来自先前的临床试验研究。通过对 20 000 个患者的 monte carlo 模拟,拉帕替尼的使用成本增加 19 630 美元,期望获得 0.12 个 QALY,增量成本效果比率为 166 133 美元 /QALY,拉帕替尼治疗晚期乳腺癌具有成本效果。

二、二次研究

(一) 二次研究概述

面对临床实际用药问题时,我们不仅可开展原始研究评价相关药物、干预手段的安全性、有效性、经济性与用药依从性,还可通过尽可能全面收集原始研究,经严格评价、整合、分析、总结现有科学证据后,获取更综合、可靠的结论,上述对多个原始研究再加工的过程即为二次研究,包括文献综述 (review)、系统评价 (systematic review,SR)、meta 分析等。

文献综述大多是研究者围绕某一领域所作的叙述性文章,通过收集大量与该题目有关的文献,评述文献研究目的、方法、结果与结论,往往也会在文献综述中加入研究者的工作体会或观点。通常文献综述会引用大量该领域研究新进展,为感兴趣的读者提供更多信息,以便在较短时间内了解该领域研究动态。但这种较为传统的文献综述通常采用定性分析方法,受限于研究者主观思维影响及所采集文献结论的偏倚,当将其作为证据运用时还需谨慎斟酌。

相较于文献综述,系统评价是一种更新、更客观、更科学的文献评价方法。有别于文献综述将围绕一个专业领域展开叙述,系统评价则将关注点集中于具体临床问题,如某药物或某干预手段应用于临床的有效性、安全性、经济性与依从性等。它将原始研究系统地集中在一起,基于定性或定量的合成分析,得出较为可靠的综合结论。因为有着明确的研究过程、系统的研究方法、良好的重复性,系统评价所得出的结论相较于传统综述可信度更高,但有时也会受研究中所纳入原始研究的质量及研究者自身专业水平等多方面的影响而产生偏倚,因此也需谨慎对待系统评价所得出的观点与结论。Cochrane 系统评价是 Cochrane 协作网的注册研究人员在遵循 Cochrane reviewers' handbook 的严格指导下进行的系统评价,其结果发表在 Cochrane Library 的光盘或互联网上。因 Cochrane 协作网严谨完善的管理与质量控制,此类系统评价在格式、内容、数据录入、数据分析、计划书撰写等环节都有着统一且高标准的要求:运用相同统一的系统评价软件 RevMan,完善的方法学培训体系,具备健全的指导审稿编辑系统、文章修改机制、临床研究资料库以及全面的检索策略,并且相关研究者会被要求在发表后定期更新。基于以上一系列完善、科学、规范的标准,Cochrane 系统评价拥有极高的质量,也被业界视为评价各种干预措施有效性的最佳证据资源,*Lancet*、*JAMA* 等业内高水平杂志愿意同时或先后发表 Cochrane 系统评价。

Meta 分析最早由心理学家 Gene V. Glass 自 20 世纪 70 年代提出,其本身为一种运用于教学研究领域中对多项研究综合定量的统计学方法。随后,meta 分析被广泛应用于医学领域,在 20 世纪 80 年代,已有近 50 种国际权威学术杂志发表有关 meta 分析的论文。如今,meta 分析已应用于医学研究的多个领域,包括诊断、治疗、预后研究等。meta 分析分狭义与广义两种,狭义 meta 分析指一种单纯定量合成的统计学方法;广义的 meta 分析指针对某个主题,全面收集所有相关研究并逐个严格评价和分析后,再用定量合成的方法对资料进行统计学处理得出综合结论的全过程,因此 meta 分析是系统评价的一种,而系统评价则可能是 meta 分析,也可能不是 meta 分析。

(二) 二次研究特点

传统文献综述和系统评价均是对临床研究文献的分析和总结,目前多为回顾性,回顾性系统评价受纳入原始研究质量的制约,易受系统偏倚、随机误差的影响。传统文献综述常涉及某一问题的多个方面,如糖尿病病理、病理生理、治疗等,也可仅涉及某一方面的问题,如糖尿病治疗,有助于广泛了解某一疾病全貌。系统评价/meta分析则集中研究某一具体临床问题的某一方面,如二甲双胍治疗2型糖尿病的疗效和安全性,具有一定深度,有助于深入了解某一具体临床问题,两者区别详见表13-1。

表 13-1　系统评价与传统文献综述的比较

特征	系统评价	传统文献综述
研究题目	有明确的研究问题和研究假设	可能有明确的研究问题,但经常针对主题进行综合讨论,而无研究假设
检索文献	力求找出所有发表或未发表的研究	通常未尝试找到所有相关文献
筛选文献	清晰描述纳入研究类型	通常未说明纳入或排除相关研究的原因
评价文献	评价原始研究的方法学质量,发现潜在偏倚和纳入研究间异质性来源	通常未考虑研究方法或研究质量差异
合成结果	基于方法学最佳的研究得出结论	通常不区别研究的方法学质量

（三）二次研究应用范围

传统文献综述可用于各种研究领域,研究者根据特定目的或兴趣选择即可。系统评价可用于评价药物有效性和安全性,或干预措施在实际临床应用中存在很大变异时。具体来说,系统评价适用于如下几种情况:①当某种疗法的多个临床试验显示疗效在程度和方向上不一致或出现冲突时;②当单个试验样本量均偏小,因检验效能低而不足以得出可靠结论时;③当大规模临床试验花费较多,消耗时间太长,不可能开展时;④当临床研究设计者计划新的临床试验前,需通过系统评价帮助决定课题时。针对药物经济性的系统评价,中国尚无相关指南。

二次研究的使用者包括医疗卫生决策者、临床医生、患者、研究人员、医学生等,其中系统评价因可获得较可靠的结论,已运用在医疗卫生诸多领域,其结果已越来越多被作为制定临床实践指南和医疗决策的依据。

第三节　临床用药评价的研究实例

一、药物安全性评价实例

尽管在药物上市前后都有不同阶段的临床试验对药物安全性进行监控,但样本量小、研究周期短、特殊人群未纳入受试对象等因素使得一些潜在的的药物安全性问题不容易被发现。以下将运用实例介绍如何通过开展队列研究评价药物安全性。

老年人是抑郁症的高发群体,社区老年人的患病率为10%~15%。2006年的一项Cochrane系统评价发现,三环类抗抑郁药和选择性5-羟色胺再摄取抑制药的疗效相当,但经典的三环类抗抑郁药因副作用而停药的比例更高。2009年英国国家卫生与临床优化研究所(National Institute for Health and Care Excellence,NICE)建议选择抗抑郁药时应考虑药物副作用和患者的偏好,通常首选选择性5-羟色胺再摄取抑制药。老年人常合并多种疾病并服用多种药物,因此相比年轻人群,服用抗抑郁药更易发生不良事件。但前期临床试验存在老年人群代表性不足和研究周期短等局限性,难以准确评估老年人群服用抗抑郁药的安全性。因此,有研究者开展了一项基于回顾性数据库的队列研究,评估了在老年人群中抗抑郁药治疗与多种不良结局的相关性,并比较了不同抗抑郁药不良结局的风险。

该研究的数据来源为英国 QResearch 初级保健数据库（QResearch Primary Care Database）。研究对象为 1996 年 1 月 1 日至 2007 年 12 月 31 日期间有抑郁发作诊断的 65~100 岁的老年患者。暴露因素为使用抗抑郁药，并进一步依据抗抑郁药的分类将药物暴露组分为三环类抗抑郁药组、选择性 5-羟色胺再摄取抑制药组、单胺氧化酶抑制药组和其他抗抑郁药组。结局指标包括全因死亡率、自杀未遂／自残、心肌梗死、脑卒中／短暂性脑缺血发作、跌倒、骨折、上消化道出血、癫痫／癫痫发作、道路交通事故、药物不良反应和低钠血症。采用 Cox 比例风险回归模型评估和比较不同抗抑郁药种类与以上不良结局的相关性。

该研究未发现老年人服用选择性 5-羟色胺再摄取抑制药或其他抗抑郁药的安全性优于三环类抗抑郁药。相反，相比三环类抗抑郁药，选择性 5-羟色胺再摄取抑制药和其他抗抑郁药与多种不良结局的风险增加相关。该研究结论不支持老年抑郁症患者将选择性 5-羟色胺再摄取抑制药作为治疗首选。

二、药物有效性评价实例

评价药物有效性包含多种方法，其中大样本多中心随机临床试验因设计方法科学，不仅能为循证医学提供高质量的证据，也可以作为修改临床治疗指南的主要依据，是药物有效性评价的"金方案"。以下将运用实例介绍如何通过随机对照试验评价药物有效性。

剖宫产手术预防使用抗生素可降低产后感染的风险，因此许多指南均推荐剖宫产预防使用抗生素。但抗生素的使用时机存在争议。美国妇产科学会和加拿大妇产科协会推荐剖宫产术前 1 小时预防使用抗生素，但 2009 年我国《卫生部办公厅关于抗菌药物临床应用管理有关问题的通知》中规定剖宫产抗生素预防使用在结扎脐带后进行，与国外指南和研究证据相悖。以上为我国产科临床使用抗生素带来了困扰。基于此，有研究者通过随机对照试验的方法，比较剖宫产切皮前给药与断脐后给药的疗效。

该研究为双臂多中心随机对照试验。该研究患者纳入的标准为：择期剖宫产的孕妇，年龄在18~40 周岁，孕周 >37 周。排除标准为：头孢硫脒过敏，剖宫产前两周使用抗生素，术前体温 >37.5℃，妊娠合并前置胎盘，胎盘早剥或胎膜早破，拒绝参加试验的患者。观察主要结果指标为①母体：子宫内膜炎发生率、伤口感染发生率、症状性的尿路感染发生率；②新生儿：新生儿败血症发生率、新生儿败血症血标本送检率、NICU 立即入院率、新生儿大便菌群失调发生率。次要结果指标为①母体：术后 6 小时，12 小时，24 小时，48 小时体温。术后 48 小时白细胞和中性粒细胞数量。②新生儿：新生儿大便细菌总数和球-杆比。

将受试者分为切皮前组（切皮前 30~60 分钟接受抗生素）和断脐后组（脐带结扎后立即使用抗生素）。该研究的随机序列通过 SPSS 16.0 产生，按 1∶1 分配到切皮前组和断脐后组；使用密封信封保存随机序列码以达到分配隐藏；由于本研究为给药时机的比较，在实施时无法采用盲法。该研究采用了正确随机方法和分配隐藏，控制选择性偏倚产生，使研究结果更可信。研究结果显示择期剖宫产切皮前和断脐后预防性使用抗生素的疗效无显著性差异。

三、药物经济性评价实例

药物经济学旨在将经济学基本原理、方法与分析技术运用于临床药物治疗，力求最大限度地合理利用现有医药卫生资源。当前我国医疗卫生费用逐年递增，药品费用占比过大，因此控制药品费用增长已成为药物经济学研究、药品政策研究及医疗可持续性发展的关键。本小节将基于实例介绍如何运用随机对照试验评价药物经济性。

流产对孕妇及其家庭均会造成严重临床和心理影响，且每年给国家造成重大的经济损失。孕酮

（又称"黄体酮"）是妊娠早期由卵巢和胎盘自然分泌的激素，对维持妊娠至关重要。因此临床医生常在妊娠早期补充孕酮以预防流产，尤其在流产风险高的女性（例如反复流产史或妊娠早期出血史的女性）中更常使用。2012 年，英国国家卫生与临床优化研究所（National Institute for Health and Care Excellence，NICE）开展了一项大型随机临床试验，以探索孕酮在妊娠早期出血女性妊娠结局的有效性和经济性。

研究者从英国 48 家医院招募了 4 153 名妊娠早期出血且经超声检查证实妊娠的女性，按 1∶1 随机分配到试验组和对照组。试验组使用含孕酮的子宫托（200mg，b.i.d.），对照组使用含安慰剂的子宫托。成本效果分析的研究角度为医疗保健系统角度。成本效果分析的主要结局指标为妊娠≥34 周的活产率。由研究人员前瞻性地收集成本数据，包括产前和产后期间所有医院就诊、日间评估单位就诊、急诊就诊和入院有关的成本，计算增量成本效果比。由于研究时限小于一年，不考虑贴现。敏感性分析采用了单因素敏感性分析和概率敏感性分析，此外行亚组分析以探索患者特征对结果的影响。结果显示：孕酮组的平均成本为 7 655 英镑，比安慰剂组的平均成本高 76 英镑。孕酮组≥34 周活产率相比于安慰剂组更高，增加的（≥34 周）活产率为 0.022（95% 置信区间：−0.004~0.050），即每 100 名孕妇增加 2 个活产儿。增量成本 - 效果比（incremental cost-effectiveness ratio，ICER）为 3 305 英镑，即孕酮组相比于安慰剂组每增加 1 例≥34 周的活产时，增加的成本为 3 305 英镑。单因素敏感性分析显示结果无差异，亚组分析结果显示对有流产史的女性孕酮治疗的成本较低（−322 英镑），但效果更好（每 100 人增加 5 个活产儿）。研究结果表明孕酮是一种具有成本效果的干预措施，尤其是对于有流产史的女性。

四、用药依从性评价实例

目前尚无绝对的"金标准"衡量用药依从性，较常用的方法包括药物浓度监测、治疗效果评价、药物用量计算、药物治疗监测系统、自我报告法等。本小节将运用实例介绍如何通过药物用量计算法评价用药依从性。

慢性病（如高血压和糖尿病）药物治疗依从性低，会增加潜在的、可避免的发病率、死亡率和卫生支出。多种因素可导致患者用药依从性低，但认为健忘是主要原因的患者高达 60%。为减少健忘，提高患者用药依从性，有研究者开发出低成本的用药提醒装置。有学者采用药物用量计算法评价低成本的用药提醒装置对患者用药依从性的影响。研究人群满足以下条件：年龄在 18~64 岁；长期使用 1~3 种口服处方药物治疗心血管疾病和非抑郁症慢性疾病；在随机分组前的 12 个月内用药依从性低。通过处方药数据进行药物用量计算以评价依从性，定义依从性低为药物占有比（medication possession ratio，MPR）在 30%~80%，定义依从性高为药物占有比≥80%。符合纳入标准的患者按照规则随机进入 3 个不同用药提醒装置干预组（标准药箱组、数字计时器药箱组、药瓶条药箱组）或对照组，被随机分配到干预组的患者会收到一个免费的装置和一张使用说明信息卡。随访时长为 1 年，主要结局指标为随访期间患者用药依从性。结果显示随访期间依从性高的慢性病患者比例分别为标准药箱组 15.5%，数字计时器药箱组 15.1%，药瓶条药箱组 16.3%，对照组 15.1%。统计分析显示任何一种用药提醒装置与对照组相比，患者用药依从性高的比例均无统计学差异。提示低成本的提醒装置并没有提高那些服用 3 种药物治疗常见慢性病的低依从性患者的依从性。

五、药物可及性评价实例

WHO/HAI 标准调查法在世界范围内应用较为广泛，不仅用于评价基本药物可及性，也在调整和自适应后广泛用于评价其他类型药物可及性。本小节将运用实例介绍如何通过 WHO/HAI 标准调查法评价药物可及性。

胰岛素是糖尿病患者最常用的药物，但在许多国家仍难以获得和负担。为解决该问题，研究者在

2016 年和 2018 年开展了两项横断面研究,使用简化和改编 WHO/HAI 标准调查法评估南京 56 家医院胰岛素产品的可及性,包括可获得性、价格和可负担性。可获得性以配备该药品的机构数占总调查机构数的比例来衡量;价格以澳大利亚药品福利计划(pharmaceutical benefits scheme,PBS)价格的中间价格比率(MPR)来衡量;可负担性以购买 1 000IU 胰岛素(平均 30 天疗程)所需费用相当于政府非技术工人最低工资(LPGW)的天数来衡量。结果显示:①可获得性,2016 年和 2018 年二级和三级医院的各类胰岛素产品可获得性均较高(2016 年,配备胰岛素产品的三级医疗机构占 95%,二级医疗机构占 91%;2018 年,配备胰岛素产品的三级医疗机构占 65%~100%,二级医疗机构占 72%~100%),但社区医院各类胰岛素可获得性评分较低且差异巨大(2016 年,配备各类胰岛素产品的社区医院占 4%~88%;2018 年,配备各类胰岛素产品的社区医院占 6%~100%)。②价格,各类胰岛素产品的价格远低于澳大利亚 PBS 价格,所有胰岛素类型的 MPR 均小于 1(2016 年:0.32~0.71;2018 年:0.30~0.68)。③可负担性,各类胰岛素和 / 或不同级别医疗机构,购买 30 天疗程胰岛素产品所需费用相当于政府非技术工人最低工资的天数被研究者认为是不可负担的(2016 年:2.26~8.49 天;2018 年:1.8~7.09 天)。基于上述结果,研究者认为南京市各级医疗机构中大多数胰岛素产品的可获得性高,与社区医院相比,二级和三级医院更容易获得胰岛素产品。南京胰岛素产品的价格相对较低,但可负担性并不理想。

　　药物可及性评价多站在医药卫生管理者的角度,衡量国家或地区药物可及性,为促进全民健康覆盖,均衡医药资源提供循证证据。WHO/HAI 标准调查法是目前使用最广泛的方法,但由于各国国情和医药卫生水平不同,在实际使用中,需根据实际情况调整和适应。

实训项目十三　抗生素、抗肿瘤药、抗高血压药、降血糖药（选择其一）用药情况调查与评价实训

【实训目的】

1. 了解针对医院或临床科室用药情况的调查研究的基本方法和相关知识(如遴选调查对象、抽样方法、数据采集等)。

2. 了解运用二次研究方法实施临床用药评价的基本内容与流程(如文献检索、筛选、资料提取、分析方法等)。

3. 培养理论联系实践的能力,以及科研思维和独立思考、解决临床问题的能力。

【实训条件】

1. 用药情况调查　寻求可供调查的合作医院的支持,实地调研医院及相关科室用药情况。用药情况调查的内容应主要包含医院医生信息、患者具体资料、处方、病历、患者疾病情况等,应注意根据实际情况调整采集资料的类型,如对于高血压患者,采集信息还应包括患者疾病伴发情况、血压控制情况与相关用药信息等。

2. 运用二次研究方法实施临床用药评价　开展实训前应具备高校图书馆的数据库支持以获取全面、准确的证据资料,包括美国生物医学文献数据库(PUBMED)、荷兰医学文摘(EMBASE)、中国生物医学文献数据库(CBM)、中国知网(CNKI)、维普网(VIP)等。

【实训要求】　学生应针对所选药物、特定人群详细查阅不同专业分支的指南与文献,制订详细的研究计划书,用药情况调查应包含详细的患者纳入、排除标准(如高血压患者的年龄应控制在一定范围,且诊断标准应定义为在未使用药物的情况下收缩压≥140mmHg 或舒张压≥90mmHg,还应排除孕妇、计划妊娠或哺乳期妇女与继发性高血压患者)。此外,运用二次研究方法进行临床用药评价应制订完善的文献检索策略,包括详细的文献纳入、排除标准(如仅纳入质量等级较高的随机对照试

验)。用药调查、用药评价的选题应具有一定临床意义,辅助临床决策。

【实训准备】　参加实训的学生应拟定研究计划并确定人员分工,如制订研究对象的纳入和排除标准、不同科室患者资料采集计划(需采集的数据内容、数据来源)、数据资料分类与录入策略等。查阅权威的指南与文献为研究设计提供支撑,如判断超说明书用药情况应遵循国家药品监督管理局批准的最新版药品说明书,高血压患者血压测量及分级应参照《中国高血压防治指南(2018 年修订版)》。运用二次研究进行用药评价需明确待解决问题的研究对象、干预措施、对照措施、结局指标和研究类型,然后根据以上信息构建完善的检索策略。

所有的实训项目开始前应统一培训全部参与人员,并制订定期组会计划,通过组内阶段性的讨论小结以掌握研究进展与所遇到的问题。

【实训内容】

1. 用药情况调查　基于准备过程中制订的研究计划书,所查询的权威文献资料、指南等,采集相关医院或科室信息,确定研究对象与具体抽取方法(如单纯随机抽样、分层随机抽样等),根据纳入和排除标准采集、录入患者用药信息并归类总结。制订详细表格总结纳入患者的信息,包括性别比例、年龄分布、疾病分级与分期比例、伴有其他不同种类疾病患者的比例、有不同家族病史患者的比例等。同样,应制订详细表格总结患者药物使用情况(如单一用药、二联用药或多联用药)、药物种类使用情况(如治疗同种疾病使用不同种类药物的患者比例)。此外,应统计分析数据资料,得出可靠结论。

2. 运用二次研究进行临床用药评价　根据已构建好的文献检索策略在各大数据库展开全面、系统的检索,文献选择应根据事先拟定的文献纳入、排除标准,可分为初筛题目与摘要、全文阅读再筛选无法确定具体内容的文献、无法获取全文或需进一步确定文献信息时联系作者三个步骤。提取文献数据应由一名学生独立进行,由同组另一名学生核对,若出现争议应由组内第三位学生评价或组织组会讨论。纳入证据之后,应使用证据质量评价工具评价文献质量,再对文献资料中的结局指标进行合并做进一步分析,最终根据合并结果得出可靠结论。

【实训过程】

1. 以 5~8 人为一组,在带教老师的指导下,选择抗生素、抗肿瘤药、抗高血压药、降血糖药(选择其一)开展用药情况调查与评价,选题兼顾原始研究和二次研究。

2. 在带教老师的指导下,制订详细的研究路线,并绘制研究路线图。

3. 路线图经带教老师审核后,以组为单位开展实施。

4. 每组选择学生代表汇报实施结果,带教老师现场集中讲评。

实训路径示意图见实训图 13-1。

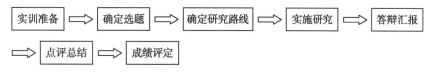

实训图 13-1　用药情况调查与评价实训路径示意图

【实训考核】

1. 对具体的实训内容组织汇报和答辩,各组同学在预先充分讨论的基础上推选 1 名代表参加,其他同组同学做补充。

2. 指导老师在汇报和答辩结束时进行点评和总结,指出各组在课题项目完成过程中的优点和不足。

3. 指导老师根据各组的研究计划书、具体设计与开展情况,汇报、答辩和回答问题情况等给出综合评分。

【思考题】

1. 用药情况调查中所涉及的抽样方法有哪些?

2. 如何制定不同科室、不同研究目的的研究对象的纳入与排除标准?

3. 二次研究中,检索文献资料应注意哪些问题?

第十三章
目标测试

（张伶俐 孙树森）

第十四章

社区药学服务与居家药学服务

第一节 概 述

第十四章
教学课件

一、社区药学服务的定义

社区药学服务(community pharmaceutical service,CPS)是指药师以社区为载体,应用药学专业知识向公众(包括医护人员、患者及其家属)提供直接的、负责的与药物治疗相关的技术服务,以期提高药物治疗的安全性、有效性、经济性和依从性,改善和提高社区居民的自我保健意识和生命质量。

家庭药师是指通过与患者或患者监护人签约,建立契约式服务关系,为患者居家药物治疗提供个性化、全程、连续的药学服务和普及健康知识的药学人员。

居家药学服务,是立足于社区居民,走入社区居民家庭,围绕合理用药、安全用药,提供个性化的药学服务,是社区药学服务向家庭的延伸。

居家药学服务和家庭药师是药师上门为患者提供药学服务,是社区药学服务的延伸,也是医疗机构药学服务的补充。

二、社区药学服务的背景

药学服务的概念最早于20世纪70年代在欧美提出,其核心之一是改变药师只关注药品的行为,将重心转移到患者身上。药师通过与其他医药专业人员合作,制订、执行和监护患者的药物治疗方案,以达到预防、减轻、延缓、治愈疾病的目的。1998年,世界卫生组织(WHO)发布题为《药师在自我保健和自我药疗中的作用》的文件,提出药师的5项功能,即药师作为交流者(与患者主动交流,获得详细病史,推荐药物和提供信息)、合格药品的提供者(确保药品来自正规渠道并是合格产品,确保药品的正确储存)、培训者和监督者(参加继续教育,确保非药师人员的工作符合相应标准)、合作者(与其他医疗保健从业人员、制药业、全国性协会、政府以及公众建立良好合作关系)以及健康促进者(作为医疗保健队伍成员,药师应参与健康促进活动),向患者和其他医药专业人员提供质量合格的药品和优良的药学服务。

国际药学联合会(International Pharmaceutical Federation,FIP)发布的 *Pharmacy at a Glance 2015—2017* 报告中显示约75%的药师在社区药房工作,13%在医院药房工作,12%在其他领域工作。随着医药卫生事业的发展,药师的职能逐渐从药品调配、制剂生产转向面对患者提供药学服务,药学服务的理念逐渐被世界各国所接受,社区药师已经成为药师队伍中的重要组成部分,社区药房在初级卫生保健和促进社区公众健康方面发挥着重要的作用。在发达国家,社区药学服务因其不可替代的便利性、经济性和易得性,获得了医护人员、公众的接受和认可,并得到政府的支持,成为药学服务的主流和发展趋势。FIP设有社区药学部,负责社区药房领域的活动,以提升专业标准,推动CPS发展。FIP认为全球社区药师的核心能力可以归纳为4种:开具处方、调配药品、管理药品和审核处方。

我国药学服务从20世纪90年代后期在医院中率先起步。随着人民群众合理用药需求的不断增加以及医药卫生体制改革的逐步深化,社区卫生服务中心和社会药房蓬勃发展。国家药品监督管理局发布的《药品监督管理统计年度报告(2020年)》显示全国药店总数已突破55万家(不含连锁企业数量)。药品供应的重心正逐步地由医院药房向社会药店转移。据统计,大众日常使用的药品有一半来自医院外药房。"小病进社区,大病进医院"已逐渐被广大群众接受。大量社区就诊人群尤其是慢性病患者日常用药种类相对复杂,文化程度、自身习惯等各不相同,通常药品知识相对薄弱,其对合理用药及自我保健的需求不断增加,社区药学服务的重要性与必要性日益突显。作为医院药学服务的延伸和拓展,社区药学服务内容涉及预防、治疗、保健、康复、计划生育等多个方面,由药师提供服务,以社区为载体,服务对象为社区范围内的所有居民,包括患者、亚健康人群和健康人群,其中,妇女、儿童、老年人、慢性病患者、残疾人、精神疾病患者和传染病患者等均为重点人群。社区药学服务是社区卫生服务的重要组成部分,其水平和质量直接关系到社区居民健康水平的提升。

为促进药学服务的快速健康发展,国家陆续推出多项政策、法规。2018年国家卫生健康委员会与国家中医药管理局联合发布《关于加快药学服务高质量发展的意见》,提出要求:①进一步提高对药学服务重要性的认识;②推进分级诊疗建设,构建上下贯通的药学服务体系;③加快药学服务转型,提供高质量药学服务;④加强药师队伍建设,充分调动药师队伍积极性;⑤积极推进"互联网+药学服务"健康发展。2019年由中国医院协会药事专业委员会牵头起草的《医疗机构药学服务规范》提出了居家药学服务,为医疗机构药师提供居家药学服务的行为进行了规范的药学服务要求。2020年国家卫生健康委员会发布《关于加强医疗机构药事管理 促进合理用药的意见》(简称《意见》),要求拓展药学服务范围(加强医疗机构药学服务、发展居家社区药学服务、规范"互联网+药学服务"),《意见》指出:在家庭医生签约服务等基层医疗卫生服务中,积极开展用药咨询、药物治疗管理、重点人群用药监护、家庭药箱管理、合理用药科普等服务。鼓励医疗联合体内将二级以上医疗机构药师纳入家庭医生签约服务团队,有条件的地区可探索为行动不便的老年人、孕产妇、儿童等重点人群开展上门的居家药学服务。2021年国家卫生健康委员会组织制定《居家药学服务规范》,在基本要求、服务管理、质量管理与评价改进三个方面作出明确的规定,进一步规范居家药学服务,保障居家患者合理用药需求。

三、社区药学服务的目的

社区药学服务的目的就是以社区范围内的所有居民为中心,由药师提供药学咨询和指导、合理用药宣教、疾病监测和预防等服务;与其他医务人员协作,共同致力于改善居民健康。

四、社区(药房、药店)药师的职责

2019年国家药监局、人力资源和社会保障部印发《执业药师职业资格制度规定》,明确规定:①执业药师应当遵守执业标准和业务规范,以保障和促进公众用药安全有效为基本准则。②执业药师必须严格遵守《中华人民共和国药品管理法》及国家有关药品研制、生产、经营、使用的各项法规及政策。执业药师对违反《中华人民共和国药品管理法》及有关法规、规章的行为或决定,有责任提出劝告、制止、拒绝执行,并向当地负责药品监督管理的部门报告。③执业药师在执业范围内负责对药品质量的监督和管理,参与制定和实施药品全面质量管理制度,参与单位对内部违反规定行为的处理工作。④执业药师负责处方的审核及调配,提供用药咨询与信息,指导合理用药,开展治疗药物监测及药品疗效评价等临床药学工作。⑤药品零售企业应当在醒目位置公示《执业药师注册证》,并对在岗执业的执业药师挂牌明示。执业药师不在岗时,应当以醒目方式公示,并停止销售处方药和甲类非处方药。执业药师执业时应当按照有关规定佩戴工作牌。⑥执业药师应当按照国家专业技术人员继续教育的有关规定接受继续教育,更新专业知识,提高业务水平。国家鼓励执业药师参加实训培养。

社区(药房、药店)药师的职责可以概括为两大部分:一是药品采购、供应、管理、使用等环节,保障患者用到质量合格的药品;二是向社区居民进行用药指导,提供药学服务,保障居民合理用药。

第二节　社区药学服务发展现状

CPS 在降低疾病治疗期间的不良反应、提高复诊率以及疾病预防和保健方面发挥了重要的作用。世界卫生组织确立的 21 世纪人人享有卫生保健的目标迫切要求发展社区卫生服务。目前,CPS 在一些发达国家已是一个比较成熟和完善的药学服务项目,形成了 CPS 的理论模式和实施模式,美国、英国、加拿大、澳大利亚的社区卫生服务代表了世界先进水平。社区药师不仅对社区居民进行了全面的药学服务调查及评价,而且主动上门为家庭患者做药学服务以及为滥用药物和酒精者提供药学服务等,在患者用药前对患者进行用药宣传和教育、用药过程中监测及用药后进行评估等服务,即所谓的以患者为中心的全程化 CPS。

一、国外社区药学服务现状

1. 美国社区药学服务发展现状　据 2018 年 FIP 全球药学工作者报告显示,89% 的受访者居住在距离社区药房 8km 的范围内,90% 的受访者表示前往社区药房很方便,在美国覆盖广且便利性高的社区药房,不仅保证了药品的可及性,而且保证了药学服务的可及性。目前,美国大约有 55 400 家社区药房,美国约有 275 000 名认证药师,62% 在社区药房工作。美国的社区药房由各个州政府管理,处方由有执照的药师(执业药师)进行处理,其余人员为技术人员,主要分为两类:接受过培训的有资质的技术员和无资质的技术员。药学技术人员必须在药师的指导下进行药品调配工作。

社区药学服务从提出、接受和实施在美国药学界经历了 10 多年的时间,20 世纪 90 年代逐渐发展起来的社区药学服务模式为药物治疗管理(medication therapeutical management,MTM)服务,转变了传统意义上的社区药师药品调配和分发的角色,赋予了社区药师以患者为中心,满足患者药物治疗需要为目的新职责。社区药师开展药物治疗管理服务的核心要素:药物治疗审核,个体药疗记录,药物治疗行动方案,干预、转诊、文件管理和随访。MTM 在立法、操作规范方面已基本成熟,成为美国目前最主要的 CPS 模式,能有效减少药物相关问题、医院药物重整问题、降低急诊就诊率和医保费用。

美国社区药师的服务内容主要包括以下方面。

(1) 处方调配:美国社区药房是患者取药的主要途径,处方调配仍是社区药房药师的主要工作。社区药师对医师开具的处方进行审核和调配,将过度用药、用药不足或错误用药的可能性降低到最小。

(2) 药学咨询服务:美国的社区药师通常为患者提供良好的药学咨询服务,咨询内容十分广泛,主要包括药品名称、成分、规格、剂型、有效期、储存方法、药理知识、用法用量、药品不良反应与注意事项、药物相互作用、特殊患者用药等。药学咨询服务的形式包括口头和书面两种形式,对于第一次使用的药品,部分社区药师还制作一些药学服务小册子。

(3) 药学专业性服务:主要包括药学保健服务、药物治疗管理服务等。社区药师对患者的药物治疗进行管理可以提高治疗结果。根据调查,美国社区药师在一些慢性疾病如支气管哮喘、糖尿病、高血压、高脂血症的治疗管理中发挥重要作用,改善了治疗结局。例如,社区药师参与支气管哮喘患者的治疗管理,指导患者正确使用吸入器,提高吸入剂的疗效和患者的用药依从性,有效改进呼气峰流速值,减少患者的呼吸困难和喘息率,减少哮喘疾病的并发症,可以明显改善患者的生命质量和临床疗效。

(4) 药物和毒物信息服务:美国药物信息服务已经从医院扩展到社区药房,药师通过网络、电子杂志等形式向医护人员和公众提供药物数据信息,内容包括药物适应证、用法用量、药物相互作用、药品不良反应、特殊人群用药、药物毒性和中毒解救以及循证医学信息服务等。

(5) 临终关怀服务:美国许多社区药房与临终关怀中心建立联系。药师为患者提供临终关怀服务,服务的内容主要包括:评估医师处方的合理性,及时提供有效的药物治疗;为治疗团队提供药物治疗的咨询与指导;确保医护人员和患者了解药物,并能按照提供的说明进行操作;为非标准剂量药物的使用提供临床配制服务;安全、合法地处理患者死后的剩余药物等。

(6)健康教育与健康促进:健康教育与健康促进是促进人类健康最有效、最经济的手段,世界卫生组织把健康教育与健康促进列为预防和控制疾病的三大措施之一。美国社区药师提供的与疾病预防和健康促进相关的服务包括以下内容。

1)免疫服务:美国卫生系统药师协会发布了《关于药师在免疫中的任务指南》,强调药师在宣传和实施免疫中的重要作用。药师接受免疫常识和技能的培训,主动开展社区免疫预防工作,由药师实施疫苗接种已成为药房工作的重要内容。社区药师提供疫苗接种、疾病检查和管理等服务,许多药房设有疫苗捐赠项目,为有需要的居民提供免费接种服务,各州允许社区药师在一定的协议下向患者提供处方,但权限各不相同,如佛罗里达州允许药师对轻微疾病患者进行药物治疗,马里兰州允许药师在协议下向糖尿病患者提供胰岛素。

2)美国部分州允许社会药房药师无须处方向妇女提供紧急避孕药,干预措施包括:加强药师相关知识教育,批准部分紧急避孕药转换为非处方药,建立医师和药师的协作关系等。

3)为毒品滥用者及性传播疾病患者提供防治服务:美国社区药师作为患者最易接触到的卫生保健者,其公众信任度很高,社区药师每天可以接触大量的治疗信息和感染人群,可为患者提供相关疾病的防治方法和信息。

2. 英国社区药学服务的发展现状　英国药学服务开展与其医疗体系有很大关系,英国医疗体系实行分级医疗制度,第一级是初级医疗服务,包括全科医生服务、药剂师服务、牙医服务和眼科服务,第二、三级是医院及专科医生服务等,提供急诊、专科门诊及检查、手术、住院治疗、临床护理等医疗服务,英国医疗体制是以社区为基础的医疗系统,除急诊患者,患者需先到社区全科诊所就诊,若病情严重再由全科医生为其预约专科医生,待患者病情稳定后,则回归社区医疗机构进行后续治疗和康复。英国实行医药分开经营,全科诊所不设药房,医院仅为住院患者提供药品,患者凭处方至社区药房取药,社区药房都是私人承包制,在社区药房合同框架(Community Pharmacy Contractual Framework,CPSF)指导下提供药学服务。据英国通用药学委员会2019年调查统计,注册药师在社区药房、医院药房、社区卫生机构的比例分别为63%、21%、10%,药师配比与英国分级医疗制度相关。2019年7月英国社会和卫生保健部门发布的CPSF提出推动药店转向更侧重于临床服务,支持社区药房开展社区药师咨询服务、小病治疗、戒烟服务、药物优化服务等。

药房配套设施包括药学咨询室、健康教育俱乐部。社区药房的服务体系包括3种药学服务类型:基础服务和临床管理、优化服务、强化服务。所有社区药房都必须提供基础服务,内容包括配发药品、重复配药、回收药品、公共健康、转诊指导、自我保健等内容。2020年2月英国宣布自2020年7月起社区药房增加一项基本服务——出院药品服务,社区药房接受患者出院时的用药信息并给予用药指导。开展优化服务和强化服务的社区药房需满足一定的要求后方可提供相应药学服务,开展优化服务的社区药房必须经认证且受到英国国家卫生服务系统(National Health Service,NHS)委托,优化服务内容包括药品使用审查、新药服务(药师要进行周期阶段性随访干预,具体的干预节点包括0天初始筛查、14天干预和28天追踪),关注高警示药品、出院后药物治疗以及呼吸系统疾病,还有医药器材使用、社区药师咨询服务、药品使用审查及干预服务、紧急药品供应高级服务等。强化服务须满足当地需求,由地方当局、临床委托小组和NHS委托的药房提供,服务内容包括常见疾病治疗、紧急避孕激素供应、护理院药物指导、戒烟协助、针头及注射器交换、用药监督、NHS健康检查、衣原体筛查和治疗、其他性健康检查、姑息治疗、疫苗接种(流行性感冒疫苗等)、乙醇筛查和简单干预、体质量管理、独立和补充处方。

3. 加拿大的社区药学服务发展现状　加拿大社区药学服务框架(Canadian Pharmacy Service

Framework,CPSF)提供以患者为中心的扩展药房服务,这些服务具有成本效益,服务也是基于加拿大人的需求和医疗保健系统的价值。社区药房的服务模式包括核心配药服务、扩展药物相关服务和患者护理服务。2019年加拿大约有42 623名注册药师,约70%在社区药房工作,社区药房工作人员包括有执业资格的药师和药学技术人员两类,服务内容包括核心调配服务、强化药物相关服务和拓展药学服务三大部分,目的是促进药物治疗有效、安全、经济和适当,其中药师的职责包括:①与患者、护理人员和其他医疗保健提供者合作管理药物治疗;②启动、修改和继续药物治疗;③访问和记录健康记录中的相关患者护理信息,包括测试结果和治疗指征(例如在电子健康记录中);④赋予患者健康决策权,起到宣传、疾病预防和慢性病管理的作用;⑤进行实践研究,并为循证医疗政策和患者护理最佳实践做出贡献。

4. 澳大利亚的社区药学服务发展现状　澳大利亚有5 000多家社区药房,据统计截至2018年9月有超过28 000名药师在澳大利亚执业,62%的药师在社区药房工作。目前,澳大利亚全国超过5 700家社区药店每年调配处方超过3亿张。除了基础的调配处方和销售药品外,在2015年澳大利亚实施"高级实践药剂师"认证试点项目,已经有28名药师获得首批认证,社区药学服务也走向高质量发展的方向,高级实践药剂师的服务内容向延伸服务拓展,具体内容包括向医务人员提供药物选择和使用、向患者提供初级保健方面的支持与建议、提供药师免疫服务使药房能提供疫苗接种服务;大多数药师对以患者为中心的药学服务持有积极态度,为此,澳大利亚提出"第六社区药房协议",已经提供高达12.6亿美元用于资助社区药房计划,涉及药物依从性计划、药物管理计划、农村药房支持计划、电子传递处方以及药房试验计划,服务内容重点是患者教育和患者自我管理,完成1例患者的药物审查后,药房会获得62.8澳元的报酬。

二、我国社区药学服务现状

随着社区卫生综合改革的进展,基层医疗机构逐步向社区卫生服务机构转轨,社区卫生服务中心和社会药房蓬勃发展,药品供应的重心逐渐由医院药房向社会药店转移。同时,随着药品分类管理制度的实行及社会公众自我保健、自我药疗的意识不断增强,社区药师在药物治疗中的作用不断突出,促进了我国社区药学服务的开展。

21世纪以来,随着社区卫生服务的实施和推进,国内部分城市,如上海、北京、广州等已开始推进社区药学服务工作。上海市卫生和计划生育委员会(现上海市卫生健康委员会)重视社区药学工作和培养社区临床药师,出台了《上海市社区临床药师在职规范化培训方案(试行)》(沪卫计药政〔2015〕12号),要求开展社区药学服务,提高居民用药的依从性、合理性和疗效已经逐渐成为重点发展方向。2016年开展首批在职社区临床药师规范化培训,工作的主要内容包括向患者提供药学咨询、药物不良反应报告和监测、发现用药问题、向医师提供用药建议、监测药物相互作用、进行出院患者的用药教育。2020年9月,对上海市社区医疗机构的调查显示,至少有81.9%的社区卫生服务中心已经配备了临床药师,平均每家社区卫生服务中心配备1.96人。

2016年浙江温州对12个社区的居民、药师、医护人员及卫生管理者进行问卷调查,并对调查数据进行统计分析,结果显示,79.42%的社区居民对药师的职责认识不全面,63.02%的居民不了解药学服务内容,但经过讲解,86.67%的居民认为社区药学服务重要,他们主要在用药指导和咨询服务(50.38%),推荐安全、有效、经济、适当的药品(49.27%)等方面存在需求;另外,46.67%的社区医护人员对社区药师的职责认识不全面,43.81%的社区医护人员对药学服务不了解,经过讲解,96.19%的社区医护人员认识到药学服务的重要性,社区医护人员主要在不良反应(81.4%)、配伍禁忌(71.9%)、注意事项(70.5%)等方面的药学服务需求比较突出;55%的社区卫生管理者对药师职责认识不全面,65%的人对药学服务的概念不了解,但经过讲解,90%的人对药学服务的开展表示支持;18.75%的社区药师对自身的工作职责认识不全面,37.5%对社区药学服务的认识不足,98.44%认为有必要开展社区药学服务,并希望通过不同渠道提升自身业务水平。

我国现阶段社区药学服务开展的工作包括以下几方面。

1. 处方调配　处方调配仍是我国社区药房药师的主要工作。社区药师对医师开具的处方进行审核和调配,向患者提供正确的药品并提供用药指导。

2. 药学咨询服务和用药教育　药学咨询服务和用药教育是保证社区用药安全的有效形式,也是社区健康教育的重要内容之一,国内许多社区多采取提供药学专业资料、开辟合理用药知识宣传专栏、建立网络交流渠道和开展药学知识相关讲座等方式,开展社区药学咨询服务和药物知识科学普及工作。例如,国内越来越多的社区开展宣教活动指导社区居民正确识别药品名称,正确地储存并确保药品在有效期内使用,了解药物的不良反应等。

3. 参与慢性病的管理　社区卫生服务中心的就诊人群中,老年慢性病患者占很大比例,药物治疗是老年慢性病患者疾病防治的主要手段之一。这类患者用药相对复杂,药品知识相对薄弱,更加需要专业人士进行指导。社区药学服务的开展可以提高患者的用药依从性和治疗效果,减少药品不良反应,改善患者的生命质量。例如:国内许多社区卫生服务中心通过药师进行糖尿病、高血压等慢性病的健康宣教,举办用药知识讲座,开展患者随访,加强与患者的沟通交流,及时了解患者的疾病控制情况和药物使用情况,提高了患者的用药依从性和疾病控制率。

现阶段我国社区卫生服务机构除了开展上述药学服务外,部分社区卫生服务中心还逐步开展了药学信息服务、药品不良反应监测、对重点患者定期随访进行药学监护等服务。虽然近几年我国的社区药学服务取得了一定的进展,但与国外相比,仍存在很大的差距。我国的药师队伍主要由执业药师(通过国家药品监督管理局考试取得执业药师资格的人员)和从业药师(通过卫生系统考试取得药师职称的人员)组成,多数药师主要分布在各级医院,而目前在我国社区卫生服务中心和各社区卫生服务站药房工作的人员,专职社区药师的数量很少,专业素质整体偏低,药师知识结构不合理,服务能力不够。尽管许多社区药学服务中心开设了药学咨询窗口,也有一些开展了药品不良反应监测报告等项目,少数药师还为居民举办合理用药知识讲座、社区慢性病管理及帮助居民清理家庭小药箱等,但社区药师的绝大多数工作仍局限于药房内部,所提供的服务还只是停留在保证药品供应和调配的水平,其他的专业性服务还处于起步阶段,水平较低,深度不够,社区药师既没有成为社区医务人员的用药参谋,也没有成为患者安全、合理用药的指导者。

与社区药学服务的低水平形成鲜明对比的是公众对社区药学服务的巨大需求,社区卫生服务是以社区居民为服务对象,以妇女、儿童、老年人、慢性病患者等特殊人群为服务重点,这些人群因其特殊的病理、生理状况和心理特点,对社区药学服务的需求更大。随着我国医疗卫生体制改革的不断深入,对社区药学服务的需求将飞速增长。社区药师应努力提高自身的专业素质和服务能力,有效地为公众提供优质的社区药学服务,以满足飞速增长的社会需求。

第三节　社区药学服务工作

一、社区药学服务工作模式

社区药学服务是医院药学服务的延伸和拓展,主要满足基本卫生服务需求,包括预防、治疗、保健、康复、计划生育等方面,社区药学服务作为发挥基础医疗服务功能的重要组成部分,不同于一般医疗机构的药学服务,服务目的和服务对象都有其特殊性,因此服务模式和内容也相应地有所不同。社区药学服务的对象非常广泛,为社区范围内的所有居民,包括患者、亚健康人群和健康人群,药学人员利用医药学专业知识和技能,提供与医疗卫生相关的各类服务,对于特殊人群如妇女、儿童、老年人、慢性疾病患者等需要提供更针对性的药学相关服务。根据《"健康中国 2030"规划纲要》,未来 15 年将是我国全面提升药师自身素质和药学服务能力,实现向"以患者为中心"的药学服务模式转变,发挥药师在社会管理、公共卫生服务和健康指导方面的专业价值和优势的关键时期。社区药学服务工作模式应更多样化,除保障社区药品供应模式、窗口(柜台)服务模式、建立社区智慧药房、药学咨询室模式、临床药学工作模式外,还包括健康教育模式、药学服务平台模式、慢性病患者全程化药学服务模式、社区药学人员培养模式。

(一)保障社区药品供应模式

保障药品供应是社区药学服务的基础工作之一,社区卫生服务中心应该有完善的药品供应体系,包括正常的采购途径,规范的药品验收和养护程序,严谨的药品价格监控体系等。社区药师应及时总结本社区服务人群特点,结合季节变化、疾病谱变化、地域特点等及时做好药品供应保障工作,为社区居民提供合格的药品,这是目前社区药学服务的主要内容之一。

(二)窗口(柜台)服务模式

患者在药房购药时,由药师对患者进行用药指导和咨询,该模式是药师最常用、最普遍的一种药学服务模式,其特点是药师在调配药物的同时对患者进行药物指导、咨询,但该模式的缺点较明显,患者在取药时,并不知道自己在用药时会遇到什么问题,需要什么帮助,只能被动地接受药师的用药指导。药师应主动向患者提供指导,包括药物的用法用量、使用过程中的注意事项、可能出现的不良反应等。在窗口(柜台)服务模式中,药师主要通过口头指导,例如在调配药物的同时,指导患者正确阅读和理解说明书,必要时手写标签进行文字说明。在窗口(柜台)服务模式中,患者是被动接受药师的用药指导,因此药师提供药学服务的主动性和积极性将明显影响患者对药学服务的信赖程度。

(三)建立社区智慧药房

社区智慧药房主体是智能药品调配系统,改变了传统的纯人工配药发药服务模式,由智能发药设备配合人工完成处方调配,实现了药房工作智能化,工作效率和服务质量大幅提升,缩短了患者取药排队等候的时间,患者满意度提高。药师从机械的药品调配工作中解脱出来,将工作重点真正转移到患者用药指导。同时还实现了社区药房精准库存管理,可以降低药品损耗、资金成本和人力成本,通过全程数据留痕,实现多维度核算。现阶段国内已有个别地区建立了智慧药房,使社区药学服务进入科学规范的管理轨道。

(四)药学咨询室模式

在社区(药房、药店)设立药学咨询室,可方便患者随时进行药学咨询,有利于加强药师与患者之间的交流沟通,提高患者的用药依从性。但是,目前药学咨询室模式尚未被患者普遍接受,导致前来药学咨询室咨询的患者数量有限。应该加大宣传,让更多的患者了解药师工作的具体内容、可以提供的服务,提高患者对药学咨询的认知度,改变就医习惯,主动向药师询问在药物使用过程中的各类疑问,提高用药合理性及依从性。

(五)临床药学工作模式

社区药师可以借鉴医疗机构临床药师的工作模式,与社区医护人员一起参与药物治疗方案的设计与实施,协助医师选择合适的药物,协助护理人员正确使用药物,提高药物治疗水平,减少与用药有关的损害,从而改善患者的生命质量。临床药学工作模式对社区药师的专业素质要求较高,不仅要求药师具备相关的药学知识,而且要掌握一定的医学知识,特别是与常见病、慢性病相关的医学知识,熟悉相关疾病的给药方案设计和个体化给药方案的设计,具备发现、解决、预防潜在或实际存在的用药问题的能力。但现阶段我国药学教育体系专业设置严重失衡,与社会需求存在较大差距,分布在医药院校的临床药学专业规模很小,临床药师的数量尚不能满足医院的需要,更无法满足社区药学服务的需要。

(六)健康教育模式

2016年8月,全国卫生与健康大会上指出"要倡导健康文明的生活方式,树立大卫生、大健康的观念,把以治病为中心转变为以人民健康为中心,建立健全健康教育体系,提升全民健康素养,推动全民健身和全民健康深度融合"。2016年10月,中共中央、国务院印发《"健康中国2030"规划纲要》,提出将健康教育纳入国民教育体系。2016年11月,国家卫生计生委、教育部、财政部等联合颁布《关于加强健康促进与教育的指导意见》,要求加强健康促进与教育体系建设,并提出到2020年全国居民健康素养水平要达到20%。2017年1月,国家卫生计生委印发《"十三五"全国健康促进与教育工作规划》,指出要建立健全以健康教育专业机构为龙头,以基层医疗卫生机构、医院、专业公共卫生机构为基础,以国家健康医疗开放大学为平台,以学校、机关、社区、企事业单位健康教育职能部门为延伸的健康促进与教育体系。2021年3月,"十四五"规划指出,将全面推进健康中国建设。

健康教育是国家基本公共卫生服务项目之一,既是一项独立的服务内容,又是开展其他基本公共卫生服务项目的重要内容和方法,引领并贯穿于落实基本公共服务项目的全过程。面向社区居民开展健康教育是社区卫生服务职能的要求,是落实医药卫生体制改革的要求,是满足人民群众对健康需求的要求。国家基本公共卫生服务项目,主要通过乡镇卫生院、村卫生室和社区卫生服务中心(站)等城乡基层医疗卫生机构直接向辖区居民提供。基层医疗卫生机构开展健康教育对于提高社区居民健康素养、预防和控制疾病、提高社区居民健康知识和自我保健能力以及社区精神文明建设具有重要意义。

社区药师可以通过直接与社区患者和社区居民面对面的交流,介绍药物和疾病的知识,提供健康教育资料,或开展与用药相关的健康知识讲座、电话咨询等方式进行健康宣传教育,普及预防疾病的基本知识,引导社区居民培养良好的生活与卫生习惯。根据社区卫生服务中心就诊人群的特点,社区药师还可以开展糖尿病、高血压、慢性阻塞性肺疾病等慢性病的健康管理,及时了解患者的疾病控制情况和药物使用情况,指导患者安全、有效、经济、适当地使用药物,提高患者的用药依从性和疾病控制率。

(七) 药学服务平台模式

当今社会现代信息技术发展迅速,互联网普及率高,社区药师可依托互联网媒介构建药学服务平台,药师与患者之间不但能比较方便地进行互动交流,而且可以通过开展家庭用药知识宣传教育、药学专家讲座、在线互动答疑等形式,广泛普及药学知识,传播药学信息。社区药学服务平台还可以依托卫生信息平台,通过网络建立链接,有效地整合社区居民电子健康档案、诊疗记录等相关信息,针对居住在社区长期用药的慢性病患者建立电子药历,实现医疗信息共享。同时可以借助微信等信息化手段组建药学服务交流群,通过尝试新的模式,丰富药学服务的内容,拓展药学服务的范围。如开展常见病如何合理用药、日常保健知识交流,改善患者对疾病的认知、提升健康水平,还可以定期在微信公众号上推送药学资讯,内容以科普宣教为主,做到通俗易懂。

(八) 慢性病患者全程化药学服务模式

根据社区卫生服务中心的慢性病管理的特点,对慢性病患者进行定期随访和全程的药学服务。全程化药学服务是在整个医疗卫生保健过程中,在预防保健、药物治疗前和过程中以及愈后恢复等任何时期,围绕提高生命质量这一既定目标,直接为公众提供的负责任的、与药物相关的服务。社区药师的加入恰恰能满足全程化药学服务的宗旨。对患者提出的合理用药问题,如药品的选择、用法用量、药物不良反应、药物的联合使用等各类型问题进行解答,并在随访时进行针对性的药学干预,将服务落到实处。

(九) 社区药学人员培养模式

社区药学人员应探索多种培训形式,比如与上级医疗机构合作,系统学习临床药学相关专业知识,邀请药学专家下基层服务,开展远程教学、线上线下教学等,充分积极发挥三级、二级医院对社区卫生服务中心的辐射带动作用,提升社区卫生服务中心药事管理和药学服务能力,让社区药师有机会利用所掌握的知识开展社区药学服务,提高居民对基层药学服务的认知及信任度。

目前,国内的社区药学服务总体尚处于探索阶段,服务方式缺乏规范化,服务范围较小,服务质量较低。社区药师应努力提高自身的知识水平和服务能力,找准社区药学服务的切入点和着手点,积极为社区居民提供高质量、系统的社区药学服务,以实现社区药学服务尽快从"以药品供应为中心"向"以患者和社区居民药学服务为中心"的模式转变。

二、社区药学服务工作内容

现阶段社区卫生服务中心的药学服务仍以保证药品供应为主,难以满足社区居民对药学服务的需求。在医疗卫生体制改革的形势下,社区卫生服务中心的药学服务将会成为社区卫生服务的重点之一,我国社区药师的工作重点也将会从药品供应和调配逐步转向为社区居民提供以患者为中心的全面的药学服务,社区药学服务应该更加贴近于社区患者的需要。社区药师可以从以下几方面开展药学服务。

(一)处方审核和调剂

根据《处方管理办法》的规定,药师接收处方后,应当认真逐项检查处方前记、正文和后记书写是否清晰、完整,并确认处方的合法性。在进行处方调配前应审核处方的用药适宜性,审核内容包括:规定必须做皮试的药品,处方医师是否注明过敏试验及结果的判定;处方用药与临床诊断的相符性;剂量、用法的正确性;选用剂型与给药途径的合理性;是否有重复给药现象;是否有潜在临床意义的药物相互作用和配伍禁忌;对于超说明书用药是否有循证医学的证据等。对于用药适宜的处方,药师应当按照操作规程准确调配药品,正确书写药袋或粘贴标签,注明患者姓名和药品名称、用法、用量;按照药品说明书或者处方用法,主动对患者进行用药交代与指导,包括每种药品的用法、用量、注意事项等。

组建审方药师团队,将线下处方审核延伸至线上处方审核。建立在线处方数据库,保证处方全程可追溯,根据云计算技术、互联网创建在线审方中心。通过审方系统将在线处方第一时间推送至药师端,药师根据《处方管理办法》审核处方,若处方未被审核通过,及时通过系统反馈给医生,医生通过反馈信息及时修改,经审核通过的处方进入付费环节。目前在线处方审核模式在国内三级、二级等医院正在逐步展开,辐射到社区医院仍需要一定的时间,但已经成为药师工作必不可少的一项重要内容。

(二)药学咨询与用药教育

社区药师应利用社区卫生服务站的有利条件,开展药学咨询与用药教育服务。药师可独立开展药学咨询门诊,也可开展医师药师联合门诊,场地可以设置在药房附近,建立门诊药学咨询流程,结合患者疾病史、用药史、过敏史等,进行评估开具药物,药师可直接进行具体的用药教育。用药教育的内容还包括社区居民用药过程中普遍存在的用药误区。针对这些误区,药师可以通过用药教育,逐步消除公众的错误认识,树立合理用药观念。通过用药指导和用药教育,可以合理使用有限的医疗卫生资源,减少因错误认识而导致的危害,引导公众合理安全用药,减少药品引起的不良反应,提高患者的用药依从性。

(三)构建药学信息服务的合作共赢

药学信息服务是所有涉及药学信息的活动,是指药学技术人员进行药学信息的收集、保管、整理、评价、传递、提供和利用等工作。随着药学信息数量的激增,医护人员对药学信息的掌握变得十分困难,社区医护人员对药品的知识相对不如药师广泛,药师应凭借自身的专业特长,成为医护人员和患者获取药物信息的主要来源。药学信息服务可将医师、药师、护士和患者紧密联系起来,以合理用药为共同目的,形成一个相互协作的整体,推动整体合理用药水平的发展和提高。开展药学信息服务不但能使药师的专业特长得到发挥,更重要的是强化了药师在治疗团队中的作用。还可进一步组织人员开展药学信息服务的外延研究工作,整合广泛收集的信息,为建立循证医学调查研究打基础。

（四）加强合理用药科普宣传

建立一支专业的社区药学服务的宣传队伍,负责社区合理用药的宣传工作,组织多样化的宣传形式,搭建平台开展合理用药宣传活动,如成立"临床药师志愿者服务队",进社区为居民讲解药品知识,包括如何自行购药、药品外观质量辨别、科学保存备用药、正确识别保健品、常见病的合理用药等科普知识。社区药学人员定期帮助居民清理家庭小药箱,编写合理用药科普读物发放给居民,协助居民阅读和理解,提高居民对合理用药的认识,改善居民用药习惯。

（五）药品不良反应监测和报告

药品不良反应监测和报告是指把分散的不良反应病例资料收集起来,进行因果关系的分析和评价,并及时上报。其目的是及时发现、正确认识不良反应,保证不良反应信息渠道畅通和准确,减少药源性疾病的发生,防止药害事件的发生,保障社会公众用药安全,为评价、整顿、淘汰药品提供服务和依据,为临床用药提供信息。社区药师与医院的药师相比,有更多的时间与患者进行交流,应注意了解患者在用药过程中出现的不良反应,积极主动地收集、上报药品不良反应信息。

（六）为广大社区患者建立档案

根据患者病史及用药史,建立药历及药品使用登记卡。药历是患者治疗或预防疾病过程中对药物治疗进行的全面、客观的记录和评价,也包括药师对患者进行的与用药相关的教育与指导,以及对药物治疗过程的干预等。通过为社区患者建立药历,社区药师可以及时发现和解决患者在治疗过程中出现的与药物有关的问题。药历是药学服务过程中产生的新事物,病历是对病史的记录,药历则是对用药情况的记录。作为社区卫生服务站的药师,可以为广大社区患者设计一份药历,详细记录患者最近的治疗史和服药史,包括患者的基本资料信息、家庭史、过敏史等,同时也应该详细记载既往和本次用药的名称、用法用量、治疗疗程、疗效及不良反应等信息,通过药历管理、服药指导以及跟踪随访等工作对患者进行药学监护。社区药师也可以依托卫生信息平台,通过网络建立链接,有效地整合社区居民电子健康档案、诊疗记录等相关信息,为社区患者建立电子药历,完整记录患者用药信息,根据患者的这些资料,药师可以为医师和患者提出治疗建议,实现医疗信息共享。

（七）开展健康教育

社区药师可针对辖区居民的健康需求,开展各种形式的健康教育活动,向辖区居民普及医药卫生知识,提倡文明、健康、科学的生活方式,提高居民的健康水平与文明素质,促进个体和群体选择有益于健康的行为,并为社区居民提供具体的行为指导和示范,帮助居民提高自我保健能力。

社区药师除了通过向社区居民提供健康教育资料、设置健康教育宣传栏、开展公众健康咨询活动和举办健康知识讲座等形式提供健康教育外,还可开展个体化健康教育。个体化健康教育包括门诊健康教育和上门访视健康教育两种形式。服务对象包括门诊患者和不方便就诊的患者、重点人群等,如老年人、重症护理患者、高危孕产妇、新生儿等。

1. 个体化评估

（1）门诊健康教育的个体化评估:评估患者疾病严重程度、就医行为、不健康的生活方式（如吸烟、酗酒、不规律饮食等）、用药依从性等;评估患者的健康教育需求,找出患者健康知识和技能的不足之处;评估影响个体化健康教育效果的因素,如患者的文化程度、接受信息的能力等。

（2）上门访视健康教育的个体化评估:针对老年人、重症护理患者、高危孕产妇、新生儿等重点人群的上门访视健康教育,其工作思路与门诊患者个体化评估相同,但需要注意结合各类重点人群的特点。例如:对高危孕产妇的个体化评估,要了解其产前检查情况、妊娠期疾病、饮食和身体活动情况,以及妊娠期保健、分娩、新生儿护理等相关知识的掌握情况等。

2. 确定健康教育内容　在个体化评估基础上,综合考虑服务对象的年龄、性别、职业、文化程度、性格等生理、心理和社会特征,确定适宜的健康教育工作内容。

个体化健康教育内容主要包括以下方面。

(1)针对疾病或健康问题的指导,包括疾病的预防和治疗知识、合理用药知识、自我保健技能、康复技能等。

(2)针对行为生活方式的指导,如饮食指导、戒烟限酒指导、运动指导等。

(3)针对心理问题的指导,如常见心理问题及调适方法指导等。

3. 个体化健康教育的方法

(1)解释:从医学和心理学角度对患者及咨询者提供疾病防治相关的知识和技能。通过解释,让患者或咨询者对所患疾病或所关心的健康问题,有比较清楚和详细的了解,增强患者或咨询者战胜疾病的信心和能力。解释时在语言方面要以患者能够听懂的方式解释问题,技巧方面要考虑患者的受教育程度、心理承受能力和人格特点。

(2)指导与建议:为了使患者尽快康复,医务人员根据患者的个体情况,提出的合理用药、自我保健、改善不健康生活方式等方面的忠告。医务人员通常在提出建议的同时,也要向患者传授知识和技能,这样更有利于患者接受并且执行医务人员的建议。

(3)健康教育处方:医务人员向患者提供的、医嘱形式的健康教育文字资料。健康教育处方既包含患者所患疾病的防治知识和技能,也包含医务人员提出的建议。在社区门诊使用的健康教育处方便于患者保存阅读,是指导患者进行自我保健和家庭护理的一种有效的非药物治疗手段。健康教育处方常常涉及的内容有合理用药、合理膳食、戒烟限酒及适量运动等。合理用药主要针对用药剂量、用药时间、服用方法、不良反应处理等;合理膳食包括每日建议摄入的食物种类、数量、餐次、搭配等;适量运动内容包括运动量、运动频次、运动强度、运动时间、运动注意事项等。

(八)多渠道提高自身服务水平及服务效率

药学服务强化了医师、药师、护士间的协调关系,突出了药师在临床用药中的决策、指导地位,改变了医药分离、重医轻药的局面。药学服务的优劣取决于服务水平,不断提高业务能力是做好社区药学服务的根本保证,在工作中需要大量查阅文献,通过购买专业书籍、参加专题讲座、外出进修等各种形式的学习提高服务技能。充分利用信息化技术,进行网络咨询,提高药学服务效率。我国药学服务刚刚起步,技术力量相对薄弱,这对社区药师提出了更高的要求,各方共同努力才能使社区药学服务得到长足的发展。

(九)参与慢性病管理

慢性病管理是指组织慢性病专业医生、药师及护理人员,为慢性病患者提供全面、连续、主动的管理,以达到促进健康、延缓慢性病进程、提高生命质量并降低医药费用的一种科学管理模式。做好慢性病管理工作,既能使慢性病患者得到更好的治疗,减少并发症的发生率、致残或死亡率,又有利于满足我国群众日益增长的健康需求,提高群众的健康素养水平。在国外,药师已经广泛参与到慢性病管理的药学服务中,药师与医生、护士等团队成员相互协作,制订慢性病管理计划,帮助患者发挥自我管理的作用。在国内,部分社区药师也已开始开展糖尿病、高血压等慢性病管理工作,及时了解患者的疾病控制情况和药物使用情况,指导患者安全、有效、经济、适当地使用药物,提高患者的用药依从性和疾病控制率。通过基于药师的慢性病管理服务,包括药学咨询、特殊药物的用药指导,系统介绍药物治疗目标及正确合理使用,可以提高患者及高危人员对疾病的认知和治疗依从性,降低并发症的发生率,改善患者的生命质量。

例:高血压患者的健康管理

1.高血压治疗的根本目标是降低发生心、脑、肾及血管并发症和死亡的总危险。应根据高血压患者的总体风险水平决定给予抗高血压药,同时干预可纠正的危险因素、靶器官损害和并存的临床疾病。初诊高血压评估路径见图 14-1。

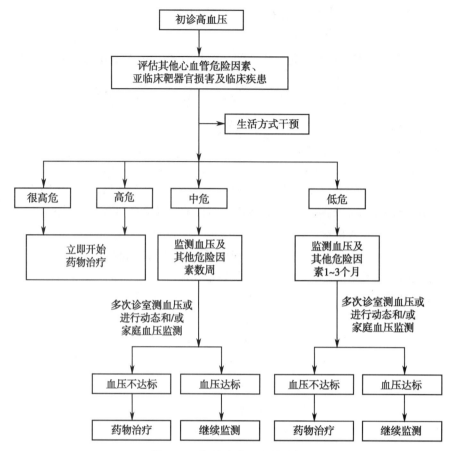

图 14-1　初诊高血压评估路径

　　除高血压急症和亚急症外,对大多数高血压患者而言,应根据病情,在改善生活方式的基础上,血压仍≥140/90mmHg 和 / 或高于目标血压的患者应启动药物治疗,启动治疗后应随访患者的血压控制情况、有无不良反应及并发症等,在 4 周内或 12 周内将血压逐渐降至目标水平。对高血压急症应根据高血压紧急情况处理原则进行处理,若病情不能得到控制,随时转诊。

　　(1) 生活方式干预对降低血压和心血管危险的作用肯定,所有患者都应采用,主要措施包括以下内容。

　　1) 减少钠盐摄入,每人每日食盐摄入量逐步降至 <6g,增加钾摄入。

　　2) 合理膳食,平衡膳食。

　　3) 控制体重,使 BMI<24kg/m² ;腰围:男性 <90cm;女性 <85cm。

　　4) 不吸烟,包括彻底戒烟和避免被动吸烟。

　　5) 不饮或限制饮酒。

　　6) 增加运动,中等强度;每周 4~7 次;每次持续 30~60 分钟。

　　7) 减轻精神压力,保持心理平衡。

　　(2) 常用的五大类抗高血压药均可作为初始治疗用药,建议根据特殊人群的类型、合并症选择针对性的药物,进行个体化治疗。

　　1) 根据血压水平选择抗高血压药:对血压≥160/100mmHg、高于目标血压20/10mmHg 的高危患者,或单药治疗未达标的高血压患者应进行联合降血压治疗,包括多种药物自由联合或单片复方制剂。

　　2) 根据合并症选择抗高血压药:应根据血压水平和心血管风险选择初始单药或联合治疗;优先使用长效抗高血压药以有效控制 24 小时血压,更有效预防心脑血管并发症发生。

　　3) 用药剂量选择:一般患者采用常规剂量;老年人及高龄老年人(≥80 岁)初始治疗时通常应采用较小的有效治疗剂量。根据需要,可考虑逐渐增加至足剂量;对血压≥140/90mmHg 的患者,也可起始小剂量联合治疗。

2. 社区药师可单独或与社区医生一起对已确诊的原发性高血压患者进行随访,参与高血压患者的健康管理,以提高患者对治疗的依从性,及时发现患者的异常,实现对高血压患者的管理与控制的过程。高血压患者随访服务记录表见表 14-1。

表 14-1 高血压患者随访服务记录表

姓名:　　　　　　　　　　　　编号□□□—□□□□□

随访日期		年 月 日	年 月 日	年 月 日	年 月 日
随访方式		1 门诊 2 家庭 3 电话 □	1 门诊 2 家庭 3 电话 □	1 门诊 2 家庭 3 电话 □	1 门诊 2 家庭 3 电话 □
症状	1 无症状 2 头痛头晕 3 恶心呕吐 4 目眩耳鸣 5 呼吸困难 6 心悸胸闷 7 鼻出血不止 8 四肢发麻 9 下肢水肿	□/□/□/□ □/□/□/□ 其他:	□/□/□/□ □/□/□/□ 其他:	□/□/□/□ □/□/□/□ 其他:	□/□/□/□ □/□/□/□ 其他:
体征	血压 /mmHg				
	体重 /kg	/	/	/	/
	身体质量指数 /(kg/m²)	/	/	/	/
	心率 /(次 /min)				
	其他				
生活方式指导	日吸烟量 / 支	/	/	/	/
	日饮酒量 / 两	/	/	/	/
	运动	次 / 周 min/ 次	次 / 周 min/ 次	次 / 周 min/ 次	次 / 周 min/ 次
	摄盐情况(咸淡)	轻 / 中 / 重	轻 / 中 / 重	轻 / 中 / 重	轻 / 中 / 重
	心理调整	1 良好 2 一般 3 差 □	1 良好 2 一般 3 差 □	1 良好 2 一般 3 差 □	1 良好 2 一般 3 差 □
	遵医行为	1 良好 2 一般 3 差 □	1 良好 2 一般 3 差 □	1 良好 2 一般 3 差 □	1 良好 2 一般 3 差 □
辅助检查					
用药依从性		1 规律 2 间断 3 不服药 □	1 规律 2 间断 3 不服药 □	1 规律 2 间断 3 不服药 □	1 规律 2 间断 3 不服药 □
药物不良反应		1 无 2 有□	1 无 2 有□	1 无 2 有□	1 无 2 有□
此次随访分类		1 控制满意 2 控制 不满意 3 不良反应 4 并发症 □	1 控制满意 2 控制 不满意 3 不良反应 4 并发症 □	1 控制满意 2 控制 不满意 3 不良反应 4 并发症 □	1 控制满意 2 控制 不满意 3 不良反应 4 并发症 □

续表

用药情况	药物名称1				
	用法用量	每日　次　每次　mg	每日　次　每次　mg	每日　次　每次　mg	每日　次　每次　mg
	药物名称2				
	用法用量	每日　次　每次　mg	每日　次　每次　mg	每日　次　每次　mg	每日　次　每次　mg
	药物名称3				
	用法用量	每日　次　每次　mg	每日　次　每次　mg	每日　次　每次　mg	每日　次　每次　mg
	其他药物				
	用法用量	每日　次　每次　mg	每日　次　每次　mg	每日　次　每次　mg	每日　次　每次　mg
转诊	原因				
	机构及科别				
下次随访时间					
随访人员签名					

注：高血压患者随访服务记录表填表说明如下。

(1) 体征：身体质量指数 = 体重(kg) / [身高(m)]²，体重和身体质量指数斜线前填写目前情况，斜线后填写下次随访时应调整到的目标。如果是超重或是肥胖的高血压患者，要求每次随访时测量体重并指导患者控制体重；正常体重人群可每年测量一次体重及身体质量指数。如有其他阳性体征，请填写在"其他"一栏。

(2) 生活方式指导：在询问患者生活方式时，同时对患者进行生活方式指导，与患者共同制定下次随访目标。

日吸烟量：斜线前填写目前吸烟量，不吸烟填"0"，吸烟者写出每天的吸烟量"×× 支"，斜线后填写吸烟者下次随访目标吸烟量"×× 支"。

日饮酒量：斜线前填写目前饮酒量，不饮酒填"0"，饮酒者写出每天的饮酒量相当于白酒"×× 两"，斜线后填写饮酒者下次随访目标饮酒量相当于白酒"×× 两"。白酒 1 两相当于葡萄酒 4 两，黄酒半斤，啤酒 1 瓶，果酒 4 两(1 两 =50g，半斤 =250g)。

运动：填写每周几次，每次多少分钟。即"×× 次 / 周，××min / 次"。

摄盐情况：斜线前填写目前摄盐的咸淡情况。根据患者饮食的摄盐情况，按咸淡程度在列出的"轻、中、重"之一上画"√"分类，斜线后填写患者下次随访目标摄盐情况。

遵医行为：填写患者是否遵照医生的指导去改善生活方式。

(3) 辅助检查：记录患者在上次随访到这次随访之间到各医疗机构进行的辅助检查结果。

(4) 用药依从性："规律"为按医嘱服药，"间断"为未按医嘱服药，频次或数量不足，"不服药"即为医生开了处方，但患者未使用此药。

(5) 药物不良反应：如果患者服用的抗高血压药有明显的药物不良反应，具体描述哪种药物，何种不良反应。

(6) 此次随访分类：根据此次随访时的分类结果，在 4 种分类结果中选择一项在"□"中填上相应的数字。"控制满意"指血压控制满意，无其他异常；"控制不满意"指血压控制不满意，无其他异常；"不良反应"指存在药物不良反应；"并发症"指出现新的并发症或并发症出现异常。如果患者同时并存几种情况，填写最严重的一种情况，同时结合上次随访情况确定患者下次随访时间，并告知患者。

(7) 转诊：如果转诊要写明转诊的医疗机构及科室类别，如 ×× 市人民医院心内科，并在原因一栏写明转诊原因。

(8) 下次随访时间：根据患者此次随访分类，确定下次随访日期，并告知患者。

(1) 评估：社区药师应主动对患者进行随访，提醒患者遵医嘱服药及监测血压水平，发现危急体征迅速转诊。

测量血压：随访过程中，如果没有危急体征，可只测量上臂血压。

根据血压值判断：①若收缩压≥200mmHg 和 / 或舒张压≥120mmHg，根据高血压紧急情况处理原则处理后，在安全条件下，立即转诊至有急诊条件的医院。②若收缩压≥180mmHg 和 / 或舒张压≥110mmHg，同时监测其他重要生命体征(脉搏、心率等)，根据高血压紧急情况处理原则处理，观察 2 个小时，若病情不能得到控制，随时转诊至有专科条件的医院。③收缩压 <180mmHg 并且舒张压 <110mmHg，继续以下步骤。

(2) 检查患者是否存在危险情况

1) 患者有意识改变吗？

→当患者出现意识模糊、谵妄、昏迷等情况时，须在紧急处理后立即转诊。

2）当时是否有如下危险情况？

→剧烈头痛或头晕　　　——怀疑出现脑血管意外

→恶心呕吐　　　　　　——怀疑出现脑血管意外

→视物模糊、眼痛　　　——怀疑出现视网膜病变或脑血管意外

→心悸胸闷　　　　　　——怀疑出现心血管意外

→喘憋不能平卧　　　　——怀疑出现心功能不全

→心前区疼痛　　　　　——怀疑心肌缺血或是心肌梗死

→患者是否处于妊娠期或哺乳期

出现上述危险情况之一或存在难以处理的其他疾病，须在紧急处理后立即转诊。对转诊的患者，应在2周内与患者或其家属联系，了解其转诊过程。

经危险情况评估后，若居民不需要立即转诊，继续如下评估步骤。

3）询问近期是否有如下症状和体征

→头痛头晕、恶心呕吐、目眩耳鸣、呼吸困难、心悸胸闷、鼻出血不止、四肢发麻、下肢水肿。

4）询问是否有新出现的临床状况以及原有的并发症是否加重

→脑血管疾病、心脏疾病、肾脏疾病、血管疾病、眼部疾病及其他疾病。

5）生活方式

→吸烟、饮酒、体育锻炼、饮食、睡眠、心理状态。

6）在随访满1年时进行一次较全面体格检查

→测量患者的体重、心率。超重、肥胖居民计算身体质量指数（BMI）。

→视力、眼底、血常规、尿常规、血糖、总胆固醇、高密度脂蛋白、低密度脂蛋白、甘油三酯、尿蛋白、尿酸、肌酐、尿素氮、血钾、血钠、心电图。

→如有必要，根据专科医生建议进行心脏超声或颈动脉超声检查。

第四节　居家药学服务

一、居家药学服务概念

居家药学服务是指药师为居家药物治疗患者上门提供普及健康知识，开展用药评估和用药教育，指导储存和使用药品，进行家庭药箱管理，提高患者用药依从性等个体化、全程、连续的药学服务。

居家药学服务模式的基础：借助医院信息系统（HIS）、公共卫生服务管理系统，可提取居家药学服务对象的信息，包括患者基础信息、基础疾病、既往用药史、药物食物过敏史、药物不良反应以及就诊取药记录。

为规范居家药学服务，保障居家患者合理用药需求，2021年10月国家卫生健康委员会根据《中华人民共和国药品管理法》《医疗机构管理条例》《处方管理办法》《医疗机构药事管理规定》等法律法规、规章制度，制定《居家药学服务规范》，此规范适用于基层医疗卫生机构，其他医疗机构参照执行。

二、国内外居家药学服务现状

（一）国外居家药学服务现状

美国药事居家访视对象包括两种：①在保险制度的支持下，老年人、患特定慢性病服用多种药品或行动不便、无法外出的患者可通过非营利性的保险机构申请，取得居家药物治疗管理访视服务，在患者出院1周内，药师随医疗团队首次居家访视，随访形式包含居家访问、电话随访和网络在线随访；②有社区医院住院史的患者，药师对患者出院后用药进行监测评估，若发现药物相关问题则主动与家

庭医生联系。在英国分属不同层次,除基本药学服务外,用药指导、处方干预属于高级药学服务,依从性管理、药学评估属于增值药学服务。而澳大利亚通过补偿鼓励药师扩展药学服务。美国药事居家访问相对完善,医疗保险包含药事服务费。

(二)国内居家药学服务现状

家庭药师制度在国内起步较晚,近几年在国家层面也颁布居家药学服务的相关要求,在全国多省市也对居家药学服务进行了实践探索。2014 年,上海老百姓大药房启动"家庭药师"服务,计划 31 家门店的 107 名驻店药师和执业药师,每人绑定 100 个家庭,提供购药咨询。2017 年广东省佛山市南海区在全国率先实施了家庭药师制度。家庭药师工作模式世界各地各不相同,但主要内容均为针对慢性病或慢性病亚健康状态的患者提供药学服务,接受居家药学服务患者的正确服药率、血压及血糖达标率均显著提高。2018 年,吴晓玲等专家建立《家庭药师服务标准与路径专家共识》,对于家庭药师的定义、资质要求、服务内容、服务工作规范、服务路径、规范化培训六大内容做了详细规定。2018 年,华中科技大学推行高校社区的居家药学服务模式的建立与实践,建立一种基于高校社区的居家药学服务模式,让药师走入社区、家庭,提供个体化用药指导,从服务对象的筛选、药学数据支撑、药师培训考核、服务内容等方面构建居家药学服务流程。2019 年,中国医院协会药事专业委员会编撰的《医疗机构药学服务规范》中对居家药学服务的基本要求、服务过程、质量控制与评价改进三方面内容做出规定。2019 年起,扬州市组织家庭药师为慢性患者群进行用药指导,推行家庭药师继续教育、持证上岗等制度。2020 年,国家卫生健康委员会《关于加强医疗机构药事管理 促进合理用药的意见》中明确:鼓励医疗联合体内将二级以上医疗机构药师纳入家庭医生签约服务团队,有条件的地区可探索为行动不便的老年人、孕产妇、儿童等重点人群开展上门的居家药学服务。2021 年 5 月安徽医科大学第一附属医院药剂科联合合肥市贵池路西园社区卫生服务中心举行了"居家药师服务协议"签约仪式,率先开启了社区慢性病患者居家药学服务的大门。2021 年 10 月国家卫生健康委员会颁布《居家药学服务规范》等,对居家药学服务规范做了进一步要求。

三、居家药学服务规范

(一)基本要求

1. 组织管理　居家药学服务宜纳入本机构家庭医生签约服务管理,并在家庭医生签约服务协议中明确药学服务内容,由药学部门负责实施。

2. 人员要求　基层医疗卫生机构从事居家药学服务的药师应当纳入家庭医生签约团队管理,具有药师及以上专业技术职务任职资格,并具有 2 年及以上药学服务工作经验。

3. 软硬件设备　基层医疗卫生机构应当为开展居家药学服务工作配备必要的软硬件设备,如:服务设备、药学信息软件、参考书籍、防护用品等。此外,可依据药学服务需求配备分药盒、药物教具等。

基层医疗卫生机构应当利用信息化手段对居家药学服务开展提供支撑,建立居家患者用药档案,记录、归纳药物治疗相关问题,保证全程可追溯。

(二)服务管理

1. 服务对象　居家药学服务的对象应当为与家庭医生团队签约的居家患者,包括慢性病患者、反复就诊患者、合并用药种类多的患者、特殊人群患者等。

2. 工作内容　服务内容至少包括以下方面。

(1)评估居家患者药物治疗需求:评估依据包括患者性别、年龄、患病种数、身体状况(包括身体质量指数、意识情况及是否具备完整吞咽药物的能力)、过敏史、药品不良反应史、全年就诊次数、药物使用种类数、用药依从情况、使用的药品中是否含有需使用特殊给药途径的药品和 / 或高警示药品、最近是否有较大用药调整、家中是否余药较多并存在过期用药风险等。药师应当依据评估结果,与居家患者共同制订药学服务计划。

（2）用药清单的整理和制作：对于反复就诊患者，以及用药种数多的患者，药师可协助整理和制作用药清单。

（3）用药咨询：居家患者对所用药物有疑问时，药师宜提供用药咨询服务。

（4）用药教育：药师应当了解居家患者的用药依从性，进行药物的使用目的、用法用量、注意事项等教育。可参见《医疗机构用药教育服务规范》。

（5）整理家庭药箱：药师可指导有需要的居家患者清理家庭药箱，关注家中药品的有效期、性状和储存条件等，对居家患者进行药品整理、分类存放、过期或变质药品清理提供服务指导等。

（6）药品不良反应筛查：药师对居家患者所用药品的常见不良反应进行询问和筛查。

（7）药物相互作用筛查：药师通过对居家患者所用药品的整理，判断是否存在药物相互作用。

（8）用药方案调整建议：若访视中发现居家患者存在药物治疗问题，药师应及时与家庭医生沟通，由家庭医生确定是否需要调整药物治疗方案。

3. 信息记录　药师应当对主要服务内容进行记录、填写访视表；涉及用药方案调整的，最终用药方案由家庭医生确认并签字，具体可参考表14-2。若药师对居家患者进行了用药清单的整理和制作，应当将整理后的用药清单原件或副本提供给患者参照执行。

表14-2　居家药学服务访视表

基层医疗卫生机构：　　　　　　　记录人：　　　　　　　访视日期：

姓名		性别		出生年月		医保卡号/身份证号	
家庭住址					联系方式		
合并疾病	□高血压　　□糖尿病　　□慢性阻塞性肺疾病　　□冠心病　　□恶性肿瘤 □脑卒中　　□哮喘　　□慢性肾脏病　　□慢性皮炎　　□其他：						
过敏史							

服务主要内容(药师可根据实际情况，补充每项工作的要点)

□用药清单的整理和制作

药品通用名称/商品名称/规格/剂型	适应证	医嘱剂量/用法/起止日期	实际剂量/用法/起止日期	开具医嘱的医疗机构/科别/医师

□用药咨询
□用药教育
□科普宣教
□整理家庭药箱
□药品不良反应筛查
□药物相互作用筛查
□依从性评估及干预
□随访上次访视问题
□用药方案调整建议

药物治疗问题描述	问题分类(适应证/有效性/安全性/依从性)	药师建议内容	家庭医生反馈意见	处方是否调整

□其他：
药师签名：　　　　　家庭医生签名：　　　　　居家患者或家属签名：

4. 礼仪礼节　上门服务应提前预约,尊重患者的风俗习惯。

（三）质量管理与评价改进

1. 质量管理　居家药学服务应当严格按照国家相关法律法规以及标准规范等,依法依规开展。基层医疗卫生机构应当将居家药学服务纳入本机构医疗质量管理与控制体系,严格其质量管理,确保医疗质量和医疗安全。

2. 评价改进　基层医疗卫生机构应当及时总结评估居家药学服务的开展情况,针对发现的问题提出解决措施,并跟踪实施和持续改进。居家药学服务访视表详见表 14-2。

实训项目十四　糖尿病用药知识科普实训

【实训目的】

通过糖尿病用药知识科普实训,培养学生进行用药科普的能力,提高学生糖尿病用药理论知识与临床实践相结合的能力,锻炼学生社区药学服务的能力。

【实训条件】

带教老师与社区卫生服务中心联系,参加该社区糖尿病患者的用药知识科普宣教。

【实训要求】

1. 带教老师就实训形式、内容及方案,提前与社区卫生服务中心联系,详细沟通,并制订周密的实训计划。

2. 参与实训的学生必须掌握与患者的沟通和交流能力。

【实训准备】

带教老师提前与社区卫生服务中心联系,获取社区糖尿病患者日常的用药问题(糖尿病患者如何规范监测血糖、糖尿病患者如何控制饮食、糖尿病患者如何运动锻炼、糖尿病患者如何规范保存胰岛素、糖尿病患者用药依从性、糖尿病的常见并发症等)。

实训学生根据社区卫生服务中心反馈的糖尿病用药问题,进行文献资料检索。

制作糖尿病的相关科普资料(幻灯片、小视频或科普手册)。

【实训内容】

1. 在带教老师的指导下,学生与糖尿病患者进行沟通,了解患者日常血糖监测情况、使用降血糖药情况、饮食情况、运动锻炼情况。

2. 通过幻灯片、小视频或科普手册等方式,围绕糖尿病患者规范监测血糖、饮食控制、运动锻炼、规范保存胰岛素、用药依从性、常见并发症等方面,进行科普知识培训。

【实训过程】

1. 以 5~8 人为一个小组,在带教老师带领下,到所联系的社区参加糖尿病用药知识科普。

2. 向社区糖尿病患者进行糖尿病知识科普,主要包括:糖尿病患者如何规范监测血糖、糖尿病患者如何控制饮食、糖尿病患者如何运动锻炼、糖尿病患者如何规范保存胰岛素、糖尿病患者用药依从性、糖尿病的常见并发症等。

3. 用药知识科普实训结束后,带教老师进行现场集中讲评。

实训路径示意图见实训图 14-1。

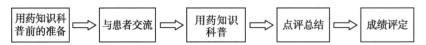

实训图 14-1　糖尿病用药知识科普实训路径示意图

【实训考核】

1. 学生围绕糖尿病患者如何规范监测血糖、糖尿病患者如何控制饮食、糖尿病患者如何运动锻炼、糖尿病患者如何规范保存胰岛素、糖尿病患者用药依从性、糖尿病的常见并发症等进行科普。

2. 带教老师对学生的糖尿病科普知识技能进行点评,总结各位学生在与患者沟通中存在的问题及注意事项,进行综合评分。

【思考题】

1. 简述社区药学服务的对象及服务内容。

2. 社区药师开展用药知识宣传需具备哪些基本技能?

3. 社区药学服务的工作模式有哪些?

4. 居家药学服务的服务内容有哪些?

第十四章
目标测试

（王婧雯）

第十五章

中药药学服务

第十五章
教学课件

第一节　概　　述

中药是指在中医理论指导下应用的药物,包括中药材、中药饮片和中成药等。在我国,中药药学服务是药学服务的重要组成部分,伴随中药临床药学的发展而产生。早在 20 世纪 90 年代就有不少中医院开展了中药临床药学工作,积极探索中药临床药学工作模式。临床中药学、中药临床药学、中药药学服务,这三者既有联系又有区别。

一、临床中药学概述

临床中药学,是研究中药基本理论及其在中医药理论指导下进行中药临床应用的一门学科。它既是中医学理、法、方、药体系中重要的一个组成部分,又是中药学学科中的核心和基础。临床中药学主要研究中医临床各科所涉及药物是如何应用的,具有与临床学科密不可分的关系。它直接根源于临床,其任务是实现老药新用、常药特用、优化量效。

二、中药临床药学概述

中药临床药学,是指在中医药理论指导下,以患者为对象,研究中药及其制剂与人体相互作用和安全、有效、经济、适当用药及应用规律的一门综合性学科。其核心是中药治疗的安全性、有效性、经济性和合理性。中药临床药学,就其属性来说,是临床药学下面的一个分支学科,而临床中药学是在中医药理论指导下进行中药临床应用相关知识的一门学科。

中药临床药学与临床中药学研究对象均是中药,研究范畴均限于临床。两者是在中医药理论指导下的学科体系,而不是现代临床药学的翻版。两者虽各有侧重,但大体内容是一致的。但从狭义上讲,两者的逻辑定义却各有侧重。临床中药学是着眼于科学阐述中药药性理论,探讨中药临床有效与安全的应用原则。而中药临床药学更侧重于合理用药,更符合现代临床药学的核心内容。

三、中药药学服务概述

中药药学服务是指中药师运用中药学专业知识和技能,向服务对象提供的与中药使用相关,以提高患者生命质量为目的的,以促进合理用药为核心的相关服务。它是中医药与现代科学相结合而发展起来的新学科,也是中药临床药学的一个新分支。中药师在临床中发挥桥梁纽带作用,不但为临床提供质量合格的中药,而且为安全、有效、经济、适当用药等提供科学依据。中药药学服务也为医院药品购销、成本核算、中药经济学研究提供可靠的依据。

中药药学服务工作内容:①中药用药知识咨询。中药临床药师利用中药学专业知识和技能,向服务对象(包括医务人员、患者及其家属、其他关心用药的群体等)提供与中药使用相关的各类服务和咨询。②解答患者及医务人员的各种用药问题。③定期进行处方分析、不合理用药点评和干预,分析不合理用药危害并刊登通报。④定期面向全院医务人员举办有关中药血药浓度监测、中药药动学、中药药效学等学术报告。⑤中药临床药师参加医院合理用药信息化建设等。

第二节 中药药学服务的特点

中医药有其独特的理论体系和特点,因此,中药药学服务工作的开展不能完全套用西药的模式,必须依据中医药理论,发挥中医药的特点。

中药药学服务涉及中药使用的全过程,和西药相比,中药药学服务有其显著的特殊性。比如,中药要在合适的时间进行采收才能够保证药效;中药坚持辨证论治,对证用药,要因人、因时、因地、因证用药,考虑患者个体与身体整体的综合情况辨证论治,合理配伍;中药饮片大部分采用水煎煮,煎煮与服用需要中药师指导合理用药,有些需要采用先煎、后下、包煎、烊化等特殊用法。中药师只有具备过硬的中药基础知识,才能够更好地开展中药药学服务工作。

1. 中药逢时采收要求 因不同药用植物的根、茎、叶、花、果实、种子或全草都有一定的生长期和成熟期,而其有效成分含量的高低将随不同入药部位和植物各部分的不同生长期而异,故采药时间应随着中药的品种和入药部位的不同而不同。如薄荷在开花盛期采收,挥发油含量最高;青蒿中所含有效抗疟成分青蒿素在 7—8 月的花前盛叶期含量高达 0.6%,开花后含量逐渐下降,因此青蒿鲜药采摘时间应在花前盛叶期,以保证后续饮片质量能够符合要求。

2. 中药合理配伍 中医药理论博大精深,传统的中医药理论与现代医药学理论、思维模式均存在差异,中药讲究合理配伍使用。相须、相使的配伍方法,目的是发挥中药的协调作用,提高疗效;有毒或药性强烈的中药,应采取相畏、相杀的配伍方法,以减少毒副作用;相恶、相反的中药,应避免配伍。这些都是中药临床配伍应用中应遵循的原则。

3. 中药先煎后下等特殊用法 中药煎煮与服用是否合理,会严重影响其疗效。有些中药需要先煎后下等特殊用法。比如,龙骨、牡蛎等一些介壳类和矿物类中药质地比较坚硬,需要先煎;薄荷类气味芳香的中药宜后下;旋覆花中有绒毛,服用后吸附于食管会引起呕吐,所以应包煎使用;人参等贵重药材应单独炖或煎 2~3 小时等。诸如此类,中药师必须具有丰富的知识储备,为患者提供合理的用药指导。

4. 中药师必须具备过硬的中药鉴定技能 随着人类对野生资源的过度利用,已知的可利用药用动植物资源日趋减少,加上市场经济利益的驱动,使得中药饮片掺伪使假现象屡见不鲜。如在防风中掺入党参细根,在加工茯苓粗粒时掺粉,北五味子掺入大量的南五味子,在黄芪中掺入棉花根,海金沙中掺黄泥细粉,蝉蜕中掺泥。这些都需要中药师要有过硬的实践能力,能鉴定药材真伪,从源头上把关药材质量,保证合理用药。

第三节 中药药学服务的主要内容

一、中药调剂服务

中药调剂是指按照中医医生临床处方所开列的中药,准确地为患者配制包括饮片、成药的调配操作技术,通常应有审方、计价、调配、复核、包装、发药六个程序,涵盖临时配制其他药剂等工作。中药调剂是一项具有很强的专业性、技术性的工作。"调剂"与"处方"一样,具有法律赋予中药师的责任,是中药药学服务第一关口,因此必须把好中药调剂关,确保中药质量才能保证患者用药安全、有效。

中医诊疗过程的最后环节是中药取药,中药调剂的准确性对于中药使用的安全和效果有着直接的影响。因此,从事调剂工作的中药师,不仅要具备高度的责任心,还必须具有扎实的业务知识;且要具备审核中医处方用药准确性的能力。正确的处方若调配不当,往往导致疗效不佳,甚至可改变处方的治疗作用。因此,中药处方调配的重要性显而易见。调配出符合质量要求的中药处方,是提供临床药物治疗放心服务的关键。

1. 中药调剂一般程序　中药调剂的一般程序分审方、计价、调配、复核、包装、发药六个程序。

(1) 审方:中药师在配方操作之前对中药处方所写的各项内容进行全面认真审阅核准的过程。它是中药调剂工作的首要环节,是提高配方质量,保证患者用药安全有效的关键。合格的处方经审方人签字后即可交计价员计价收费,对于有疑问或不合格的处方,应立即与处方中医医生联系后修改处方,绝不能只凭主观臆断或随意处理。

审方着重审查以下项目:①患者姓名、年龄、性别、处方日期、中医医生签字等是否清楚;②药名书写是否清楚准确,剂量是否超出正常量,对儿童及年老体弱者尤需注意;③毒、麻药品处方是否符合规定,处方中是否有"十八反""十九畏""妊娠禁忌"等配伍禁忌药存在;④需特殊用法处理的中药有否"脚注","并开药"是否明确,即已经通过医院药物治疗与药事管理学委员会同意后,协定处方开具的中药,如二冬即指天冬和麦冬,知柏即指知母和黄柏;⑤标出本调剂室未备的饮片,中药师提出建议替代中药等。

中药师审方应分为"处方规范审核"和"用药安全审核"两大质控点,见表15-1,对于不合规的处方,应及时联系处方医师,或采用"处方退改笺"的形式,标注需要更正的内容,连同原处方退回交由医师修正。

表 15-1　审方质控区段各质控点

类别	合法性	特殊性	规范性	随意性	风险性	时效性	对应性
处方规范审核	处方医师资质是否符合要求	特殊使用药品是否用规定处方笺开写	处方内容是否完整、清晰	—	—	处方日期是否超过3天	—
用药安全审核	处方是本院医师经辨证论治开具还是转抄外来处方或民间土验方,必要时需要求医师说明处方来源并记录签字	方中使用毒性中药是否按照《医疗用毒性药品管理办法》执行	药名、剂量及用法是否规范	应付饮片是否符合处方标明的炮制要求	是否有配伍禁忌和妊娠禁忌		用药是否与中医诊断和辨证符合

(2) 计价:目前,医院以缩短患者取药时间为服务患者宗旨,计价交款做到了电脑信息化,准确且迅速。

(3) 调配:指调剂中药师根据审方人签字,已交款的中医医生处方,准确地调配中药的操作过程。中药调配为调剂工作的主要环节,根据调配的中药类型,又可分为中药饮片调配和中成药调配。影响调配质量的各种因素质控点设定见表15-2。

1) 中药饮片的调配:根据处方中的药味、药量和煎药方法,按照一剂单独组合的方式进行操作。调配过程,需要药味正确、称量准确、分付剂量均匀。为实现调配工作的准确无误,应注意以下方面:①中药饮片装斗时要清斗,认真核对,装量适当,不得错斗、串斗。②根据处方饮片的不同重量,选用相应的称量器具,一般选用克戥或电子秤,对于贵重中药和毒性中药,应选取毫克戥或电子天平。③有次序地进行调配,急诊处方随到随配,婴幼儿及高龄老年人给予提前照顾。为便于复核,应按处方顺序调配,间隔摆放。④一方多剂时应按照等量递减、逐剂复戥的原则分剂量,每一剂的重量误差应当

表 15-2 影响调配质量的各种因素质控点设定

步骤因素	执行因素	技术因素	工具因素	环境因素	精神因素
1. 急诊处方是否优先调配 2. 配方时是否按处方药物顺序自上而下、自左到右逐味称量和间隔摆放 3. 处方是否按接方顺序逐张调配 4. 特殊药品容器是否在称量后及时密闭并放回原位 5. 配方人是否签名	1. 需特殊处理的药物如先煎、后下、包煎、另煎等是否单独包装并注明处理方法 2. 调配中成药处方是否按处方规定的品名、规格、药量调配 3. 对贵重、毒性、麻醉等药品是否及时登记记账卡,且无超规定量使用 4. 中药处方应付是否执行当地制定的炮制规范 5. 调配饮片是否随意代用 6. 中成药效期管理是否规范	1. 一方多剂时是否按等量递减、逐剂复戥的原则分称量,每一剂的重量误差应控制在 ±5% 以内 2. 中药饮片称取过程中是否将不易拣出的品种混入其他饮片	1. 特殊药品(贵重药、毒性药及特殊性状药等)是否用专用工具称取(精确度和对器具的腐蚀性) 2. 称量用衡器是否定期经过计量效验	1. 调配工作台、称量器具及用具等是否整齐清洁、摆放有序 2. 为防止混淆,与其他调配人员工作区域是否有合理间隔	调配人员操作过程中是否精神集中

控制在 ±5% 以内。⑤需先煎、后下或包煎等特殊处理的饮片,不论处方是否有脚注,都应分剂单包,注明用法后与其他饮片一并装袋。有鲜药时应分剂另包,以方便患者低温保存。

2) 中成药的调配:必须做到"四查十对":查处方,对科别、姓名、年龄;查药品,对药名、剂型、规格、数量;查配伍禁忌,对药品性状、用法用量;查用药合理性,对临床诊断。调配过程,中药师必须精神集中,认真仔细,切勿拿错药品。调配完成后,自查无误后签名盖章,交另一中药师核对。

(4) 复核:为保证患者用药有效安全,防止调配差错与遗漏,对已调配好的药剂在配方自查基础上,再由有经验的中药师进行一次全面细致核对,重点核对调配的中药:①用量与处方是否相符;②需特殊用法处理的中药是否按要求做了特殊调剂;③配制的中药有无虫蛀和发霉等质量问题;④毒性药和有配伍禁忌药及贵重细料药的合理调剂;⑤调配者有否签字等,经核对无误后复核中药师签名盖章,即可装袋发药。

(5) 包装:包装的药袋上写明患者的全名,中成药还须写明用法与用量。包装时注意外用药要有外用标志,先煎、后下等特殊处理的饮片要放在每一包的上面,以便发药药师提醒患者注意。

(6) 发药:发药是调剂工作中的最后一环,发药时与患者核对姓名、剂数,无误后再向患者耐心地交代煎服法、用药禁忌和饮食禁忌,特别要注意需特殊处理的中药用法、是否有自备药引、鲜药的保存等。务必使患者完全明了,以保证患者用药有效、安全。

2. 中药处方调剂中影响疗效的常见因素 处方书写的规范及正确规范的调剂是确保临床用药质量,提高中药疗效的重要环节之一。只有中药处方调剂符合中医医生的意图且准确无误调配,才能使中医的理、法、方、药取得一致。中药处方调剂与临床疗效有着密切的关系,中药质量问题、处方审核、处方调配、处方复核、发药交代不规范等为中药处方调剂中影响疗效的常见因素。

(1) 中药质量问题

1)《中华人民共和国药典》品种混用:用广金钱草代替金钱草,用香加皮代替五加皮,用槲寄生代替桑寄生,用玄明粉代替芒硝,北五味子和南五味子混用等。

2) 药用部位不正确:细辛在《中华人民共和国药典》(2020 年版)中明确规定药用部位是根和根茎,有的医院现仍用全草;吴茱萸药用部位为干燥近成熟果实,现常以带长果柄入药;牡丹皮药用部位为干燥根皮,现常用根等。

3) 同一中药等级不稳定:金银花,山东产,一般简单按色泽来分级。一等品黄白色,二等品黄棕色,三等品棕褐色。有时用三等品,有时用一等品或二等品。川贝母,由于市场紧缺,更是存在代用和等级不稳定现象。

4) 中药储藏中存在的变质问题:中药大多数来源于天然植物和动物,含有丰富的蛋白质、糖、油脂、水分等,极易发生霉变、生虫、泛油等现象。如柏子仁、薏苡仁、瓜蒌、土鳖虫等极易生虫,桃仁、杏仁、当归等极易泛油,茵陈、菊花等由于包装前未干燥好或仓库内湿度太大,容易出现发霉现象。

5) 中药掺杂问题:虽然各地的炮制规范明确规定了各类中药杂质的最高含量,但现在掺杂问题依然严重,特别是贵重中药:如全蝎体内注入石灰、蛋清、盐分量大等;僵蚕药材中白僵菌含量大等。全草类中药常掺有泥土、小石子、塑料袋等杂质,并普遍存在水分含量大的问题。

(2) 处方审核的规范性问题:《处方管理办法》规定,药师调配处方应做到"四查十对"。并认真、正确而全面审方。

1) 项目审核:前记、正文和后记内容是否填写齐全。

2) 规范化书写:包括处方中各药味的名称、用量、剂数、脚注、用法等是否清楚明确,名称有无重开或写错。

3) 配伍审核:中药处方中有无"十八反""十九畏""妊娠禁忌"等不合理配伍,处方剂量配伍是否适当以及有无特殊用法处理的中药等,剧毒中药是否为专用处方,有无中医医生双签字,是否为安全用量等,有无短缺药品等。只有仔细审方,才能按照中医医生处方中的用药意图进行正确的中药应付,为用药的安全、有效、经济、适当把好第一关。

(3) 处方调配的规范性问题

1) 需特殊处理的中药,如先煎、后下、包煎、另煎、烊化、冲服的中药,在中药调剂学中规定,即使中医医生在处方中未加脚注,也应按规定调剂。不能因为中医医生未开脚注,就随意给药。如生龙骨、生石膏、石斛等先煎;薄荷、砂仁、沉香、大黄等后下;海金沙、葶苈子、旋覆花等包煎;人参另煎;琥珀、羚羊角粉、三七冲服;阿胶烊化等。

2) 中药的妙用在炮制,中医医生应具备中药炮制知识,对于千变万化的病情,若不能正确选用治疗病证相适应的炮制品,很难达到预期的临床治疗效果。中药师参与临床中医医生合理选用中药炮制品工作。

由于长期的调配习惯,只有中医医生开炒制品时才会付炒制品,否则一般用生品,这是不正确的。有些中药处方直接写正名,应付规格情况:紫苏子、苍耳子、决明子、麦芽、山楂、薏苡仁等应付炒制品;百合、款冬花应付蜜炙品;车前子、小茴香应付盐炙品;香附、乳香、没药、延胡索等应付醋炙品;竹茹、厚朴等应付姜炙品;龙骨、牡蛎等应付煅制品;莱菔子、五味子应付捣碎品。

中药师在调配时不认真,存在剂量欠缺和分剂量不准现象。有时还会因非一人调配同一处方而造成少付或多付药味的情况。

(4) 处方复核的规范性问题:调剂复核是中药调剂工作中最重要的把关环节。处方调配完毕,应由经验丰富、认真负责的高年资中药师按处方要求逐项复核。若省略此程序,则属于违规行为。

1) 复核时的注意事项:首先,应复核处方的前记部分,包括科别、姓名、性别等。其次,应检查处方药味是否有漏配、多配现象,脚注是否执行,有无配伍禁忌,剧毒药品的剂量以及中医医生是否双签名,剂数与处方是否一致等。

2) 要注意饮片质量、真假优劣:尽管中药饮片已经过库房、中药师的验收,但由于种种原因,难免有假劣、变质中药混入。因此,复核是调剂的把关环节,处方调配完毕,核对无误后方可发药。

(5) 发药时对患者交代的规范性问题

1) 认真交代服药方法:服药方法对于临床疗效有一定影响,明代名医缪希雍在《先醒斋医学广笔记》中指出"药气与食气不欲相逢,食气稍消则服药",一般汤剂宜在饭前服用,对肠胃有刺激的药剂应在饭后服用。驱虫、攻下药宜在空腹服,安神药则宜睡前服,滋补药宜在饭后服。汤剂在服用时对其药液的温度也应适当掌握,一般汤剂宜温服,热证用寒药可冷服,真寒假热者宜热药冷服,滋补药宜冷服。解表药、急证用药、寒证用药宜热服,真热假寒药宜热服。服药时给患者的"用药指导单",不容忽视。

2) 认真交代煎煮方法:如内服或外用,先煎、后下、包煎、烊化、冲服等特殊用法,认真交代煎煮方法,并让患者仔细阅读"煎药指导单"。

3) 忌口问题:如一般服用中药宜少食生冷、油腻、辛辣及其他不易消化的食物。

4) 认真答复患者提出的有关用药问题。

以上几方面因素是在中药处方调配中常遇到的问题,如果处理不当,将会严重地影响临床疗效,非常值得中医药工作者重视。但中药师业务素质参差不齐,工作态度认真程度不一,对中药处方监督管理力度不够,导致中药处方在书写和调配上仍存在着很多不规范现象。要把中医、中药继承好并发扬光大,任重而道远。

二、中药药学咨询

随着新医改的实施,中药临床药师的工作正向以患者为中心,以中药为手段,运用中药专业知识开展中药药学服务的方向发展。中药药学咨询是中药药学服务新模式的具体体现,是中药临床药师参与全程化、立体化中药药学服务的重要环节,也是中药药学服务的突破口,对于保证临床合理用药具有十分重要的意义。

1. 中药药学咨询的方式

(1) 面对面交流:面对面交流是中药临床药师开展中药药学咨询最常见的方式。中药临床药师应具备自信、真诚、尊重的基本素质和良好的专业知识。沟通过程中应注重服务礼仪,接受医务人员、患者和患者家属或陪护的中药用药相关问题的咨询。

(2) 电话咨询:电话咨询是患者与中药临床药师进行中药咨询最常用的间接方式。医院一般设有专用电话号码为患者提供用药电话咨询,以便于解决患者离开医院后发现的问题。电话咨询需要有标准问候语,并告知所在部门和身份,耐心地聆听患者提出的问题,尽可能了解患者的有关情况和希望解决的问题。回答时要有针对性地回答与用药有关的问题,关键问题要确认患者是否正确理解,电话咨询结束后应有记录。

2. 中药药学咨询的内容　根据咨询对象不同,可以划分为面向患者、医师、护士和社会公众的药学咨询。

(1) 患者药学咨询

1) 饮片和中成药的名称咨询:帮助患者了解中药饮片的生品与不同炮制品的名称,饮片别名,中成药的通用名称和商品名称。

2) 中药的基本信息咨询:如有效期、价格、是否进入医保等信息。

3) 复方功效咨询:中药复方强调辨证论治,随证增减,中医医生常在患者复诊时变动几味中药,中药临床药师应针对具体中药的功效作用结合患者病证进行解读。

4）用药方法咨询：如何正确使用软膏剂、凝胶剂、眼膏剂、滴耳剂、喷鼻剂、栓剂等制剂，以及中药汤剂的煎煮方法，解表药偏热服，寒证用热药应热服，热证用寒药应冷服等。

5）用药时间咨询：提醒患者中药的特殊服用时间，如安神药应睡前服用。

6）用药剂量咨询：包括首次剂量、维持剂量，每日用药次数、间隔时间及疗程等。

7）药物之间相互作用咨询：中药与食物、饮料之间的相互作用，中药与化学药品之间相互作用，以及不同中药之间存在的"十八反""十九畏"等。

8）药物不良反应咨询：询问患者的药物、食物过敏史，告知其用药后可能出现的不良反应，出现不良反应后应当如何处理，以及如何避免不良反应。

9）特殊患者服药禁忌咨询：如妊娠期、哺乳期妇女慎用、禁用的中药，老年患者及肝肾功能不全患者的用药禁忌等。

（2）医师药学咨询：医师药学咨询主要涉及药物的药效学、药动学、药物相互作用、不良反应、禁忌、药物中毒的鉴别和解救，药品的选择，同一药品不同生产厂家、品牌的性价比，替代药的评价，新药知识以及处方药和非处方药的相关管理制度等。

（3）护士药学咨询：针对护士的药学咨询应当侧重用药剂量、用法，中药注射剂配制的溶媒、浓度和输液滴注速度，以及输液药物的稳定性及配伍禁忌等信息。

（4）社会公众药学咨询：面向社会公众的药学咨询，应重视在非处方药、社区常见疾病治疗药物、减肥药、补钙药、营养补充剂等使用方面给予科学的用药指导，普及中药不良反应、用药注意事项、药品禁忌等基本知识，减少公众受虚假广告的影响。

3. 中药药学咨询的特点

（1）多药同用和多病用药：有些患者同时患有多种疾病，当多种药物同时服用时，存在患者不了解中药最佳服用时间，以及多药同时服用是否存在药物相互作用及不良反应等问题。应当根据患者具体病情具体指导。

（2）避免中药滥用：民间常流传着不少验方、单方，患者可能会根据经验自行选药，或者在医师治疗之外另加中药使用。中药临床药师应当运用自身掌握的专业知识帮助患者正确选药，防止中药的滥用和不良反应的发生。

（3）特殊群体用药：肝功能不全的患者，在使用经肝脏代谢或对肝脏负担较重的有毒中药时应减量或避免使用，而肝病治疗药物在肝脏代谢则会对治疗产生积极影响。

三、中药用药指导

中药是中医治病的主要工具，中药应用时应在中医药理论指导下合理炮制、配伍、煎服、制剂来减毒增效。合理应用则事半功倍，达到防病治病的目的。不合理应用，不仅无效，甚至会导致医疗事故。为确保中药的临床合理用药，中药临床药师应当运用自身专业知识，审核、矫正医师开具的处方，对中药饮片、中成药、中药注射剂的选用进行指导，以确保中药的合理使用，减少用药不良事件的发生风险，保证临床治疗的安全有效。

1. 中药饮片用药指导原则

（1）用药性理论指导合理用药：药性理论是中药理论的核心，主要包括四气、五味、升降浮沉、归经、有毒无毒等，是指导临床合理用药的基本理论之一。

1）四气（四性）：指中药具有寒热温凉四种药性（另有平性之说）。四气是中医临床合理用药的依据，以病证寒热为基准，减轻或消除热证的为寒凉药，减轻或消除寒证的为温热药，疗热以寒药，疗寒以热药。如治亡阳厥逆，投性热的附子、干姜等。

2）五味：中药因作用和功效不同而具有辛、甘、酸、苦、咸五种基本滋味。其既是中药作用的基本范围，又是部分中药真实滋味的具体表示。辛能发散、行气、活血；甘能补虚、和中、缓急、调和药性；酸能收敛固涩;苦能降泄燥湿、泻火存阴、降气通便;咸能软坚散结、泻下通便。淡附于甘,能渗湿利水。中药气味相同,功效相近;气味相异,功效不同。

3)升降浮沉:指中药在人体的作用趋势。升浮属阳,沉降属阴。掌握中药升降浮沉性能可以更好地指导临床用药。升浮性中药能治疗病势向下的病证,沉降性中药能治疗病势向上的病证。根据这一理论,临床用药凡病势逆上的肝阳上亢之头痛,当用牡蛎、石决明潜降;病势下陷之久泻脱肛可用人参、黄芪益气升阳。

4)归经:归经理论是药性理论的重要组成部分,归经即中药作用的定位概念,它把中药作用与人体的脏腑经络密切联系起来,与疾病的定位密不可分。掌握归经理论,能更好地提高临床用药的准确性。

5)中药的有毒与无毒:指中药用于人体后能否造成不良反应,也是药性理论的范畴,这对于临床安全用药具有重要指导作用。为确保用药安全,必须认识中药毒性,时刻注意运用中药的毒性理论指导用药。

(2)用配伍理论指导合理用药:配伍理论是指导临床合理用药的重要依据。君、臣、佐、使理论是中医用药的主要配伍理论之一。七情配伍理论,包括单行、相须、相使、相畏、相杀、相恶和相反。配伍禁忌包括"十八反""十九畏"。此外,尚有妊娠禁忌,服药时的饮食禁忌等。用配伍理论指导合理用药,可有效降低中药的不良反应。

(3)用整体观念指导合理用药:整体观念即使用中药治疗疾病,也不能简单地"头痛医头,脚痛医脚",要根据疾病发生与发展,多环节全面合理用药,或杜绝发病之源,或控制疾病转变,综合治疗,标本兼顾。

(4)用三因制宜理论指导合理用药:结合患者年龄、性别、体质、病程及季节气候环境等因素,用三因制宜理论(因人制宜、因时制宜、因地制宜)指导合理用药,根据变化灵活调整应用,发挥中药最大疗效。

2. 中成药用药指导原则

(1)辨证用药:依据中医理论,辨认、分析疾病的证候,针对证候确定具体治疗方案,选定适宜的中成药。注意辨证在临床上常会遇到各种情形,同病服用同一种药,疗效截然不同,这是病因、病机不同,个体差异等原因造成的。应用中成药时一定要注意辨证论治,只有对症下药,才能使其更好地发挥疗效。

(2)辨病辨证结合用药:辨病用药是针对中医的疾病或西医诊断明确的疾病,根据疾病特点选用相应的中成药。临床使用中成药时,可将中医辨证与中医辨病相结合、西医辨病与中医辨证相结合,选用相应的中成药,但不能仅根据西医诊断选用中成药。

(3)剂型的选择:应根据患者的体质强弱、病情轻重缓急及各种剂型的特点,选择适宜的剂型。

(4)使用剂量的确定:对于有明确使用剂量的,慎重超剂量使用。有使用剂量范围的中成药,老年人使用剂量应取偏小值。

(5)合理选择给药途径:能口服给药的,不采用注射给药;能肌内注射给药的,不选用静脉注射或静脉滴注给药。

(6)中药注射剂用药指导原则

1)用药前应仔细询问过敏史,过敏体质者应慎用。

2)严格按照药品说明书规定功能主治使用,辨证施药。

3)中药注射剂应按照配伍溶媒要求、给药速度和疗程使用药品,不过快滴注和长期连续用药。

4)中药注射剂应单独使用,严禁混合配伍,谨慎联合用药。对长期使用的,在每个疗程间要有一定的时间间隔。

5)加强用药监护。用药过程中应密切观察用药反应,发现异常立即停药,必要时采取积极救治措施。尤其对老年人、儿童、肝肾功能异常等特殊人群和初次使用中药注射剂的患者应慎重使用,加强监测。

(7) 中成药使用注意事项:避免长期使用"清热""解毒""活血化瘀"类的中成药;避免多种近似功效的中成药联用;尽可能选择有循证药学或临床试验数据支持的中成药;尽可能选择指南推荐的中成药;关注本专科用药进展和药学通报。

3. 联合用药指导原则

(1) 当疾病复杂,一种中成药不能满足所有证候时,可以联合应用多种中成药。

(2) 多种中药的联合应用,应遵循药效互补原则及增效减毒原则。功能相同或基本相同的中药不宜叠加使用。

(3) 药性峻烈或含毒性成分的中药应避免重复使用。

(4) 合并用药时,注意中药的各药味、各成分间的配伍禁忌。

(5) 一些病证可采用中药的内服与外用药联合使用。

(6) 中药注射剂联合使用时,还应遵循以下原则:①两种以上中药注射剂联合使用,应遵循主治功效互补及增效减毒原则,符合中医传统配伍理论的要求,无配伍禁忌;②谨慎联合用药,如确需联合使用时,应谨慎考虑中药注射剂的间隔时间以及中药相互作用等问题;③需同时使用两种或两种以上中药注射剂,严禁混合配伍,应分开使用。除有特殊说明,中药注射剂不宜两种或两种以上品种同时共用一条静脉通道。

(7) 中药与西药的联合使用原则:误以为中西药同时服用可以加强疗效,殊不知中西药如配伍不当就会降低原有的药效,甚至产生毒副作用。中成药舒肝丸与西药甲氧氯普胺合用,因舒肝丸中含芍药苷,有解痉、镇痛作用,而甲氧氯普胺则能加强胃的收缩,两者合用作用相反,会互相降低药效;格列本脲等降血糖药使用期间,忌与含有人参、甘草、鹿茸的中成药合用,因能产生拮抗作用,减弱降血糖药的效果。

5. 含毒性中药材的中成药临床应用原则

(1) 辨证使用是防止中毒的关键。不同的病证选用不同的中药治疗,有的放矢,方能达到预期效果。另外,还应注意因人、因时、因地制宜,辨证论治,尤其对小儿、老年人、孕妇、哺乳期妇女、体弱者,更应注意正确辨证使用中成药。

(2) 注意合理配伍。利用中药间的相互作用进行合理配伍用药,既可增强功效,又可减少毒性,如配伍相杀、相畏药。

(3) 注意用量。含毒性中药材的中成药安全范围小,容易引起中毒,因而要严格控制剂量。既要注意每次用药剂量,还要注意用药时间,防止药物在体内蓄积中毒,同时还要注意个体差异,如孕妇、老年人、儿童、体弱者要考虑机体特点。使用此类药,通常从小量开始,逐渐加量,而需长期用药的,必须注意有无蓄积性,可逐渐减量,或采取间歇给药,病愈即止,防止蓄积中毒。

(4) 建立、健全保管、验收、调配、核对等制度,坚持从正规渠道购进药品。

6. 特殊人群用药指导原则

(1) 孕妇使用中成药的原则

1) 孕妇必须用药时,应选择对胎儿无损害的中成药。

2) 孕妇使用中成药,尽量采取口服途径给药,应慎重使用中药注射剂;根据中成药治疗效果,应尽量缩短孕妇用药疗程,及时减量或停药。

3) 可以导致孕妇流产或对胎儿有致畸作用的中成药,为妊娠禁忌中成药。此类中成药多为含有毒性较强或药性猛烈的中药组分,如砒霜、雄黄、轻粉、斑蝥、蟾酥、麝香、马钱子、乌头、附子、土鳖虫、水蛭、虻虫、三棱、莪术、商陆、甘遂、大戟、芫花、牵牛子、巴豆等。

4) 可能会导致孕妇流产等不良反应,属于妊娠慎用中成药。这类中成药多数含有通经祛瘀类的桃仁、红花、牛膝、蒲黄、五灵脂、王不留行、凌霄花、虎杖、卷柏、三七等;行气破滞类的枳实、大黄、芒硝、番泻叶、郁李仁等;辛热燥烈类的干姜、肉桂等;滑利通窍类的冬葵子、瞿麦、木通、漏芦等。

（2）儿童使用中成药的原则

1）儿童使用中成药应注意生理特殊性,根据不同年龄阶段儿童生理特点,选择恰当的中成药和用药方法,儿童中成药用药剂量,必须兼顾有效性和安全性。

2）宜优先选用儿童专用中成药。一般情况下,儿童专用中成药的说明书都列有与儿童年龄或体重相应的用药剂量,应根据推荐剂量选择相应用药剂量。

3）非儿童专用中成药应结合具体病情,在保证有效性和安全性的前提下,根据儿童年龄与体重选择相应的用药剂量。一般情况下 3 岁以内服 1/4 成人量,3~5 岁的可服 1/3 成人量,5~10 岁的可服 1/2 成人量,10 岁以上与成人用药剂量相差不大即可。

4）含有较大的毒副作用成分的中成药,或者含有对儿童有特殊毒副作用成分的中成药,应充分衡量其风险收益,除无其他治疗药物或方法而必须使用外,一般情况下不应使用。

5）儿童使用中成药的种类不宜多,应尽量采取口服或外用途径给药,慎重使用中药注射剂。

6）根据治疗效果,应尽量缩短儿童用药疗程,及时减量或停药。

（3）老年人及肝肾功能不全患者使用中成药的原则

1）忌用有肝肾毒性的中成药,如因病情必须使用的,应适当减少剂量,缩短使用时间,可短期或交替使用,并采取相应的保护措施。

2）不可加大剂量,延长疗程,要坚持少而精、中病即止的用药原则。

四、中药用药教育

随着人们生活水平的提高,自我保健和药疗意识越来越强,中药临床药师需要全面及时地为患者提供正确的中药信息知识,保证中药使用安全、有效、经济、适当,从而指导患者合理用药。中药用药教育是指直接与患者或家属、公众交流,解答其中药用药疑问,介绍药物和疾病知识。开展中药用药教育,可以促进患者对治疗方案的依从性,取得更好的治疗效果。

1. 用药教育方法

（1）口头教育:通过开展座谈会或专题讲座的形式,向同类疾病的患者进行用药教育。此法便于患者之间相互交流,节约教育时间,有效提高教育效率。

（2）书面教育:通过反复阅读,能弥补口头教育中患者对宣教内容的理解不够、易遗忘的不足。其形式可以是面向患者的用药宣传册,或是面向公众的报纸、杂志等。

（3）多媒体教育:通过制作用药宣传的教育资料、视频的方式,在微信、视频播放平台发布,宣教方式丰富多彩,传播范围更广泛,可以更好地被患者和公众获取。

2. 面向不同群体的中药用药教育特点

（1）门诊患者的用药教育:门诊患者人数多、人流量大,中药临床药师与患者一对一进行沟通的时间非常短。门诊患者多为取药后回家自行使用,有时会出现中药用方法错误或服用了变质的鲜药等情况,导致不能达到既定的治疗效果或产生不良反应。门诊患者的用药教育可根据患者具体用药情况,打印用药指导单,也可以根据患者常见问题或医院自身情况制作用药宣传册,放置在门诊大厅或药房窗口供患者自行取阅。例如中药的煎煮方法、服用方法、配伍禁忌等,教会患者辨清自身疾病,正确使用中药。

（2）住院患者的用药教育:住院患者在病区治疗时间较长,中药临床药师可通过查房、病案查阅等方式了解患者病情和用药情况,给予更全面的个体化用药教育。目前很多三级医院都配备了专科的临床药师,而每个病区的住院患者多为同类疾病,专科临床药师可通过座谈会或专题讲座的形式,针对特定疾病的用药特点和注意事项开展小组用药宣教。

（3）特殊人群的用药教育：特殊人群的用药教育主要是针对老年人、儿童、孕妇、肝肾功能异常者以及运动员的用药教育。

1）老年人用药教育：老年患者由于身体功能退化，一人多病、联合用药现象十分常见。很多老年人认为中药可以防病治病，多吃对身体有益，盲目相信一些所谓的"秘方""偏方"，经常造成中药滥用的现象。此外，老年人理解能力差、记忆力衰退。宣教时应针对老年人生理、心理的特点，调整教育方式和方法，尽量使用通俗易懂的语言告知他们正确选药用药的方法，避免使用专业性太强的词语。

2）儿童用药教育：由于患病儿童年龄偏低，对患病儿童的用药教育更多的是对其父母的用药教育。针对学龄儿童的用药教育，可通过当地中小学以调查问卷和用药宣传册相结合的形式开展，将安全用药的知识融入学生学习生活的一部分，从小培养儿童安全用药的知识。

3）孕妇的用药教育：孕妇如何用药，不仅关系到自身用药安全，同时也会对胎儿造成影响。应避免使用毒性大，可能影响胎儿发育、生长，作用峻烈的中药。如按毒性药品管理的28种中药饮片，剧烈泻下药，破血通经药，活血祛瘀药，催吐药等均应避免使用。此外，也应告知孕妇，当病情危重时应经过用药评估，利远大于弊时也应当用药。

4）肝肾功能异常者的用药教育：应告知患者用药后要加强检测，不应随意加大用药剂量，尽量减少使用对肝肾功能负担较大的药物。

5）运动员的用药教育：要特别注意运动员慎用或禁用的药物，特别在比赛前要帮助他们确认这些药物是否可以使用。

（4）面向公众的用药教育：主要形式包括在报纸、杂志上刊登合理用药的科普文章，专家在电视节目中开展中药用药知识或养生知识的宣教，以及中药临床药师进入社区进行合理用药的宣传讲座或发放宣传册等。此外，还可以利用多媒体在微信、文化社区和视频平台发布合理用药的宣教视频，以扩大教育范围。

五、中药药学查房

中药药学查房是以中药临床药师为主体，在病区对患者进行以安全、有效、及时、合理用药为目的的查房过程。中药临床药师通过查房增加与临床医师的交流，有利于药物的合理选择，并为患者进行药学服务，减少临床不合理用药的发生，保障患者用药安全。

1. 查房形式

（1）医药综合查房：中药临床药师跟随临床医师查房了解患者病情变化，听取临床医师对患者的用药意见，一起为患者提供和设计最安全合理的治疗方案。医药综合查房是一个中药临床药师主动融入医护治疗团队的过程，医生通常将询问重点放在询问患者现病史、既往史、个人史上，对于用药的询问也多是从临床思维的角度而不是站在药学思维所关注的角度询问。而中药临床药师在询问时会更注重于患者的既往用药，包括用法用量、用药时间以及是否出现过不良反应情况等。这就需要中药临床药师掌握中草药、中成药和西药的专业知识，了解各药物的适应证及特点和这些药物之间的相互作用、配伍禁忌等。

（2）独立中药药学查房：是中药临床药师单独查房，及时发现患者用药过程中存在的问题，进一步了解患者的病史、用药史及患者的主观感受，帮助患者正确理解治疗方案，做好患者心存疑问的解释和疏导工作，为患者提供全面的中药临床药学服务。

进行独立中药药学查房时，应告知患者中药临床药师的药学服务工作性质和内容。对于出现可疑药物不良反应的患者，应及时填写药物不良反应报表，重点关注不良反应发生时间和给药时间的逻辑关系、不良反应的症状和严重程度、有无其他诱因及有无剂量等方面的不合理用药情况。如患者在静脉滴注刺五加注射液时，出现手臂血管疼痛的症状。因为刺五加注射液不良反应有静脉滴注过程中偶见轻微血管疼痛，告知护士减慢滴速后，患者的疼痛症状逐渐缓解，提高了患者的用药依从性。

2. 查房步骤

（1）查房前准备：中药药学查房前，应了解该科室主要治疗疾病的诊断、治疗指南及常用药物、方剂等，重点掌握新型药物及疗效评价。熟悉临床科室用药情况，要对药物的药理作用、注意事项及禁忌证充分了解，在药学查房时才能有针对性地发现问题、解决问题，更好地指导临床合理用药。除了熟悉科室的病种外，还需要熟悉患者的病史、入院后的检查结果、现行医嘱和治疗方案，并对患者的治疗方案进行分析，如有疑问，可在查房时与医师沟通。初步掌握患者的诊疗情况，分析患者查房重点，发现需要重点关注的患者，从而为患者提供更好的中药药学服务。

（2）自我介绍说明职责：首次参加中药药学查房时，应先进行自我介绍，说明中药临床药师的职责，说明参与查房的目的和意义，以便患者和家属了解中药临床药师在医疗团队中所起到的作用，增加彼此信任，为后续的沟通建立基础。

（3）进行中医诊察：依据病案询问患者主诉与现病史、既往史等基本病情资料，为详细采集患者用药史做铺垫。按照中医模式对患者进行四诊诊察，辨识患者疾病的证型与体质，为中成药的选择与饮食指导奠定基础。

（4）询问患者用药情况：询问患者当前使用的药物品种，了解患者对不同种类药物的敏感性。询问患者既往药物的用量与使用方法，判断患者的病情，制订患者住院给药方案。

（5）与参与查房的医务人员交流：主动就药物相关性问题与医师交流，尽量防止潜在的药物相关性事件发生，保证患者的用药安全，优化药物治疗方案。

（6）开展用药教育：对于初次应用的药物或高风险药物，应详细交代药品的用法用量、使用禁忌及其他注意事项。对于老年或儿童患者，应请患者复述交代的内容，确保无误，必要时可给患者纸质版用药教育资料。

（7）提供药学咨询：包括治疗方案的解释，各种药物功效主治或药理作用与适应证，正确的应用时间、用法用量，可能出现的不良反应及处理方法，同类药物之间的鉴别应用等。

（8）查房后回顾总结：查房后，及时对查房时记录的内容进行总结。如果有查房时不能及时解决的问题，以及经过总结后发现的药物使用问题等，要尽快整理，并及时反馈给医生和患者，辅助中医医师合理临床用药，促进西医医师辨证合理使用中成药。

六、中药药学会诊

会诊是指由两个以上不同专科、具有一定资历的医务人员共同诊断疑难杂症的医疗行为。中药临床药师参与会诊并和医师共同制订药物治疗方案，已成为中药药学服务发展的新方向。因此，中药临床药师要锻炼基本功，积极参加医师的病历讨论，以丰富临床知识，积累更多的临床经验，寻求参与临床会诊的切入点，以期为住院患者提供更好的中药药学服务。

1. 会诊类型

（1）药物治疗方案会诊：药师在全面了解和掌握患者病情，保证用药安全、有效、经济、适当的原则下，向医师提供药物治疗建议，这些建议可以是涉及整体或局部治疗方案的调整，也可以是对治疗方案具体实施及可能出现的反应发表意见。

（2）不良反应事件会诊：不良反应事件会诊需要解决的问题是弄清不良反应的发生与药物的因果关系，缩小可疑药物的范围，综合考虑不良反应的损害及治疗对疾病本身的需要，确定药物是否需要停用或调整，并提供处理方法。对药物造成的不良反应，应及时停药，采取促排、拮抗、对症治疗等措施，并与医师配合研究避免或预防此类不良反应的方法。对复杂情况不能确定的病例，应及时停用可疑药物，换用相对安全的其他药物。

2. 会诊步骤

（1）接到会诊通知，仔细阅读会诊单介绍的患者情况和会诊目的，及时到会诊科室进一步了解患者的有关情况,询问本次会诊需要中药临床药师协助解决的主要问题,记录病例中有关用药和实验室检查等方面的信息。

(2) 仔细听取医师介绍患者病情和疑难问题,在明确临床需求的基础上,客观地提出自己的观点。谨慎、准确地回答问题,避免因考察、分析不全面而对临床产生误导。

(3) 针对识别潜在的药物相关性问题,解决实际发生的药物相关性问题,预防潜在的药物相关性问题等方面,给出药师建议。

(4) 围绕药物的选择,药物不良反应或药源性疾病的鉴别,基本药物政策、医疗和工伤保险用药政策与用药管理方面进行说明。

(5) 医师会诊给出明确诊疗方案后,中药临床药师应做好诊后追踪,了解诊后患者的治疗情况。

3. 中药临床药师参与会诊的主要内容

(1) 特殊人群给药方案的调整。

(2) 根据药物 PK/PD 特点优化治疗方案。

(3) 药物不良反应的判断和救治。

(4) 结合患者具体情况进行个体化药物治疗方案的调整。

七、中药药学监护

中药药学监护是指中药临床药师参与临床治疗,在患者的中药治疗全过程中发挥遴选治疗药物、评价和调整治疗方案、监测治疗效果,并通过监护措施达到预期目标,有效改善患者的生命质量的监护过程。它是中药临床药师深入临床、全面了解患者病证信息并提供中药药学服务的主要方式之一。

1. 基本要求　要求中药临床药师在药物治疗全过程中为患者争取最优的治疗效果,尽量减少药物治疗带来的风险。

2. 内容

(1) 中药治疗监护:中药的治疗效果如何,需要通过对患者症状、体征和实验室检查等结果的观察,才能准确判断。如治疗效果不佳,应协助医师分析原因,并重新调整治疗方案。

(2) 中药不良反应监护:针对毒性中药以及作用峻猛的中药,治疗窗狭窄、不良反应严重或需要长期使用的药物,应重点监护。中药临床药师应向医师和患者提供预防不良反应的建议,并根据所使用的药物,确定监护内容,明确监护周期。

(3) 中药治疗过程监护:对治疗方案实施过程是否得当,给药时间、给药次数是否合理,注射和静脉给药操作是否规范给予监护,以保证治疗方案正确执行。

(4) 患者用药依从性监护:患者不遵循医嘱用药或自行购药服用,会直接影响药物治疗效果,亦会导致不良反应的发生。应当对患者的用药依从性进行监护,劝导患者遵医嘱用药。

3. 实施步骤

(1) 收集患者的病证信息,包括既往病史、病情与诊疗情况,用药情况及使用方法,药物过敏与不良反应情况。

(2) 确定当前诊疗措施,以及拟采取的诊疗措施。

(3) 设定治疗目标,包括治愈疾病、减轻或消除患者的症状、阻止或延缓疾病进程。

(4) 设计中药治疗方案,应考虑确定药效的根据,产生不良反应的可能性与严重性、给药的剂量、对患者其他疾病的影响等。

(5) 设计中药药学监护计划,包括监护的指标、由谁进行监护、在何种情况下需要改变或中断治疗、确定备用治疗方案等。

(6) 根据监护计划中各项指标参数,评估患者期望终点的实现情况和治疗目标的实现情况,对未实现的目标或出现不良反应的原因进行分析,提出调整治疗方案,重新设计监护计划。

4. 注意事项

（1）特殊人群用药应重点注意：老年人、婴幼儿较成年人的生理情况不同，给药方案也应当不同。孕妇应避免使用对胎儿发育有害的药物，哺乳期妇女应避免使用可通过乳汁排泄对婴儿造成伤害的药物。

（2）特殊病情的用药应重点注意：对于肝肾功能损害的患者，应加强监护强度。对于一人多病、多药联用的情况，应加强关注多种药物相互作用的影响。对于有出血倾向的患者，在应用活血化瘀、行气活血等影响凝血功能的药物时，应重点监护。

（3）应用毒性中药或治疗窗狭窄的药物应重点注意：毒性中药或治疗窗狭窄的药物，其治疗剂量与中毒剂量十分接近，易产生严重不良反应，需要监测血药浓度。

八、中药处方点评

处方点评是根据相关法规、技术规范，对处方书写的规范性及药物临床使用的适宜性（用药适应证、药物选择、给药途径、用法用量、药物相互作用、配伍禁忌等）进行评价，发现存在或潜在的问题，制定并实施干预和改进措施，促进临床药物合理应用的过程。处方点评，作为对不合理用药进行干预的一种方法，对于确保药物合理应用发挥了积极而重要的作用。近年来，全国各级医疗机构积极开展处方点评工作，并取得了较好的效果。中药处方点评是对中药处方中所填写的具体内容进行系统化、专业化、标准化的审阅核准过程，应涵盖院内中药饮片、中成药特别是中药注射剂以及院内制剂等。中药处方点评在提高中药治疗效果，保证患者用药安全，减少医患纠纷等方面起到至关重要的作用。有效开展中药处方点评工作，不仅能够解决中药处方中顽固性问题，而且能够提高中药处方质量。

1. 中药处方点评内容　　中药处方点评应从规范性、合理性两个方面展开。规范性主要根据《处方管理办法》《中药处方格式及书写规范》等要求，对医师开具处方是否合规进行点评。合理性包括用药的安全性、有效性、经济性、适当性四大基本原则。根据点评结果，将不合理处方分为不规范处方、不适宜处方及超常处方。

（1）不规范处方

1）处方的前记、正文、后记内容缺项，书写不规范或字迹难以辨认。

2）医师签名、签章不规范或与签名、签章的留样不一致。

3）药师未对处方的适宜性进行审核：处方后记的审核、调配、核对、发药栏目无审核调配药师及核对发药药师签名，或单人值班调剂未执行双签名规定。

4）新生儿、婴幼儿处方未写明日龄、月龄。

5）西药、中成药与中药饮片未分别开具处方。

6）未使用中药饮片规范名称开具处方。

7）中药饮片剂量、单位等书写不规范或不清楚。

8）用法、用量使用"遵医嘱""自用"等含糊不清的字句。

9）处方修改未签名且未注明修改日期，有配伍禁忌或药品超剂量使用时未注明原因、未再次签名。

10）开具处方未写中医诊断，包括病名（不明确的可不写）和证型，填写不清晰、不完整，并与病历记载不一致。

11）无特殊情况，门诊处方超过7天用量，急诊处方超过3天用量，慢性病、老年病或特殊情况需适当延长处方用量未注明理由。

12）按毒麻药品管理的中药饮片的使用未严格遵守有关法律、法规和规章的规定。

13）中药饮片处方药物未按"君、臣、佐、使"的顺序排列，或未按要求标注药物调剂、煎煮等特殊要求。

（2）不适宜处方

1）适应证不适宜，用药与证型不符。

2）遴选药物不适宜，未根据患者所患疾病、患者综合情况以及药物特征等综合因素，选择最适合患者个体的药物。

3）剂型或给药途径不适宜。

4）用法、用量不适宜。

5）无正当理由未首选国家基本药物。

6）联合用药不适宜，包括没有联合用药指征、联合用药没有明显协同作用以及联合用药出现配伍禁忌或拮抗作用。

（3）超常处方

1）无适应证用药。

2）无正当理由开具高价药物。

3）超说明书用药。

4）无正当理由为同一患者开具2种以上药理作用相同的药物。

2. 中药处方点评实施要点

（1）点评用药是否符合辨证论治原则：辨证论治是中医认识疾病和治疗疾病的基本原则，证同则治同，证异则治异，因此有同病异治及异病同治的出现。中药品种繁多，有些名称相似，而实际成分、功效却不同，主治病证也有很大的差异。能否辨证用药直接关系到中药临床治疗效果的好坏。必须在充分掌握中药本身的组成、功效和适用疾病特点的基础上，才能在辨证的指导下做到对症下药，收到良好的治疗效果。

（2）点评用药是否配伍合理：不合理配伍（配伍禁忌）主要是指某些药物在配伍中能产生毒性或较强的不良反应，或使药物疗效降低，而不能同时服用。开展中药处方点评工作应充分重视药物配伍问题。

1）中药之间的配伍禁忌：中药与中药、中药与中成药之间的配伍禁忌应严格遵循"十八反""十九畏"的原则。

2）中西药之间的配伍禁忌：中西药配伍应用不合理可能会使药物疗效降低，毒副作用增强，其原因主要包含以下方面。①两类药物毒性相似，合并用药后出现毒副作用的同类相加。②联用后产生有毒的化合物。③中药能增加西药的毒副作用。④联用后加重或诱发并发症，诱发药源性疾病及过敏反应。⑤改变体内某些介质成分含量或环境增加毒副作用。

3）含西药成分的中成药与西药的配伍禁忌：含西药成分的中成药不宜与相同的西药联用，否则会加重不良反应。

（3）点评是否超剂量用药：应根据中药特点、患者病情及个体差异等情况严格控制剂量，用药剂量过大会导致不良反应的发生。特别是有些中药组方含有药性比较峻猛的药物，用量过大，可以克伐人体正气。此外，当有些成分及作用类似的药物出现在同一处方时，应注意隐形超量。

（4）点评是否超时间用药：很多中成药含有一些成分如砷、汞、铅等重金属，并不产生急性中毒症状，而是通过长期用药后产生蓄积作用，在体内蓄积到一定的剂量后就会对人体产生毒副作用，所以应用中成药应控制合理的疗程，不可长期服用。

（5）点评特殊人群用药情况

1）老年患者：使用中药要酌情减量，对体质较弱，病情较重的患者不可随意加药。

2）婴幼儿患者：使用中药用量宜轻，慎用药性猛烈的中药，宜用健脾和肝的中药，不宜滥用滋补中药。

3）肝肾功能不全患者：用药时应减少药物剂量或延长给药间隔时间，并及时监控肝肾功能。

（6）点评中药注射剂应用是否合理

1）选用品种应严格掌握适应证，严格按照说明书规定的功能主治使用，辨证施药。

2）中药注射剂应单独使用，严禁混合配伍，谨慎联合用药。

3）应按照说明书推荐的用法、用量使用药品，不得超剂量用药。

4）中药注射剂对于稀释所用溶媒是有特定要求的，选错溶媒稀释后常会引起溶液的 pH 改变，或发生氧化、聚合等化学反应而形成不溶性微粒，使不良反应的发生率升高，严重时易引起过敏性休克，甚至导致死亡。

5）中药注射剂输液的速度不得过快，否则单位时间内进入人体的内毒素超过阈值，个体对细菌内毒素敏感的患者，就会发生输液反应。

6）中药注射剂主要分为皮下、肌内、静脉、穴位等不同给药方法，不同给药方法对中药注射剂的质量要求不同，不能随意变更给药途径。

7）对于过敏体质的患者、小儿和老年患者等特殊人群应慎用中药注射剂。

九、中药不良反应监测

药品不良反应定义为合格药品在正常用法用量下出现的与用药目的无关的有害反应。广义的中药不良反应是指使用中药后引起的任何对机体的不良作用。

A 型不良反应（量变型异常）：与药物的剂量有直接关系，并随剂量的增加而加重。一般可以预测，发生率高，死亡率低，如副作用、毒性反应、首过效应、撤药反应、继发反应等。其发生机制主要表现在中药的药效学和药动学方面。中药的有效成分吸收量增加，血浆里游离型中药成分浓度增高或者中药代谢、排泄速度减缓，都可能使不良反应加重或增多。

B 型不良反应（质变型异常）：与药物的剂量无关，发生率较低，但死亡率高，难以预测，用一般的毒理学筛选难以发现，如中药变态反应，特异质反应，中药致畸、致癌、致突变等特殊毒性反应。其主要原因是药物方面的异常或者机体方面的异常。药物方面的异常包括中药有效成分分解所形成的分解产物，中药制剂中的添加剂、赋形剂、稳定剂、着色剂、杂质等。机体方面的异常包括靶器官质变、机体遗传背景异常以及免疫系统异常等。这些因素发生异常均可引发 B 型不良反应。

中药合理用药的四要素为安全、有效、经济、适当。其中的"适当"包含了适当的剂型、适当的剂量、适当的用药时间和适当的用药方法。中药服用的方法与疗效有着颇为重要的关系，准确的服用方法有助于疾病的康复，甚至可起到事半功倍的效果。古人依据"天人合一"的理论在这方面积累了很多经验。在中医学中，中药有各种制剂，而每种制剂服用方法不同，对疗效有明显影响。同时，中药也有很多饮食禁忌，遵从这些原则，有助于疾病尽快痊愈。

在合理使用中药的同时，加强其不良反应的监测工作，逐步建立起完善的中药不良反应监测逐级管理的网络监测体系，降低漏报率。一旦出现不良反应立即停药，并采取相应处置措施。特别要加强含毒性中药材、中成药特别是中药注射剂的不良反应集中监测，临床用药前应详细询问过敏史，重视个体差异，辨证论治。制订科学给药方案，避免中西药联合应用的不良反应，掌握含毒性药材、中成药的用药规范。建立中药严重不良反应紧急处理预案，并建立严重病例报告追踪调查制度。对中药严重不良反应关联性进行分析评价，必要时应追踪原始病案，药品生产厂家、批号及原料药的产地、采集、加工、炮制与制剂的工艺方法等。对上市 5 年以内的药品和列为国家重点监测的中药，要报告该中药引起的所有可疑不良反应；对上市 5 年以上的中药主要报告该药品引起严重、罕见或新的不良反应。各省、自治区、直辖市药品监督管理部门和卫生行政部门是本地区实行药品不良反应报告制度的监管部门。国家对药品不良反应实行逐级、定期报告制度。严重或罕见的药品不良反应须随时报告，必要时可以越级报告。医疗预防保健机构发现严重、罕见或新的不良反应病例和在外单位使用中药发生不良反应后来本单位就诊的病例，应先经中医医生诊治和处理，并在 15 个工作日内向所在省、自治区、直辖市药品不良反应监测部门报告。

监测中药不良反应的意义包括以下方面。

1. 收集中药在临床应用中引起的不良反应,以及涉及中药安全性方面的信息,要及时反馈给医药护理人员,既可丰富中药临床药师的专业知识,提高对中药安全性和有效性的认识,又可为临床、为患者正确使用中药积累中药信息,提供开展患者咨询服务的第一手循证用药信息。院内网站有不良反应中心方面的资料,以供医护人员查询,会促进中医医生用药的合理性。

2. 中药临床药师应积极收集药学信息,不仅收集本院或本地区中药用药信息,还可收集国内其他省市中药不良反应信息,整理各种药学专业书刊、杂志及临床中药与药物评价,编写成药讯;加强与中医医生的交流沟通,这也是中药药学服务的工作范围。

3. 中药临床药师紧密地与医师合作,中医医生是中药治疗的主体,只有中医医生掌握中药有效安全的信息,患者才能从真正意义上获益。目前,中药及成药的药学信息服务较为落后,特别是对于中药安全性方面的信息传递、宣传不够,这也是中药临床药学工作的重要任务。

十、中药治疗药物监测

随着中医药的广泛应用,其不良反应及毒副作用的报道逐年增多。为减少中药不良反应及其毒副作用,提高药物疗效,中药治疗药物监测及科学个体化给药的实施将发挥重要作用。中药治疗药物监测是以中医药理论及药动学与药效学理论为指导,借助现代分析手段,对患者血液或其他体液及组织中的中药活性成分及其代谢物浓度进行监测,并应用药动学方法分析最佳给药剂量、给药时间间隔以及血药浓度安全范围等,确定个体化治疗方案,从而提高治疗效果,减少不良反应发生率。

1. 开展中药治疗药物监测的范围　并不是所有中药都需要进行治疗药物监测,通常以下情况需要开展监测工作。

(1) 治疗指数低和毒性大的中药:如乌头、砒霜、蟾酥、雄黄等,这类中药因为治疗窗狭窄,易过量中毒而必须要进行监测。

(2) 中毒症状容易与疾病本身相混淆的中药:医师容易误认为治疗效果不好而加大剂量或合并其他药物。

(3) 长期使用易蓄积中毒的中药:如朱砂安神丸长期使用会引起汞中毒。

(4) 配伍后会与其他药物产生相互作用的中药:含鞣质类中药与红霉素合用会产生沉淀,降低治疗效果。

(5) 药动学个体差异较大的中药:有些中药在不同患者之间有较大的药动学差异,血药浓度水平差距很大。

(6) 在治疗剂量范围内,具有非线性药动学特性的中药:给药剂量与血药浓度不成正比例关系,血药浓度达到一定水平后,剂量稍有增加,则血药浓度变化很大的中药。

(7) 肝肾或胃肠功能不正常的患者:这类患者服药后的药动学参数会发生变化,需要通过治疗药物监测调整给药剂量。

2. 中药治疗药物监测的常用技术

(1) 光谱技术:紫外分光光度法、荧光分光光度法和原子吸收光谱法。

(2) 色谱技术:薄层色谱法、气相色谱法和高效液相色谱法。

(3) 免疫技术:放射免疫法和酶联免疫法。

3. 中药治疗药物监测的特点和难点

(1) 中药复方物质基础不明确:中药复方成分相对复杂,多数中药的药效或毒性物质基础尚未完全明确,作用靶标也不完全清楚,从而影响了监测方法中有效成分或指标的确定。

(2) 中药体内代谢情况复杂:复杂的中药成分进入人体后,必然产生更加复杂的代谢产物。目前,中药代谢产物的研究大多集中在代谢产物的结构确证,尚不明确代谢产物是否存在活性或毒性效果。

(3)药物相互作用不清楚:中药成分复杂,除与化学药物存在相互作用外,中药各个成分间也存在相互作用。

(4)缺乏先进的分析仪器及技术:难以满足体内微量药物或生化指标分析的需要。

(5)重视程度不足:传统"中药无毒"的错误思想,使得人们对开展中药治疗药物监测的重视程度不足。

4. 中药治疗药物监测的发展方向　目前中药治疗药物监测发展还比较滞后,处于探索阶段,仍未发展成为一种常规的项目,尚需进一步深入研究。

(1)药动学/药效学(PK/PD)结合模型是中药治疗药物监测的长期发展方向,利用 PK/PD 结合模型除了能获取一般药动学参数和药物在体内变化规律的信息,还可以对血药浓度与效应的关系以及影响效应的因素做更深入的分析。

(2)在实验中探究中药有效成分、有效部位、中药复方的药动学参数,构建真正适合中药治疗药物监测的个体化给药理论和技术体系。

十一、中药煎服方法与临方炮制

中药煎服方法与临方炮制是中医药传统,也是中药药学服务的特色内容,对于中医的辨证论治特色和中医药个体化治疗服务有重要意义。中药师应熟练掌握中药煎煮、服药方法及临方炮制方面的具体内容和要求,在临床中,为医师和护士提供中药技术支持,为患者提供高质量的中药药学服务,实现中药师在医疗团队中的价值。

1. 中药煎煮方法　中药汤剂是中医临床应用最早的一种剂型,由于其制备简单,加减灵活,特别适应中医辨证论治的需要。煎药是中药汤剂在患者服用前的最后环节,其操作质量对中药临床疗效直接产生影响。煎煮不当则往往达不到预期的临床效果,造成"病准、方对、药不灵"的后果。

(1)一般煎煮方法

1)煎药器具的选用:中药汤剂的质量与选用的煎药器具有密切的关系,选择耐火的砂锅最为理想。禁用铜、铁、铝等金属容器,以免影响药效。

2)煎药用水的选择:多用饮用水,以澄清洁净为原则。煎药的水量应根据药量、饮片质地(吸水性)来决定。通常,一煎可加水至漫过药面 3~5cm,二煎可加水至漫过药面 2~3cm。

3)煎前泡药:中药煎煮前,先用冷水在室温下浸泡 30~60 分钟,以使其有效成分易于煎出。浸泡前不应当冲洗饮片。

4)煎煮时间:一般煎两次为宜,头煎 30~35 分钟,二煎 20~25 分钟。补益药及有效成分不易煎出的药,可煎第三次,时间与二煎相近。不能以一次久煎来代替二次或三次分煎。

5)煎药火候:火候有"文火"和"武火"之分。"文火"火力弱,水分蒸发慢,"武火"温度高,水分蒸发快。中药浸泡后,药锅加盖,一般先用"武火"迅速煮沸后,改用"文火"慢煎,保持微沸状态,减慢其水分的蒸发,有利于有效成分的溶出。

(2)特殊煎煮方法:中药饮片特殊煎煮是指因临床不同医疗用途或中药不同性质而采取的特殊煎煮措施。

1)先煎:将方药中的某一味或几味药加水先煎煮一定时间(20 分钟以上),再加入其他中药同煎的方法。一般需要破坏毒性成分的有毒中药和有效成分难以溶出的矿物类、贝壳类中药应当采取先煎的方法。

2)后下:饮片在煎煮结束前一定时间投入群药同煎的方法。一般富含挥发性成分的中药和有效成分受热不稳定的中药应当采取后下的方法。此外,煎煮时间越长毒性越大的中药也应当采取后下的方法。

3) 包煎:将饮片装入符合食品或药用级别的包装材料中与其他中药同煎的方法。包煎材料要能保证药液与饮片充分交换且饮片不漏出,材质应符合相关标准要求。包煎药分为四类:①含淀粉、黏液质较多的中药;②漂浮于液面或沉于锅底的中药;③带有绒毛的中药,绒毛混入药液中易刺激咽喉,引起咳嗽;④易使药液混浊的中药。

4) 另煎:将饮片单独煎煮,取其药汁兑入煎好的药液中服用的方法,主要适用于一些贵重中药。

5) 烊化(溶化):在其他药煎至预定量并去渣后,将其置于药液中,微火煎煮,同时不断搅拌,至溶化即可。也可单独用水或黄酒加热烊化,然后兑入煎好的药液一起服用。溶化的中药分为两类:一类是胶类药物;另一类是易溶于水的药物。

6) 煎汤代水:将药料先煎煮 15~25 分钟,去渣、滤过、取汁,再用药液煎煮方中其他药料的方法。有些中药因用量大、质轻而体积大或吸水量大需煎汤代水用。

7) 泡服(焗服):有效成分容易煎出,含有挥发油、用量又少的中药,可以用开水或煎煮好的药汤趁热浸泡,加盖闷润,去渣服用。

8) 冲服:有效成分难溶于水或受热易破坏的中药,动物类贵重中药,树脂类中药可以直接冲服。

2. 中药服用方法

(1) 服用时间

1) 宜饭前服用:治疗沉疴顽疾的中药,饭前服用可使药力积聚腹中徐徐奏效;健胃消食药应饭前半小时服用。

2) 宜饭后服用:对胃肠道刺激大的中药宜饭后服用。

3) 宜空腹服用:泻下药、滋补药、驱虫药宜空腹服用。

4) 宜清晨服用:治疗寒湿病的中药,涌吐药宜清晨服用。

5) 宜午前服用:需要借助人体阳气驱邪的中药,发汗解表药,益气升阳药。

6) 宜傍晚服用:需要借助阴气驱邪的中药。

7) 宜睡前服用:安神类中药宜睡前服用。

8) 发病前服用:平喘药宜在发病前 2 小时服用,截疟药宜在发作前 3~5 小时服用。

(2) 服用温度

1) 温服:一般汤剂均宜温服,温服可减少胃肠道刺激,减轻某些中药不良反应。

2) 冷服:止血收敛、清热解毒、祛暑、解毒之剂,宜冷服。热证用寒药,宜冷服。

3) 热服:理气、活血、化瘀、解表、补益之剂,宜热服。寒证用热药,宜热服。

(3) 服用次数

1) 分服:将一天的药物总量分成几次服用。分服可使中药在体内维持一定浓度,产生持续效果。

2) 顿服:将一剂汤剂一次服下的方法,一般服药量大,起效快,用于发病急、正气未虚的急危重症患者。

3) 频服:将一天药量少量多次服用的方法,多用于咽喉疾患。

4) 连服:短时间内大量多次服药的方法,其目的是短时间内,使体内药物浓度达到较高水平。

3. 中药的临方炮制　临方炮制是指中药师按医师医嘱要求临时将中药饮片进行炮制加工的过程,主要品种为医疗机构或药店中缺少的中药炮制品种或为了保存药性应在用时加工的品种等。临方炮制有助于中药保存药性,便于中药饮片的鉴别、贮藏、调配、炮制、制剂,从而保障中药疗效,又有效补充了中药饮片厂无法提供的冷僻中药炮制品种、鲜用中药品种及地方特色加工品种等。开展中药临方炮制工作是保障医师辨证论治、合理用药的重要环节,是发挥中医药疗效的重要保障。

(1) 适合临方炮制的品种

1) 饮片企业不能改变药材性状的部分中药饮片。

2) 不能满足医疗机构随机调配使用且用量较少的品种。

3）保存困难、需要临时定量炮制的品种。

4）一些常规中药饮片不能满足供应的品种也需要临方炮制来补充。

（2）中药临方炮制的方法

1）捣碎：在调配前，制药人员要将中药捣碎，使其体表面积显著增加，从而有利于将有效成分最大限度煎煮出来。

2）拌和：在装有净饮片的器皿中加入其他药物的细粉拌匀或加入液体辅料拌匀、干燥。该方法可增强药物固有的功效。

3）切制法：对中药材进行切割分段。采用这一方法炮制的中药一般为较粗、较长、较大的药材。除鲜切、干切外，在对中药进行切制时，均须对其进行软化处理。

4）炒法：将净选或切制后的药物，放入容器中，用不同的火候加热容器，同时搅拌或翻动容器中的中药。炒法可分为清炒、加辅料炒、药物同炒等。

5）炙法：在中药材中加入定量的液体辅料后拌匀，并用文火加热至干或近干。炙法有酒炙、醋炙、盐炙、姜炙、蜜炙、油炙、药汁炙等。

十二、中药药学信息服务

药学信息涉及内容十分广泛，包括药学学科的所有相关信息和大量临床医学信息。狭义上的药学信息，是指为了确保医院内临床药物合理应用而提供的信息。中药药学信息服务主要是指中药师实施的中药药学信息收集、保管、整理、评价等工作。目前，各级医院的中药药学信息服务开展较为落后，特别是对于中药安全性方面的信息传递、宣传不够。针对这种现状，中药师应尽快转变传统工作方式，为患者提供科学、正确的中药药学信息服务，确保患者安全、有效、经济、适当地应用药物，以减少中药不良反应的发生率，提高中药治疗效果。

1. 目的

（1）促进中药合理使用：合理用药是临床用药工作中永恒不变的主题，使用药物进行治疗需要不同的人员相互配合才能共同完成。中药药学服务可以成为医务人员、中药师与患者相互沟通的桥梁，有利于营造和促进合理用药的氛围。

（2）加快中药信息服务与国际接轨的步伐：药学信息服务被认为是 21 世纪药师应有的工作模式。国内医疗机构开展中药药学信息服务，符合患者实际利益的需要，同时也为中药师的工作赋予了全新的内容，提升了医疗机构的竞争力。

（3）实现中药师的角色转移：开展中药药学信息服务一方面可以让中药师的专业特长得以发挥，使掌握的中药知识有可用之地；另一方面可以强化中药师在临床医疗中的作用，塑造中药师的良好形象。

2. 特点

（1）以患者为中心：中药药学信息服务的对象虽然包括所有的医务人员、护理人员、患者及其家属，但最终的受益者是患者，一切的服务中心是患者。

（2）以知识为基础：中药药学信息本身是具有广泛性、密集性、时效性、针对性很强的知识，故要求中药师应具有较高的专业知识水平、长期的经验积累，同时还要关注本专业国内外的最新知识。

（3）以高新技术为依托：信息化建立在高度发达的信息科学技术之上，中药药学信息服务离不开高新技术成果的支持。

3. 内容

（1）中药药学信息的收集、整理、保管和评价。负责收集、整理药学相关信息，实现中药药学信息的有效管理。

（2）向患者、家属、健康工作者和其他人员提供中药药学信息咨询服务，确保药品得到正确、合理的使用。

(3) 以疗效、安全性、费用和患者因素为科学依据,建立和维护药品处方集,为临床提供科学、全面的用药指导。

(4) 参与药物不良事件的报告和分析,及时发现并分析、上报药品的不良反应信息。

(5) 提供用药审查服务,提示给药方案中潜在的问题,以便医师制订更好的给药方案。

(6) 撰写药讯,就药物的使用等对患者及其家属、健康工作者进行用药教育。

(7) 对医师、药师、学生和其他健康工作者进行中药药学信息的教育和培训工作。

(8) 对中药的使用进行评价,为药品监督管理部门提供药品在临床使用中的再评价数据,确保药品使用的安全可靠。

(9) 开展有关中药药学信息服务的研究工作,探索更多、更好的中药药学信息服务方式和技术,促进中药药学信息服务水平的提高。

(10) 促进医疗机构之间的中药药学信息交流和合作,最大限度地利用不同机构之间的中药药学信息进行科学的整合、交流与合作。

4. 质量要求

(1) 可靠性:严禁传播内容错误的中药药学信息,要求中药师一定要进行信息甄别,发现可疑或错误信息,应跟踪查实,加以纠正。

(2) 新颖性:中药师应从各种信息来源中捕获最新中药信息,包括新品种、新剂型、新作用、新的适应证以及新的用法用量等。

(3) 及时性:获得和传递信息的速度要快。

(4) 公开性:中药药学信息应是公开的,面向大众的,不能为少数人独占使用。

(5) 先进性:包括中药药学信息的先进性和传播手段的先进性,应充分利用现代科学技术,努力实现信息传递交流的网络化、多媒体化和智能化,使得更多需求者能及时获得所需的中药药学信息。

第四节　中药药学服务的实施方法

中药临床药学工作者应紧紧围绕处方合理、对症下药、依方炮制、中药剂量与煎服法、中西药复方制剂与中西药配伍、临床药学咨询、不良反应监测及中药安全性宣传、中药临床药师及其培养等方面实施中药药学服务的工作。中药无论单味还是复方使用均是多种组分,能够进行血药浓度监测的药物为数极少,因此,促进中药学的现代化发展能更好地推动中药药学服务工作的实施。

一、中药药学服务的实施需要具备的基本知识和理论

1. 掌握与中药临床药学相关的化学、生物学和人文社会科学等基础知识。

2. 熟悉疾病的发生机制,中医辨证论治、对症下药的基本知识和理论,了解常见病和多发病的基本中药和常用中药。

3. 掌握与临床合理用药相关的中药化学、中药药剂学、中药方剂学、中药药理学等学科的基本知识和理论。

4. 掌握中药依方炮制、中药剂量与煎服法、中西药复方制剂与中西药配伍等方面的基本知识和理论。

5. 掌握临床中药安全性评价的基本知识和理论。

6. 掌握临床中药治疗学的基本知识和理论。

7. 掌握中药经济学的基本知识和理论及中药药事管理的相关法规、政策,掌握中药剧毒药品管理要求。

二、中药药学服务的实施需要具备的基本技能

1. 了解中药信息资源,能应用并开发中药信息软件;具备全面、系统、正确地收集患者信息,以及规范书写药历的基本技能。

2. 具备运用循证中药学的理论,收集和评价中药情报,提供中药信息服务的基本技能。

3. 掌握中药处方审核的基本内容及处方的调配技能,具备开展审核处方(医嘱)、调配处方,进行患者用药指导、临床药学咨询和教育等的能力。

4. 具备合理用药所需要的中药咨询、中药不良反应监测、中药监测和个体化中药方案制订等临床中药药学服务的能力;掌握指定病种临床中药治疗方剂学和评价的方法,初步具备预防、发现、解决潜在或实际存在的用药问题的能力。

5. 具备开展药品(质量)管理,以及充分考虑患者及其家属利益,开展中药利用评价的能力。

6. 具备与患者及其家属、医务工作者进行有效沟通交流的能力。

7. 具备对患者和公众进行中药基本知识、合理用药等方面健康教育的能力。

8. 掌握中药师职业道德规范,培养良好的人际沟通能力和团队合作精神;具备与医护及患者沟通的基本技能;掌握药学服务礼仪与规范等。

9. 具备检索和阅读中外文文献的能力。

三、中药药学服务的实施需要注意的问题

1. 保证中药质量为核心　保证中药质量涉及很多方面,包括采购、储存、炮制、制剂诸多环节。

(1) 中药饮片储存:养护环境稍有不慎常出现各种各样的变异现象,更谈不上确保药效发挥了。

(2) 防鼠、防虫:中药饮片经虫蛀鼠咬后,不但影响其外观,而且会导致有效成分含量降低,影响临床治疗效果。因此,防鼠、防虫对保证中药饮片质量具有重要意义。

(3) 饮片没有有效期规定,要重视装斗工作,保证饮片质量,采取先进先出的原则,装药时要经常彻底翻新药柜,不可有剩药就加新饮片药。

(4) 储存过多,周转率特长的饮片,要制订标准给予更换。

(5) 其他岗位的中药师在使用中药饮片过程中也要检查药品的外观质量,如发现有质量问题的药品,就放入不合格药品柜。

严格把好中药采购、使用等各个环节的质量关,在某种程度上把好中药质量关与中药药学服务的实施有着密切的关系。

2. 中药药学服务的人才培养　绝大多数三甲中医院均开展了中药临床药学工作,除了上述的基础工作外,重点放在安排中药临床药师下临床参加会诊与查房,开展处方点评,收集、整理、上报、反馈药物安全信息,提供药学咨询服务等工作。但是,中药临床药学工作的开展与实际工作的要求以及与西药临床药学工作相比较有很大的差距,而中药药学服务专门人才的培养存在很大的问题。

(1) 中医药院校要开设中药临床药学专业,医院决策者要高度重视中药临床药学工作,定编定岗。要加强毕业后医学教育和继续医学教育工作,从各个层面加大中药临床药师培训力度。可以参考目前西药临床药学人员培养模式,把一些中药临床药学工作开展较好的三甲中医院设为中药临床药师培训基地,选拔一些基层医院的中药临床药学工作者,从事中药药学服务工作。

(2) 增加中药临床药师数量,以便为中药临床药学培养更多的专业技术人才。

人才是发展事业或影响事业成败的关键,理应把培养人才的工作提到重要的议事日程上来,并落到实处。一要选好和加速学科带头人的培养,并注意发挥学科带头人的作用;二要形成梯队,防止人才断层;三要在中医学专家和已取得专业技术资格者中选拔优秀管理人才;四要按照不同人才类型,落实在职培训和继续教育,要使每个人均不断实现智力延伸,提高技能,在所从事的工作领域内和专

业技能上保持较高水准;五要培养一批既精通中医学理论,又具有一定临床诊疗知识,精通某一类或某几类药物治疗学知识的人才,以适应中药药学服务职能转换的要求。政府部门制定中药临床药师培训大纲,进行为期 1~2 年的在职培训。

中药药学服务应以临床药学咨询、处方用药调查分析为切入点,在可能情况下可配合临床,就中医内科某一系统某几个病证同时分别设计提出 A、B、C 药物治疗方案,进行中药的安全性、有效性、经济性及适当性分析,确定中药性价比较高的治疗方案,以推动中药药学服务的发展。

(3) 加强中药师的自学、自修、自强能力的培养

1) 中药师的继续教育和培养远远不能达到医院对中药药学服务的需求。中药师要不断学习和更新知识,除了拥有扎实的专业知识外,还要自觉地系统学习中医理论知识,对中医学基础有一定的认识,还需具备一定的西药专业知识及技能。

2) 随着我国医疗体制改革的深入,医院中药药学服务模式的提出,医务人员面临着新形势下的巨大挑战。中药药学服务是中药学人员的职责,药学服务的目的是改善患者的生命质量。为了保证患者用药的安全、有效、经济、适当,研究和指导合理用药是药学服务的关键,是药学服务的核心,也是立志为药学事业工作奉献的专业人才的自修课,坚持活到老学到老。

3) 中药师除了拥有良好的医德医风外,还要具有一定的心理学知识、良好的社会交往能力和良好的职业形象,才能取得医护人员和患者的认可与信任,融洽同患者的关系。中药师应该持之以恒地加强和提高自身综合素质,不断适应新时期中药学的发展需求,为提供优质高效的中药药学服务而努力。

实训项目十五　中药药学服务现状调查实训

【实训目的】

1. 了解医疗机构中药药学服务开展状况。

2. 熟悉医疗机构中药药学服务的工作内容。

【实训条件】　分管教学工作的院系领导或带教老师与相关中医院联系,获得对方支持,实地考察该院中药药学服务开展现状。

【实训要求】

1. 带教老师提前与相关中医院联系,就实训内容、安排与对方详细沟通,并制订详细实训计划。

2. 实训学生必须具备一定的中医药理论知识,掌握中药药学服务相关概念和知识。

【实训准备】

1. 实训学生根据实训要求,查阅相关资料,补充相关知识储备。

2. 制订合理的调查方案和实施具体计划。

【实训内容】

1. 中药处方调剂,尤其是中药饮片的调剂。

2. 中药处方点评。

3. 门诊或临床进行中药药学咨询服务。

【实训过程】

1. 以 5~8 人为一个小组,在带教老师带领下,到所联系的中医院实地考察中药药学服务。

2. 中药处方调剂实训过程中,要结合中药饮片的特殊性(炮制与否、配伍禁忌等)进行处方调剂实训。

3. 中药处方点评实训过程中,重点关注:①用药是否符合辨证论治的原则;②药物组方配伍是否合理,有无“十八反”“十九畏”及“妊娠禁忌”;③是否存在超剂量用药;④中药注射剂应用是否合理。

4. 中药药学咨询服务实训过程中,了解中药临床药师工作程序、方法。

5. 实训结束,带教老师和中药临床药师根据学生实训过程中的表现进行现场集中讲评。

实训路径示意图见实训图 15-1。

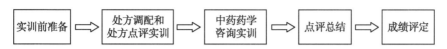

实训图 15-1　中药药学服务现状调查实训路径示意图

【实训考核】

1. 实训结束后,各组同学在预先充分讨论的基础上推选 1 名代表做总结发言,其他同学补充。

2. 指导老师在汇报和答辩结束时进行点评和总结,指出各组在实训项目完成过程中好的表现和不足之处。

3. 指导老师根据各组在实训过程中的表现,汇报、答辩和回答问题的情况等进行现场综合评分。

【思考题】

1. 中药药学服务相对于一般药学服务,其主要特点有哪些?

2. 中药处方调剂应注意哪些问题?

3. 中药处方点评的基本要点有哪些?

4. 谈谈你对开展中药药学服务的意见或建议。

第十五章
目标测试

(韩　军)

主要参考文献

［1］丁选胜.药学服务概论.北京:人民卫生出版社,2016.

［2］蒋学华.临床药学导论.2版.北京:人民卫生出版社,2014.

［3］蔡卫民.临床药学理论与实践.北京:人民卫生出版社,2012.

［4］闫素英.药学服务与沟通技能.北京:人民卫生出版社,2015.

［5］李俊.临床药物治疗学总论.北京:人民卫生出版社,2015.

［6］马国,蔡卫民,许杜娟.临床药学导论.北京:科学出版社,2017.

［7］魏敏杰,杜智敏.临床药理学.2版.北京:人民卫生出版社,2014.

［8］杨宝峰,陈建国.药理学.9版.北京:人民卫生出版社,2018.

［9］李俊.临床药理学.6版.北京:人民卫生出版社,2018.

［10］徐峰.临床药学实践指导.北京:科学出版社,2020.

［11］焦正.基础群体药动学和药效学分析.北京:科学出版社,2019.

［12］张相林.治疗药物监测临床应用手册.北京:人民卫生出版社,2020.

［13］吴永佩,焦雅辉.临床静脉用药调配与使用指南.北京:人民卫生出版社,2010.

［14］中华人民共和国卫生部.静脉用药集中调配质量管理规范.北京:人民卫生出版社,2010.

［15］中华医学会呼吸病学分会慢性阻塞性肺疾病学组,中国医师协会呼吸医师分会慢性阻塞性肺疾病工作
委员会.慢性阻塞性肺疾病诊治指南(2021年修订版).中华结核和呼吸杂志,2021,44(3):170-205.

［16］中国高血压防治指南修订委员会,高血压联盟(中国),中华医学会心血管病学分会,等.中国高血压防
治指南(2018年修订版).中国心血管杂志,2019,24(1):24-56.

［17］Kidney Disease:Improving Global Outcomes(KDIGO)Glomerular Diseases Work Group.KDIGO
2021 Clinical Practice Guideline for the Management of Glomerular Diseases.Kidney Int.2021,100(4S):
S1-S276.

［18］中华医学会老年医学分会肾病学组,国家老年疾病临床医学研究中心.老年慢性肾脏病诊治的中国专
家共识(2018).中华老年医学杂志,2018,37(7):725-731.

［19］中华医学会糖尿病学分会.中国2型糖尿病防治指南(2020年版).中华糖尿病杂志,2021,13(4):315-
409.

［20］中国抗癫痫协会.临床诊疗指南:癫痫病分册(2015修订版).北京:人民卫生出版社,2015.

［21］中华医学会感染病学分会,中华医学会肝病学分会.慢性乙型肝炎防治指南(2019年版).中华肝脏病
杂志,2019,27(12):938-961.

［22］DIPIRO J T,YEE G C,POSEY L,et al.Pharmacotherapy:A Pathophysiologic Approach.11th ed.New York:
McGraw Hill,2020.

29柏